Monographien aus dem Gesamtgebiete der Psychiatrie

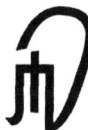

MONOGRAPHIEN AUS DEM GESAMTGEBIETE DER PSYCHIATRIE

Herausgegeben von
H. Hippius, München · W. Janzarik, Heidelberg · C. Müller, Onnens (VD)

Band 82	**Qualitative Diagnostikforschung** Inhaltsanalytische Untersuchungen zum psychotherapeutischen Erstgespräch Von J. Frommer (ISBN 3-540-60956-3)
Band 83	**Familiendiagnostik bei Drogenabhängigkeit** Eine Querschnittstudie zur Detailanalyse von Familien mit opiatabhängigen Jungerwachsenen Von R. Thomasius (ISBN 3-540-61003-0)
Band 84	**Psychische Störungen bei Krankenhauspatienten** Eine epidemiologische Untersuchung zu Diagnostik, Prävalenz und Behandlungsbedarf psychiatrischer Morbidität bei internistischen und chirurgischen Patienten Von V. Arolt (ISBN 3-540-63142-9)
Band 85	**Subsyndrome der chronischen Schizophrenie** Untersuchungen mit bildgebenden Verfahren zur Heterogenität schizophrener Psychosen Von J. Schröder (ISBN 3-540-63830-X)
Band 86	**Kosten und Kostenwirksamkeit der gemeindepsychiatrischen Versorgung von Patienten mit Schizophrenie** Von H.J. Salize und W. Rössler (ISBN 3-540-64540-3)
Band 87	**Psychosen des schizophrenen Spektrums bei Zwillingen** Ein Beitrag zur Frage von Umwelt und Anlage in der Ätiologie „endogener" Psychosen Von E. Franzek und H. Beckmann (ISBN 3-540-64786-4)
Band 88	**Arbeitsrehabilitation in der Psychiatrie** Prospektive Untersuchungen zu Indikationen, Verläufen und zur Effizienz arbeitsrehabilitativer Maßnahmen Von T. Reker (ISBN 3-7985-1141-1)
Band 89	**Borna Disease Virus** Mögliche Ursache neurologischer und psychiatrischer Störungen des Menschen Von K. Bechter (ISBN 3-7985-1140-3)
Band 90	**Psychiatrische Komorbidität bei Alkoholismus und Verlauf der Abhängigkeit** Von M. Driessen (ISBN 3-7985-1169-1)
Band 91	**Psychopathologische und SPECT-Befunde bei der produktiven Schizophrenie** Von R.D. Erkwoh (ISBN 3-7985-1187-X)
Band 92	**Soziokulturelle Faktoren und die Psychopathologie der Depression** Empirische Untersuchungen zum pathoplastischen Einfluß soziokultureller Lebensformen bei der Melancholie Von D. Ebert (ISBN 3-7985-1185-3)
Band 93	**Selbstbild und Objektbeziehungen bei Depressionen** Untersuchungen mit der Repertory Grid-Technik und dem Gießen-Test an 139 PatientInnen mit depressiven Erkrankungen Von H. Böker (ISBN 3-7985-1202-7)

Heinz Böker

Selbstbild und Objektbeziehungen bei Depressionen

Untersuchungen mit der Repertory Grid-Technik
und dem Gießen-Test an 139 PatientInnen
mit depressiven Erkrankungen

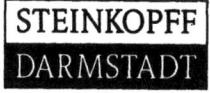

Heinz Böker
Psychiatrische Universitätsklinik
Postfach 68
CH-8029 Zürich

Die Deutsche Bibliothek – CIP-Einheitsaufnahme
Böker, Heinz: Selbstbild und Objektbeziehungen bei Depressionen: Untersuchungen mit der Repertory Grid-Technik und dem Gießen-Test an 139 PatientInnen mit depressiven Erkrankungen/Heinz Böker. – Darmstadt: Steinkopff, 1999
  (Monographien aus dem Gesamtgebiete der Psychiatrie; Bd. 93)
  ISBN 978-3-642-50232-3   ISBN 978-3-642-50231-6 (eBook)
  DOI 10.1007/978-3-642-50231-6

Dieses Werk ist urheberrechtlich geschützt. Die dadurch begründeten Rechte, insbesondere die der Übersetzung, des Nachdrucks, des Vortrags, der Entnahme von Abbildungen und Tabellen, der Funksendung, der Mikroverfilmung oder der Vervielfältigung auf anderen Wegen und der Speicherung in Datenverarbeitungsanlagen, bleiben, auch bei nur auszugsweiser Verwertung, vorbehalten. Eine Vervielfältigung dieses Werkes oder von Teilen dieses Werkes ist auch im Einzelfall nur in den Grenzen der gesetzlichen Bestimmungen des Urheberrechtsgesetzes der Bundesrepublik Deutschland vom 9. September 1965 in der Fassung vom 24. Juni 1985 zulässig. Sie ist grundsätzlich vergütungspflichtig. Zuwiderhandlungen unterliegen den Strafbestimmungen des Urheberrechtsgesetzes.

© 1999 by Dr. Dietrich Steinkopff Verlag, GmbH & Co. KG Darmstadt
Softcover reprint of the hardcover 1st edition 1999

Verlagsredaktion: Sabine Ibkendanz – Herstellung: Renate Münzenmayer
Umschlaggestaltung: Erich Kirchner, Heidelberg

Die Wiedergabe von Gebrauchsnamen, Handelsnamen, Warenbezeichnungen usw. in dieser Veröffentlichung berechtigt auch ohne besondere Kennzeichnung nicht zu der Annahme, daß solche Namen im Sinne der Warenzeichen- und Markenschutz-Gesetzgebung als frei zu betrachten wären und daher von jedermann benutzt werden dürften.

SPIN 10729004   85/7231-5 4 3 2 1 0 – Gedruckt auf säurefreiem Papier

Geleitwort

Hinter dem nüchternen Titel dieses Buches versteckt sich eine Arbeit, die gleich aus mehreren Gründen höchste Beachtung verdient:
– Das Werk nimmt depressive Menschen als Personen in ihrer Selbstbeurteilung ernst (das ist mit dem terminus technicus *Selbstbild* im Titel behutsam angetönt).
– Das Buch beschreibt die interpersonellen Beziehungen depressiver Menschen in zugleich einfühlsamer und genauer Weise (das ist viel mehr, als der Begriff *Objektbeziehungen* im Titel verspricht).
– Das Buch sprengt den Rahmen einer gewöhnlichen standardisierten Untersuchung und verbindet Einzelschicksal und Gruppenanalyse, ohne an methodischer Schärfe einzubüßen (das ist gemeint, wenn im Untertitel der Hinweis auf die *Repertory-Grid-Technik* erscheint).
– und last but not least: Der Autor stellt sich der Herausforderung, dem depressiven Menschen gleichzeitig als unhinterfragbares Subjekt und als objektivierbarem Untersuchungsgegenstand gegenüberzutreten und die erkenntnistheoretischen Schwierigkeiten dieses Unterfangens auszutragen (das ist so grundlegend, daß es kein Titel fassen kann).
Der letzte Punkt scheint mir so außergewöhnlich, daß er im folgenden näher ausgeführt werden soll. In der Regel sucht die moderne psychiatrische Forschung die psychische Problematik eines Menschen mit Methoden zu erfassen, die dem wissenschaftlichen Empirismus entlehnt sind. Der Mensch wird als Untersuchungsgegenstand gesehen, dessen Äußerungen und Verhaltensweisen objektiviert werden können. Zur Objektivierung werden in der Regel Verfahren benutzt, die von außen an die zu Untersuchenden herangetragen werden und inhaltlich den hypothesengeleiteten Vorstellungen der Untersucher entsprechen.
Bei einem solchen Vorgehen wird das einzelne Individuum in einen objektivierenden Rahmen gestellt. Von seiner Subjektivität bleibt nur übrig, was unter den vorgegebenen Raster – z.B. unter bestimmte Merkmalskonstellationen – fällt. Konsequenterweise erfassen solche kriteriengeleiteten Verfahren eigentlich nicht Individuen oder Personen, sondern Merkmalsträger (die dem entsprechen, was die philosophische Sprachanalyse als „substantivierte Prädikate" in Frage gestellt hat). Auch wird leicht übersehen, daß mit einer solchen Technik nicht das subjektive Erleben selbst erfaßt werden kann, sondern das, was als Faktum (lat. Geschehenes) vom Erleben rückblickend übrigbleibt und sich sprachlich mit Eigenschaften belegen läßt. Das ist aber notwendigerweise immer nur ein Bruchstück des Erlebten und nie das Erleben selbst.

Denn das unmittelbare Erleben ist sozusagen eigenschaftslos. Seine Evidenz liegt nicht in definierten und überprüfbaren Merkmalen. Wer z.B. Schmerz empfindet, wird Mühe haben, seinen Schmerz näher zu charakterisieren. Trotzdem zweifelt er nicht daran, an Schmerz zu leiden. Das Erleben des Schmerzes ist ihm Beweis genug. Es ist selbstevident.

Weil sein Schmerz aber nicht eine Sache ist, die bewiesen werden muß, sucht das selbstevident erlebende und intentional handelnde Subjekt nach einer Möglichkeit, seinen Schmerz loszuwerden.

Dabei kann das Merkwürdige geschehen, daß der Leidende sehr erfolgreich zu einem Heilverfahren greift, das auf Grundlagen beruht, die subjektives Empfinden und finales Handeln außer acht lassen. Denn für die naturwissenschaftliche Medizin sind subjektive Evidenzen verdächtig und finale Fragestellungen obsolet. Nicht Erlebenszusammenhänge und Motive sind gefragt, sondern Ursachen und Wirkungen. So ist z.B. die Zahnmedizin nicht am Erleben von Zahnschmerzen interessiert, sondern am Zusammenhang zwischen lokaler Zahnschädigung (z.B. Karies) und Nervenreizung. In ähnlicher Weise will die naturwissenschaftlich geprägte Psychiatrie nicht das Erleben eines Menschen ergründen, sondern sucht nach definierbaren Verhaltensmustern, die von bestimmten Funktionsveränderungen des Gehirns hervorgerufen werden. Hierzu benötigt sie empirisch faß- und objektivierbare Befunde, die reinen Fakten entsprechen. Intentionale Akte und subjektives Erleben erscheinen ihr nur als Ballast.

Evidenz und Objektivität sind Leitworte der modernen Medizin, die leicht vergessen lassen, daß man/frau unter diesen Begriffen sehr verschiedenes verstehen kann. Im ursprünglichen Wortsinn bedeutet Evidenz das Offensichtliche, das keiner weiteren Untersuchung bedarf. In modernem Gewand hat sich der Begriff gerade umgekehrt. Evident ist nun in der „evidence based medicine", was auf empirische Weise mit bestimmten Untersuchungsmethoden belegt werden kann.

Nicht anders gilt heute in der Medizin als „objektiv", was mittels ausgewählter Untersuchungsmethoden gezeigt werden kann. Da es in der Naturwissenschaft keine subjektive Gewißheit gibt, müssen Befunde auf eine Weise erhoben werden, die sie überprüfbar machen. Damit bezeichnet der Begriff „objektiv"(lat. objektum: das Entgegengeworfene) aber nicht mehr das, was zu einem Gegenstand in charakteristischer Weise gehört, sondern engt sich auf einen ausgewählten methodischen Zugang bzw. einen bestimmten Blickwinkel ein. Was diesem Zugang widerspricht – aber allenfalls das Objekt besser kennzeichnet – ist in der „evidence based medicine" nicht mehr als „objektiv" ausgewiesen.

Diese Art des Objektivismus führt in der psychiatrischen Forschung dazu, daß sich subjektives Erleben verflüchtigt. Was aber, wenn nicht Eigenschaften Menschen schaffen, sondern Eigenschaften Menschen eigen sind und zu ihrem Erleben und Handeln gehören? Oder in anderen Worten: Was aber, wenn nicht vorgegebene Merkmale das Erleben eines Menschen definieren, sondern umgekehrt subjektives Erleben und intentionales Handeln darüber entscheiden, welche Eigenschaften auf einen Menschen zutreffen? Dann wäre es nur möglich, aus konkreten Erfahrungen und Handlungen allgemeine Merkmale zu bilden, aber nicht umgekehrt, von diesen allgemeinen Merkmalen auf konkrete Menschen und ihr Erleben zu schließen. Dann wäre – um ein Beispiel zu nennen –, kein Mensch depressiv, weil er einer Merkmalskonstellation entspricht, die in der Bevölkerung besonders häufig mit depressivem Leiden einhergeht, sondern er wäre erst depressiv zu nennen, wenn sein eigenes Erleben die abstrakte Merkmalskonstellation validiert und ihr damit diagnostisches Gewicht gibt.

Solche grundlegenden Fragen und erkenntnistheoretischen Überlegungen bilden die Voraussetzung, daß das vorliegende Werk entstehen konnte. So einfach es ist, sich im psychiatrischen Forschungsgeschäft erkenntnistheoretischen Fragestellungen zu entziehen, so schwierig ist es, die Objektivierungsproblematik individuellen Erlebens in einer mit Sorgfalt und Umsicht groß angelegten Studie auszutragen. Das opus magnum von Heinz Böker zeigt auf, daß sich dieser Weg lohnt. Es stellt einen gelungen Versuch dar, sowohl dem individuellen Erleben in seiner Einzigartigkeit und Unhintergehbarkeit wie auch dem Objektivierungsbestreben der modernen Psychiatrie gerecht zu werden. Durch Kombination der sog. *Repertory-Grid-Technik* mit standardisierten Fragebogenverfahren gelingt es dem Autor, allgemeine Befunde mit einer mehr subjektiven Sichtweise der Untersuchten zu verbinden.

Das hervorstechendste Ergebnis der äußerst differenzierten Studie von Heinz Böker ist so einfach wie einleuchtend: Es gibt weder die spezifische Ehebeziehung Depressiver noch die spezifische Depression. Aber es gibt enge Zusammenhänge zwischen Beziehungskonstellation und Affektlage bei depressiven Menschen. So erweist sich z.B., daß besonders die Schwierigkeit, sich von anderen Personen innerlich abzugrenzen, für die Entwicklung affektiver Probleme bedeutsam ist.

Mit solchen und ähnlichen Befunden gelingt es Heinz Böker, einen wichtigen Beitrag für die psychiatrische Praxis zu leisten. Darüber hinaus erweist er der modernen psychiatrischen Forschung ganz allgemein einen Dienst, indem er das intersubjektive Erleben auf umsichtige Weise analysiert und damit ein lange Zeit vernachlässigtes Topos auf bestechende Art neu zugänglich macht.

Zürich, im Januar 1999   *D. Hell*

Vorwort

Diese Untersuchung hat eine lange Vorgeschichte. Bei der Klärung der Frage, warum der Zusammenhang zwischen Persönlichkeit und Objektbeziehungen bei Depressionen mich neugierig gemacht hat und schließlich zu einem Gegenstand wissenschaftlicher Forschung geworden ist, tauchen im Rückblick zahlreiche Erinnerungen auf. Die Begegnung mit depressiven und manischen PatientInnen während meiner psychiatrischen Weiterbildungszeit und die Erlebnisse im Rahmen von psychotherapeutischen Behandlungen weckten in mir das Interesse, die Funktion und die subjektive Bedeutung psychischer Symptome zu erfassen. Dieser Rückblick verdichtet sich in einer Erinnerung an ein Erlebnis als junger Assistenzarzt auf einer psychiatrischen Aufnahmestation. Es handelte sich um einen etwa 55jährigen Handwerkermeister, der an einer bipolaren affektiven Psychose litt. Dieser Patient war in seinem sozialen Umfeld sehr angesehen; er hatte im Lauf von Jahrzehnten einen großen Handwerksbetrieb aufgebaut und kümmerte sich verantwortungsbewußt um seine Familie. Die nach Erstmanifestation der Erkrankung auftretenden depressiven Verstimmungen, die teilweise mit einer stuprorösen Erstarrung verknüpft waren, wechselten mit dysphorisch-gereizt-manischen Verstimmungen ab, in denen sich der im übrigen gemütvolle und humorvolle Patient in einen für andere Menschen unerträglichen Tyrannen verwandelte. In seiner Umtriebigkeit richtete er überschäumende Aggressionen insbesondere gegen Schwächere und Ausländer und war dabei mit der nationalsozialistischen Ideologie seines Vaters identifiziert. Auch während der damaligen stationären Behandlung spitzte sich die Situation zunehmend zu. Es kam zu aggressiven Auseinandersetzungen mit Mitpatienten. Die Haltung des Behandlungsteams schwankte zwischen Erschöpfung und aggressiver Abgrenzung. Da sich kein einziges Teammitglied vorstellen konnte, sich trotz der vorhandenen Schwierigkeiten mit dem Patienten auseinanderzusetzen und einen positiven empathischen Zugang aufrecht zu erhalten, schien die Behandlung des Patienten auf dieser Abteilung nicht möglich zu sein. Bevor eine Verlegung in eine andere Klinik vorbereitet wurde, unternahm ich einen letzten Versuch, um die Fortsetzung der Behandlung zu gewährleisten. Nach Schilderung der Situation bot ich dem Patienten an, sich in meinem Arztzimmer aufzuhalten, während ich weitere Schreibarbeiten erledigte. Offensichtlich fühlte sich der Patient durch diese Intervention „gehalten", er beruhigte sich und begann im Laufe der Zeit still zu weinen. Diese Seite seiner Persönlichkeit, die mit schmerzlichen frühen Erfahrungen verknüpft war, hatte der Patient bisher stets zu verbergen versucht.

Solche und ähnliche Erfahrungen ließen mich neugierig fragen, welche Bedeutung Identifikationsmuster, primäre und aktuelle Objektbeziehungen beim Auftreten und im Verlauf affektiver Störungen haben. Diese Frage verband sich auch mit der Vorstellung, daß ein tieferes psychodynamisches Verständnis psychopathologischer Phänomene vor dem Hintergrund der individuellen Lebensgeschichte wichtige therapeutische Ansatzpunkte liefert und die positive Funktion des Symptoms transparenter werden läßt. An dieser Stelle gilt mein besonderer Dank Herrn Professor Dr. med. Stavros Mentzos, der mich zu dieser empirischen Untersuchung der Zusammenhänge zwischen Persönlichkeit und Objektbeziehungen bei affektiven Störungen anregte. Die zahlreichen Diskussionen mit Herrn Professor Mentzos und die Auseinandersetzung mit seinen aus der klinischen Arbeit heraus entstandenen somatopsychisch-psychosomatischen Konzepten schizophrener und affektiver Psychosen waren für mich immer wieder sehr motivierend.

Danken möchte ich Herrn Professor Dr. Dipl. Psych. D. Beckmann von der Abteilung Medizinische Psychologie des Zentrums für Psychosomatische Medizin der Justus Liebig-Universität Gießen für seine methodische Unterstützung bei der Diagnostik von Paarbeziehungen. Mein Dank gilt ebenfalls Herrn Professor Dr. Dipl. Psych. J. W. Scheer (ebenfalls von der Abteilung Medizinische Psychologie der Universität Gießen) und Frau Dr. phil. Dipl. Psych. A. Catina (Forschungsstelle für Psychotherapie, Stuttgart) für die kritische Begleitung bei der Anwendung der Repertory Grid-Technik.

Ohne die kontinuierliche und immer wieder belebende Zusammenarbeit mit den Doktoranden und Doktorandinnen der Forschungsgruppe „Persönlichkeit und Objektbeziehungen Depressiver" der Klinik für Psychotherapie und Psychosomatik am Zentrum der Psychiatrie der Johann Wolfgang Goethe-Universität Frankfurt wäre es nicht möglich gewesen, die Fülle empirischen Materials in unterschiedlichen, teilweise weit voneinander entfernten Kliniken zu sammeln. In diesem Forschungsprojekt ist eine größere Anzahl von Doktorarbeiten entstanden (bzw. ist in Vorbereitung). Für die gute Zusammenarbeit und den lebendigen Austausch möchte ich mich bei den folgenden MitarbeiterInnen der Forschungsgruppe bedanken: Andrea Eppel, Fabian Härtling, Holger Himmighoffen, Sonja Kessler, Dr. med. Dipl. Psych. Georg Nikisch, Johannes Rinnert, Cordula von Schmeling, Katja Walisch und Heike Will.

Die statistischen Auswertungsarbeiten wurden vor allem von Herrn Dipl. Psych. Kai Budischewski durchgeführt. Seine flexible und engagierte Haltung hat wesentlich zu einem produktiven Arbeitsklima in der Forschungsgruppe beigetragen.

Für die stetige Bereitschaft, ein Feedback insbesondere bei methodischen Fragen zu geben, möchte ich mich herzlich bei Herrn Professor Dr. med. Gerd Overbeck, Herrn PD Dipl. Psych. Jochen Jordan, Frau Dr. Dipl. Psych. Ursula Wagner (Klinik für Psychotherapeutische Medizin, Zentrum der Psychiatrie der Universität Frankfurt), Herrn Dr. Dipl. Psych. Georgi (Klinik für Allgemeine Psychiatrie II, Universität Frankfurt) und Herrn Dr. Dipl. Psych. Frank (Psychologisches Institut der Universität Frankfurt) bedanken. Für die in der Auswertungsphase notwendi-

gen abschließenden statistischen Arbeiten gilt mein Dank Frau Dipl. Math. C. Savi (Forschungsabteilung der Psychiatrischen Universitätsklinik Zürich).
Wichtige Unterstützung bei der Einarbeitung in die Repertory Grid-Technik leisteten Herr Dipl. Psych. Roman Ernst (Psychiatrisches Krankenhaus Gießen) und Herr Dipl. Psych. Ingo Gerlach (Klinik für Psychosomatische Medizin, Universität Marburg).
Herr Dipl. Geogr. Dipl. Ing. Bernd Goecke (Gießen) trug wesentlich dazu bei, daß die graphischen Darstellungen eine übersichtliche und ästhetisch ansprechende Form erhielten. Dieses gilt ebenfalls für Herrn Marc Zaugg (Zürich), Herrn Dr. Michael Kollmair und Herrn Dr. Andreas Huber, die das Layout und die redaktionelle Gestaltung der Endfassung übernahmen. Die Schreibarbeiten wurden im Laufe der Zeit auf verschiedene Schultern verteilt. Frau Eva Peter (Gießen), Frau Gabriele Rosenfeld (Frankfurt/M.) und Frau Verena Rebstock (Zürich) machten es durch ihre Resonanz und kritischen Kommentare möglich, daß auch das Schreiben dieser Arbeit für den Verfasser zu einem lebendigen Austauschprozess wurde. Ihnen sei an dieser Stelle ganz besonders herzlich gedankt.
Die Erhebungen wurden in einer größeren Anzahl Psychiatrischer Kliniken durchgeführt, bei deren Leitern ich mich für die Unterstützung der Studie bedanken möchte: Herrn Prof. Dr. med. B. Pflug (Klinik für Psychiatrie und Psychotherapie II, Universität Frankfurt), Herrn Prof. Dr. med. Maurer (Klinik für Psychiatrie und Psychotherapie I, Universität Frankfurt), Herrn Prof. Dr. med. Pieschl (Abteilung für Sozialpsychiatrie, Universität Frankfurt), Herrn Prof. Dr. med. B. Gallhofer (Zentrum der Psychiatrie der Justus Liebig-Universität Gießen), Herrn Prof. Dr. med. J.-L. Krieg (Zentrum der Psychiatrie der Philips Universität Marburg), Herrn Dr. med. W. Guth (Landesnervenklinik Alzey), Herrn Prof. Dr. med. K. Haedge (Psychiatrisches Krankenhaus Herborn), Herrn Prof. Dr. med. H. Rieger (Psychiatrisches Krankenhaus Weilmünster), Herrn Prof. Dr. med. P. Hartwich (Abteilung für Psychiatrie, Stadtkrankenhaus Offenbach/Main), Herrn Dr. med. C. Handrack (Klinisches Zentrum Kirchvers/Marburg), Herrn Dr. med. M. Boss (Burghofklinik Bad Nauheim) und Herrn Prof. Dr. med. Schmitt (Zentrum der Orthopädie, Johann Wolfgang Goethe-Universität Frankfurt am Main).
Herrn Prof. Dr. med. Daniel Hell (Psychiatrische Universitätsklinik Zürich) danke ich für seine Großzügigkeit und kontinuierliche Unterstützung, die es mir ermöglichte, die Arbeit in Zürich abzuschließen.
Nicht zuletzt möchte ich mich bei allen Patientinnen und Patienten und ihren Partnerinnen und Partnern für die Bereitschaft bedanken, an dieser Studie teilzunehmen und trotz der zurückliegenden schmerzlichen Erfahrungen einen Einblick in die Geschichte ihrer Erkrankung zu geben.

Zürich, im Dezember 1998

Inhaltsverzeichnis

GELEITWORT		I
VORWORT		IV
INHALTSVERZEICHNIS		VII
1	**EINLEITUNG**	**1**
2	**STAND DER PERSÖNLICHKEITSFORSCHUNG BEI DEPRESSIVEN ERKRANKUNGEN**	**5**
2.1	Persönlichkeit und affektive Psychosen	5
2.2	Psychodynamik der Depression	11
2.3	Kognitive Modelle der Depression	14
2.4	Interpersonale Depressionsmodelle	18
2.5	Ergebnisse der empirischen Persönlichkeitsforschung im Bereich der affektiven Psychosen	27
2.6	Konzeptionelle Zusammenfassung und Diskussion	36
3	**METHODISCHE ZUGANGSWEGE ZUR ERFASSUNG DER SELBSTBILDER UND DER OBJEKTBEZIEHUNGEN**	**41**
3.1	Probleme der empirischen Persönlichkeitsforschung	41
3.2	Wahl der Forschungsstrategie	43

3.3		**Diagnostik mit dem Gießen-Test**	**44**
	3.3.1	GT-Selbst- und Elternbilder	45
	3.3.2	Paardiagnostik mit dem Gießen-Test	47
	3.3.2.1	Macht, Status und Valenz in Paarbeziehungen	48
3.4		**Untersuchungen mit dem Role Construct Repertory-Grid**	**53**
	3.4.1	Die Theorie der Persönlichen Konstrukte	53
	3.4.2	Exkurs: Das Selbst in psychoanalytischer und konstruktpsychologischer Sicht	56
	3.4.3	Das Role Construct Repertory-Grid (Rep-Test)	59
	3.4.3.1	Varianz	67
	3.4.3.2	Distanzmaße	69
	3.4.3.3	Operationalisierung von Aspekten des Selbst und der Selbst-Objekt-Beziehungen	71
	3.4.3.4	Gruppierung der Befunde in der Selbst-Ideal-Objekt-Graphik (SIOG)	77
	3.4.3.5	Die Erfassung von Objektbeziehungen mit der Rep Grid-Technik	81
	3.4.3.6	Vorliegende Untersuchungen depressiver PatientInnen mit der Repertory Grid-Technik	83

4 DIE EMPIRISCHE UNTERSUCHUNG 87

4.1 Zielsetzung der Untersuchung **87**
    4.1.1 Auswahl der Stichprobe 90
    4.1.2 Untersuchungsinstrumente 91
    4.1.3 Praktisches Vorgehen 94
    4.1.4 Fragestellungen und Hypothesen 96

4.2 Beschreibung der Stichprobe **98**
    4.2.1 Soziodemographische Daten 99
    4.2.2 Krankheitsverlauf 102
    4.2.3 Affektives Klima in der Herkunftsfamilie 104
    4.2.4 Kritische Lebensereignisse und Partnerschaft 108
    4.2.5 Kapitelzusammenfassung 111

4.3 Die Körperbefindlichkeit Depressiver: Ergebnisse des Gießener Beschwerdebogens (GBB) **112**

4.4 Depressive Befindlichkeit und Symptomatik **114**
    4.4.1 Selbsteinschätzung der Stimmung mittels der Depressionsskala D-S' 115

4.4.2	Die Einschätzung des Schweregrads der Depression anhand der Hamilton-Depressionsskala (HAMD)	116
4.5	**Selbstbilder, Elternbilder und Partnerbilder im Gießen-Test**	**117**
4.5.1	Selbstbild, Idealbild und Normatives Selbst	118
4.5.1.1	Kapitelzusammenfassung	123
4.5.2	Selbstkonzept und Elternbilder im Gießen-Test	124
4.5.2.1	Selbstkonzept und Mutterbild	124
4.5.2.2	Selbstkonzept und Vaterbild	128
4.5.2.4	Der Einfluss der Geschlechtsvariable auf das Verhältnis von Selbstbildern und Elternbildern	133
4.5.2.5	Kapitelzusammenfassung	134
4.5.3	Die Partnerschaften der depressiven PatientInnen im Gießen-Test	134
4.5.3.1	Macht: Symmetrie vs. Komplementarität	135
4.5.3.2	Status: Bestätigung vs. Negation der Position	136
4.5.3.3	Valenz	139
4.5.3.4	Kategorisierung der Beziehungsstrukturen	141
4.5.3.5	Kapitelzusammenfassung	148
4.6	**Ergebnisse der Repertory Grid-Technik**	**149**
4.6.1	Differenzierung der Konstruktsysteme	150
4.6.1.1	Vergleich mit weiteren klinischen Gruppen	153
4.6.2	Prozentuale Varianz der Elemente	156
4.6.2.1	Bedeutung der Selbst-Elemente	157
4.6.2.2	Bedeutung der Mutter	159
4.6.2.3	Bedeutung des Vaters	160
4.6.2.4	Bedeutung beider Eltern	161
4.6.2.5	Bedeutung des Partners und der Partnerin	165
4.6.2.6	Bedeutung krankheitsphasenspezifischer Elemente	165
4.6.2.7	Kapitelzusammenfassung	167
4.6.3	Selbstwertgefühl	168
4.6.3.1	Vergleich mit weiteren klinischen Gruppen	171
4.6.3.2	Kapitelzusammenfassung	175
4.6.4	Soziale Wahrnehmung	175
4.6.5	Selbstwertigkeit und soziale Integration im Selbst-Ideal-Objekt-System	184
4.6.5.1	Die Bildung von Subkollektiven anhand der Befunde im Selbst-Ideal-Objekt-System (SIOS)	184
4.6.5.2	Die Selbsteinschätzung der SIOG-Gruppen im Gießen-Test	189
4.6.5.3	Kapitelzusammenfassung	193

	4.6.6	Objektbeziehungen im Selbst-Ideal-Objekt-System	194
	4.6.6.1	Selbst-Ideal-Mutter-Beziehung im Selbst-Ideal-Objekt-System	195
	4.6.6.2	Selbst-Ideal-Vater-Beziehungen im Selbst-Ideal-Objekt-System	200
	4.6.6.3	Selbst-Ideal-PartnerIn-Beziehung im Selbst-Ideal-Objektsystem	204
	4.6.6.4	Kapitelzusammenfassung	208

4.7 Darstellung der Erhebung von idiographischen Befunden mit der Repertory Grid-Technik anhand exemplarischer Kasuistiken — 210

5 DISKUSSION DER ERGEBNISSE — 231

5.1 Das untersuchte Kollektiv — 232

5.2 Selbst- und Fremdwahrnehmung im Gießen-Test — 235

5.3 Paar-Interaktionsdiagnostik mit dem Gießen-Test — 240

5.4 Zur Bedeutung verengter Konstruktsysteme — 246

5.5 Zur Bedeutung der Elemente — 248

5.6 Zur Regulation des Selbstwertgefühls im symptomarmen Intervall — 251

5.7 Zur sozialen Wahrnehmung depressiv Erkrankter — 254

5.8 Das Selbst-Ideal-Objekt-System bei Depressionen — 255

5.9 Die Selbst-Eltern-Beziehung im Selbst-Ideal-Objekt-System — 260

5.10 Zur Charakterisierung der Paarbeziehungen mit dem Rep-Test — 264

5.11 Kritische Anmerkungen zur Methodik — 265

6 ZUSAMMENFASSUNG — 269

7 LITERATUR — 273

XVII

8	**ANHANG**	**291**
8.1	**Tabellen**	**291**
	Benutzte Abkürzungen:	291
8.2	**Abbildungen**	**314**
8.3	**Fragebogen**	**319**
	8.3.1 Kurzbeschreibung der Standardskalen des Giessen-Test (GT); *Beckmann u. Richter* (1972)	319
	8.3.2 Repertory-Grid-Technik (Testinstruktion, Anweisung für die Interviewer)	320

9 INDEX   **327**

1 Einleitung

Das Selbstbild und die Objektbeziehungen von PatientInnen mit affektiven Störungen stehen im Zentrum der vorliegenden Untersuchung. Sie stellt einen Beitrag zur Erforschung der persönlichkeitsbedingten Dispositionen und der interpersonellen Dynamik bei depressiven Erkrankungen dar. Sie schließt die Lücke, die zwischen psychoanalytischer Einzelfallstudie und den am Krankheitsmodell der deskriptiven Psychiatrie orientierten, überwiegend mit standardisierten Meßinstrumenten durchgeführten Untersuchungen besteht. Mit einem auf die subjektiven Erlebnisqualitäten gerichteten Ansatz werden das Selbstkonzept, die Paarbeziehungen und die Beziehungen zu den primären Bezugspersonen bei depressiv erkrankten PatientInnen erforscht. Zu diesem Zweck wird eine empirisch-psychologische Methodik (Repertory Grid-Technik) eingesetzt, die sowohl den Besonderheiten des Einzelfalles Rechnung trägt wie auch die Möglichkeit eröffnet, durch die nomothetische Verwendung idiographischer Befunde übergeordnete, prägnanztypische Zusammenhänge zu erfassen.
Dieser auf der Grundlage individuumzentrierter Befunde durchgeführte Typisierungsversuch steht im Einklang mit den Erkenntnissen der Depressionsforschung der letzten Jahre, denn die zunehmende Einsicht in die multifaktorielle Genese depressiver Störungen hat zu einer Wende im ätio-pathogenetischen Zusammenhangsverständnis beigetragen und die an einem kategorialen Krankheitsbegriff orientierten nosologischen Abgrenzungen in Frage gestellt.
Angesichts dieser Entwicklung weist Hole (1992) auf eine Diskrepanz hin, die in der Diskussion um die nosologische Zuordnung depressiver Syndrome besteht. So hält sich parallel zu dem mehrdimensionalen Verständnis der Depression in hartnäckiger Weise das herkömmliche System monokausal orientierter diagnostischer Begriffe, verschärft noch durch die phänomenologisch-syndromale Ausrichtung der ICD-10 (Dilling et al. 1991). Die Einteilung der depressiven Episoden nach Schweregrad und Dauer eröffnet jedoch keinen Weg zu einem ätiologisch orientierten Depressionskonzept, das die zirkulare Wechselwirkung unterschiedlicher Wirkfaktoren erfasst. Dies gilt ebenfalls für das noch stärker von syndromalen Einteilungskriterien ausgehende DSM III-R (1989) und dessen sehr weit gefaßtem Begriff der „Major Depression" (vgl. Zerssen et al. 1988).
In einem dimensionalen Verständnis der Depression wird keineswegs zwangsläufig die Existenz klassischer Prägnanztypen verleugnet. Allerdings ermöglicht ein mehrdimensionaler Zugang eher die Erfassung der von Hole (1992) als „endoneurotisch" diagnostizierten Zwischengruppe und trägt ferner auch zu einer diffe-

renzierteren Sicht der im Einzelfall vorhandenen Konstellationen „endogener" und neurotischer Faktoren bei. So folgert beispielsweise Steck (1988) angesichts der durch Faktoren-, Cluster- und Diskriminanzanalysen bei endogen und neurotisch Depressiven gewonnenen „mehrpoligen Gruppenstrukturen mit offenbar sehr durchlässigen Grenzen" (S. 351), daß „weitere Arten von Gestaltungsprinzipien" erkennbar sind, die bisher vernachlässigt wurden. Er nennt hier speziell die „Psychodynamik der Symptombildung" als einen der traditionell vernachlässigten Faktoren in der psychiatrischen Krankheitslehre.

Aus einer psychodynamischen Perspektive bekommt die Frage nach dem Zusammenhang von prämorbider bzw. Intervallpersönlichkeit und affektiver Psychose einen neuen Akzent. Sie zielt auf das Verständnis der wechselseitigen Verschränkung biologischer Faktoren und konflikthafter intrapsychischer und interpersonaler Abwehr- und Bewältigungsmuster in der Entwicklung der Persönlichkeit Depressiver. Diese auf die intrapsychische und interpersonelle Dynamik der Depression fokussierende Vorgehensweise kann darüber hinaus zur Definition homogenerer Untersuchungsgruppen und zur Entwicklung eines integrativen Modells affektiver Störungen beitragen.

Die bisherigen Aussagen über die sogenannte Primärpersönlichkeit endogen Depressiver stützen sich im wesentlichen auf Tellenbachs (1976) Beschreibungen des *Typus melancholicus* und dessen Weiterentwicklung und empirische Überprüfung durch u. a. Angst u. Clayton (1986), Möller & Zerssen (1987a,b) und Matussek (1990). Die für diese Patientengruppe charakteristischen Merkmale – wie etwa Ordentlichkeit, Pflichtbewußtsein, überdurchschnittlich großes Sicherheitsbedürfnis und Abhängigkeit von sozialer Anerkennung – konnten inzwischen auch im Vergleich mit Kontrollgruppen bestätigt werden (Zerssen 1988a,b).

Demgegenüber ist jedoch nur sehr wenig darüber bekannt, welche Beziehung zwischen diesen charakteristischen Persönlichkeitszügen, der manifesten depressiven Symptomatik, den intrapsychischen Konflikten und den daraus resultierenden Bewältigungsversuchen besteht, denn bisher fehlen systematische Untersuchungen, die den Zusammenhang zwischen Persönlichkeit und Objektbeziehungen bei depressiven PatientInnen beleuchten.

Im Sinne eines exploratorischen, hypothesengenerierenden Ansatzes werden in dieser Untersuchung die für die narzißtische Regulation und die interpersonelle Bewältigung der Depression bedeutsamen Persönlichkeitsdimensionen (Selbst-Objekt-Beziehungen, kognitive Struktur) erfaßt. Das hauptsächliche Forschungsinteresse gilt dem Selbstbild der PatientInnen, ihren Elternbildern, ihrem Partnerbild und der Paardynamik. Diesen subtilen psychischen Strukturen und den interpersonellen Bewältigungsmustern soll unter Anwendung einer individuumzentrierten Untersuchungsmethodik und ferner unter Einbeziehung der PartnerInnen der PatientInnen nachgegangen werden. Eine Validierung der erhobenen idiographischen Befunde erfolgt mit Hilfe eines standardisierten Persönlichkeitstests (Gießen-Test), der sich in der Selbstkonzept- und Paarforschung bewährt hat.

Die Untersuchung wurde an einer grösseren, auf der Grundlage von ICD-10-Kriterien definierten Stichprobe stationär behandelter PatientInnen mit affektiven

Störungen durchgeführt. Die untersuchte Stichprobe umfaßt sämtliche Verlaufsformen affektiver Psychosen[1] (rezidivierende Episode der endogenen Depression, im Folgenden als monopolare Depression beschrieben; bipolare affektive Störungen und rezidivierende manische Episoden, im Folgenden als monopolare Manie bezeichnet).[2] Es wurden ferner PatientInnen mit schizoaffektiven Störungen einbezogen. Die Untersuchung der PatientInnen mit episodischen affektiven Störungen erfolgte nach Abklingen der manifesten Symptomatik im sogenannten symptomarmen Intervall. Darüber hinaus wurden PatientInnen mit langdauernden, chronischen depressiven Verstimmungen (Dysthymia; im folgenden als neurotische Depression bezeichnet) untersucht.

Die Untersuchungsergebnisse werden vor dem Hintergrund der bisher vorhandenen Depressionsmodelle diskutiert. Deshalb sollen in dieser Arbeit zunächst die verschiedenen theoretischen Zugangswege beschritten werden, die angesichts der komplexen bio-psycho-sozialen Zusammenhänge der Depression entwickelt wurden (Kapitel 2). Einen Schwerpunkt bildet die Darstellung der Entwicklung der psychoanalytischen Depressionsmodelle, die auf den konflikthaften Anteil des Beziehungserlebens depressiver Menschen in der Begegnung mit wichtigen Bezugspersonen fokussieren. Angesichts des Versuches, mittels der Repertory Grid-Technik die subjektive Sicht depressiver PatientInnen und deren Objektbeziehungswelt zu erschließen, ist die kritische Auseinandersetzung mit dem Konzept der internalisierten Objektbeziehungen von besonderer Bedeutung. Die Grid-Befunde lassen sich als kognitive Niederschläge von Beziehungserfahrungen auffassen. Somit ergeben sich zahlreiche Berührungspunkte zwischen der Konstruktpsychologie (als theoretische Grundlage der Repertory Grid-Technik), der psychoanalytischen Objektbeziehungstheorie und der modernen Kognitionspsychologie, die in Kapitel 2 und 3 diskutiert werden.

Die Untersuchungsbefunde lassen sich ferner in Beziehung zu interaktionsdynamischen Modellen der Depression setzen. Unter diesem Begriff werden Ansätze zusammengefaßt, die auf der Grundlage unterschiedlicher theoretischer Annahmen zur interpersonellen Dimension der Depression entwickelt wurden. Die Ergebnisse der in dieser Studie untersuchten retrospektiven Einschätzung des affektiven Klimas in der Primärfamilie, der Selbst-Elternbeziehungen und Paarinteraktionen können unter Berücksichtigung der Ergebnisse der Life-Event- und der

---

1 Die Störung des Realitätsbezuges und der Einsichtsfähigkeit nimmt bei schweren Depressionen vorübergehend ein psychotisches Ausmaß an. Dieser regressive Vorgang ist aus psychodynamischer Sicht mit spezifischen Abwehrmechanismen verknüpft. In Hinblick auf eine mehrdimensionale, auch psychodynamische Faktoren berücksichtigende Konzeptualisierung der Depression wird deshalb in dieser Arbeit an dem Begriff der affektiven Psychose festgehalten. Demgegenüber wurde die traditionelle Unterscheidung zwischen Neurose und Psychose in der ICD-10 nicht beibehalten; sämtliche affektive Störungen, auch psychotischer Natur, werden einer diagnostischen Gruppe zugeordnet.

2 Zur Charakterisierung der Verlaufsform wird der in der deutschsprachigen Literatur und im klinischen Sprachgebrauch häufig verwendete Begriff „monopolar" anstatt der linguistisch korrekten Form „ unipolar" herangezogen.

Social-Support-Forschung (Kapitel 2) interpretiert werden. Einen weiteren Bezugsrahmen bildet die rollendynamische Theorie der Depression (Kraus 1977, 1988) mit ihrer Betonung der Ambiguitätsintoleranz und des hypernomischen Verhaltens als Struktureigenschaften des *Typus melancholicus* (Tellenbach 1976). Der soziale Kontext der Selbstwahrnehmung depressiv Erkrankter ist implizit bereits Gegenstand der auf klinisch-intuitiver Basis entstandenen Konzepte, die den Zusammenhang zwischen Persönlichkeit und affektiven Psychosen erklären. Deren Entwicklung wird in ihrer chronologischen Folge aufgezeigt. Die Darstellung der zu diesen Konzepten durchgeführten relativierenden und objektivierenden Untersuchungen leitet über zu der in der vorliegenden Untersuchung gewählten Forschungsstrategie (Kapitel 3). Während die bisherigen Untersuchungen der Persönlichkeit depressiv Erkrankter überwiegend mit standardisierten Meßinstrumenten durchgeführt wurden und somit Aussagen nur auf der Ebene der jeweiligen Persönlichkeitsdimensionen möglich waren, wird hier eine Typisierung auf der Grundlage individuumzentrierter Befunde angestrebt. Da die gewählte Methode (Repertory Grid-Technik) in der psychiatrischen Persönlichkeitsforschung bisher kaum eingesetzt wurde, wird ein erster instruktiver Einblick anhand von exemplarischen Kasuistiken gegeben. Die Ergebnisse der an der Gesamtstichprobe (139 PatientInnen mit depressiven Erkrankungen, 73 PatientInnen mit orthopädischen Erkrankungen) erhobenen Befunde zum Selbstkonzept, zur Selbst-Elternbeziehung und zur Paarinteraktion werden im Kapitel 4 dargestellt. Die Arbeit schließt mit einer kritischen Diskussion der – insbesondere im Zusammenhang mit dem eingesetzten idiographischen Verfahren aufgeworfenen – methodischen Probleme.

2 Stand der Persönlichkeitsforschung bei depressiven Erkrankungen

2.1
Persönlichkeit und affektive Psychosen

Die Untersuchung der Zusammenhänge zwischen prämorbider Persönlichkeit und affektiven Psychosen hat eine lange klinische Tradition (vgl. Blankenburg 1986; Kisker et al. 1987). Die Kenntnis persönlichkeitsbedingter Dispositionen bei affektiven Erkrankungen wird u.a. zur Klärung des

- Krankheitsrisikos und der
- Verlaufsprognose, ferner zur
- *Entwicklung kausaler Krankheitsmodelle* (vgl. Zerssen 1977; Hirschfeld u. Cross 1982; Akiskal 1983; Akiskal et al. 1983) und
- therapeutischer *Strategien* herangezogen (vgl. Tellenbach 1977; Peters 1988).

Möller (1988) umreißt in seinem historischen Rückblick auf die psychiatrische Persönlichkeitsforschung die wesentlichen Fragestellungen im Bereich der affektiven Erkrankungen:

- Die grundsätzliche Frage lautet: Gibt es überhaupt einen assoziativen Zusammenhang zwischen bestimmten prämorbiden Persönlichkeitsmerkmalen und affektiven Erkrankungen?
- Handelt es sich bei den prämorbiden Persönlichkeitsmerkmalen um mitigierte Formen der affektiven Erkrankungen?
- Sind diese prämorbiden Persönlichkeitsmerkmale als Risikofaktoren für eine bestimmte affektive Erkrankung anzusehen?
- Kommt es bei affektiven Erkrankungen zu sekundären, krankheitsbedingten Veränderungen?

Im Folgenden soll ein Überblick über die wesentlichen Hypothesen gegeben werden, die zur Frage der Beziehung zwischen Persönlichkeit und affektiven Psychosen entwickelt wurden (vgl. Tab. 1).

Selbstbild und Objektbeziehungen bei Depressionen

Tab. 1: Beziehungen zwischen affektiven Psychosen, prämorbider Persönlichkeit und assoziierten Persönlichkeitsstörungen (modifiziert und erweitert nach Möller 1988)

KRANK-HEITS-FORM	PRÄMORBIDE PERSÖNLICHKEIT	AUTOR	JAHR	ASSOZIIERTE PERSÖNLICKEITS-STÖRUNG
Affektive Psychosen	Zyklothymie i.w.s.	Kretschmer	1921	zykloide
	Syntonie	Bleuler	1922	
	Substabilität	Sjöbring	1923	
	Depressives Temperament	Kraepelin Leonhard	1913 1963	depressive asthenische
Monopolare Depression	Typus melancholicus	Tellenbach Dietrich	1961 1961	sensitive anankastische
Bipolare affektive Psychose	Zyklothymie i.w.s.	Kraepelin Leonhard	1913 1963	zyklothyme
		Akiskal et al.	1977	
Monopolare Manie	Typus manicus	Esquirol	1816	hyperthyme
		Jung Kraepelin Arieti Leonhard Zerssen	1903 1913 1959 1963 1977a/b	hysterische erregbare

Bereits Kraepelin (1913, 1921), der die endogene Depression mit der Manie zum Krankheitsbild des *manisch-depressiven Irreseins* zusammengefaßt hatte, versuchte Besonderheiten der prämorbiden Persönlichkeit endogen Depressiver aufzuzeigen. In der 8. Auflage seines Lehrbuches stellt Kraepelin (1913) das Gesamtkonzept des manisch-depressiven Irreseins dar, das einerseits das gesamte Gebiet des sogenannten periodischen und zirkulären Irreseins, andererseits die einfache Manie, den größten Teil der als Melancholie bezeichneten Krankheitsbilder und – im Gegensatz zu seiner vor 1913 vertretenen Auffassung – auch die Involutionsdepression umfaßt. Er sah in all diesen Bildern Erscheinungsformen eines einzigen Krankheitsvorganges. Analog den verschiedenen Verlaufsformen der manisch-depressiven Krankheit unterschied er habituell subdepressive, hypomanische und zwischen diesen Temperamentslagen zyklisch schwankende Persönlichkeiten. Auf der Grundlage seiner syndromalen Orientierung und der angenommenen Einheitlichkeit des Krankheitsbildes hielt Kraepelin die präpsychotischen Charakterveranlagungen sowohl bei manifest Erkrankten wie bei ihren Blutsverwandten für austauschbar. Die ausgebildeten Krankheitszeichen seien "als Steigerung der schon das ganze frühere Leben durchziehenden Charakterzüge" anzusehen:

"Nicht selten findet man vortreffliche verstandesmäßige oder künstlerische Begabung. Von Jugend an sind diese Menschen oft ungewöhnlich aufgeregt, übertrieben fromm, scheu, grüblerisch, still und zeigen häufigen grundlosen Stimmungswechsel. Auch allerlei hysterische Züge treten auf, wie Schreianfälle, Magenkrämpfe, Ohnmachten, große Anfälle, ebenso körperliche Entartungszeichen. In den Zwischenzeiten erscheinen viele Kranke wiederum vollkommen gesund. Doch kann bei genauerer Betrachtung eine gewisse Unfreiheit, Unselbständigkeit, leichte Ermüdbarkeit, Unstetigkeit, Aufgeregtheit, stark gehobenes Selbstgefühl, Unternehmungsgeist und Ausgelassenheit beobachtet werden" (Kraepelin 1913, S. 355).

Die enge, spezifische Verbindung zwischen prämorbider Persönlichkeit und manisch-depressivem Irresein ergibt sich für Kraepelin aus der Annahme einer biologisch determinierten Veranlagung, die gerade bei den periodischen Depressionszuständen zu der im Intervall häufig festzustellenden gedrückten Stimmung und Entschlußerschwernis beitrage.
Kretschmer (1921) hebt das "charakterologische Verbindungsstück zwischen dem, was man hypomanisches, und dem, was man konstitutionell depressives Temperament nennt" (S. 96) hervor und benennt als *"zyklothymes Temperament"* das für den ganzen manisch-depressiven Formenkreis Gemeinsame. Folgende Persönlichkeitsmerkmale stechen laut Kretschmer (1921, S. 97) bei der Untersuchung des präpsychotischen Charakters Manisch-Depressiver hervor:
- gesellig, gutherzig, freundlich, gemütlich;
- heiter, humoristisch, lebhaft, hitzig;
- still, ruhig, schwernehmend, weich.

Die erste Gruppe von Eigenschaften umfaßt die Grundmerkmale des zyklothymen Temperaments auf einem *Kontinuum zwischen hypomanischem und depressivem Pol*. Diese Eigenschaften geben "der Heiterkeit wie der Schwerblütigkeit eben erst die Tönung ..., die sie gerade für zykloide Menschen bezeichnend macht" (S. 97). Zu diesen Grundmerkmalen treten in einer *"diathetischen oder Stimmungsproportion"* in wechselndem Maße Eigenschaften der beiden anderen Gruppen. Die hypomanischen und depressiven Züge des zykloiden Temperaments vermischen und überlagern sich, so daß im Einzelfall die verschiedensten Mischungsverhältnisse resultieren. Die Übergänge zwischen den gesunden zyklothymen Mittellagen normaler Persönlichkeitsvarianten und den abnormen zykloiden Persönlichkeiten, die bereits die präpsychotischen Persönlichkeitstypen der manisch-depressiven

Krankheit darstellen, sind fließend. Geistige Erkrankungen sind nach Kretschmers Theorie als Hemmungen, Steigerungen oder Verzerrungen zu interpretieren, die das gesunde Seelenleben ausmachen. Die zykloiden Persönlichkeiten sind somit die zwischen krank und gesund fluktuierenden abnormen Persönlichkeiten, die die psychischen Grundsymptome der manisch-depressiven Psychose in den leichteren Graden einer Persönlichkeitsvariante widerspiegeln.

Kretschmers Vorstellungen über die Bedeutung der Persönlichkeit als mitigierte Form der psychischen Erkrankung erwuchsen auf klinisch-intuitiver Basis. Er bezog nicht nur psychologische Dimensionen in seine Überlegungen ein, sondern im Sinne eines konstitutionsbiologischen Ansatzes auch Merkmale des Körperbaues. Diese konstitutionsbiologischen Annahmen wurden durch Zerssen (1977b) aufgrund einer eigenen Untersuchung in Frage gestellt.

Im Gegensatz zu dem ursprünglich auch von Kraepelin (1921) vermuteten spezifischen Beziehungen zwischen prämorbider Persönlichkeit und den verschiedenen Verlaufsformen affektiver Psychosen im Krankheitsbild des "manisch-depressiven Irreseins", ist die zykloide bzw. *zyklothyme Persönlichkeit* im Sinne Kretschmers als dispositionelle Grundlage aller affektiven Psychosen – ohne Differenzierung hinsichtlich der einzelnen Verlaufsformen – anzusehen.

Auch in Bleulers (1922) Konzept der "*Syntonie*" und Sjöbrings (1923, 1973) Beschreibung der Temperamentseigenart affektpsychotischer Patienten als "*Substabilität*" wird keine enge Beziehung zwischen Varianten dieser prämorbiden Persönlichkeit und der im Krankheitsverlauf vorherrschenden Symptomatik (bipolare Verlaufsform, vorherrschend oder rein depressiv, vorherrschend oder rein manisch) hergestellt.

Gegenüber diesen "monistischen" Konzeptionen der prämorbiden Persönlichkeit wurde in der Wernicke-Kleist-Schule – ausgehend von der Annahme nosologisch-genetisch klar abgegrenzter Unterformen affektiver Psychosen – die Auffassung von spezifischen Beziehungen zwischen prämorbider Persönlichkeit und den Krankheitsformen der bipolaren manisch-depressiven Psychosen, der monopolaren Depression und der monopolaren Manie beibehalten. Leonhard (1963) stellte die These auf, daß die Anlage zur manisch-depressiven Krankheit nur dann manifest wird, wenn sie mit einer affektiven Wesensart, d.h. subdepressiven, hyperthymen bzw. zyklothymen Temperament zusammentrifft. Aufgrund erbbiologischer und psychopathologischer Befunde grenzte Leonhard die "reine Melancholie" und die "reine Manie" als eigene Krankheitseinheiten ab und beschrieb ein deutliches Überwiegen depressiver Züge in der präpsychotischen Persönlichkeit. Bei der manisch-depressiven Persönlichkeit fand Leonhard gehäuft zyklothyme, bei der reinen Manie und Euphorie vorwiegend hypomanische Persönlichkeitszüge. Das syntone Temperament – als Verbindung einer hypomanischen und einer depressiven Wesensart – sei hingegen nur selten als affektives Temperament bei phasischen affektiven Psychosen anzutreffen.

Angst (1966, 1967) und Perris (1966, 1969) konnten in multidimensionalen Untersuchungen die Auffassungen Leonhards bestätigen. Im Gegensatz zu Leonhard ordneten sie allerdings die sehr seltenen monopolaren Manien – aufgrund ihrer familiären Belastung mit bipolaren Verläufen – dem Kreis der bipolaren affektiven Psychosen zu. Die Untersuchungsergebnisse von Pedersen et al. (1948) hatten ebenfalls auf die Existenz zweier affektiver Psychosen als jeweils unabhängiger nosologischer Entitäten hingewiesen. Die periodische Depression zeichnet sich nach Ansicht dieser Autoren durch die Abwesenheit manischer Phasen aus, während die andere Form der affektiven Psychosen monopolare Manien einschließt und als primär manisch-depressive Krankheit zu betrachten sei.

Außerhalb der Wernicke-Kleist-Schule wurde lediglich der Involutionsdepression – mit Beginn im 5. Dezennium und rein monopolarem Verlauf – eine Sonderstellung zuerkannt. Es waren vor allem US-amerikanische Autoren, die die Involutionsmelancholie mit speziellen Persönlichkeitseigenarten der Patienten in Verbindung brachten (vgl. Titley 1936; Malamud et al. 1941). Titley (1936) grenzte die Persönlichkeitsstruktur der Involutionsmelancholiker von derjenigen manisch-depressiver PatientInnen und Gesunder ab. Als prämorbide Persönlichkeitszüge der Involutionsmelancholie beschrieb er deren Sparsamkeit, Rigidität, Gewissenhaftigkeit und fehlende Flexibilität. Der statistische Vergleich mit der Durchschnittspopulation und der Gruppe manisch-depressiver PatientInnen zeigte ein deutliches Vorherrschen der beschriebenen zwanghaft-rigiden Züge bei den Involutionsmelancholikern, während sich bei den manisch-depressiven Patienten keine signifikanten Abweichungen feststellen ließen. Einschränkend muß jedoch bei dieser Arbeit auf erhebliche methodische Mängel hingewiesen werden (insbesondere die geringe Fallzahl von nur 10 Personen in jeder Stichprobe).

Autoren, die an der Psychoanalyse orientiert waren, beschrieben – vornehmlich unter Bezug auf Abraham (1924) – in ähnlicher Weise *anale Charakterzüge affektpsychotischer Patienten* (vgl. Mendelson 1974). Analog dem Kretschmerschen Zyklothymiekonzept bezogen sie die anale Charakterstruktur nicht nur auf die Involutionsmelancholie, sondern auf alle Arten affektiver Psychosen.

Unabhängig von der Entwicklung psychoanalytischer Theorien formulierten japanische Psychiater (Shimoda 1941; Shinfuku u. Ihda 1969) das Konzept der *"Immodithymie"*, das auf phänomenologischer Ebene die rigide Charakterstruktur affektpsychotischer Patienten betont.

Tellenbach (1961) stellte Persönlichkeitszüge, die von anderen Autoren bis dahin lediglich bei Involutionsmelancholien oder auch bei allen Arten affektiver Psychosen beschrieben worden waren, als vornehmlich zur monopolaren endogenen Depression disponierende Wesensart heraus. Er konnte keinen Bezug zum Alter bei Krankheitsbeginn erkennen. Aufgrund der Ergebnisse der Nachuntersuchung von 140 endogen und involutiv Depressiven im Intervall und der Befragung von nahen Angehörigen dieser Patienten beschrieb Tellenbach den *"Typus melancholicus"* als "die durch eine gewisse Struktur konstituierte, empirisch vorfindliche Wesensart, welche ihrer Möglichkeit nach zum Schwerefeld der Melancholie inkliniert" (1961, S. 51). Die Ordentlichkeit als wesentlicher Grundzug des melancholischen Typus bestimme auch die häusliche und berufliche Umgebung des Melancholischen:

"Das Arbeitsleben ist durchweg bestimmt von Fleiß und Gewissenhaftigkeit, Pflichtbewußtsein und Solidität. Ordnung durchwirkt auch die mitmenschlichen Bezüge, vor allem in dem zuweilen geradezu ängstlichen Bedachtsein, die Atmosphäre freizuhalten von Störungen, Reibungen, Konflikten, insbesondere von Schuldhaftem in jeglicher Form" (1961, S. 52).

Die prägnanten Beschreibungen der Grundzüge des melancholischen Typus unterstreichen die Bedeutung des psychosozialen Umfelds für das narzißtische Gleichgewicht des Melancholischen, der einen überdurchschnittlich hohen Anspruch an seine eigene Leistungsfähigkeit hat und sich durch Treue in der Beziehung zu Vorgesetzten, Dienstwilligkeit, Hilfsbereitschaft und feste Verbundenheit mit dem Ehepartner auszeichnet. Die "Ordnung der Arbeit" durchwirkt das Leben des depressiven Typus. Die Abhängigkeit von der "Ordnung der Arbeitswelt" und die hohen Anforderungen an sich selbst lassen den Melancholiker in einen "bedrohlichen perniziösen Zirkel des Leistens" hineingeraten.

Tellenbachs Beschreibung des melancholischen Typus erfaßt präzise dessen implizierte Konflikthaftigkeit: Aus den für den Melancholiker charakteristischen mitmenschlichen Bezügen, die sich als ein "Sein für andere in der Form des Leistens für andere" (1961, S. 60) erweisen, resultiert eine besondere Abhängigkeit von den anderen. Eine Bedrohung des melancholischen Typus entsteht, sobald die spezifischen mitmenschlichen Bezüge durch Tod, Krankheit usw. bedroht sind, die Symbiose mit der Umwelt zerbricht und der Melancholiker somit seinen festen Bezugspunkt verliert. Tellenbach hebt die Funktion des Gewissens der Melancholiker hervor, dessen strenge, prohibitive Funktion zur Aufrechterhaltung der "Ordnungen personaler und sachlicher Bezüge" diene. Aus der spezifischen Abhängigkeit von anderen resultiert somit auch eine unerbittlich strenge Haltung gegenüber dem eigenen Selbst: "Auch der innere Mensch soll in Ordnung gehalten werden" (1961, S. 71).

Wegen der herausragenden Bedeutung des Konzeptes des Typus melancholicus für die psychiatrische Persönlichkeitsforschung sollen die zentralen Züge des Typus melancholicus noch einmal zusammengefaßt werden (vgl. Tab. 2):

Tab. 2: Charakteristische Züge des Typus melancholicus (nach Tellenbach 1983; vgl. Möller 1988)

Inkludenz: Eingeschlossensein in Ordnungsgrenzen
Remanenz: Zurückbleiben hinter dem Anspruch an das eigene Selbst
Extreme Gewissenhaftigkeit und hohes Pflichtbewußtsein
Hohe Zuverlässigkeit und Korrektheit
Überdurchschnittliche berufliche Leistungsbereitschaft
Ausgeprägte Loyalität gegenüber Vorgesetzten
Fürsorglichkeit und Hilfsbereitschaft
Vermeidung von Streitigkeiten
Symbiontische Verbundenheit mit Angehörigen
Schlichtheit und Sauberkeit im äußeren Erscheinungsbild
"Pathologische Normalität"

2 Stand der Persönlichkeitsforschung bei depressiven Erkrankungen

Zusammenfassend läßt sich festhalten, daß in den klinischen Konzepten der prämorbiden Persönlichkeit affektpsychotischer PatientInnen entweder übergreifende, für alle affektiven Psychosen gültige Charakterzüge beschrieben werden (monistische Theorien) oder prägnante Eigenschaften zu einem Persönlichkeitstyp zusammengefaßt werden, der den spezifischen Verlaufsformen affektiver Psychosen zugeordnet wird (pluralistische Theorien). Für beide Richtungen der klinischen Theorie der prämorbiden Persönlichkeit gilt, daß sie in ein entweder überwiegend biologisch-erbgenetisches Modell oder in ein psychogenetisch-psychodynamisches Modell der Melancholie bzw. der affektiven Psychosen eingebettet sind. Es finden sich zahlreiche Hinweise auf eine frühzeitig einsetzende dichotomisierende Einordnung biologischer und psychodynamischer Faktoren der Depression, die die Entwicklung einer integrativen Theorie der affektiven Erkrankungen behindert hat.

2.2
Psychodynamik der Depression

Durch die Beschäftigung mit den affektiven Psychosen hat die Entwicklung der psychoanalytischen Depressionstheorien wesentliche Anstöße erhalten.
Freud hat schon frühzeitig die wesentlichen psychodynamischen Zusammenhänge der Depression zusammengefaßt und die *innere Arbeit des Trauernden* mit der *melancholischen Hemmung* verglichen: "Bei der Trauer ist die Welt arm und leer geworden, bei der Melancholie ist es das Ich selbst" (Freud 1917, S. 431).
Auch in den folgenden Jahrzehnten hat die Psychoanalyse die Depression stets in einem Zusammenhang mit einem erlittenen bzw. phantasierten *Objektverlust* und/oder dem *Verlust der narzißtischen Homöostase* konzeptualisiert. Ferner macht das Zitat deutlich, wie eine zunächst "sinnvolle" Reaktion des Ichs – das Ich des Trauernden reagiert mit einem heftigen Affekt und versucht sich zu schützen, indem es sich vorübergehend von der Welt zurückzieht – unter bestimmten Umständen in einen pathologischen Prozeß einmündet, in dessen Verlauf sich das Selbst "entleert", sich in unerbittlichen Selbstanklagen zerfleischt und – vorübergehend – den Bezug zur Realität verliert. Welches sind nun die Faktoren, die diesen *depressiven Circulus vitiosus* in Gang bringen? In den psychoanalytischen Theorien der Depression wurden in unterschiedlicher Weise Akzente gesetzt, die den dynamischen Übergang von normaler Trauer und Depression wie auch das Spezifische des regressiven Vorganges in der affektiven Psychose betonten.
Die psychoanalytischen Modelle der Depression versuchen, die unbewußte Determiniertheit und das Konfliktgeschehen depressiver Störungen zu erfassen. Sie sind ein Abbild des jeweiligen Entwicklungsstandes der psychoanalytischen Theorie und Praxis. Die im Mittelpunkt der jeweiligen Theorie stehenden Konzeptualisierungen und Begriffe haben einen steten Inhaltswandel erfahren und stehen in einem dynamischen Bezug zueinander. So stellt auch die hier vorgenommene Zuordnung der psychoanalytischen Depressionskonzepte zu triebtheoretischen,

ich-psychologischen, objektbeziehungstheoretischen und selbst-psychologischen Modellen den Versuch dar, den theoretischen und praxisrelevanten Schwerpunkt in idealtypischer Weise zu beschreiben.
Die klassische Theorie (Freud 1917, 1921, 1923, 1933; Abraham 1912, 1916, 1924; Rado 1927, 1951; Fenichel 1945) beschrieb zunächst die Triebschicksale in der Depression. Zur Depression disponiert sind demnach Menschen, die auf der oralen Entwicklungsstufe fixiert geblieben sind. Das ursprünglich geliebte und später gehaßte Objekt wird introjiziert. Die Selbstvorwürfe des Depressiven gelten somit eigentlich dem introjizierten, ambivalenten Objekt. Sein Liebesobjekt hat der Depressive auf narzißtischer Grundlage gewählt. Über-Ich/Ich-Ideal und Ich stehen in einem sado-masochistischen Verhältnis zueinander. Dieses sadistische Über-Ich, das in der präödipalen Entwicklung in Zusammenhang mit wiederholten Enttäuschungen an den primären Bezugspersonen entstanden ist, verhindert Bewältigungsversuche, die dem Ich gerecht sind.
Die ich-psychologischen Konzepte (Bibring 1953; Zetzel 1970; Jacobson 1971, 1976; Sandler u. Joffe 1965, 1980; G. Blanck u. R. Blanck 1978) haben auf die entscheidende Rolle der Regulation des Selbstwertgefühls bei der Entstehung einer Depression hingewiesen. Das herabgesetzte Selbstwertgefühl stellt den Kern jeder depressiven Reaktion dar. Die Depression ist ein grundlegender, psychobiologischer Reaktionsmodus, der auf unterschiedlichem Strukturniveau der Persönlichkeit auftreten kann und einen mehr oder weniger geglückten Kompensationsversuch darstellt. Während die Fähigkeit, die Depression zu ertragen, ein wichtiger Reifungsschritt ist, kommt es in der Melancholie auf der Grundlage früher Traumatisierungen zu regressiven Veränderungen in der Struktur und Funktion des Ichs und Über-Ichs. In diesem reversiblen psychotischen Prozeß löst sich die Grenze zwischen Selbst- und Objekt-Repräsentanzen teilweise auf. Ein weiterer Zusammenbruch des Ichs wird durch primitive Abwehr- und Bewältigungsmechanismen (Introjektion) verhindert.
Übergänge zwischen Triebtheorie und Objektbeziehungstheorie markieren sowohl die von Klein (1935, 1962), Segal (1974) und Wisdom (1967) wie auch die von Kernberg (1967, 1983, 1991) entwickelten psychoanalytischen Modellvorstellungen zur Depression. Klein hielt an den von Freud beschriebenen Trieben als motivationalem Faktor der Objektbeziehungen fest. Sie legte dabei besonderes Gewicht auf die unbewußten Phantasien, die das Kind über die Objekte entwickelt. Klein (1940) unternahm den Versuch, die Symptome der Klinischen Depression auf der Grundlage ihres entwicklungspsychologischen Modells und der von ihr postulierten depressiven Position in der normalen frühkindlichen Entwicklung verständlich zu machen. Demnach besteht eine Verbindung zwischen dem Leiden des erwachsenen Melancholikers und den Schuldgefühlen des kleinen Kindes, das im Konflikt zwischen Liebe und unkontrollierbarem Haß gegenüber seinen guten Objekten gefangen ist. Segal (1974) hat darauf hingewiesen, daß diese depressive Position nie ganz durchgearbeitet wird und durch spätere Verlusterlebnisse reaktiviert werden kann. Die subtilen Fähigkeiten, die Klein dem Säugling hinsichtlich seiner Phantasietätigkeit zuschrieb, wurden insbesondere auf der Grundlage der

Ergebnisse der Säuglings- und Kleinkindforschung hinterfragt (vgl. Dornes 1994). Ein weiterer Einwand zielte darauf, daß Klein sich auf die Entfaltung triebgebundener Prozesse konzentrierte und die große Bedeutung, die dem Austausch mit wichtigen Bezugspersonen hinsichtlich einer besonderen Prädisposition für die Depression zukommt, vernachlässigte.

Kernberg (1969, 1983, 1991) hält einerseits an der Terminologie des Struktur- und Triebmodells fest, und mißt andererseits der Rolle des frühen Objekts zunehmende Bedeutung für die Formung der inneren Objektbeziehung bei. Seine besondere Aufmerksamkeit gilt der Pathologie innerer Objektbeziehungen, ihrem Einfluß auf die Deformierung des Über-Ichs und ihrer Beteiligung an den daraus resultierenden inadäquaten Abwehrmechanismen und gestörten Beziehungen zu äußeren Objekten. Diese pathologischen Objektbeziehungen beruhen Kernberg zufolge auf einer exzessiven, primären oder frustrationsbedingten Aggression. Durch diese wird die Fusion konträrer Selbst- und Objektrepräsentanzen beeinträchtigt; die Psyche ist haßerfüllten Introjekten und einer gehaßten Selbstimago ausgeliefert. Kernbergs Theorie stellt unter anderem einen wesentlichen Beitrag dar zum Verständnis der *Über-Ich-Pathologie* depressiver PatientInnen. Diese wird in dem übergeordneten Zusammenhang der *verinnerlichten Objektbeziehungen* betrachtet.

Die objektbeziehungstheoretischen Modelle (Mahler 1965, 1966; Mahler u. Mc Devitt 1968; Mahler et al. 1968; Mahler et al. 1980; Fairbairn 1952; Guntrip 1971; Winnicott 1954, 1960a,b, 1962, 1963a,b, 1965, 1966a,b, 1971a,b, 1976a,b; Bacal 1990; Bacal u. Newman 1994) versuchen die Depression nicht mehr auf der Grundlage des Trieb-Abwehr-Paradigmas zu erfassen, sondern beziehen sie in einer Mehr-Personen-Perspektive auf die Schicksale der Bezogenheit des Menschen. Diese durch unmittelbare Beobachtungen an Säuglingen und Kleinkindern zumindest teilweise empirisch gestützte Theorie der frühen Objektbeziehungen betonte die Bedeutung der von Anfang an vorhandenen Bestrebungen des Ich, ein Objekt zu erreichen, und stellte damit das klassische Verständnis des primären Narzißmus in Frage. Depression wird als affektive Reaktion in Zusammenhang mit schmerzlichen Erfahrungen bei der Bewältigung wesentlicher Entwicklungsaufgaben, insbesondere des Separations-Individuationsprozesses, verstanden.

Die nachhaltige Bedeutung dieser Erfahrungen, die das Selbst in den Beziehungen zu seinen wichtigsten Bezugspersonen sammelt, wurde von der Selbst-Psychologie (Kohut 1971, 1972, 1975, 1976; Kohut u. Wolf 1980; Wolf 1985; Stolorow et al. 1987) weiter spezifiziert. Das Versagen der primären Bezugsperson, der es nicht gelingt, die für das Selbst des Kindes essentiellen Bedürfnisse nach der Beziehung zu einem "Selbstobjekt" zu befriedigen, trägt entscheidend zur Entwicklung "leerer" Depressionen (durch mangelhafte Spiegelung) oder Schulddepressionen (durch Enttäuschung der Idealisierungswünsche des Kindes und seines Bedürfnisses, an der Ruhe und Sicherheit seiner idealisierten Eltern teilzuhaben) bei.

Mentzos rückte in seinem integrativen Modell den Antagonismus zwischen Selbstwerthaftigkeit und Objektwerthaftigkeit in das Zentrum der Psychodynamik der Depression und beschrieb die unterschiedlichen Störungen der narzißtischen Homöostase als Grundlage eines klinisch-dynamischen Verständnisses depressiver Erkrankungen. Das psychoanalytische Konzept der Objekt-beziehungen sucht die Beziehungserfahrungen zu erfassen, die ein "Selbst" mit einem anderen – dem Objekt – macht (oder gemacht hat). Dies impliziert, daß die Eigenschaften des Objektes sowohl diesseits wie auch jenseits der Grenzen zwischen dem Selbst und der äußeren Welt lokalisiert werden. Während bisher überwiegend die in der Phantasie nachträglich erfolgten Modifizierungen der "realen" Aspekte dieses Objektes (innere Objektbeziehungen) und deren Bedeutung für die Entwicklung depressiver Affekte betrachtet wurden, beschäftigt sich das folgende Kapitel mit den kognitiven Niederschlägen dieser Erfahrungen. Im Anschluß daran sollen die aktuellen Partnerbeziehungen und die Beziehungsdynamik in den Familien affektpsychotischer Patienten beleuchtet werden.

2.3
Kognitive Modelle der Depression

Im folgenden Abschnitt sollen die einflußreichsten psychologischen Konzepte, die zur Entstehung depressiver Erkrankungen entwickelt worden sind, skizziert werden. Diese lassen sich grob in zwei Gruppen einteilen, nämlich in die, welche die Kognitionen und informationsverarbeitende Aspekte als wesentlich ansehen (Beck 1970, 1974; Seligman 1975) und in jene, die interaktionelle Aspekte und Verstärkungsmechanismen betonen (Lewinson 1974).
Die Verzerrtheit der Kognitionen, d.h. der extreme Pessimismus und die exzessiven, grundlosen Selbstvorwürfe, sind wesentlicher Teil des depressiven Symptomenkomplexes. Nach Becks Ansicht sind diese kognitiven Verzerrungen nicht etwa sekundäre Folgen, sondern primäre Ursachen der Störung. Die anderen depressiven Symptombereiche sind dementsprechend Folgen der ätiologisch bedeutsamen, veränderten kognitiven und informationsverarbeiten-den Strukturen. Das Hauptmerkmal depressiogener kognitiver Prozesse und Strukturen ist, daß sie die Realität in unterschiedlichem Grade verzerren. Diese spezifischen Verzerrungen bezeichnet Beck (1970, 1974) als "*kognitive Triade*". Ihre Komponenten sind:

- negative Erwartungen gegenüber der Umgebung
- eine negative Sicht der eigenen Person und
- negative Zukunftserwartungen.

Die dysfunktionalen Kognitionen des Depressiven sind u.a. willkürliche Schlußfolgerungen, selektive Abstraktionen, Übergeneralisierungen, Personalisierungen, ein moralisch- absolutistisches Denken und ungenaues Benennen. Diese Schemata erweisen sich als stabile, überdauernde Muster der selektiven Wahrnehmung, Kodierung und Bewertung von Reizen.
Die Bedeutung der Beckschen Hypothesen steht in Zusammenhang mit den daraus entwickelten verhaltenstherapeutischen Behandlungsvorschlägen (Beck 1976;

2 Stand der Persönlichkeitsforschung bei depressiven Erkrankungen

Beck et al. 1986). Die wesentliche Kritik an Becks Konzept bezieht sich auf die Annahme, daß Kognitionen primäre Erscheinungen sind, die den depressiven Affekt erst hervorrufen (vgl. Bemporad 1983). Er erklärt nicht, wie dieser Prozeß im einzelnen abläuft. In einer jüngeren Veröffentlichung stellt Beck die Depression in einen Zusammenhang mit einem signifikanten Verlust, der seinerseits die charakteristische kognitive Verzerrung hervorruft. Beck bemerkt dazu, daß

" ... die Lebenserfahrungen des Patienten auf diese Weise bestimmte kognitive Muster aktivieren, die um den Gedanken des Verlustes kreisen. Die verschiedenen emotionalen, motivationalen, verhaltensmäßigen und vegetativen Phänomene der Depression ergeben sich aus diesen negativen Selbstbewertungen" (1976, S. 129).

Mit dem Entstehen depressiver, verzerrter Kognitionen setzt ein zirkulärer Prozeß ein, wodurch es zur Verfestigung und Modifizierung einer Depression und der damit verknüpften Kognitionen kommt.

Es besteht eine weitgehende Übereinstimmung darin, daß dysfunktionale kognitive Strukuren wesentlich zur Aufrechterhaltung und Chronifizierung depressiver Störungen beitragen können. In diesem Sinne erfaßt die von Beck (1974) beschriebene kognitive Triade ein relativ zeitstabiles Muster selektiver Wahrnehmung und Kodierung von Reizen. Die persönlichkeitsstrukturellen und interpersonalen Bedingungen, aufgrund derer die kognitiven Circuli vitiosi induziert werden, bleiben jedoch in dieser Modellvorstellung ausgeklammert.

Eine Teilantwort auf die Frage nach den Entstehungsbedingungen der depressionsfördernden kognitiven Struktur gibt das Modell der "erlernten Hilflosigkeit" von Seligman (1975), das einen Zusammenhang herstellt zwischen der sich entwickelnden Depression, der Erfahrung des Individuums, die Kontrolle über die Umgebungsreaktionen verloren zu haben, und der gelernten subjektiven Einschätzung, diese unbefriedigende Situation nicht verändern zu können.

Seligman (1975) sieht die Ursache einer Depression in dem Mangel an Kontrolle über subjektiv wichtige Bedingungen und in der kognitiven Verarbeitung dieser Nichtkontrollerfahrung durch internale, stabile und globale Attributionsmuster. Dabei ging er von Erfahrungen aus, die er im Rahmen von Experimenten mit Hunden gesammelt hatte (Seligman u Maier 1967).

Seligman geht davon aus, daß depressiv Erkrankte keinen Zusammenhang zwischen Reaktionen und den Verstärkungen erkennen, die sie aus ihrer Umgebung beziehen. Im Gegensatz zu Beck unterscheidet Seligman die vorherrschenden negativen Erwartungen von der "erlernten Hilflosigkeit". Zur Depression komme es dann, wenn das Individuum feststelle, daß es alle Kontrolle über die Reaktionen aus seiner Umgebung verloren habe, und es sich aufgrund seiner erlernten Hilflosigkeit für unfähig halte, die unbefriedigende Situation zu verändern. Seligman wendet sein Modell nicht auf alle affektiven Störungen an, sondern nur auf diejenigen, "bei denen der Mensch in seinen Reaktionen erlahmt, sich für machtlos und aller Hoffnung beraubt fühlt und trostlos in die Zukunft blickt" (1979, S. 81).

Ohne Zweifel spielen Lernprozesse eine große Rolle bei der Perpetuierung depressiven Selbsterlebens und können wesentlich zur Chronifizierung beitragen. Seligmans Modell läßt jedoch die Frage offen, warum der Depressive von einer äußeren Verstärkung abhängig ist. In der klinischen Begegnung mit dem depressiven Patienten und seiner Familie entsteht häufig der Eindruck, daß der Depressive nur scheinbar hilflos ist und auf "aktive" Weise – wenn auch unbewußt – versucht, kollusive Beziehungen mitzugestalten, die die Erfüllung regressiver Wünsche ermöglichen. So läßt sich gegen das Modell der erlernten Hilflosigkeit" einwenden, daß Seligman offensichtlich die Folgen der depressiven Episode für ihre Ursachen hält.

Die Bedeutung der ausgeprägten Abhängigkeit Depressiver von äußerer Verstärkung resultiert nach dem multifaktoriellem Depressionsmodell von Hautzinger (1991) aus der Verknüpfung affektiver, kognitiver und interaktioneller Circuli vitiosi, die durch Aktivierung kompensatorisch wirksamer Prozesse therapeutisch beeinflußt werden können.

Hautzinger (1991) schlägt für die monopolare Depression ein multifaktorielles, psychologisches Modell vor. Demnach sind "nichtbipolare" Depressionen als Endresultat von Veränderungen des Verhaltens, des Empfindens, des Erlebens, des Denkens und der körperlichen Vorgänge aufzufassen, die durch situative, umgebungsgebundene und interne, personengebundene Faktoren ausgelöst werden. Insbesondere durch die Fokussierung der Aufmerksamkeit hin zur eigenen Person werden die entscheidenden Weichen hin zur dysphorischen Verstimmung und Depression gestellt. Die Abfolge der einzelnen Komponenten ist veränderbar; sie können sowohl den Entstehungsprozess einer Depression beeinflussen, wie auch gleichzeitig durch das Auftreten einer Depression selbst beeinflußt werden. Es resultiert schließlich ein sich selbst perpetuierender Kreisprozeß.

Hautzingers Depressionsmodell erfaßt sowohl den sich selbst verstärkenden Prozeß der Depressionsentwicklung, wie auch die kompensatorisch wirksamen Prozesse, aufgrund derer "... in vielfältiger Weise Unterbrechungen, Abschwächungen, Hilfen und Umkehr des depressiven Prozesses durch Einflüsse der Umwelt, der Person selbst, durch unterschiedlichste therapeutische Hilfen und Selbsthilfemaßnahmen" (1991, S. 246) erfolgen können. Die Wirksamkeit der unterschiedlichsten Interventionen und therapeutischen Strategien wird auf diese Weise verdeutlicht.

Die weitgehend unbewußt verlaufende Vorgeschichte der kognitiv-affektiven Struktur Depressiver wurde von Arieti u. Bemporad (1983) untersucht. Im Unterschied zu anderen Psychoanalytikern haben sich Arieti u. Bemporad (1983) vor allem auch mit der Denkweise beschäftigt, die den Boden für die Depression bereitet. Die Denkweise Depressiver sei der Grund dafür, daß dem auslösenden Geschehen eine spezifische Bedeutung zugemessen werde. Die Autoren betrachten psychopathologische Strukturen als offene Systeme, deren Endzustand nicht eindeutig durch die Ausgangslage bestimmt wird. So könnten frühe Erfahrungen an der Verursachung einer Depression nur dann teilhaben, wenn sie gemeinsam mit anderen Faktoren die Ausbildung einer kognitiven Struktur begünstigen, die ihrerseits ungünstige Lebensmuster hervorbringt. Während die Depression in der Regel als subjektives und bewußtes Phänomen fortbestehe, könne der kognitive Nährboden teilweise oder ganz ins Unbewußte absinken. Die überwiegend unbewußte kognitive Struktur des Depressiven, die zunächst eine integrative bzw. Abwehrfunktion hatte, trägt schließlich – im Rahmen eines negativen Feedback-Mechanismus zur Entwicklung depressionsfördernder Lebensmuster und einer Chronifizierung der Depression bei. Im Zentrum der durch die kognitive Struktur des Depressiven geförderten und begünstigten Beziehungsmusters steht die ausgeprägte *Abhängigkeit Depressiver von einer "dominanten Bezugsperson"* (vgl. Arieti 1962, Bemporad 1970, Arieti 1983, Bemporad 1983, Arieti u. Bemporad 1983).

Arieti u. Bemporad haben einen wesentlichen Beitrag zum Verständnis der Depression geleistet, indem sie auf die unbewußten kognitiven Systeme der zur Depression disponierten Persönlichkeit aufmerksam gemacht haben. Sie beschreiben die kognitiven Folgen früherer Abhängigkeitserfahrungen und verknüpfen die sich entwickelnde – bewußte und unbewußte – kognitive Struktur mit dem Prozeß der Internalisierung. Durch das *"reaktive Lernen"* entspricht das Kind immer mehr dem von den Eltern gewünschten Idealbild. Die "reaktive Identität" des depressiven Menschen findet schließlich in der Abhängigkeit von der dominanten Bezugsperson ihre interaktionelle Entsprechung: Es besteht beim Depressiven eine regelrechte Furcht vor der "autonomen Befriedigung", er geht einen "Tauschhandel" ein (Bemporad 1983, S. 237), indem er durch Verzicht auf autonome Befriedigung die Zuwendung der dominanten Bezugsperson gewinnen möchte. Aggression werde "manipulativ" eingesetzt, um andere zu kontrollieren und die alte Abhängigkeit wieder herzustellen. Neben der psychodynamischen Herleitung der kognitiven Struktur Depressiver eröffnet das von Arieti und Bemporad vorgeschlagene Modell zugleich auch einen Zugang zur interpersonalen Dimension der Depression.

2.4
Interpersonale Depressionsmodelle

Das folgende Kapitel faßt diejenigen Depressionsmodelle zusammen, die im weiteren Sinn auf die Auseinandersetzung des depressiven Menschen mit seiner sozialen Außenwelt fokussiert sind. Neben den empirischen Befunden zur Familiendynamik in den Primärfamilien werden schwerpunktmässig die interaktionstheoretischen Modelle und Befunde zur Paarinteraktion Depressiver erörtert. Die Untersuchung belastender Lebensereignisse einerseits, (Life-Event-Forschung) wie auch der sozialen Stützfunktionen andererseits (Social Support-Forschung) stellen weitere wichtige Zugangswege zur interpersonalen Dimension der Depressiven dar. Das Kapitel schließt mit der Darstellung der rollendynamischen Konzeptualisierung der sozialen Bezogenheit affektpsychotischer Patienten (Kraus 1977, 1988) ab.

Wesentliche Akzente einer interpersonalen Sichtweise der affektiven Psychosen wurden durch eine analytische Feldstudie an manisch-depressiven Patienten aufgezeigt. Cohen, Fromm-Reichmann und ihre MitarbeiterInnen aus Chestnut Lodge untersuchten 1954 die familiäre Umwelt von zwölf Patienten mit manisch-depressiver Psychose, um aufgrund der charakteristischen Interaktionsmuster einen tieferen Einblick in die spezifische Dynamik der Charakterstruktur der Patienten zu gewinnen und therapeutische Konzepte zu entwickeln.

Es fiel ferner auf, daß die manisch-depressiven PatientInnen sich selbst und ihre BeziehungspartnerInnen nach einem Schwarzweiß-Schema beurteilten und somit ambivalente Wünsche und Eigenschaften verleugneten. In den symptomfreien Intervallen zeigten sie die tüchtige, verantwortungsbewußte und freundliche Fassade der Anpassung; dabei hielten sie stets mindestens eine Beziehung aufrecht, in der sie sich extrem abhängig fühlten. Die Patienten litten sehr unter den Opfern, die sie glaubten erbringen zu müssen, um Zuwendung zu erhalten. Gleichzeitig erwiesen sie sich häufig als unfähig, ihre Beziehungspersonen als Individuen zu erleben und hatten wenig Gespür dafür, wie sehr sie ihre Umgebung durch den ständigen Versuch, narzißtische Unterstützung zu erhalten, irritierten.

Cohen et al. (1954) faßten ihre Beobachtungen des familiären Umfeldes manisch-depressiver Patienten dahingehend zusammen, daß die Feindseligkeit Depressiver in der klassischen Theorie (vgl. Kapitel 2.2) als dynamischer Faktor weit überschätzt werde. Sie betrachteten die auch in der Gegenübertragung spürbare Aggressivität der Patienten als Antwort auf erlittene narzißtische Entbehrungen und lenkten das Augenmerk auf interaktionelle Mechanismen sowohl in den Herkunftsfamilien der Patienten wie auch in deren aktuellen Beziehungen.

Die meisten Ergebnisse der Chestnut-Lodge-Studie wurden auch in späteren Untersuchungen zur Familiendynamik in Familien mit manisch-depressiven Patienten bestätigt. So zeigten die von Davenport et al. (1977, 1979, 1984) und Ablon et al. (1975) untersuchten Familien charakteristische Anpassungsschwierigkeiten. Es bestand insbesondere ein Zwang zur Übereinstimmung der Familienmitglieder, deren persönliche Bindungen außerhalb der Familie unzureichend waren. Cytryn et al. (1984) betonten vor allem ein dysfunktionales elterliches Erziehungsverhalten.

Stierlin et al. (1986a,b) berichteten über 22 Familien, in denen eine manisch-depressive Krankheit und über elf Familien, in denen eine schizoaffektive Psychose diagnostiziert wurden. Alle Familien zeigten sich als extrem starre und gebundene Systeme mit einer *Störung der bezogenen Individuation* bzw. einer Blockierung der Entwicklungsmöglichkeiten im Sinne einer Ko-Evolution. Innerhalb der *restriktiv-komplementären Arrangements* vertraten beide Eltern – wie bereits Cohen et al. (1954) beschrieben hatten – häufig Extrempositionen. Typischerweise zeigte sich ein Elternteil freizügig, unbekümmert und eher verantwortungslos, der andere dagegen streng und übergewissenhaft. Diese Positionen des "unordentlichen" Elternteils, der näher dem manischen Pol stand, und des "ordentlichen" Elternteils, der näher dem depressiven Pol stand, waren entweder auf Dauer festgeschrieben oder – seltener – alternierend von beiden Eltern besetzt. Dieses

Muster einer restriktiven Komplementarität verhinderte eine Kommunikation, die den Partner in seiner ergänzenden Funktion bestätigte. Häufig wurde ein "symmetrischer Kampf" beobachtet, in dem jeder Elternteil entschlossen schien, den anderen zu demütigen und zu verletzten. Dieser "symmetrische Kampf" trat typischerweise in der bipolaren Gruppe offen zutage, während sich in der schizoaffektiven Gruppe häufig ein Elternteil fand, der diese Symmetrie durch sein/ihr konfusionierendes Verhalten kaschierte. Stierlin und seine Mitarbeiter entwickelten schließlich die These, daß die Kinder in Familien mit manisch-depressiven Mitgliedern typischerweise eingespannt werden, um das beschriebene restriktiv-komplementäre Arrangement zu stützen. Die Kinder sind massiv gebunden und werden zu Teilen eines verklammerten, erstarrten und kaum entwicklungsfähigen Systems. Das manisch-depressive Verhalten eines Mitglieds sorgte gleichsam für die "periodische Equilibrierung" des erstarrten Familiensystems. In dieser familiendynamischen Perspektive wird das manisch-depressive Mitglied zu einem "gebundenen Delegierten" im Spannungsfeld zweier Eltern, die weder zusammen noch getrennt voneinander leben könnten. Das manisch-depressive Familienmitglied übernimmt seine "Aufgabe" nur scheinbar selbstlos; es "profitiert" von seiner zentralen Funktion, die für ihn zu einem wesentlichen, allerdings brüchigen Fundament des Selbstwertgefühls wird.

In einer weiteren Arbeit rückten Simon et al. (1989) die Unterschiede der Familiendynamik und affektiv-kognitiven Organisation der Familien mit einem manisch-depressivem bzw. einem schizoaffektiv diagnostizierten Mitglied in den Mittelpunkt der Betrachtung. Gegenüber der von der traditionellen Psychopathologie vorgenommenen strikten diagnostischen Trennung entwickelten die Autoren eine systemische Perspektive, nach der die unterschiedlichen Verhaltens- und Kommunikationsmuster der Familienmitglieder als Variationen der sozialen Konstruktion von Wirklichkeit aufzufassen waren.

Söldner u. Matussek (1990) versuchten, das affektive Klima und die Beziehungserfahrungen von Menschen, die später an einer Depression erkrankten, retrospektiv zu erfassen. Sie untersuchten, welche Persönlichkeitsmerkmale und welche Umwelterfahrungen depressive PatientInnen aus ihrer Kindheit und Jugend berichten. Es ging vor allem auch darum, die persönlichkeitsprägenden Erlebnisse nicht nur rein quantitativ zu betrachten, d.h. ob und wie häufig sie auftreten, sondern vor allem auch unter qualitativen Gesichtspunkten die Frage zu beantworten, wie sie erlebt wurden.

Die Autoren kamen zu dem Ergebnis, daß alle depressiven Untergruppen sich von den psychisch gesunden Probanden in ihrer Kindheitspersönlichkeit und ihren Kindheitserlebnissen unterschieden.

Der Vergleich der Befunde aus Kindheit und Jugend mit denen der erwachsenen PatientInnen ergab eine große Ähnlichkeit der Persönlichkeitszüge. Der postulierte lineare Zusammenhang zwischen den kindlichen und den erwachsenen Zügen bei den Depressiven wird von den Autoren (Söldner u. Matussek 1990; Söldner 1994) im Sinne der Konstanzhypothese interpretiert. Die Persönlichkeit des später an einer Depression Erkrankenden wird aus dieser Sichtweise in einem wesentlichen Umfang durch die spezifischen Beziehungserfahrungen und Kindheitserlebnisse mit der familiären Umwelt geformt. Eine übermäßige Abhängigkeit von der sozialen Umwelt und die damit verknüpfte Selbstunsicherheit erwies sich als gemeinsames Kennzeichen aller depressiven Patienten. Die Unterschiede der Persönlichkeitsmerkmale zwischen den einzelnen Verlaufsformen der affektiven Psychosen, der neurotischen Depression bzw. der Borderline-Depression ließen sich auf das strukturelle Persönlichkeitsniveau und die damit einhergehenden Abwehrmechanismen zurückführen.

Die Bedeutung der Frage, welche Rolle interpersonelle, partnerschaftlich-familiäre Faktoren in bezug auf die Ätiologie, Prognose und Therapie depressiver Störungen spielen, ergibt sich bereits aus der häufigen klinischen Beobachtung, daß depressive Phasen verstärkt nach negativen Lebensereignissen, insbesondere nach Partnerverlust oder Trennungen auftreten (Paykel 1982). Brown u. Harris (1978) konnten andererseits zeigen, daß stabile Sozialbeziehungen risikovermindernd wirken.

Die meisten interaktionstheoretischen Modelle der Depression beruhen auf lerntheoretischen und systemischen Annahmen. So betrachtet Coyne (1976a,b) Depression als ein sich selbst perpetuierendes interpersonelles System. Danach leiten die Äußerungen von Hilflosigkeit und Hoffnungslosigkeit seitens des Depressiven die Entwicklung eines pathogenen Interaktionsmusters gegenseitiger Manipulation ein. Die depressiven Symptome lösen im Interaktionspartner Schuldgefühle aus. Ärger und feindselige Reaktionen werden unterdrückt. Die verbalen Äußerungen des Interaktionspartners, der den Depressiven zu trösten versucht, sind inkonsistent mit seinem ablehnenden nonverbalen Verhalten. Aufgrund dieses Widerspruches signalisiert der Depressive verstärkt seine Hilflosigkeit und stimuliert damit weitere inkonsistente Botschaften des Partners. Das Ergebnis ist schließlich eine "depressive Spirale", die reziprok aufrecht erhalten wird (vgl. Hautzinger et al. 1982, S. 261).

Es stellt sich nun die Frage, inwieweit diese Mechanismen spezifisch sind und welche spezifischen interpersonellen Faktoren mit der Depression korrelieren. Vaughn u. Leff (1976) und Hooley et al. (1986) wiesen nach, daß die Ehequalität den Verlauf depressiver Störungen wesentlich beeinflußt. So spielte die Häufigkeit kritischer Äußerungen des Partners ("high-expressed-emotion-partner") eine entscheidende Rolle, ob depressive Patienten neun Monate nach Klinikentlassung einen Rückfall erlitten oder nicht.

Halweg (1991) gelangt bei seiner kritischen Analyse der interaktionstheoretischen Modelle der Depression zu der Überzeugung, daß den wenigen depressionsspezifischen Befunden mehr unspezifische Ergebnisse gegenüberstehen, nach denen die Unterschiede in den Interaktionsmustern auf die Ehequalität zurückzuführen sind. Eine sich im Laufe der Zeit sich verschlechternde Partnerschaft ist somit als chronische Streßsituation zu verstehen, die mit einem Anwachsen partnerschaftlicher Zwangsprozesse (vgl. Pattersen u. Reid 1969) und dem Verlust der stützenden Beziehung einhergeht.

Matussek u. Wiegand (1985) versuchten die Frage zu beantworten, in welchem Ausmaß Depressionen durch Partnerschaftskonflikte ausgelöst werden und ob Trennung oder Tod eine spezifische Auslösesituation darstellen. Dazu werteten sie die Interviews mit depressiv-neurotischen und monopolar depressiven Patienten mit einer inhaltsanalytischen Methode aus. Sie stellten fest, daß Neurotisch-Depressive signifikant häufiger infolge von Partnerschaftskonflikten erkrankten als Endogen-Depressive. In der zuletzt genannten Gruppe wurden die Depressionen häufiger durch Verlusterlebnisse (Trennung, Tod) ausgelöst.[3] Die Autoren postulieren einen qualitativen Unterschied zwischen neurotischen und endogenen Depressionen: Die von den neurotisch-depressiven Patienten häufiger berichteten Partnerschaftskonflikte (zumeist Enttäuschungen und Verletzungen) als Auslöser depressiver Verstimmungen haben demnach den Charakter eines symbolischen Verlustes; für diese Enttäuschung werde überwiegend der Partner verantwortlich gemacht. Demgegenüber fürchtet der monopolar-depressive Patient den drohenden Verlust des Partners, den er auf sein eigenes Versagen zurückführt.

Nach Durchsicht von über 200 Arbeiten zur Beziehungsstruktur depressiver Patienten und ihrer Partner hat Hell (1982, S. 32) eine modellhafte Abstraktion der Untersuchungsbefunde vorgenommen. Danach sind die Ehen von Depressiven durch ein gegenseitiges Abhängigkeitsverhältnis beider Ehepartner charakterisiert. Die Verflechtung von depressiven Patienten und ihren nicht-depressiven Ehepartnern könne grundsätzlich durch drei Faktoren bedingt sein, nämlich

- durch eine persönlichkeitsspezifische Gattenwahl (assortative mating),
- durch interaktionelle Wechselwirkungen und
- durch reaktive Krankheitsauswirkungen.

Im Verlauf der dyadischen Verstrickungen sind Depressive und ihre Partner verstärkt wechselseitigen Beeinflussungen ausgesetzt. Diese Zunahme innerfamiliärer Reibungsflächen geht mit einer Abnahme außerfamiliärer Kontakte einher. Insbesondere während der Krankheitsphase stehen, so Hell, depressive Patienten und ihre Partner in einem klaren Positions- und Dominanzverhältnis zueinander: eine übertrieben negative Selbstbeurteilung der Depressiven geht häufig parallel mit einer betont positiv betonten Selbstdarstellung der Ehepartner einher.

Richter (1963, 1970) unternahm erstmalig im deutschsprachigen Bereich den Versuch, die im zwischenmenschlichen Bereich entstehenden Abwehr- und Bewältigungsprozesse, die sogenannten interpersonalen bzw. psychosozialen Abwehrmechanismen zu typisieren. Bei diesen interaktional organisierten Formen der Abwehr fördern und stabilisieren – wie Mentzos (1988, S. 26f.) ausführt – reale Verhaltensweisen, Reaktionen und Eigenschaften des einen Partners die neurotische Konfliktabwehr bzw. die neurotische kompromißhafte Befriedigung von Bedürfnissen des anderen Partners. Der Partner wird nicht nur als eine psychische Repräsentanz, die sich aus früheren Erlebnissen mit wichtigen Bezugsper-

---

[3] Im Gegensatz zu einer früheren Studie (Matussek et al., 1965), die an unbehandelten Patienten durchgeführt worden war, fanden sich keine geschlechtsbezogenen Unterschiede.

sonen gebildet hat und in rigider Weise die damit zusammenhängenden Affekte und Reaktionsbereitschaften bestimmt, sondern als reale Person (mit konkreten Verhaltensweisen) in die interpersonale Abwehrorganisation eingefügt. Die realen Beziehungspersonen werden dementsprechend so gewählt, daß sie die entsprechenden Funktionen in der Abwehrkonstellation tatsächlich übernehmen. Diese reziproken Prozesse in komplementären Paarbeziehungsstrukturen werden häufig zusätzlich durch unbewußte Rollenzuweisungen und Delegationen manipulativ unterhalten und – zumindest vorübergehend – stabilisiert. Solche kollusiven Beziehungsmuster sind nach Willi (1971) charakterisiert durch

"das von den Partnern in heimlichem, meist unbewußtem Übereinkommen miteinander inszenierte Zusammenspiel, in dem sie versuchen, miteinander und aneinander ihre neurotischen Störungen zu bewältigen oder zumindest auszuagieren, anderenteils ihre eigene Abwehr zu potenzieren. Die Partner bilden dabei einen meist unbewußt gehaltenen Konsens über die Regeln und Rollen dieses Zusammenspiels ..." (S. 36).

Die interpersonalen Arrangements dienen sowohl der Abwehr bzw. kompromißhaften Befriedigung objektbezogener, libidinöser und/oder aggressiver Wünsche (z.B. in der hysterischen oder sadomasochistischen Beziehung) und/oder der Aufrechterhaltung der narzißtischen Homöostase, der Sicherung der Ich-Integrität. Sie schützen somit vor unerträglichen Affekten (Angst, Scham, Depression). Häufig genug tritt die manifeste Symptomatik erst auf, nachdem die Versuche gescheitert sind, die Konflikte mittels psychosozialer Arrangements zu bewältigen. Aus dieser Perspektive werden in der eigenen Untersuchung der Paarbeziehungsstrukturen depressiv erkrankter Patienten die im Verlauf der Erkrankung wichtigen interpersonalen Schutz- und Bewältigungsfunktionen objektiviert.

Die Bedeutung von Lebensereignissen für die Depressionsgenese wurde seit den 50er Jahren systematisch erforscht. Die Ergebnisse dieser Arbeiten lassen sich folgendermaßen zusammenfassen (vgl. die Synopsis klinischer Studien von Paykel u. Dowlatshahi 1988):

- Depressive PatientInnen berichten über wesentlich mehr belastende Lebensereignisse vor Ausbruch der Erkrankung als PatientInnen mit anderen psychischen Störungen.
- Die kritischen Lebensereignisse lassen sich überwiegend (ca. 75%) der Kategorie "Trennungs- oder Verlustereignis" zuordnen.
- Die Anzahl belastender Lebensereignisse steigt in den letzten Wochen vor Beginn der Depression deutlich an.
- Bei einer Untergruppe (etwa 20% der depressiven PatientInnen) finden sich jedoch keine Hinweise auf kritische Lebensereignisse im Vorfeld der Depression.

Diese Befunde unterstreichen einerseits die bedeutende Rolle kritischer Lebensereignisse für die Depressionsgenese. Andererseits weisen sie darauf hin, daß weite-

2 Stand der Persönlichkeitsforschung bei depressiven Erkrankungen

re Variablen (wie die der Persönlichkeit) berücksichtigt werden müssen. So unterstreicht Fiedler (1991), daß die korrelativen Zusammenhänge zwischen Lebensereignissen und Depressionsinzidenz häufig nicht sehr beträchtlich ausfallen und der quantitative Anteil für die Varianzaufklärung möglicher life-event-Einflüsse auf die Entstehung depressiver Störungen – mit einem Maximum von neun Prozent – relativ gering ist (vgl. Paykel 1983).

Die Annahme, daß die Anfälligkeit für eine Depression aus dem Verlust wichtiger Bezugspersonen in der Kindheit (durch Tod oder Trennung) abgeleitet werden können, konnte nur teilweise bestätigt werden (vgl. die Übersichtsarbeiten von Munroe 1966; Crook u. Eliot 1980; Lloyd 1980). Matussek u. May (1981) wiesen lediglich nach, daß früh Erkrankte häufiger Verlusterlebnisse erleiden mussten als spät Erkrankte. Bei vielen Depressiven trat ein solches Ereignis nicht ein, während andererseits viele gesunde Kontrollpersonen über Verlusterlebnisse in der Kindheit berichteten. Die Annahme liegt nahe, daß der Verlust mit weiteren emotionalen Faktoren, dem affektiven Klima in der Primärfamilie und spezifischen Beziehungserfahrungen in Zusammenhang steht, die den eigentlichen Ausschlag für die depressive Entwicklung geben (vgl. Richards u. Dyson 1982; Tennant et al. 1982; Harris et al. 1986)

Die von Brown u. Harris (1978) formulierte Vulnerabilitätshypothese versuchte ein breiteres Spektrum interagierender Faktoren zu erfassen. Ob *kritische Lebensereignisse* zu einem bestimmten Zeitpunkt als *Auslösefaktoren* wirksam werden, ist danach von sogenannten *Vulnerabilitätsfaktoren* abhängig, die die dispositionelle Verletzlichkeit einer Person gegenüber den Auslösern festlegt. Als Vulnerabilitätsfaktoren der Depression wurden unter anderem langdauernde Lebensbelastungen (z.B. Randgruppenzugehörigkeit) und der Verlust der Mutter vor dem elften Lebensjahr untersucht (vgl. Brown 1982). Die Vulnerabilitätshypothese berücksichtigt ferner sogenannte *Symptomgestaltungs-faktoren*, die den weiteren Krankheitsverlauf bestimmen.

Die Kritik an der Vulnerabilitätshypothese bezieht sich einerseits darauf, Lebensereignisse im Vorfeld der Depression kausal-ideologisch zu identifizieren, zum anderen auf die – aufgrund der Fragerichtung – implizite Festlegung der Antworten im Sinne einer individuellen bzw. sozialen Präformation zur Depression (vgl. Fiedler 1991, S. 283). Die m. E. wichtige Frage, welche individuelle Bedeutung die sogenannten kritischen Lebensereignisse haben, bleibt weitgehend unbeantwortet. Gerade auch aus diesem Grunde wurde in der eigenen Untersuchung ein idiographischer Ansatz gewählt, der zu einer Erhöhung der Repräsentanz und Reliabilität der empirisch erfassten Persönlichkeits- und Beziehungsdimensionen beiträgt.

Die Coping- bzw. Bewältigungsforschung beschäftigte sich ab Ende der 70er Jahre mit der Frage, mit welchen persönlichen Ressourcen und Kompetenzen depressive PatientInnen der Krankheitsentwicklung entgegenwirken können. Die Fähigkeiten, belastende Situationen zu bewältigen, entscheiden demnach zusätzlich zur individuellen Disposition wesentlich darüber, ob aus dem akuten oder chronischen Zusammenspiel von Vulnerabilitäten und Stressoren eine depressive

Erkrankung erwächst. Diese wesentliche Akzentverschiebung eröffnete schließlich den Zugang zu der möglichen ätiologischen, prognostischen und therapeutischen Bedeutung sozialer Ressourcen.

Diese beschäftigte sich nun vorrangig mit der *Stützungsfunktion sozialer Beziehungen* bei der Genese und Bewältigung der Depression. Die entwickelten Hypothesen (vgl. Schwarzer u. Leppin 1989) untersuchten folgende Schwerpunkte:

- sozialer Streß und soziale Unterstützung als Wirkfaktoren der Depression;
- sozialer Streß und soziale Unterstützung als Folge depressiver Störungen;
- die protektive Bedeutung persönlicher Ressourcen (sozialer Kompetenz, Coping-Verhalten) und
- die modifizierende Bedeutung von Persönlichkeitsvariablen.

Werden die verschiedenen zeitlichen Verläufe von persönlicher Entwicklung, Krankheit und sozialer Integration berücksichtigt, so ergibt sich eine extrem hohe Anzahl von möglichen Zusammenhängen und Wirkrichtungen (Blöschl 1987). Die Konzeptbildung wurde durch eine erhebliche Divergenz der Operationalisierungen von sozialer Unterstützung erschwert. Angesichts der heterogenen Konzeptvielfalt ist die festgestellte Inkonsistenz der Befunde nicht überraschend (vgl. Schwarzer u. Leppin 1989). Wenn auch angesichts der Vielzahl möglicher Person-Umwelt-Konstellationen generalisierende Aussagen nur mit großer Zurückhaltung getroffen werden können, so ergeben sich doch Hinweise auf wichtige, empirisch belegbare Wechselwirkungen zwischen Depressionswerten und Merkmalen sozialer Unterstützung (Überblick bei Fiedler 1991, S. 287f.):

- Qualität sozialer Beziehungen: Depressive verfügen im Unterschied zu nicht Erkrankten über ein kleineres Netz sozialer Beziehungen (vgl. Billings u. Moos 1984). Die Qualität dieser Beziehungen ist weniger zufriedenstellend (vgl. Brugha et al. 1982).
- Risikofaktoren: Das Fehlen emotional enger und intimer Beziehungen (nach Trennung oder Scheidung) ist sowohl für die Erkrankungs- wie für die Rückfallwahrscheinlichkeit als Risikofaktor anzusehen (vgl. Hirschfeld u. Cross 1982).
- Die Bedeutsamkeit sozialer Kognitionen: Die subjektive Gewißheit um Rückhalt hat bei kritischen Lebensereignissen eine präventive und produktive Funktion (vgl. Hussaini u. Frank 1985); dabei muß subjektiv erlebte nicht zwingend mit der faktisch gegebenen Unterstützung übereinstimmen (vgl. Blöschl et al. 1987).
- Alltagsstreß: Zahlreiche kleine, insbesondere chronische Alltagsbelastungen (z.B. "Arbeitsplatz-Streß") können mit Depressionen korrelieren (vgl. Canna et al. 1981; Schwarzer u. Leppin 1989).
- Verlauf und Prognose: Erfolgreich behandelte depressive PatientInnen weisen in katamnestischen Untersuchungen häufig keine Unterschiede mehr in unterschiedlichen social-support-Merkmalen zu nichtdepressiven Kontroll-personen auf (vgl. Billings u. Moos 1985). Die Qualität sozialer Ressourcen ehemals de-

pressiver Patienten kann sich gegenüber der von Kontrollpersonen verbessern (vgl. Blazer 1983). Die in der Regel negative Korrelation von sozialer Unterstützung und Depression (soziale Unterstützung geht häufig in dem Maß zurück, wie die depressive Symptomatik hervortritt (vgl. Vinokur, Schul, Caplan 1987), ist somit unter günstigen Umständen nicht zeitstabil und sozialen Einflußgrößen zugänglich.

Angesichts der Heterogenität der Ergebnisse der Social-Support-Forschung und des "inflationären Booms konzeptioneller Miniatursysteme" empfiehlt Fiedler (1991) eine Bereitschaft zur übergreifenden Theoriebildung. Es liege nahe, sowohl die Attachment-Theorie Bowlbys (vgl. Bowlby 1958, 1960a,b, 1969, 1977, 1982) wie auch die Befunde der Säuglings- und Kleinkindforschung (vgl. Dornes 1993, 1994), die die Bedeutung der frühen Bindungserfahrungen unterstreichen, als möglichen "verbindenden Kern" der unterschiedlichen Social-Support-Modelle anzusehen. Dafür sprechen beispielsweise auch die Ergebnisse von Röhrle (1989), der bei einer Meta-Analyse klinischer Studien über social support und Depression feststellt, daß die Wahrscheinlichkeit, an einer Depression zu erkranken, dann geringer ausfällt, wenn sich diese Patienten sozial eingebunden und geborgen fühlen. Für dieses Geborgenheitsgefühl sind vor allem die unmittelbaren Bezugspersonen von Bedeutung. Dieser und ähnliche Ansätze berücksichtigen vor allem die persönlichkeitsspezifischen Eigenarten der Bewältigung kritischer Lebensereignisse im jeweiligen sozialen Umfeld (vgl. Veiel 1988).

Kraus (1977) versuchte erstmals in seinem Buch über "Sozialverhalten und Psychose Manisch-Depressiver" die Persönlichkeits- und Krankheitsmerkmale unter strukturellen Gesichtspunkten zu beschreiben und den in den meisten Persönlichkeitskonzepten bestehenden Hiatus zwischen Persönlichkeit und manifester Symptomatik zu überwinden. Kraus betonte die starke "soziale Bezogenheit" affektpsychotischer PatientInnen, die er in einer rollendynamischen Perspektive als *hypernomisches Verhalten* beschrieb und von anankastischen Verhaltensweisen abgrenzte. Das hypernomische Verhalten sei in extremer Weise auf die übergenaue Befolgung normativer Vorschriften ausgerichtet. Dadurch sei es wenig individualisiert und überwiegend fremdbestimmt. Es kompensiere eine "schwach ausgebildete Ich-Identität" (Kraus 1988). Aus dieser kompensatorischen bzw. Deckungsfunktion resultiere das von Tellenbach (1961) beschriebene Festgelegtsein des Melancholikers im Sinne des Typus melancholicus bzw. dessen "strukturelle Gebundenheit" im Sinne von Janzarik (1974).

Das *Hypernomie-Konzept* sucht somit den Sinn und die Bedeutung jener Verhaltensweisen, die Tellenbach als konstitutive Wesenszüge beschrieben hatte, im Kontext ihrer sozialen Bezüge auf (vgl. Kraus 1991). Es dient nicht nur der Abwehr von Unordnung im Sinne Tellenbachs oder von analen Triebansprüchen im Sinne der triebtheoretischen Auffassungen der Psychoanalyse, sondern insbesondere der Abwehr von Identitätsverlustängsten. Aus dem Mangel an Ich-Identität resultiert die besondere Bedeutung der jeweiligen Rollenidentitäten, mit denen die PatientInnen überidentifiziert seien.

Gegenüber den monopolar Depressiven findet sich bei bipolaren PatientInnen zumindest zeitweise ein starkes Autonomie- und Unabhängigkeitsstreben (vgl. Matussek u. Feil 1983) mit mehr oder weniger ausgeprägten Tendenzen, sich aus Rollenabhängigkeiten zu befreien.[4] Das hypernomische Verhalten monopolar Depressiver einerseits und das partiell antinomische Verhalten Bipolarer unterstreicht Kraus zufolge die Bedeutung eines gemeinsamen Strukturmerkmals des Typus melancholicus und des Typus manicus, nämlich der *Ambiguitätsintoleranz*. Unter dieser Persönlichkeitsvariablen versteht Kraus (1988) in Annäherung an die Soziologin Fränkel-Brunswik (1949, 1951) die Unfähigkeit, gegensätzliche Eigenschaften eines Objektes wahrzunehmen (kognitive Ambiguität) und gegensätzliche Gefühle einem anderen gegenüber zu ertragen.

Eine genauere Analyse der Auslösesituationen manisch-depressiver Phasen ergebe, wie Kraus (1988, 1991) unterstreicht, daß die affektpsychotischen Patienten einer objektiv begründeten Herausforderung einer Ambiguitätstoleranz nicht gewachsen waren. Es gelang den PatientInnen aufgrund ihrer unzureichenden Balance von Ich- und Rollenidentität, von Autonomie und Anpassung nicht, Normenkonflikte aufzulösen. Ein wichtiger Unterschied zwischen Ambiguitätsintoleranz als State-Merkmal gegenüber jenem als Trait-Merkmal bestehe darin, daß sich in den depressiven und manischen Psychosen die Ambiguitätstoleranz weitgehend der Selbstverfügbarkeit entziehe, während sie prämorbid lediglich als Tendenz vorhanden sei.

Mit dieser funktionellen Verknüpfung persönlichkeitsstruktureller Voraussetzungen Depressiver liefert Kraus einen wichtigen Beitrag zur Frage des Zusammenhangs von Persönlichkeit und Psychose. Die auch außerhalb der Phasen vorhandene, innerhalb der Phasen lediglich gesteigerte Ambiguitätsintoleranz und das hypernomische Verhalten – bzw. dessen Umkehrung in der Manie – haben eine wichtige identitätsstabilisierende Funktion. Kraus' (1988) deskriptive Analyse anhand des Parameters der Ambituitätsintoleranz schließt eine psychodynamische Betrachtungsweise nicht aus. Kraus beschreibt in einer rollendynamischen Perspektive die Auswirkungen der spezifischen Abhängigkeit Depressiver von einem signifikanten Anderen bzw. einer "dominanten Bezugsperson" (vgl. Arieti u. Bemporad 1983). Einzuwenden wäre – wegen einer gewissen terminologischen Unschärfe – lediglich, daß das benutzte Identitätskonzept die konfliktdynamischen und strukturellen Unterschiede zwischen affektiven und schizophrenen Psychosen verwischt. Angesichts der relativen Stabilität der Selbst-Objekt-Grenzen bei depressiven und affektpsychotischen Patienten ist davon auszugehen, daß hypernomisches und ambiguitätsintolerantes Verhalten weniger der Abwehr einer – bei Schizophrenen drohenden – Identitätsdiffusion, als vielmehr der Bewältigung

---

[4] Matussek u. Feil (1983) fanden in ihrer großen empirischen Studie bei monopolar Depressiven extrem niedrige Autonomie-Scores, während Bipolare einen starken Drang nach Erfolg und Leistung aufwiesen. Der Mangel an Autonomie wurde definiert durch den "Mangel an eigenständigen Meinungen", "Konformismus (Überanpassung), Abhängigkeit von anderen" und "Vermeidung von Verantwortlichkeit". Ein ausgeprägtes Streben nach Autonomie bei Bipolaren wurde auch von Bech et al. (1980) hervorgehoben.

eines drohenden Zusammenbruches der Selbstwertgefühlregulation (vgl. Mentzos 1991) dient.
Zusammenfassend läßt sich festhalten, daß depressive Menschen durch ihr Verhalten unter Umständen einen interaktionellen Teufelskreis auslösen können, in dem sich die Depression des Patienten und der soziale Rückzug des Partners wechselseitig verstärken. Ob und in welchem Umfang diese "depressive Spirale" in Gang kommt, scheint jedoch nur teilweise mit krankheitsspezifischen Faktoren zusammenzuhängen, sondern wird im Wesentlichen von der affektiven Qualität der Partnerschaft bestimmt. Letzterer kommt somit – wie die Social-Support-Forschung gezeigt hat – auch eine wesentliche protektive Funktion zu.

2.5
Ergebnisse der empirischen Persönlichkeitsforschung im Bereich der affektiven Psychosen

Die meisten Studien zur prämorbiden Persönlichkeit bzw. zur Intervallpersönlichkeit von Patienten mit affektiven Psychosen unternehmen den Versuch, die Assoziation bestimmter Persönlichkeitsmerkmale mit affektiven Psychosen zu erfassen, indem Patienten mit affektiven Erkrankungen mit gesunden und/oder weiteren Gruppen psychiatrisch Kranker im zeitlichen Querschnitt verglichen werden (vgl. Möller u. Zerssen 1988; Möller 1992). Nur in ersten Ansätzen liegen Längsschnittuntersuchungen vor, in denen der Frage der Übergangswahrscheinlichkeit einer bestimmten Risikopersönlichkeit in die dazugehörigen affektiven Erkrankungen nachgegangen wird (vgl. Angst u. Clayton 1986). Einige Familienuntersuchungen beschäftigen sich mit der Frage, ob es sich bei bestimmten Persönlichkeitsstörungen um mitigierte Formen bestimmter affektiver Erkrankungen handelt (vgl. Akiskal et al. 1977; Angst et al. 1980; Akiskal 1983a,b; Depue et al. 1981; Rosenthal et al. 1981; Dunner et al. 1982; Hirschfeld et al 1983a).
Eine synoptische Darstellung der Untersuchungsergebnisse ist kaum möglich, da die Studien aus methodologischen Gründen nur eingeschränkt vergleichbar sind. In vielen Untersuchungen werden Ergebnisse nicht in Beziehung zu psychiatrisch unauffälligen Kontrollgruppen oder zu Normwerten gesetzt. Untersuchungen, die in den USA durchgeführt wurden, unterscheiden vielfach nicht mehr zwischen neurotischen und endogenen Depressionen, häufig fehlt auch die Unterscheidung zwischen monopolaren und bipolaren affektiven Psychosen.[5] Ein weiteres Problem ergibt sich daraus, daß viele Untersuchungen während bestehender affekti-

---

[5] Dabei ist insbesondere auch der Depressionsbegriff der nordamerikanischen Psychiatrie zu berücksichtigen: Der Begriff der "unipolaren Depression" kennzeichnet nicht die unipolare endogene Depression, sondern bezieht sich unabhängig von der Endogenitätshypothese auf Depressionen, bei denen es keine Hinweise für manische Phasen in der Vorgeschichte und Familienanamnese gibt.

ver Verstimmungen durchgeführt wurden, so daß state-bedingte Veränderungen nur schwer zu diskriminieren sind.
Trotz der Vielfalt der eingesetzten psychodiagnostischen Instrumente und der untersuchten Persönlichkeitsdimensionen lassen sich doch gewisse gemeinsame Tendenzen der Ergebnisse erkennen (vgl. Tab. 3). Von den Persönlichkeitsdimensionen, die sich auf Eysencks (1970) allgemeine Theorie der Persönlichkeit beziehen, zeigt die *Extraversionsskala* erniedrigte Werte für neurotisch Depressive und z.T. für monopolar endogen Depressive im Vergleich zu psychisch gesunden Kontrollprobanden und zur Normalbevölkerung (Frey 1977; Liebowitz et al. 1979; Zerssen 1980, 1982; Hirschfeld et al. 1983a; Kurz 1985). Im Vergleich zu monopolar Depressiven waren die Extraversionsscores bipolar Depressiver erhöht (vgl. Perris 1971; Bonetti et al. 1977; Dietzfelbinger 1985). Benjaminsen (1981) fand erhöhte Extraversionsscores bei bipolar Depressiven auch im Vergleich zu "nicht endogen Depressiven". Auch in der von Angst u. Clayton (1986) durchgeführten Längsschnittuntersuchung glichen die bipolar Depressiven bezüglich des Extraversionsscores eher psychisch gesunden Kontrollpersonen; demgegenüber zeigen monopolare Maniker – in Übereinstimmung mit dem Konzept des Typus manicus (vgl. Zerssen 1982) – eine eindeutige Tendenz zur Extraversion (Dietrich 1968).
Bezüglich der ebenfalls zur Eysenck'schen Persönlichkeitstheorie gehörenden Dimension *"Neurotizismus"* sind Gruppenunterschiede weniger konsistent. Soweit Unterschiede zwischen neurotisch und endogen Depressiven feststellbar waren, übertrafen die Mittelwerte der neurotisch Depressiven gewöhnlich die der endogen Depressiven. Die Neurotizismus-Scores der monopolar Depressiven lagen trendmäßig höher als die der bipolaren Patienten (vgl. Zerssen 1981, 1982). Überraschenderweise lagen die Werte der monopolaren Maniker teilweise sogar unter denen der Patienten mit bipolaren Verlaufsformen und denjenigen der nicht psychiatrischen Kontrollgruppe (Eiband 1979).
Untersuchungen, die mit auf der Basis psychoanalytischer Konstrukte gebildeter Persönlichkeitsinventare durchgeführt wurden (vgl. Möller u. Zerssen 1987; Möller 1992) ergaben, daß monopolar Depressive und Depressive überhaupt eine gewisse Assoziation mit anankastischen Persönlichkeitszügen aufweisen (vgl. Kendell u. DiScipio 1970; Hirschfeld u. Klerman 1979), insbesondere auch im Vergleich zu bipolar affektiven Psychosen (Frey 1977). Im Vergleich zu neurotisch Depressiven unterschieden sich monopolar Depressive und bipolar Depressive durch niedrigere *Anankasmuswerte* (Paykel et al. 1976; Benjaminsen 1982).
Am deutlichsten bildeten sich Zusammenhänge zwischen Depression und *oralabhängiger Persönlichkeitsstruktur* ab. Insbesondere bei neurotisch Depressiven fanden sich Persönlichkeitseigenschaften, die in Verbindung mit einer "oralen", abhängigen Persönlichkeitsstruktur standen (Paykel et al. 1976; Eiband 1979; Hirschfeld et al. 1984). Diese Befunde bestätigen insbesondere die frühen psychoanalytischen Depressionskonzepte von Freud (1917, 1924), Abraham (1917, 1924) und Reich (1933).

Bezüglich des *"Hysterie-Wertes"* ergaben sich widersprüchliche Befunde. So fand Eiband (1979) vermehrt hysterische Züge bei Patienten mit monopolarer Manie, während Hirschfeld et al. (1984) einen erhöhten "Hysterie-Wert" auch bei monopolar Depressiven fanden. Demgegenüber war der Hysterie-Score in der Untersuchung von Kurz (1985) erniedrigt.

Die *"neurotische Struktur"* – eine Persönlichkeitsdimension, die im Gegensatz zu den üblichen Neurotizismusskalen neurotische Symptome nicht einbezieht – war bei Patienten mit monopolarer Depression und insbesondere bei neurotisch Depressiven signifikant ausgeprägter (Eiband 1979; Weigel 1980; Zerssen 1979, 1980; Kurz 1985).

Es wurde eine Anzahl von objektivierenden und relativierenden Untersuchungen zum Typus melancholicus Tellenbachs durchgeführt. Dabei ergab sich ein deutlicher Zusammenhang zwischen erhöhten *Typus melancholicus-Werten* und monopolarer Depression, nicht jedoch zwischen Typus melancholicus-Werten und bipolarer affektiver Psychose (vgl. Eiband 1979; Zerssen 1980; Dietzfelbinger 1985). Aus diesen Untersuchungsergebnissen läßt sich schlußfolgern, "daß der Typus melancholicus keineswegs eine Conditio sine qua non für die endogene Depression, jedenfalls nicht für die endogene Depression im Rahmen bipolarer affektiver Psychosen ist". Akiskal (1983) betont die innere Beziehung zwischen Typus melancholicus und anankastischen Persönlichkeitszügen und reduziert den Typus melancholicus weitgehend auf dieses Konzept.

Die Konzepte, die von der skandinavischen Psychiatrie zum Zusammenhang von Persönlichkeit und affektiven Psychosen entwickelt worden sind, wurden u.a. mit der Marke Nyman Temperament Scale (MNTS) untersucht, die auf die von Sjöbring beschriebenen Persönlichkeitsdimensionen *Validität*, *Solidität* und *Stabilität* abzielt (vgl. Sjöbring 1958/1973). Die Untersuchungsergebnisse stimmen mit den Ergebnissen der Studien überein, die psychodiagnostische Instrumente auf der Grundlage psychoanalytischer Konzepte benutzten. Insbesondere bestätigte sich die Beziehung von "Solidität" zum Typus melancholicus und zum Anankasmus (Nyström u. Lindegard 1975; Metcalfe et al. 1975; Shaw et al. 1975; Bech et al. 1980). Patienten mit monopolarer Depression wiesen eine Tendenz zu Subvalidität (entspricht asthenischen Zügen) und Supersolidität (entspricht Rigidität) auf, während sich für die bipolaren affektiven Psychosen keine Normabweichungen ergaben.

Für die meisten Untersucher unerwartet, zeigten Patienten mit endogener Depression und insbesondere auch Patienten mit neurotischer Depression deutlich erhöhte *Schizoidie-Werte*, die allerdings nicht das Ausmaß der bei Schizophrenen beobachteten Persönlichkeitsauffälligkeiten erreichten (Fritsch 1972; Eiband 1979; Zerssen 1979; Weigel 1980; Möller u. Zerssen 1987). Patienten mit endogener Depression und mit neurotischer Depression wiesen erniedrigte Zyklothymie-Werte auf, lediglich die monopolaren Manien zeigten erhöhte Werte (Zerssen 1979, 1980). Bei bipolaren affektiven Psychosen fanden sich diesbezüglich keine Normabweichungen. Somit läßt sich mittels der eingesetzten Untersuchungsinstrumente die Hypothese Kretschmers, nach der affektiven Psychosen eine zy-

kloide Persönlichkeitsstruktur zugrunde liegt, psychometrisch nicht bestätigen (vgl. Möller u. Zerssen 1987).
Bei Untersuchungen, die mit aufwendigeren Persönlichkeitsinventaren wie dem MMPI durchgeführt wurden, ergaben sich in einigen Subskalen Unterschiede zwischen monopolarer Depression und bipolaren affektiven Psychosen. Monopolar depressive fielen gegenüber den bipolaren Patienten durch eine stärkere *Introversion* auf (Donnelly et al. 1976a; Sauer et al. 1989). Diese Unterschiede konnten allerdings nicht repliziert werden, wenn die MMPI-Untersuchungen nach Abklingen der depressiven Phase durchgeführt wurden (Donnelly et al. 1976b). Auch in der Cesarek Marke Personality Scale (CMPS) erschienen bipolare Patienten weitgehend unauffällig (Strandman 1978; Bech u. Rafaelsen 1980; Bech et al. 1980). Die Arbeitsgruppe um Perris (Perris et al. 1983) fand bei einem mit der Karolinska Scales of Personality (KSP) durchgeführten Vergleich neurotisch depressiver und affektpsychotischer Patienten einen höheren Drang zum Ausagieren von Aggressivität bei den neurotisch depressiven gegenüber monopolaren Depressionen und bipolaren affektiven Psychosen.
Ein erhebliches Problem der meisten erwähnten Untersuchungen besteht – wie Möller u. Zerssen (1987) zu Recht unterstreichen – darin, daß oft nur sehr wenige diagnostische Gruppen mit den gleichen Instrumenten verglichen wurden, wodurch die Beurteilung der Spezifität der Zusammenhänge erschwert wird. Klinische Konstrukte werden entweder nicht oder allenfalls indirekt geprüft. Die Arbeitsgruppe von Zerssen ging deshalb einen anderen Weg und untersuchte die wichtigsten psychiatrischen Patientengruppen mit einer die relevanten klinischen Dimensionen berücksichtigenden, selber entwickelten Testbatterie unter gleichzeitiger Berücksichtigung gesunder Kontrollprobanden (vgl. Zerssen 1982). Normabweichungen im Sinne des Typus melancholicus waren am ausgeprägtesten bei Patienten mit monopolar depressiven Psychosen einschließlich der Spätmelancholie. Weniger stark ausgeprägte Normabweichungen fanden sich auch in der Selbstbeurteilung der Patienten mit depressiven Neurosen und bipolaren affektiven Psychosen.[6]

---

[6] In der Fremdbeurteilung erreichten nur die unipolaren Verlaufsformen der affektiven Psychosen höhere Ausprägungsgrade. Die depressiven Neurosen zeigten die stärksten Auffälligkeiten im Bereich der Persönlichkeitsdimensionen "Neurotizismus", "neurotische Struktur", "Oralität" und "Schizoidie". Der Faktor "Extraversion" war bei Patienten mit unipolarer Depression und auch bei Patienten mit neurotischer Depression gegenüber gesunden Kontrollprobanden erniedrigt, bei Patienten mit monopolarer Manie erhöht. Emotional instabile Züge fanden sich insbesondere bei Patienten mit neurotischer Depression, ferner auch bei der monopolaren Depression. Der Faktor "Rigidität" war sowohl im Vergleich zu Kontrollprobanden wie auch im Vergleich mit den anderen psychiatrischen Diagnosegruppen am stärksten bei Patienten mit monopolarer Depression erhöht. Untersuchungen mit dem unter Aspekten der Retest-Reliabilität neudimensionierten "prämorbiden Persönlichkeitsinventar" (PPI), in dem der ursprüngliche Faktor "Typus melancholicus" zu einem Faktor "Ordentlichkeit" geschrumpft ist, ergaben höchste Scores in der PPI-Skala ("Ordentlichkeit") bei den monopolar depressiven Patienten; der Mittelwert der Skala "Ordentlichkeit" war bei der neurotischen Depression und den bipolaren affektiven Psychosen ebenfalls erhöht, unterschied sich jedoch nicht signifikant

2 Stand der Persönlichkeitsforschung bei depressiven Erkrankungen

Auch in der insbesondere wegen ihres prospektiven Ansatzes hervorzuhebenden Längsschnittuntersuchungen von Angst u. Clayton (1986) bestätigten sich die bisher erwähnten Tendenzen und Unterschiede. Aus einer Stichprobe von über 6.000 Schweizer Rekruten, die 1973 mit dem Freiburger Persönlichkeitsinventar (FPI) untersucht worden waren, wurden diejenigen identifiziert, die bis 1983 in psychiatrische Behandlung gekommen waren (n = 183). Die bipolaren Patienten zeigten in keiner Persönlichkeitsdimension signifikante Abweichungen von den gesunden Kontrollprobanden. Bei monopolar depressiven Patienten fanden sich hohe Aggressionsscores und eine hohe vegetative Labilität.

Auf der Grundlage von Untersuchungen, die familienanamnestische, verlaufs- und therapiebezogene Gemeinsamkeiten von Patienten mit zyklothymen bzw. dysthymen Persönlichkeitsstörungen und bipolaren affektiven Erkrankungen beschreiben, wurde ein Kontinuum zwischen "dysthymischen" und "zyklothymen" Persönlichkeitsstörungen postuliert. Dieses Spektrum wurde in Beziehung gesetzt zu den affektiven Psychosen (Turner u. King 1981; Akiskal 1983a,b).

Nur in wenigen Untersuchungen wurden keinerlei Unterschiede zwischen bestimmten Verlaufsformen affektiver Psychosen gefunden (Donnelly et al. 1976b; Davidson et al. 1985; Tölle 1985). Möller u. Zerssen (1987) weisen in diesem Zusammenhang auf Lithium als mögliche persönlichkeitsmodifizierende Einflußgröße hin (vgl. Bonetti et al. 1977; Bech u. Rafaelsen 1980; Bech et al. 1976, 1980; Kropf u. Müller-Oerlinghausen 1985).

Einige weitere Befunde neuerer Untersuchungen, die lediglich eine klinische Diagnostik der Persönlichkeitsstörungen von Patienten mit affektiven Psychosen nach ICD- bzw. DSM-III durchführten, wiesen auf die Tendenz hin, daß bei Patienten mit affektiven Psychosen gehäuft Persönlichkeitsstörungen verschiedener Art nachzuweisen sind, ohne daß eine Spezifität ausreichend zu belegen ist (Charney et al. 1981; Keller u. Shapiro 1982; Davidson et al. 1985).

Hervorzuheben sind die Untersuchungen von Kröber (1990, 1993a,b), der 81 vollständig remittierte, cyclothyme und bipolar schizoaffektive Patienten mit einer Reihe standardisierter und selbstentwickelter Fragebögen zur Selbstbeurteilung (u.a. Prämorbides Persönlichkeitsinventar PPI-S, IPC-Fragebogen zu Kontrollüberzeugungen, Frankfurter Selbstkonzept-Skalen FSKN) und Fremdbeurteilung (Global Assessment Scale, GAS, Manie- und Melancholie-Skalen von Bech-Rafaelsen) untersuchte. Er stellte eine Häufung von narzißtischen, histrionischen und Borderline-Persönlichkeitszügen bei den cyclothymen Patienten und eine Häufung von schizoiden Zügen den schizoaffektiven Patienten fest. Patienten mit wenigen Phasen präsentierten sich überwiegend synton. Mit zunehmender Krankheitsdauer fand sich bei den bipolaren affektiven Psychosen ein eher resignativer, subdepressiver Wandel von Stimmungen und Einstellungen, bei den bipolar schizoaffektiven ein eher hypomanischer Persönlichkeitswandel. Kröber (1993b)

---

von den anderen diagnostischen Gruppen. Patienten mit bipolaren affektiven Psychosen waren hinsichtlich der genannten Persönlichkeitsdimensionen am wenigsten auffällig (vgl. Möller, 1992).

führte die erhöhte Tendenz zur "dynamischen Entgleisung" bei den Schizoaffektiven auf einen möglichen morbogenen Persönlichkeitswandel zurück. Die Persönlichkeitsveränderungen rein Cyclothymer entwickeln sich demgegenüber "eher im Austausch mit der sozialen Umgebung in den 'freien' Intervallen". Die Untersuchungen Kröbers verweisen insbesondere auch auf die Beziehungen zwischen Persönlichkeitsstörungen und Krankheitsverlauf: PatientInnen ohne Persönlichkeitsstörungen waren als letzte erkrankt und hatten eine deutlich niedrigere Rückfallquote. Mit zunehmendem Krankheitsverlauf ließ sich eine Auflösung des syntonen Selbstkonzeptes von Eigenständigkeit und Selbständigkeit und eine Abnahme des Selbstwertgefühls feststellen.

Tab. 3: Empirische Befunde zur Persönlichkeit bei afffektiven Störungen

AUTORIN	MONOPOLARE DEPRESSION	BIPOLARE AFFEKTIVE PSYCHOSEN	MONOPOLARE MANIE	NEUROTISCHE DEPRESSION
Frey 1977 Liebowitz et al. 1979 Zerssen 1980, 1982 Hirschfeld et al. 1983a Kurz 1985	Extraversion ↓			Extraversion ↓ ↓
Perris 1971 Bonetti et al. 1977 Benjaminsen 1981 Dietzfelbinger 1985		Extraversion ↑		
Dietrich 1968 Zerssen 1982			Extraversion ↑ ↑	
Zerssen 1981, 1982 Eiband 1979	Neurotizismus-Scores tendenzmässig höher als bei Bipolaren		Neurotizismus ↓	Neurotizismus ↑
Kendall u. DiScipio 1970 Hirschfeld u. Klermann 1979 Frey 1977	Anankasmus ↑			
Paykel et al 1976 Benjaminsen 1982				Höhere Anankasmuswerte im Vergleich mit monopolarer Depression und bipolaren affektiven Psychosen
Paykel et al. 1976 Eiband 1979 Hirschfeld et al. 1984				Oral-abhängige Züge

AutorIn	Monopolare Depression	Bipolare affektive Psychosen	Monopolare Manie	Neurotische Depression
Eiband 1979 Hirschfeld et al. 1984 Kurz 1985	Hysteriewert ↑ Hysteriewert ↓		Hysteriewert ↑	
Eiband 1979 Weigel 1980 Zerssen 1979, 1980 Kurz 1985	"Neurotische Struktur" ↑			"Neurotische Struktur" ↑ ↑
Eiband 1979 Zerssen 1980 Dietzfilbinger 1985 Zerssen 1982	Typus Melancholicus Werte ↑	Typus Melancholicus-Werte nicht erhöht Typus Melancholicus-Werte in der Selbstbeurteilung erhöht		Typus Melancholicus-Werte in der Selbstbeurteilung erhöht.
Nyström u. Lindegard 1975 Metcalfe et al. 1975 Shaw et al. 1975 Bech et al. 1980	Solidität ↑(MNTS) Subvalidität ↑(asthenische Züge i.S. der MNTS) Supersolidität ↑(Rigidität i.S. der MNTS)	Keine Normabweichungen(MNTS)		
Frisch 1972 Eiband 1979 Zerssen 1979 Weigel 1980 Möller u. Zerssen 1986	Schizoidie ↑			Schizoide ↑
Zerssen 1979, 1980	Zyklothymie-Wert ↑	Keine Normabweichung	Zyklothymie ↑	Zyklothymie ↓
Donelly et al. 1976a Sauer et al. 1989 Donelly et al. 1976b	Introversion ↑nicht replizierbar nach Abklingen der depressiven Phase			

2 Stand der Persönlichkeitsforschung bei depressiven Erkrankungen

AUTORIN	MONOPOLARE DEPRESSION	BIPOLARE AFFEKTIVE PSYCHOSEN	MONOPOLARE MANIE	NEUROTISCHE DEPRESSION
Strassmann 1978 Bech et al. 1980 Bech u. Rafaelson 1978		Weitgehend unauffällig (Cesarek Marke Personality Scale CMPS)		
Perris et al. 1983	Geringe Tendenz zum Ausagieren von Aggressivität im Vergleich mit ND (gemessen mit Karolinska Scales of Personality IPV)	Weitgehend unauffällig (Cesarek Marke Personality Scale CMPS)		Tendenz zum Ausagieren von Aggressivität ↑
Zerssen 1982	Emotionale Instabilität ↑			Emotionale Instabilität ↑ ↑
Hirschfeld et al. 1986	Emotionale Labilität ↑	Emotionale Labilität ↑		

Aufgrund der nur eingeschränkten Vergleichbarkeit vieler empirischer Studien und der vielfach inkonsistenten Ergebnisse lassen sich – wie Möller u. Zerssen (1987) unterstreichen – inhaltliche Schlußfolgerungen nur auf einer sehr globalen Ebene ziehen. Der Versuch einer synoptischen Sicht der erwähnten empirischen Untersuchungen zur prämorbiden Persönlichkeit von PatientInnen mit affektiven Psychosen ergibt, daß PatientInnen mit bipolaren affektiven Psychosen insgesamt weit weniger Auffälligkeiten als PatientInnen mit monopolarer Depression aufweisen. In den untersuchten Persönlichkeitsdimensionen waren PatientInnen mit bipolaren affektiven Psychosen weitgehend den gesunden Kontrollprobanden vergleichbar. Demgegenüber schienen Patienten mit monopolarer Depression durch vermehrte Introvertiertheit, Zwanghaftigkeit und weitere Struktureigentümlichkeiten des Typus melancholicus gekennzeichnet. PatientInnen mit neurotischen Depressionen sind gegenüber den endogen Depressiven durch stärker ausgeprägte orale, anankastische und allgemein-neurotische Züge charakterisiert. Bei PatientInnen mit monopolaren Manien und manisch geprägten bipolaren affektiven Psychosen fiel eine erhöhte Extraversion auf.

Die Untersuchungen von Kröber (1990, 1993a,b) unterstreichen die Beziehungen zwischen Persönlichkeitsstörungen und Krankheitsverlauf. Bipolare PatientInnen mit narzißtischen, histrionischen und Borderline-Persönlichkeitsstörungen waren eher erkrankt und hatten eine deutlich höhere Rückfallquote. Mit Zunahme der Krankheitsdauer trat bei den PatientInnen mit bipolaren affektiven Psychosen ein subdepressiver, bei schizoaffektiven PatientInnen ein hypomanischer Persönlichkeitswandel mit einer Tendenz zur "dynamischen Entgleisung" ein. Das Selbstwertgefühl der affektpsychotischen und schizoaffektiven PatietnInnen war mit dem Krankheitsverlauf negativ korreliert.

2.6
Konzeptionelle Zusammenfassung und Diskussion

In der Auseinandersetzung mit den frühen triebdynamischen Konzepten der Psychoanalyse wurden verschiedene Depressionsmodelle entwickelt, in denen die Bedeutung der Regulation des Selbstwertgefühls und der interpersonalen Beziehungen in unterschiedlicher Weise akzentuiert wird. So hatte bereits Rado (1928) die Herabsetzung des Selbstwertgefühls als Kern der Depression beschrieben. Das Selbst und der Verlust der narzißtischen Balance infolge der Diskrepanz zwischen dem Ich-Ideal und der wahrgenommenen Hilflosigkeit rücken in das Zentrum psychoanalytischer Depressionstheorien. Die Vielfalt der depressiven Syndrome läßt sich aus der Perspektive des Selbst auf die je nach strukturellem Niveau unterschiedlich gestalteten Bewältigungsversuche zurückführen.
Jacobson (1971, 1976) faßte dementsprechend in ihrem "multiple factor approach", der auch den Einfluß neurophysiologischer Prozesse berücksichtigt, Depression als Folge von pathologischen Identifizierungen und Introjektionen auf. In dieser Sichtweise lassen sich einige Paradoxien der Depression – so die zumindest zeitweilige Stabilisierung des Selbst durch masochistische Selbst-Destruktivität – aus der Pathologie des Über-Ichs ableiten. Letztere ist bereits als Restitutionsversuch anzusehen, führen doch – so Jacobson weiter – narzißtische Kränkungen zur regressiven Wiederbelebung der archaischen, undifferenzierten Selbst- und Objektrepräsentanzen. Der Versuch, die Kränkung des Selbstwertgefühls zu bewältigen, fixiert den Depressiven in seiner dilemmatischen Abhängigkeit vom idealisierten Objekt und trägt zu einer weiteren Abnahme des Selbstwertgefühls bei. Die Stimmungsschwankungen manisch-depressiver Patienten können somit als Folge der gleichzeitigen und/oder alternierenden Bindung an das idealisierte Objekt und das eigene, strenge Über-Ich angesehen werden.
Die von Sandler u. Joffe (1965) dargelegte Betrachtungsweise der Depression als psychobiologische, affektive Grundreaktion schlägt eine Brücke zwischen der klassischen Theorie der Melancholie und den neueren ich- und objektpsychologischen Konzepten der Depression, in denen depressive Reaktionen innerhalb des umfassenden Rahmens narzißtischer Störungen betrachtet werden.
Die Bedeutung der frühen Objektbeziehungserfahrungen wird insbesondere in Kleins (1940) Konzept der depressiven Position entfaltet. Während sich Klein vor allem auf die innere Entfaltung triebgebundener Prozesse konzentriert, untersuchen die späteren Objektbeziehungstheoretiker (Fairbairn, Winnicott, Guntrip und schließlich Mahler und Kernberg) sowohl die Beziehung zu den inneren Objekten (internalisierte Objektbeziehungen) wie auch zu den äußeren Objekten. Diese

Fokusverschiebung in den neueren psychoanalytischen Theorien legt die Betrachtung der Depression als einen Affekt nahe, der unterschiedliche Entstehungsbedingungen haben kann (vgl. Krause 1988). Die Störung der narzißtischen Balance erscheint aus der Perspektive der internalisierten Objektbeziehungen als Folge mangelnder Reziprozität im Eltern-Kind-Dialog (vgl. Spitz 1957), einer gescheiterten Intentionalität (im Sinne des Bewirkenkönnens) und eines Verlustes narzißtischer Idealzustände.
Auch die von Kohut (1959, 1971) konzipierte Selbstpsychologie beruht wesentlich auf objektrelationalen Grundannahmen, indem sie das Bedürfnis des Selbst, sich auf Objekte zu beziehen, in den Mittelpunkt rückt. Dementsprechend signalisiert der depressive Affekt in der selbstpsychologischen Sichtweise eine fortgesetzte Frustration des Bedürfnisses nach einer für die Entwicklung der Selbst-Kohärenz und -Stärke grundlegenden responsiblen Selbst-Objekt-Beziehung.
Die Abwehr- und Bewältigungsmechanismen, die in Gang gesetzt werden, um das Gefühl von Hilflosigkeit zu bekämpfen, gestalten das klinische Bild oft sehr unübersichtlich. Während die von Spitz (1946) beschriebene anaklitische Depression des Säuglingsalters als elementare Form der affektiven Grundreaktion aufgefaßt werden kann, ist die Depression des Erwachsenen Folge von komplexen miteinander interagierenden psychischen, psychosomatischen, kognitiven und sozialen Prozessen. In Mentzos' (1991, 1995) psychodynamischem Modell der Depression ist vor allem der Antagonismus von objektgerichteten Wünschen und narzißtischer Wertigkeit grundlegend für die Circuli vitiosi der Depression. Die Entwicklung und mögliche Auflösung von interaktionellen Sackgassen und depressiver Lähmung (vgl. "dead lock", Gut 1989) ist dabei ganz wesentlich von den jeweiligen interaktionellen Bewältigungsmustern bzw. psychosozialen Arrangements abhängig.
In einer objektbeziehungstheoretischen Perspektive besteht ein dynamischer Zusammenhang zwischen der Persönlichkeit, dem Auftreten und Verlauf depressiver Erkrankungen. Der kompromißhafte Versuch, die Spannung zwischen Über-Ich, Ich-ideal und Ich aufzuheben, trägt zur Entwicklung spezifischer Persönlichkeitszüge (Typus melancholicus, Typus manicus) bei und prägt ferner das manifeste klinische Bild (monopolare Depression, bipolare affektive Psychose, monopolare Manie und neurotische Depression) wie auch die kompensatorisch entwickelten psychosozialen Arrangements (in Form typischer Beziehungsmuster und Einstellungen zu Arbeit und Leistung).
Mentzos (1995) betonte in seinem Modell der Selbstwertregulation deren Abhängigkeit von den internalisierten Objektbeziehungen. Er postulierte, daß die Identifikation mit einem "väterlich determinierten Über-Ich" es ermögliche, die aus der dualen Beziehung resultierende archaisch-rigide Abwehr (mit damit verbundener narzißtischer Problematik, überhöhtem Ich-Ideal und rigidem Über-Ich) aufzuheben (in der manifesten manischen Symptomatik, zyklothymen und hypomanischen Charakterzügen). Bei den schizoaffektiven Psychosen ist die depressive Wertproblematik mit der schizophrenen Identitätsproblematik verknüpft (Böker 1997b). Es ist zu vermuten, daß bei diesen PatientInnen eine tiefere Regression

eintritt: Die Psychodynamik wird bei den schizoaffektiven Psychosen nicht nur durch die Angst vor dem Verlust des wertschätzenden und idealisierten Objektes, sondern ferner auch durch die Angst vor dem Verlust der eigenen Identität in der Annäherung an das Objekt (Identitätsdiffusion) bestimmt.

Die Auslösung und der Verlauf der Depression hängt also nicht so sehr von einzelnen kritischen Lebensereignissen ab, wie die frühe Life-Event-Forschung vermutet hatte (vgl. Paykel 1989), sondern – wie die Social-Support-Forschung unterstreicht – von den persönlichen und interpersonalen Ressourcen, die bei Belastungen aktiviert werden können (vgl. Schwartzer u. Leppin 1987). Die Verfügbarkeit dieser Bewältigungsstrategien ist dabei u.a. auch von der Überwindung kognitiver Blockaden abhängig.

Diese kognitiven Komponenten der Depression wurden vor allem von Beck (1974) und Seligman (1974) beschrieben. Diese Autoren vertreten ein psychogenetisches Depressionskonzept, in dessen Zentrum die dysfunktionalen kognitiven Grundannahmen (basic concepts) und informationsverarbeitende Aspekte stehen. Unzweifelhaft tragen kognitiven Elemente und Lernprozesse wesentlich zur Chronifizierung der Depression bei. Von psychoanalytischer Seite (u.a. Bemporad 1989) ist jedoch kritisch angemerkt worden, daß in diesen Modellen die Folgen depressiven Erlebens mit den Ursachen verwechselt werden. Die Frage, warum Depressive in besonderer Weise von äußerer Verstärkung abhängig sind und ihre Abhängigkeit in kollusiven Beziehungsmustern reproduzieren, bleibe unbeantwortet. Von kognitiv-psychologischer Seite (vgl. Hautzinger 1991) sind konsequenterweise zirkuläre Modelle vorgeschlagen worden, nach denen insbesondere die monopolare Depression als Endresultat einer sich selbst perpetuierenden Abfolge von Änderungen des Verhaltens, der Affektivität, des Denkens und körperlicher Vorgänge aufzufassen ist. Hautzingers multifaktorielles Depressionsmodell ebenso wie die von den beiden amerikanischen Psychoanalytikern Arieti u. Bemporad (1983) entwickelte kognitiv-affektive Theorie der Depression, in deren Zentrum die sich infolge unbewusster Kognitionen entwickelnde "reaktive Identität" Depressiver steht, ermöglichen es, protektive Faktoren zu erfassen, die den depressiogenen Prozeß unterbrechen und umkehren können. Hieraus ergeben sich Ansatzpunkte für die unterschiedlichen therapeutischen Strategien. Die Verknüpfung der kognitiven, interpersonellen und psychodynamischen Dimension der Depression stellt weiterhin eine Herausforderung an eine interdisziplinäre Entwicklung von Depressionsmodellen dar.

Die interpersonale Sichtweise der affektiven Psychosen wurde durch die Arbeitsgruppe um Cohen und Fromm-Reichmann (1954) befördert. Wie an einer intensiv untersuchten Gruppe von 12 manisch-depressiven PatientInnen festgestellten interaktionellen Mechanismen in den Herkunftsfamilien und in den aktuellen Partnerschaften konnten auch in späteren Studien bestätigt werden (vgl. Davenport et al. 1977, 1979, 1981; Ablon et al. 1975; Cytron et al. 1984). Die Heidelberger Arbeitsgruppe um Stierlin (1986) beschrieb Störungen der bezogenen Individuation und eine Blockierung der co-evolutiven Entwicklung in den untersuchten Familien, in denen ein Mitglied an einer affektiven oder schizo-affektiven Psychose erkrankt war.

Die Bedeutung narzißtischer Rollenzuschreibungen wird implizit auch in der rollendynamischen Theorie der affektiven Psychosen berücksichtigt, die die kompensatorische Funktion des hypernomischen Verhaltens affektpsychotischer Patienten in einen Zusammenhang mit Störungen der Ich-Identität stellt (vgl. Kraus 1991). Das partiell antinomische Verhalten bipolarer und das hypernomische Verhalten monopolarer PatientInnen beruht Kraus (1988) zur Folge auf der Ambiguitätsintoleranz affektpsychotischer PatientInnen. Während sich monopolare PatientInnen in einer ständig schuldinduzierenden Rollenunsicherheit nur noch als Objekt einer Verpflichtung erleben und zu Überanpassung und hypernomischem Verhalten neigen, befreit sich die bipolare bzw. manische PatientIn zumindest zeitweilig von den Objektbindungen. Nach Söldner u. Matussek (1990) resultiert die Widersprüchlichkeit der Selbstrepräsentanz Bipolarer aus der Internalisierung schwer vereinbarer Selbstobjekte bzw. Objektrepräsentanzen.

Die – aus methodischen Gründen nur begrenzt vergleichbaren – empirischen Untersuchungsbefunde zur Persönlichkeit affektpsychotischer Patienten ermöglichen die Abgrenzung der bipolaren Verlaufsform von der monopolar depressiven Verlaufsform der manisch-depressiven Krankheit. Die Extraversions-Scores bipolar Depressiver sind im Vergleich zur monopolaren Depression erhöht (Perris 1971; Dietzfelbinger 1985), unterscheiden sich jedoch nicht von denjenigen psychisch gesunder Kontrollpersonen (Angst u. Clayton 1986). Die Persönlichkeit monopolar Depressiver war im Vergleich mit bipolaren affektiven Psychosen durch anankastische Züge gekennzeichnet (vgl. Kendell u. DiScipio 1970; Hirschfeld u. Klerman 1979; Frey 1977). Demgegenüber zeichneten sich neurotisch Depressive vor allem durch oral-abhängige Persönlichkeitszüge aus (vgl. Paykel et al. 1976; Eiband 1979; Hirschfeld et al. 1984). PatientInnen mit monopolaren affektiven Psychosen weisen auf der Ebene standardisierter Persönlichkeitsdimensionen wesentlich mehr Auffälligkeiten auf als PatientInnen mit bipolaren affektiven Psychosen, die sich vielfach nicht von gesunden KontrollprobandInnen unterschieden.

Es bestand insbesondere ein deutlicher Zusammenhang zwischen Typus-Melancholicus-Werten und monopolarer Depression, nicht jedoch zwischen Typus-Melancholicus-Werten und bipolarer affektiver Psychose (Zerssen 1980). Auch in den mit dem MMPI durchgeführten Untersuchungen unterschieden sich monopolare PatientInnen von bipolaren durch stärkere Introversion (Sauer et al. 1989); allerdings konnten diese Unterschiede nach Abklingen der depressiven Phase nicht repliziert werden (Donelly et al. 1976b). Eine spezifische Beziehung zwischen Typus melancholicus und monopolarer Depression wurde u. a. von Tölle (1987) in Frage gestellt. Gegen eine angenommene Merkmalsspezifität spricht auch, daß der von Peters (1977) beschriebene Typus migraenicus vom Konzept her wie auch von den psychometrischen Befunden mit dem Typus melancholicus grosse Ähnlichkeit hat (vgl. Schäfer 1991). Für die psychiatrische Persönlichkeitsforschung gilt analog der Psychosomatischen Medizin – so lässt sich schlußfolgern – daß das Denken in Spezifitätskategorien durch eine Analyse von Wechselwirkungen bzw. Konstellationen abgelöst werden sollte (vgl. Küchenhoff 1994). Diese Konstellationen und Muster repräsentieren Zusammenhänge mittlerer Reichweite, die unterhalb der Ebene von Persönlichkeits-, Konflikt- und Krankheitsspezifität z. B. zeigen, welche die Risikofaktoren der Chronifizierung sind, welche Persönlichkeiten mit welchen Konflikten am schlechtesten umgehen können, welche pathologischen biologischen Antworten auf welche Reize entstehen etc. (Küchenhoff 1994, S. 244).

Ein solches circulares Krankheitsverständnis ermöglicht es, dynamische Konstellationen aus dem Zusammenhang organischer Dispositionen, von Persönlichkeitsmerkmalen, lebensgeschichtlichen Erfahrungen und aktuellen Belastungsmustern genauer zu erfassen. Traditionelle wissenschaftliche Fragestellungen können unter Zirkularitätsgesichtspunkten neu betrachtet werden.

Angesichts der – trotz des Versuches einer Synopsis – unübersichtlichen Vielfalt empirischer Einzelbefunde stellt sich eine übergreifende Theoriebildung, wie Fiedler (1991) – mit Blick auf den "inflationären Boom konzeptioneller Miniatursysteme" im Bereich der Social-Support-Forschung – empfohlen hat, als Herausforderung an die Persönlichkeitsforschung im Bereich der affektiven Störungen. Objektbeziehungstheoretische Ansätze könnten das verbindende Glied übergreifender Modelle der Depression sein, die sowohl die Attachment-Theorie Bowlbys, die Selbstpsychologie Kohuts wie auch die Bedeutung der aktuellen Social-Support-Systeme (vgl. Schwartzer u. Leppin 1989) und der sich selbstverstärkenden kognitiven Circuli vitiosi (vgl. Hautzinger 1991) berücksichtigt. Um die empirischen Fundamente einer solchen noch zu entwickelnden integrativen Theorie vorzubereiten, sollen in unserer eigenen Untersuchung das Selbst-System und die Beziehung des Selbst zu den wichtigen früheren und aktuellen Bezugspersonen der PatientInnen mit affektiven Störungen untersucht werden.

3 Methodische Zugangswege zur Erfassung der Selbstbilder und der Objektbeziehungen

Im folgenden Kapitel sollen methodische Ansätze der neueren psychiatrischen Persönlichkeitsforschung dargestellt werden, die versuchte, die auf klinisch-intuitiver Basis entstandenen Konzepte – überwiegend – mit Hilfe standardisierter psychometrischer Untersuchungsinstrumente zu überprüfen. In Hinblick auf die angestrebte, am Einzelfall orientierte Untersuchung des Selbstkonzeptes und der Objektbeziehungen von Patienten mit affektiven Störungen wird in der eigenen Studie ein idiographisches Verfahren (Repertory Grid-Technik) eingesetzt. Diese Strategie wird im Folgenden begründet.

3.1
Probleme der empirischen Persönlichkeitsforschung

In den meisten Untersuchungen werden Persönlichkeitsinventare eingesetzt, die einerseits den Vorzug größerer Objektivität und Reliabilität gegenüber freien Interviews haben, andererseits aber den Nachteil mit sich bringen, daß die damit erfaßten Dimensionen der Persönlichkeit oft nur geringe oder gar keine engeren Bezüge zu den klinisch interessanten Persönlichkeitskonstrukten haben.

Möller (1988) problematisiert die Anwendung standardisierter Untersuchungsinstrumente; er hebt hervor, daß die auf diese Weise gewonnenen Ergebnisse gar nicht oder nur annähernd zu den klinischen Hypothesen in Beziehung gesetzt werden können. So werde z. B. die Dimension "Zwanghaftigkeit" dem komplexen Konstrukt des Typus melancholicus nur ansatzweise gerecht. Andere Persönlichkeitsdimensionen, wie z.B. "Neurotizismus" (vgl. Eysenck 1970) seien hingegen so umfassend, daß sie nur schwer auf die umgrenzteren klinischen Konstrukte übertragen werden könnten. Deshalb ergibt sich die Notwendigkeit, psychodiagnostische Instrumente einzusetzen bzw. zu entwickeln, die speziell auf die klinischen Konstrukte zugeschnitten sind.

Ein weiteres methodologisches Problem, das auch bei dieser Untersuchung zu berücksichtigen war, besteht in der möglichen Konfundierung der Selbstschilderung der Persönlichkeit durch eine aktuell bestehende Verstimmung des Patienten (vgl. Donnelly et al. 1976a,b; Pilowsky 1979; Frey 1977).

Es ist naheliegend, daß sich endogen Depressive in der Phase introvertierter und emotional labiler als nach Abklingen der depressiven Phase schildern (vgl. Coppen u. Metcalfe 1965; Kerr et al. 1970; Perris 1971; Wetzel et al. 1980). In der Untersuchung von Hirschfeld et al. (1983b) wurden die Persönlichkeitsbeurteilungen von Patienten während der depressiven Phase und ein Jahr später verglichen. Diese Untersuchung zeigte, welche Persönlichkeitsdimensionen im Längsschnitt deutlich verändert sind (emotionale Stärke, Abhängigkeit und Extraversion). Bei der Beurteilung von Rigidität, Aktivität und Dominanz war kein signifikanter Unterschied festzustellen.

Möller (1988) schlußfolgert, daß die Ergebnisse von Persönlichkeitstests, die in der depressiven Phase durchgeführt worden sind, unter Berücksichtigung der "state"-Abhängigkeit von Persönlichkeitsbeurteilungen schwer interpretierbar sind und gegebenenfalls unter dem Aspekt einer "trait"-bezogenen Aussage verworfen werden müssen. Daraus leitet sich die "Grundregel" ab, Untersuchungen zur prämorbiden Persönlichkeit von Patienten mit affektiven Psychosen entweder im Zuge von longitudinalen Studien bereits vor Ausbruch der manifesten Erkrankung (vgl. Angst u. Clayton 1986; Nyström 1979) oder aber im symptomfreien Intervall (vgl. Frey 1977) durchzuführen. Der zweite Weg wurde in dieser Studie gewählt. Dabei wurde auch der Versuch unternommen, valide Aussagen zur prämorbiden Persönlichkeit durch Fremdschilderungen und Selbstbeurteilungen zu erhalten, indem PatientInnen und ihre Angehörigen zur retrospektiven Schilderung der Persönlichkeit des Patienten ("wie sie in gesunden Zeiten war"), aufgefordert wurden (vgl. Foulds 1965; Kendell u. DiScipio 1968, Zerssen 1977a).

Ein weiteres wesentliches Problem der psychiatrischen Persönlichkeitsforschung besteht in der Heterogenität vieler Stichproben, aufgrund derer klinisch relevante Eigenschaften nicht erfaßt werden können. Zerssen (1979, 1980, 1982) unterstreicht die Notwendigkeit, einerseits neurotische und endogene Depressionen voneinander zu unterscheiden, andererseits eine Unterscheidung in monopolare Depressionen und bipolare affektive Psychosen vorzunehmen. Unter dem Gesichtspunkt der prämorbiden Persönlichkeit erscheint es auch weiterhin sinnvoll, zwischen bipolaren und reinen bzw. vorwiegend manischen Verläufen affektiver Psychosen zu unterscheiden.

Es ist ferner notwendig, nicht nur verschiedene klinische Gruppen miteinander zu vergleichen, sondern die Ergebnisse auch auf Normwerte zu beziehen, um auf diese Weise ein Nivellieren bzw. eine Überakzentuierung gefundener Charakteristika der jeweiligen klinischen Gruppen zu verhindern. Ein Vergleich mit weiteren psychiatrischen Kontrollgruppen ermöglicht es schließlich, u. U. die Spezifität der Befunde zu belegen.

Bei der Bewertung von gefundenen Unterschieden muß berücksichtigt werden, daß diese nicht nur signifikant sind, sondern auch ein bestimmtes Ausmaß erreichen müssen, um als klinisch relevant eingestuft werden zu können (vgl. Zerssen 1982).

Ein weiteres grundsätzliches Problem ergibt sich aus den häufig durchgeführten Mittelwertvergleichen, die keine Aussage darüber erlauben, wieviele Patienten einer untersuchten klinischen Gruppe tatsächlich eine umschriebene Persönlichkeitsauffälligkeit aufweisen (vgl. Tölle 1987). Individuumbezogene Analysen der Persönlichkeit von Patienten mit affektiven Psychosen unterstreichen, daß neben "reinen" Prägnanztypen eine größere Anzahl von Mischtypen festzustellen ist. Ein mehrdimensionaler, individuumzentrierter Ansatz zur Operationalisierung des Selbstkonzeptes und der Objektbeziehungen wird deshalb am ehesten der anzunehmenden Komplexität bio-psycho-sozialer Konstellationen gerecht.

3.2
Wahl der Forschungsstrategie

Es soll in dieser Untersuchung durch die Einbeziehung des Verstehens der Gesamtperson des depressiven Patienten zu einer Typendifferenzierung innerhalb des depressiven Spektrums gelangt werden. Diese Untersuchung liefert somit einen weiteren Beitrag zur Klärung der Frage des Zusammenhangs zwischen Persönlichkeit und affektiven Psychosen. So soll insbesondere der Frage nachgegangen werden, ob den depressiven Syndromen eine einheitliche Typologie entspricht, die unter Berücksichtigung psychodynamischer und interaktionsdynamisch relevanter Zusammenhänge an das Selbst- und Fremderleben der Patienten anknüpfen kann.
Die nosologischen Abgrenzungsprobleme, die sich sowohl für die empirische Forschung wie für die klinische Beurteilung affektiver Störungen ergeben, sind erheblich (vgl. Saß 1987). Nur Extremfälle sind eindeutig als manisch-depressive Erkrankung im Sinne Kraepelins zu identifizieren; bei den übrigen Patienten bleibt häufig offen, ob es sich um leichtere Verlaufsformen der "endogenen" Erkrankungsfrom handelt oder aber um "psychogene", "reaktive" bzw. "neurotische" Depressionen. Angesichts dieser konzeptuellen Schwierigkeiten haben die neueren Klassifikationsversuche (mittels DSM-III-R und ICD-10) wesentlich zu einer Erhöhung der Reliabilität beigetragen. Sie rückten ab von einer dichotomen Unterscheidung und begreifen die Typologien depressiver Syndrome nach Schweregraden als polare Gruppen auf einem Kontinuum. Dieser Zugewinn an Reliabilität wird allerdings mit der Preisgabe historisch gewachsener psychopathologischer und psychodynamischer Konzepte erkauft, die meines Erachtens im Einzelfall dem komplexen Gegenstand einer depressiven Erkrankung eher gerecht werden. Die mit den Klassifikationssystemen erzielte "Vereinfachung" könnte einer Entdifferenzierung Vorschub leisten, die schließlich nur noch – wie Janzarik (1991, S. 40) kritisch anmerkt – "ubiquitäre Depressivität" kennt. Bei dieser nur quantitativ nach Schweregraden zu differenzierenden Depressivität könnte es sich durchaus um das Artefakt einer rein symptomorientierten, deskriptiv-operationalen Klassifikation handeln (vgl. Saß 1987).
Zahlreiche empirische Befunde unterstreichen die Bedeutung der gestörten narzißtischen Regulation und der Objektgebundenheit bzw. Abhängigkeit depressiver Menschen (vgl. Hell 1982; Böker et al. 1996). In vielen ausschließlich mit stan-

dardisierten Meßinstrumenten durchgeführten Untersuchungen bleiben – wie Steck (1988) gezeigt hat – wesentliche Gestaltungsprinzipien der Depression unberücksichtigt. Bisher liegen – mit wenigen Ausnahmen (z.B. Frommer et al. 1995) – nur wenige qualitative Studien vor, die eine Typisierung bzw. Idealtypenbildung vornehmen. Die empirische Erforschung bzw. das verstehende Erklären von Einzelfällen mittels Idealtypen (vgl. Frommer 1994) setzt qualitative Methoden voraus. Die idiographischen Befunde sind dabei durch fallübergreifende Untersuchungen zu ergänzen.

Als individuumzentriertes Verfahren wurde in der vorliegenden Studie die Repertory Grid-Technik (Rep-Test) herangezogen. Mittels des Rep-Tests sollen die Selbst-Objekt-Beziehungen Depressiver am jeweiligen Einzelfall untersucht werden und unter Umständen idealtypische Konstellationen differenziert werden. Mit dem eingesetzten nomothetischen Verfahren, dem Gießen-Test, sollen das Selbstkonzept (Selbst, Ideal, Normatives Selbst), die Selbst- Elternbeziehung und die Paarbeziehungsstrukturen bei sämtlichen Verlaufsformen affektiver Störungen erfaßt werden. Gleichzeitig kann der Versuch unternommen werden, die erhobenen idiographischen Befunde zu validieren.

Da auf Grund der Datenlage bisher nur wenige Anhaltspunkte für hypothesengeleitete Forschungen bestehen, ist eine explorative Erkundungsstudie die angemessene Forschungsstrategie, um Erkenntnisse über den Zusammenhang zwischen Selbstkonzept, Identifikationsmustern und interaktioneller Bewältigung der Depression zu gewinnen.

3.3
Diagnostik mit dem Gießen-Test

Bei der Auswahl des psychodiagnostischen Verfahrens ist ein Persönlichkeitstest von Vorteil, der nicht ausschließlich als individual-diagnostisches Instrument konzipiert ist, sondern bei der Charakterisierung der Probanden Beziehungsaspekte im wesentlichen Umfang berücksichtigt. Als diagnostisches Instrument zur psychologischen Selbst- und Fremdeinschätzung wurde deshalb der *Gießen-Test* (GT) eingesetzt (vgl. Beckmann et al. 1991). Bei der Auswahl des Gießen-Tests war maßgeblich, daß er als objektives, individualpsychologisches Intrument – mit mittlerer Bandbreite und Präzision – in psychoanalytisch relevanten Kategorien soziale Einstellungen und Reaktionen abbildet. Der Gießen-Test ermittelt, welche Merkmale eine Person sich selbst (Selbstbild) und einer anderen Person (Fremdbild) zuschreibt.

Bei der Interpretation der Gießen-Test-Befunde ist zu berücksichtigen, daß der GT nur interne und externe Merkmalszuschreibungen von Personen, aber keine objektiv gegebene Eigenschaften dieser Menschen erfaßt (vgl. Beckmann 1979). Hell (1982, S. 41) kritisiert deshalb auch zu Recht die vielfach "unscharfe Trennung von Testkonstruktion und Testmessung einerseits sowie psychodynamischen Modellvorstellungen und Interpretationen anderseits ...". Seine Empfehlung, wegen der nicht belegten Kongruenz von Testaussage und (psychodynamischer) Konzeptvorstellung auf metasprachliche Ausschmückungen der Testbefunde zu verzichten, ist deshalb naheliegend. Wenn in der vorliegenden Untersuchung dennoch ein Versuch der Operationalisierung von Identifikations- und Beziehungsmustern in den Partnerschaften Depressiver mit Hilfe der Gießen-Test-Selbst- und Fremdbilder unternommen wird, so ist bei der Interpretation der Ergebnisse stets zu berücksichtigen, daß diese auf den durch das standardisierte Testverfahren vorgegebenen umgrenzten Meßbereich zu beziehen sind. Der Gießen-Test verfügt bei mittlerer Präzision über einen relativ kleinen Aussagebereich (vgl. Richter u. Beckmann 1972), die Befunde sollen deshalb mit weiteren erhobenen Daten in Beziehung gesetzt werden. Dazu eignen sich vor allem sowohl die anschaulichen, breit gefächerten Beobachtungen, die im Verlaufe des halbstandardisierten Interviews erhoben wurden, wie auch die idiographischen Befunde der Repertory Grid-Technik.

3.3.1
GT-Selbst- und Elternbilder

In der Untersuchung wird der Versuch unternommen, das Selbstkonzept und die Objektwelt depressiver PatientInnen einschließlich der aktuellen Beziehungen der PatientInnen zu ihren Eltern und Partnern zu erfassen. Es sollen vor allem personale und interpersonale Aspekte der Beziehungen depressiver und affektpsychotischer Patienten untersucht werden. Aufgrund der Annahme, daß internalisierte Objektbeziehungen einen maßgeblichen Anteil an der Gestaltung aktueller Beziehungsmuster haben, liegt es nahe, die Beziehungen depressiver PatientInnen zu beiden Eltern mit den Beziehungen zu ihrem aktuellen Lebenspartner zu vergleichen. Angesichts dieser Akzentsetzung sollen nicht nur die ehelichen Beziehungen affektpsychotischer Patienten untersucht werden, sondern jegliche Form partnerschaftlicher Bindung. Bei der Interpretation der auf diese Weise erhobenen Daten sind neben den grundlegenden psychosozialen Variablen (Geschlecht, Alter, Dauer der Beziehung, soziale Schicht) in jedem Fall auch die Qualität der prämorbiden Partnerbeziehung und die Belastungen der Beziehung durch die Krankheit zu berücksichtigen.
Im Hinblick auf die narzißtische Problematik depressiver Patienten wurde der GT in mehreren Variationen angewendet:

- GT-Selbst ("Wie ich bin"),
- GT-Ideal ("Wie ich sein möchte") und
- GT-Normatives Selbst ("Wie ich sein muß").

Im Hinblick auf die narzißtische Problematik depressiver Patienten wurde der GT in mehreren Variationen angewendet:

- GT-Selbst ("Wie ich bin"),
- GT-Ideal ("Wie ich sein möchte") und

- GT-Normatives Selbst ("Wie ich sein muß").

Selbstbild, Idealbild und Normatives Bild werden als Determinanten des Selbstwertgefühls aufgefasst. Zur Beurteilung der Regulation der narzißtischen Balance wird ferner die GT-Skala 1 (Soziale Resonanz) und die GT-Skala 3 (Grundstimmung) herangezogen (vgl. GT-Standardskalen im Anhang).
Bei der Untersuchung der Beziehungen der Patienten zu ihren Eltern wurde von der Annahme ausgegangen, daß die kognitive Ausgestaltung der Objektwelt Internalisierungsprozesse und Abgrenzungsbestrebungen widerspiegelt.
Es ergaben sich folgende GT-Profile:

- GT-S (PatientIn)
- GT-F (Urteil des/der PatientIn über die Mutter) und
- GT-F (Urteil des/der PatientIn über den Vater) (vgl. Tab. 4).

Tab. 4: Korrelation der GT-Selbstbilder und GT-Elternbilder

DIMENSION		PSYCHODIAGNOSTISCHES INSTRUMENT	OPERATIONALISIERUNG
Selbstwertgefühl	Selbst-Ideal-Divergenz	GT-S/GT-S (Ideal)	GT-S - GT-S (Ideal)-Korrelation
	Selbst-Normatives Selbst-Divergenz	GT-S (Normatives Selbst)	GT-S - GT-S (Normatives Selbst)-Korrelation
	Ideal-Normatives Selbst-Divergenz	GT-S (Ideal)/GT-S (Normatives Selbst)	GT-S (Ideal) - GT-S (Normatives Selbst)-Korrelation
	Soziale Resonanz	GT-S	GT-S (Skala 1)
	Grundstimmung	GT-S	GT-S (Skala 3)
Selbst-Mutter-Beziehung	Selbstbild-Mutterbild-Konvergenz	GT-S GT-F (Mutter)	GT-S -GT-F (Mutter)-Korrelation
	Ideal-Mutterbild-Konvergenz	GT-S (Ideal) GT-F (Mutter)	GT-S (Ideal) - GT-F (Mutter)-Korrelation
	Normatives Selbst-Mutterbild-Konvergenz	GT-S (Normatives Selbst) GT-F (Mutter)	GT-S (Normatives Selbst)-GT-F (Mutter)-Korrelation
Selbst-Vater-Beziehung	Selbstbild-Vaterbild-Konvergenz	GT-S GT-F (Vater)	GT-S - GT-F (Vater)-Korrelation
	Ideal-Vaterbild-Konvergenz	GT-S (Ideal) GT-F (Vater)	GT-S (Ideal) - GT-F (Vater)-Korrelation
	Normatives Selbst-Vaterbild-Konvergenz	GT-S (Normatives Selbst) GT-F (Vater)	GT-S (Normatives Selbst)-GT-F (Vater)-Korrelation

3.3.2
Paardiagnostik mit dem Gießen-Test

Durch seine schwerpunktmäßige Akzentuierung psychosozialer Merkmale eignet sich der Gießen-Test sehr gut für die Paardiagnostik (vgl. Beckmann u. Richter 1972; Beckmann et al. 1991; Brähler u. Brähler 1993). Die wechselseitigen Selbst- und Fremdbeurteilungen der Partner können mit dem GT systematisch erfaßt werden. Auf diese Weise lassen sich sowohl Bezüge zum Selbstkonzept der Partner wie zur Rollenverteilung in der Partnerbeziehung herstellen.

Tab. 5: Selbst- und Fremdbildübereinstimmungen der Partner im Gießen-Test

DIMENSION	PSYCHODIAGNOSTISCHES INSTRUMENT	OPERATIONALISIERUNG
Grad der Symmtrie/ Komplementarität der Positionen	GT-S (PatientIn, PartnerIn)	GT-S (PatientIn)-GT-S (PartnerIn)-Korrelation
Grad der Bestätigung/ Negation der Position	GT-S (PatientIn, PartnerIn) GT-F (PartnerIn, PatientIn)	GT-S (PatientIn) - GT-F (PartnerIn über PatientIn)-Korrelation
		GT-S (PartnerIn) - GT-F (PatientIn über PartnerIn)-Korrelation
Grad der "positiven/negativen identifikatorischen Position"	GT-S (PatientIn, PartnerIn) GT-F (PartnerIn, PatientIn)	GT-S (PatientIn) - GT-F (PartnerIn)-Korrelation
		GT-S (PartnerIn) - GT-F (PatientIn) - Korrelation

Bei der Untersuchung der Paarstruktur depressiver PatientInnen wird davon ausgegangen, daß das Konfliktpotential in den Beziehungen Depressiver sowohl durch neurotische Festschreibungen, wie auch durch krankheitsbedingte Einschränkungen und normative Erwartungen (z.B. Rollenkonflikte des depressiven Mannes) bestimmt wird. Im Hinblick auf die klinisch oftmals evidente Abhängigkeit Depressiver von nahen Bezugspersonen, die aus dem labilisierbaren narzißtischen Gleichgewicht resultiert, soll die Frage untersucht werden, inwieweit die Paarstruktur neurotisch depressiver und affektpsychotischer Patienten durch Konfliktlösungsstrategien gekennzeichnet wird, die die intrapsychische Konflikthaftigkeit des depressiven Patienten reproduzieren (z.B. restriktiv-komplementäre Beziehungsmuster).

Selbstbild und Objektbeziehungen bei Depressionen

Es werden die Selbstbilder der Patienten und ihrer Partner und die jeweiligen Fremdbilder (PatientIn über PartnerIn, PartnerIn über PatientIn) korrelativ miteinander verknüpft (vgl. Beckmann et al. 1991; Brähler u. Brähler 1993). Somit können drei Aspekte der Selbst- und Fremdbildübereinstimmungen der Partner verglichen werden:

- Grad *der Symmetrie bzw. Komplementarität der Positionen* (Korrelation zwischen Selbstbildern der PatientInnen und ihren PartnerInnen),
- Grad der Bestätigung bzw. Negation der Position (Korrelation zwischen Selbst- und Fremdbild gleicher Objekte) und
- Grad der "positiven" bzw. "negativen identifikatorischen Projektion" (Korrelation von Selbst- und Fremdbild gleicher Beurteiler).[7]

Die mittels dieses Operationalisierungsansatzes erfaßten Paarstrukturen sollen den von Beckmann (1993, 1994) entwickelten Kategorien zugeordnet und auf diese Weise miteinander verglichen werden.

3.3.2.1
Macht, Status und Valenz in Paarbeziehungen

Beckmann (1993) entwickelte anhand einer Reihe von Stichproben ein neues Modell zur Diagnostik von Paarbeziehungen im Gießen-Test. Dieses Modell bildet alle theoretisch möglichen Formen von Paarbeziehungen ab. Die individuellen Werte können dabei mit Standardwerten verglichen werden. Die Auswertung basiert auf einer zweidimensionalen Abbildung (vgl. Abb. 1), die als Reduktion einer komplexen Struktur zu interpretieren ist. Diese "Landkarte von Paarbeziehungen" zeigt 55 Konfigurationen von Beziehungsmustern im Gießen-Test, die in über zehn Kategorien gemessen wurden.

Das Profilblatt ist so angeordnet, daß das Ausmaß an Komplementarität von innen nach außen anwächst: die zehn symmetrischen Relationen liegen in der Mitte und die fünf komplementären Relationen außen. Die Linien verbinden Felder mit gleichen Kategorien. Ferner enthält das Profilblatt zwei Vergleichswerte:

- die relative Häufigkeit in der Bevölkerung (waagerecht stehende Rechtecke bei 197 repräsentativen Ehepaaren) und
- die relative Häufigkeit bei neurotischen Paaren (senkrecht stehende Rechtecke bei 319 Ehepartnern)

Die Auswertung einer größeren Anzahl von Stichproben ergab eine große Heterogenität möglicher Beziehungsmuster. Davon ließen sich klinische Stichproben abgrenzen, die sich als deutlich homogener erwiesen. So waren die Möglichkeiten

---

[7] Der Begriff der "positiven" bzw. "negativen identifikatorischen Projektion" bezieht sich auf den korrelativen Zusammenhang von Selbstbildern und Partnerbildern auf der Ebene der durch den Gießen-Test erfaßten Persönlichkeitsdimensionen. Er ist nicht synonym mit der "projektiven Identifikation" im Sinne der Kleinianischen Psychoanalyse.

der Beziehungsformen in Beziehungen mit einem depressiven, einem angstneurotischen oder einem schizophrenen Partner sehr viel weniger mannigfaltig. Eine große Untergruppe der Beziehungen depressiver Frauen wies eine komplementären Struktur (im Sinne einer "Unterwerfung" unter den Partner; Beziehungstyp LS/$\overline{LS}$) auf. Viele dieser Beziehungen waren ferner durch Hoffnungslosigkeit/Ruhelosigkeit (Paarbeziehungstyp: $\overline{ES}$/$\overline{ES}$) und Ohnmacht (Paarbeziehungstyp: $\overline{LS}$/$\overline{LS}$) gekennzeichnet. Die Beziehungen depressiver Männer zeichneten sich durch Überforderung (Paarbeziehungsmuster: $\overline{AP}$/$\overline{AP}$) und Verzweiflung (Paarbeziehungstyp: $\overline{AP}$/$\overline{LS}$) aus.

Selbstbild und Objektbeziehungen bei Depressionen

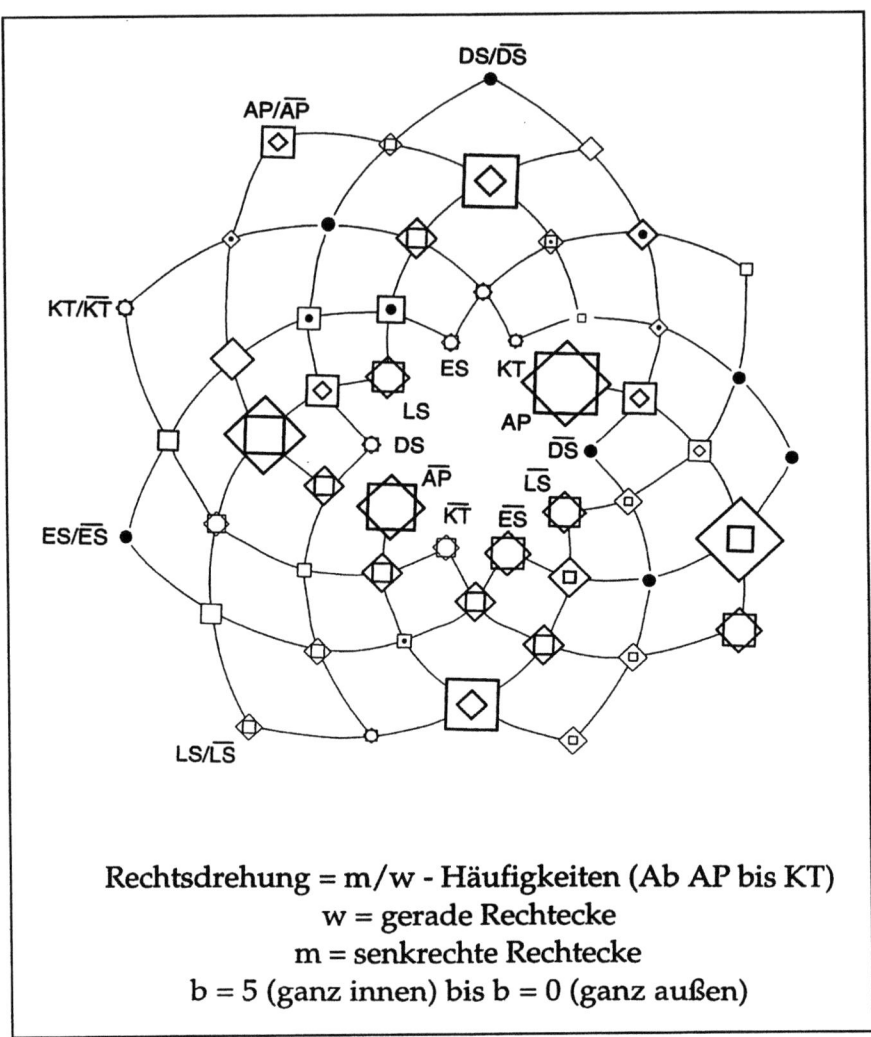

Abb. 1: Landkarte von Paarbeziehungen im Gießen-Test (Beckmann 1993).

Beckmann (1993) hebt hervor, daß die Beziehungsformen u.a. abhängig von der Symmetrie bzw. Komplementarität der Partnermerkmale sind. Dementsprechend sind Beziehungsstörungen eher durch Symmetrie negativer Merkmale (Hoffnungslosigkeit, Ohnmacht) gekennzeichnet. Relativ konfliktfreie Partnerbeziehungen weisen eher eine Symmetrie positiver Merkmale auf. Bei der Interpretation der Gießen-Test-Befunde sind insbesondere auch die Geschlechtsrollenstereotype zu berücksichtigen. Männer weisen häufig rollenstereotype Merkmale von

Durchsetzungsfähigkeit, Leistung, Entspannung und defensivem Kontakt auf. Häufige frauenspezifische Rollen seien hingegen verbunden mit Kontakt, Unangepaßtheit und Depressivität ($\overline{LS}$). Bei sozialen Belastungen kommt es zu einer starken Betonung dieser Geschlechtsrollenstereotype.

In einer weiteren Arbeit entwickelte Beckmann (1994) auf der Grundlage der Untersuchungsergebnisse über eine "Landkarte" von möglichen Paarbeziehungen im Gießen-Test einen theoretischen Ansatz zu Macht, Status und Valenz in der Paarbeziehung, indem aus dem Grad an "Identifikation" und "Projektion" (Selbst- und Fremdbilder des Gießen-Test) theoretische Wahrscheinlichkeiten zu diesen drei Kernvariablen abgeleitet wurden.

Tab. 6: GT-Paar-Kategorien (Selbstbild/Fremdbild) (Beckmann 1993)

1	PR	1	1	1			NR	0	0	0		
	(GE)	0	1	1		Anpassung	(DO)	1	0	0		6
	ZW	1	1	1			UK	0	0	0		—
AP	(HM)	0	0	1		"neurotisch"	(DE)	1	1	0		AP
	DU	0	0	0			RE	1	1	1		
2	NR	0	0	0			PR	1	1	1		
	(GE)	0	1	1		Durchsetzung	(DO)	1	0	0		7
$\overline{DS}$	ZW	1	1	1			UK	0	0	0		
	HM	0	0	0		"bequem"	DE	1	1	1		DS
	(DU)	0	0	1			(RE)	1	1	0		
3	(NR)	0	0	0	1		(PR)	1	1	1	0	
	GE	1	1	1	1	Leistung	DO	0	0	0	0	8
$\overline{LS}$	(ZW)	0	1	1	1		(UK)	1	0	0	0	
	DE	1	1	1	1	"depressiv"	HM	0	0	0	0	LS
	-	0	0	1	1		-	1	1	0	0	
4	(NR)	0	0	1			(PR)	1	1	0		
	DO	0	0	0		Entspannung	GE	1	1	1		9
$\overline{ES}$	(ZW)	0	1	1			(UK)	1	0	0		
	DE	1	1	1		"gereizt"	HM	0	0	0		ES
	DU	0	0	0			RE	1	1	1		
5	(NR)	0	0	1			(PR)	1	1	0		
	DO	0	0	0		Kontakt	GE	1	1	1		10
$\overline{KT}$	ZW	1	1	1			UK	0	0	0		
	(DE)	0	1	1		"defensiv"	(HM)	1	0	0		KT
	RE	1	1	1			DU	0	0	0		

0 = linke Skalenseite, 1 = rechte Skalenseite (GT-Standardskalen, vgl. Anhang)
$\overline{AP}$ entspricht der Negation von AP usw. bis $\overline{KT}$ der von KT.

In Anlehnung an Max Weber wird Macht als das Verhältnis von Über- und Unterordnungen im Rahmen asymmetrischer Beziehungen definiert. Status beschreibt den Grad der sozialen Anerkennung. Gegenseitige Anerkennung in Paarbeziehungen führt zu symmetrischen Beziehungen, die Negation von Selbstdarstellungen führt hingegen zu Statusverlust in der Beziehung. Mit Valenz beschreibt Beckmann die Bindungsmöglichkeiten, die auf affektive Reiz-Reaktionsmuster zurückgehen. So seien in Paarbeziehungen neben der Sexualität, den gemeinsamen Interessen und dem Grad an gegenseitigen Befriedigungsmöglichkeiten auch Freiheitsgrade beteiligt, die sich die Partner gegenseitig lassen können. Das überraschende Fremde stelle einen besonderen Reiz dar und könne hohe positive wie auch negative Valenzen haben.[8]

Beckmann schlägt für den Grad der Ähnlichkeit zwischen Selbst- und Fremdbildern in einer Paarbeziehung eine Operationalisierung vor, nach der der Grad der Bestätigung des Selbstbildes durch das Fremdbild des Partners in sechs Stufen möglich ist: Dabei bedeutet 5, das in allen fünf *Kategorien (Anpassung = AP, Durchsetzung = DS, Leistung = LS, Entspannung = ES* und *Kontakt = KT)* Selbst- und Fremdbild im Mittel übereinstimmen; 0 weist auf das andere Extrem völlig fehlender Übereinstimmungen (bzw. fünf Negationen) hin.

Der Grad der Bestätigungen des Selbstbildes durch das Fremdbild des Partners wird gleich dem *Grad an Identifikationen* gesetzt und der Grad der Negationen des Selbstbildes durch den Partner gleich dem *Grad an Projektionen*. Hieraus läßt sich der Grad an "projektiven Identifikationen" (auf der Ebene der durch den Gießen-Test erfaßten Persönlichkeitsdimensionen) bestimmen. Ein hoher Grad an Bestätigungen (5, 4 und 3) beschreibt Beziehungen, bei denen die Identifikationen überwiegen; ein niedriger Grad an Bestätigungen (3, 2 und 1) erfaßt Beziehungen, bei denen die Projektionen überwiegen.

Aufgrund der Kennwerte klinischer Stichproben unterschied Beckmann fünf typische Beziehungsmuster:

- Die vollständig symmetrische Beziehung (B=5): In diesen Beziehungen erzwinge ein hoher Außendruck die Symmetrie, wodurch beide Partner ein projektives Potential nach außen richten können nach dem Motto "Weil die Welt feindlich ist, müssen wir zusammenhalten."
- Die abgeschwächte Symmetrie (B=4): Dieses Beziehungsmuster ist beispielsweise in den Beziehungen angstneurotischer Männer anzutreffen.
- Negative Valenz im Selbstbild und positive Valenz im Fremdbild (B=3): Dieses Beziehungsmuster sei typisch für Ehen mit sexuellen Störungen ("Als ob der eine Partner um den anderen wirbt, der aber sich aus der Beziehung lösen möchte").
- Hohes Ausmaß an projektiven Identifikationen (B=2): Die projektiv-identifikatorische Verklammerung des Paares läßt keinen Raum mehr für andere Beziehungen. Dieses Beziehungsmuster wurde in den Partnerschaften depressiver Männer gefunden. Die Depressivität des Mannes als "soziale Unmöglichkeit" (mündliche Mitteilung von Beckmann) lasse die Frau ratlos werden, da depressive Ohnmachtsgefühle nach den Sozialstereotypien zur weiblichen Rolle gehören.

---

[8] Valenz ist nach Beckmann (1993) empirisch zu erfassen, indem pro Merkmalskombination aus den Randsummen die Abweichungen berechnet werden.

- Die abgeschwächte Asymmetrie (B=1): Diese wurde in Ehen festgestellt, in denen die Ehefrau an einer lebensbedrohlichen Krankheit litt und vermutlich projektiv gesteuerte Ablösungsprozesse stattfanden.
- Die asymmetrische Beziehung (B=0): Dieses Beziehungsmuster entspricht patriarchalischen Traditionen, nach denen der Status der Frau am besten gesichert wird, wenn sie in der Paarbeziehung die depressiv-ohnmächtige Position einnimmt. Folgerichtig findet sich dieses Beziehungsmuster vor allem bei Paaren mit einer an Depressionen erkrankten Frau.

Gerade im Hinblick auf die Gefahr interpersoneller Circuli vitiosi in Beziehungen mit einem depressiven Partner einerseits und wegen der möglichen kompensatorischen Funktion von Paarbeziehungen bei der Bewältigung depressiver Störungen andererseits sollen die Beziehungsmuster depressiv erkrankter PatientInnen mittels des von Beckmann entwickelten Ansatzes näher erforscht werden.

Die Kombination der eingesetzten idiographischen und nomothetischen Verfahren bei einer relativ großen, detailliert untersuchten Stichprobe, die – im Gegensatz zu vielen anderen empirischen Studien zur Persönlichkeit von PatientInnen mit affektiven Störungen – sämtliche Verlaufsformen affektiver Psychosen einbezieht, ermöglicht zum einen Aussagen über u. U. idealtypische Konstellationen und wird andererseits den Besonderheiten des Einzelfalles gerecht. So kann u.a. der Versuch unternommen werden, die mit der Repertory Grid-Technik erhobenen idiographischen Befunde mittels der Ergebnisse des Gießen-Test zu validieren. Ferner wird die Zuordnung hinsichtlich soziodemographischer Daten, Verlaufsparametern, katamnestischen Variablen und psychodynamisch relevanten (innere Objektwelt) wie auch interaktionell bedeutsamen Variablen (Paarbeziehungsstrukturen) möglich.

3.4
Untersuchungen mit dem Role Construct Repertory-Grid

3.4.1
Die Theorie der Persönlichen Konstrukte

In dieser Untersuchung wird nach einem methodischen Weg gesucht, der sowohl das Erleben und die Objektbeziehungswelt jedes einzelnen depressiven Patienten erschließt, als auch überindividuelle Gemeinsamkeiten erkennen läßt. Dabei ergibt sich zwangsläufig das Problem, eine geeignete Vergleichsebene zu finden, die nicht die wesentlichen Elemente der "einzigartigen", subjektiven Sichtweisen – als Kristallisation unterschiedlicher Lebensgeschichten – preisgibt. Als Methode die es ermöglicht, "die persönlichen Konstrukte" jedes einzelnen Patienten zu erfassen und statistisch auszuwerten bot sich das von Kelly (1955) entwickelte "Role Construct Repertory-Grid" an.

Kellys Theorie der Persönlichen Konstrukte läßt sich – wie Catina u. Schmitt (1993) betonen – als eine "Brücke zwischen verschiedenen theoretischen Strömungen" betrachten und ermöglicht die Überprüfung von Annahmen, die auf unterschiedlichem theoretischem Hintergrund (psychoanalytischen, lerntheoretischen und humanistischen Ansätzen) entwickelt worden sind.
Kelly formulierte folgendes Grundpostulat:

"Die psychologischen Prozesse eines Menschen werden durch die Art und Weise, in der er Ereignisse antizipiert, psychologisch vermittelt und geprägt" (Kelly 1955, S. 46).

So wie ein Wissenschaftler das Ziel habe, durch Vorhersagen und ihre Überprüfung an der Realität diese besser kontrollieren zu können, versuche jeder Mensch, den Verlauf der Ereignisse, an denen er beteiligt ist, vorherzusagen und zu kontrollieren. Er habe seine Theorien, prüfe seine Hypothesen und werte seine experimentellen Befunde aus. Somit sei jeder Mensch als Wissenschaftler anzusehen. Die Antizipation zukünftiger realer Ereignisse mit Hilfe realer Ereignisse in Vergangenheit und Gegenwart stellt das entscheidende motivationale Element innerhalb der Psychologie der persönlichen Konstrukte dar. Das Grundpostulat Kellys basiert auf der Auffassung, daß Menschen nicht nur reagieren, sondern aktiv sind, weil die Ursache ihres Verhaltens nicht außerhalb ihrer selbst, sondern in ihnen selbst, nämlich im Konstruktionsprozeß, zu finden sei. Der Mensch selbst sei als ein Prozeß aufzufassen, dessen Zweck es ist, sich selbst und seine Beziehungen zur Umwelt in einer Weise zu konstruieren, die ihnen Sinn und Bedeutung gibt. Dieser Prozeß wird durch die Art und Weise bestimmt, in der das Individuum sich selbst und die Beziehungsrealität mit Hilfe des Konstruktsystems antizipiert: Das Konstruktsystem des Menschen gestaltet in entscheidender Weise das Denken, Fühlen und Verhalten. Dadurch, daß ein antizipiertes Ereignis eintritt oder nicht, werden die errichteten Konstruktionen validiert bzw. invalidiert.[9]
Kelly zentrierte seine Theorie auf das Selbst und auf die Beziehungen des Selbst zu den anderen. Im Rahmen des Systems, das diese Beziehungen erfaßt, können Konstrukte unterschieden werden, die wichtig für die Kontinuität der Persönlichkeit sind und somit eine zentrale, übergeordnete Position haben. Andererseits existieren Konstrukte, die der konkreten Handlungsregulierung dienen und eine eher periphere Position einnehmen. *Kernkonstrukte* definieren das Selbst und ermöglichen die Aufrechterhaltung einer Selbstidentität. *Rollenkonstrukte* definieren die Beziehungen des Individuums zu anderen. Individuen werden sich in der Regel konform mit ihrer Kernstruktur verhalten und massiven Widerstand gegen

---

[9] Der konstruktive Alternativismus – die philosophische Grundlage von Kellys Theorie – beinhaltet, daß der Mensch fähig ist, sein Leben immer wieder neu zu konstruieren. Da seine Konstruktionen keine "wahre" Beschreibung der Realität darstellen, kann er alternative Sichtweisen entwickeln. Anhand von elf Hilfssätzen erklärte Kelly, wie die Persönlichkeit entsteht, organisiert ist und sich in Verbindung mit der Umwelt verhält (vgl. Catina u. Schmitt 1993), die den konstruktiven Alternativismus kritisch diskutieren.

Veränderungen der Kernkonstrukte leisten, da ihre Revidierung umfangreiche Veränderungen im gesamten Konstruktsystem impliziert (vgl. Hinkle 1965) und eine Bedrohung der Selbstidentität mit sich bringt.
Das gesamte Konstruktsystem als subjektive Theorie eines Menschen ist permanenter Überprüfung ausgesetzt. Dabei wirken *Validierungen* (Bestätigungen) von Hypothesen stabilisierend, während *Invalidierungen* (Nicht-Bestätigungen) verändernd wirken. Nach einer Invalidierung setzt ein Prozeß ein, der den Angemessenheitsbereich existierender Konstrukte erweitert oder neue Strukturen initiiert. Nach Kelly tritt dann eine Krise bzw. eine psychische Störung ein, wenn der Ablauf der "*Konstruktionskreisläufe*" (cycles of construction) zum Stillstand kommt und dadurch die nötige Revidierung des Systems verhindert wird. Diese Konstruktionskreisläufe betreffen sowohl Handlungsentscheidungen wie auch die kreative Entwicklung von neuen Konstruktionen in einem Prozeß sukzessiver "Auflockerungen" (losenings) und "Verfestigungen" (tightenings) des Konstruktsystems.[10]
Die Theorie der persönlichen Konstrukte ist als ein idiographisches Modell aufzufassen, das den einzelnen Menschen mit seinen subjektiven Erfahrungen in den Vordergrund der Betrachtung stellt. Nach der von Rychlak (1968) vorgeschlagenen Kategorisierung von Persönlichkeitstheorien läßt sie sich von anderen Theorien abgrenzen. Die Theorie der persönlichen Konstrukte ist eine überwiegend *idealistische Theorie*: Der Mensch erfindet seine Realität, die sich als subjektive Interpretation im Wahrnehmenden abbildet (demgegenüber ist die Realität für eine "realistische" Theorie unabhängig vom Wahrnehmenden existent). Sie versucht die subjektive Weltsicht des Menschen zu begreifen und einen *introspektiven Standpunkt* einzunehmen von dem aus sie ihre theoretischen Sätze aus der Sicht des Untersuchungsgegenstandes formuliert.
Catina u. Schmitt (1993) sehen keine grundsätzlichen Inkompatibilitäten, sondern ein eher komplementäres Verhältnis zwischen der Theorie der persönlichen Konstrukte und anderen modernen Persönlichkeitstheorien, unter anderem der Psychoanalyse. Die praktische Umsetzung von Kellys Gedanken sei allerdings von einem langanhaltenden, ineffektiven Streit um Termini belastet und verzerrt worden. Beide Persönlichkeitstheorien sind ganzheitlich und auf die individuelle Persönlichkeit gerichtet. Die evozierten Konstrukte können – wie die Äußerungen im Rahmen psychoanalytischer Psychotherapien – als verbale Repräsentanzen

---

10 Die Frage, wie sich das Konstruktsystem entwickeln oder verändern kann, ist im Hinblick auf die kognitiven Störungen der Depression von großer Bedeutung. Nach Kelly hängt die Veränderbarkeit des Konstruktsystems von der Durchlässigkeit der Konstrukte ab. Aufgrund der Undurchlässigkeit mancher Konstrukte können neue Erfahrungen in das System nicht integriert werden, andererseits können durchlässige Konstrukte unter Umständen das zielgerichtete Denken und Handeln erschweren. Catina u. Schmitt (1993) weisen darauf hin, daß es Konstrukte gibt, die einen sehr engen, rigiden Angemessenheitsbereich aufweisen und von der Person häufig benutzt werden, aber auch solche, die die Tendenz haben, einen zu breiten, undifferenzierten Angemessenheitsbereich zu entwickeln. Beide Formen können unter Umständen die allgemeine Funktionsfähigkeit des Systems behindern, "falls sie längere Zeit die Wahrnehmung der Realität bestimmen" (1993, S. 19).

innerer Vorgänge verstanden werden. Die Zentralität des Beziehungsaspektes zeichnet sowohl die neueren Entwicklungen der Psychoanalyse wie auch die Theorie der persönlichen Konstrukte aus.
Bannister u. Fransella beschreiben die Teilnahme am sozialen Prozeß als Bereitschaft, die Konstruktionsweise eines anderen auf das eigene Konstruktsystem zu beziehen, um sich in die fremde Perspektive hineinversetzen zu können:

"... zwischenmenschliche Interaktion durch die Art des Verstehens jeder Person durch die andere zustande kommt ... Umgekehrt bedeutet, andere Leute nicht verstehen zu können, das wir ihre Konstruktionen nicht konstruieren können. Wenn das der Fall ist, dann können wir zwar etwas auf sie gerichtet tun, aber wir können nicht in Beziehung zu ihnen treten" (1981, S. 21f.).[11]

Der fundamentale Unterschied zwischen der Theorie der persönlichen Konstrukte und der Psychoanalyse besteht jedoch darin, daß Kellys Theorie eine kognitive Theorie ist, die "einen phantasiereichen Versuch darstellt, Verhalten mit kognitiven Begriffen zu erklären ..." (Pervin 1981, S. 301). Ungeachtet der kritischen Bewertung der Theorie der persönlichen Konstrukte, der eine entwicklungspsychologische Fundierung fehlt und deren theoretische Basisannahmen bisher nur unzureichend empirisch überprüft worden sind, wird die Repertory Grid-Technik auch von Kritikern allgemein als "... deskriptives Produktmaß von beachtlicher Flexibilität ..., mit dem sich bestehende Konstruktsysteme ausgezeichnet abbilden lassen" (Bonarius et al. 1984, S. 136), bewertet.

3.4.2
Exkurs: Das Selbst in psychoanalytischer und konstruktpsychologischer Sicht

In dieser Untersuchung wird die Selbstwahrnehmung und die Selbstgefühlregulation depressiv Erkrankter mittes eines idiographischen und eines nomothetischen Verfahrens untersucht. Bei den im Rahmen der Operationalisierungsansätze benutzten Begriffe "Selbst", "Ich" und "Ideal-Selbst" ist ihr unterschiedlicher, wissenschaftlicher Kontext zu berücksichtigen. Aus diesem Grunde soll der psycho-

---

[11] Parallelen bestehen auch zu der von Uexküll u. Wesiack (1991) entwickelten Theorie der Humanmedizin, in der auf die Bedeutung der Beziehung zwischen Forscher und Objekt abgehoben wird: "Der Erkenntnisprozeß verläuft im wissenschaftlichen, wie auch im vorwissenschaftlichen Bereich stets über die Stufen der 'Wahrnehmung', 'Interpretation' und 'Realitätsprüfung'. Das was wir Wirklichkeit nennen, ist daher niemals eine objektive, sondern immer eine vom beobachtenden Subjekt interpretierte Wirklichkeit. Für jede Wissenschaft, ganz besonders aber für die Medizin, stellt sich die Frage, inwieweit der Forscher durch seine Theorien und Versuchsanordnungen das Objekt seiner Forschung beeinflußt und verändert. Das Problem der Beziehung wird zum zentralen Problem der medizinischen Forschung und der ärztlichen Praxis" (S. 92).

analytische und der konstruktpsychologische Selbstbegriff denjenigen der empirischen Persönlichkeitsforschung gegenüber gestellt werden.
Hartmann (1950) bemühte sich um eine Klärung des Narzißmus-Begriffes und traf eine Unterscheidung zwischen dem Ich als psychische Instanz und dem Selbst als der eigenen Person:

"Tatsächlich scheinen aber bei der Anwendung des Begriffes Narzißmus oft zwei verschiedene Gegensatzpaare in eins verschmolzen zu sein. Das eine bezieht sich auf das Selbst (die eigene Person) im Gegensatz zum Objekt, das andere auf das Ich (als ein psychologisches System) im Gegensatz zu den anderen Teilstrukturen der Persönlichkeit. Das Gegenteil von Objektbesetzung ist jedoch nicht Ich-Besetzung, sondern Besetzung der eigenen Person, heißt Selbst-Besetzung (self-cathexis). Mit dem Wort Selbst-Besetzung wollen wir nicht andeuten, wo diese Besetzung lokalisiert ist, im Es, im Ich oder im Über-Ich (...). Es trägt deshalb zur Klärung bei, wenn wir Narzißmus als Libido-Besetzung nicht des Ichs, sondern des Selbst definieren" (Hartmann 1950, S. 74).[12]

Unter dem Einfluß von Hartmann, Jacobson und Kohut entwickelte sich seit Mitte der 60er Jahre eine Psychologie des Selbst, die sich zentral mit den Schwankungen des Selbstwertgefühls befaßt. Die Entwicklung des Selbst im Zusammenhang mit der Befriedigung von Selbst-Objekt-Beziehungsbedürfnissen des Kindes wurde vor allem von Kohut herausgearbeitet (vgl. Kapitel 2.2).
In der empirischen Persönlichkeitsforschung werden Selbst und Ich häufig synonym gebraucht. Der Selbst-Begriff der zeitgenössischen Persönlichkeitsforschung betont vor allem die zeitstabile, überdauernde Struktur individueller Erfahrungen über die Besonderheit in der Beziehung eines Individuums zu seiner sozialen Umwelt. Unter dem Ich/Selbst wird

"... die Gesamtheit der Erlebnisinhalte und Verhaltensweisen verstanden, welche die eigene Person zum Gegenstand haben. Inhalte des Ichs sind daher die Wahrnehmung der eigenen Person (Selbstwahrnehmung, Selbstbild, Selbstkonzept) und

---

[12] Die Vorstellung des Konfliktes zwischen psychischen Substrukturen hat in der psychoanalytischen Neurosenlehre eine entscheidende Bedeutung. Die psychoanalytische Definition des Ichs wird von Laplanche u. Pontalis (1986) mit Hilfe der metapsychologischen Gesichtspunkte folgendermaßen zusammengefaßt: "Topisch gesehen ist das Ich ebenso von den Ansprüchen des Es abhängig wie von den Befehlen des Über-Ichs und den Forderungen der Realität. ... Dynamisch gesehen stellt das Ich in einem neurotischen Konflikt im besonderen Maße den Abwehrpol der Persönlichkeit dar; es verwendet eine Reihe von Abwehrmechanismen, die mit der Wahrnehmung eines unlustvollen Affekts begründet werden (Angstsignal). Ökonomisch gesehen erscheint das Ich als ein Bindungsfaktor der psychischen Vorgänge ..." (S. 184). Das Ich wird von der Psychoanalyse einerseits verstanden als Resultat von Identifizierungen, die zur Bildung eines vom Es besetzten Liebesobjekts im Inneren der Person führen, und andererseits im Zusammenhang mit der Entwicklung adaptiver Funktionen, die sich vom Es aus in Kontakt mit der äußeren Realität differenzieren.

die auf die eigene Person gerichteten Handlungstendenzen, Einstellungen und Gefühle" (Arnold et al. 1987, S. 953).

In der konstruktpsychologischen Sichtweise Kellys ist das Selbst integrierter Teil des Gesamtbildes der Person. Es läßt sich als ein bipolares Konstrukt auffassen, das sich aus der Wahrnehmung von Ähnlichkeiten und Unterschieden zwischen der eigenen Person und den anderen entwickelt. Dazu Kelly (1955, S. 131):

"Das Selbst ist, wenn im richtigen Kontext betrachtet, ein richtiges Konzept oder Konstrukt. Es bezieht sich auf eine Gruppe von Ereignissen, die sich in einer bestimmten Weise ähneln und hierdurch notwendigerweise verschieden sind von anderen Ereignissen. Das Selbst ist die Art und Weise, wie sich Ereignisse ähnlich sind. Somit wird das Selbst ein von anderen Individuen unterschiedenes Individuum".

Das Konzept "Selbstwertgefühl" besteht in einer psychoanalytischen Perspektive (vgl. Mertens 1981) aus dem Selbstvertrauen (Kompetenzgefühl, auf sich selbst vertrauen zu können), der Selbstachtung ("gesunder Ehrgeiz" und "zufrieden sein mit seinen Handlungen") und Selbstliebe (Kongruenz zwischen Real-Selbst, Ich-Ideal und Über-Ich). Letzteres entspricht, wie Bartholomew (1990, S. 50) feststellt, dem Konzept des Selbstwertgefühls in der Psychologie der persönlichen Konstrukte.

Die Begriffe Über-Ich/Ich-Ideal und Ideal-Ich/Selbst-Ideal wurden im Zuge der Entwicklung der Psychoanalyse in jeweils unterschiedlichem theoretischen Kontext entwickelt und angewendet. In "Zur Einführung des Narzißmus" (Freud 1914) bezeichnet der Ausdruck Ich-Ideal eine relativ autonome intrapsychische Bildung, die dem Ich als Bezugspunkt zur Beurteilung des effektiv Erreichten dient. Im Rahmen seiner zweiten Theorie des psychischen Apparates verstand Freud den Ausdruck Ich-Ideal als Instanz der Persönlichkeit, die aus der Konvergenz des Narzißmus (Idealisierung des Ichs) und den Identifizierungen mit dem Eltern, ihren Substituten und den kollektiven Idealen entsteht (vgl. Laplanche u. Pontalis 1986, S. 203). In "Das Ich und das Es" (Freud 1923) werden "Ich-Ideal" und "Über-Ich" synonym verstanden als dieselbe Instanz, die durch Identifizierung mit den Eltern im Zuge des Untergangs des Ödipus-Komplexes gebildet wird und sowohl die Funktionen des Verbots wie auch diejenigen der Idealbildung vereinigt. Schließlich erscheint das Über-Ich als eine verbindende Struktur, der Freud (1932) die Funktionen der Selbstbeobachtung, des Gewissens und der Idealfunktion zuschreibt. Aus der Spannung zwischen dem Ich und dem Über-Ich entsteht sowohl das Schuldgefühl wie auch das Minderwertigkeitsgefühl. Das Schuldgefühl steht dabei in Zusammenhang mit dem Gewissen, das Minderwertigkeitsgefühl mit dem Ich-Ideal.

Die überwiegende Anzahl psychoanalytischer Autoren unterscheidet zwischen Über-Ich und Ich-Ideal. Während das Ich-Ideal die Vorbildfunktionen verkörpert, wird das Über-Ich zur Kennzeichnung der Verbotsfunktionen verwendet (vgl.

Mertens 1981). Für Nunberg (1989) beispielsweise wird das Ich-Ideal nach dem Abbild der geliebten Objekte geformt, das Über-Ich hingegen nach dem der gefürchteten Objekte. Das Ich füge sich dem Über-Ich aus Angst vor Strafe, während es sich dem Ich-Ideal aus Liebe füge.

Vom Ich-Ideal kann das Ideal-Ich unterschieden werden, das als ein – nach dem Vorbild des infantilen Narzißmus geprägtes – Ideal narzißtischer Allmacht definiert wird. Während sich bei Freud eine begriffliche Unterscheidung zwischen Ideal-Ich und Ich-Ideal nicht findet, unterstreicht vor allem Nunberg (1959, S. 151), daß das Ideal-Ich eine genetisch vor dem Über-Ich erscheinende Bildung sei. Das Subjekt läßt im Laufe seiner Entwicklung dieses narzißtisch-grandiose Ideal hinter sich, kann aber unter bestimmten Umständen – z.B. bei psychotischen Dekompensationen, dorthin zurückkehren.

Das Ideal-Selbst bezeichnet in der Psychologie der persönlichen Konstrukte die Rolle "Ich wie ich gerne sein möchte". In diesem Kontext wird somit nicht zwischen den selbst- und objektbezogenen Anteilen des gewünschen Selbstbildes unterschieden, das sich in einer psychoanalytischen Perspektive sowohl aus der Identifikation mit den idealisierten Objekten (Ich-Ideal) wie auch aus den im Zuge der Entwicklung modifizierten narzißtisch-grandiosen Selbstanteilen gespeist wird.

Ähnlich wie die psychoanalytische Theorie der Objektbeziehungen, betrachtet Kellys Theorie der persönlichen Konstrukte die Persönlichkeit aus der Perspektive zwischenmenschlicher Beziehungen. Die Besinnung auf das Selbst in seinem sozialen Kontext macht die Entwicklung einer Perspektive möglich, in der sich die Theorie der Objektbeziehungen und die Psychologie der persönlichen Konstrukte in ihrer jeweiligen Sichtweise der psychischen Prozesse ergänzen können (vgl. Catina u. Schütz 1993, S. 86). Die Objektbeziehungstheorie läßt sich als eine Brücke zwischen der metaphorischen Sprache der orthodoxen Psychoanalyse und der kognitiven Theorie in der Psychologie verstehen, auf deren Grundlage eine empirisch überprüfbare Theorie mentaler Prozesse möglich ist (vgl. Schafer 1975).

3.4.3
Das Role Construct Repertory-Grid (Rep-Test)

Kelly hat auf der Grundlage der Theorie der persönlichen Konstrukte die Methode des Role Construct Repertory-Grid entwickelt, mit der das Konstruktsystem einer Person abgebildet werden kann: Die Repertory Grid-Technik, abgekürzt Rep Grid, ist ein idiographisches Verfahren, das auf dem Konzept von einem Konstruktsystem als geordnetem, mit mathematischen Begriffen erfaßbaren Geflecht basiert. Die Konstrukte werden gewonnen, indem die Gegenstände, auf die sich das Konstruieren bezieht (z.B. Personen), den ProbandInnen als Bestandteile einer zu lösenden Diskriminationsaufgabe vorgelegt werden. Bei der in der vorliegenden Untersuchung angewandten Triaden-Methode werden den *PatientInnen* drei Elemente (Personen) vorgegeben (vgl. Anhang). Indem die PatientInnen Ähnlichkeiten oder Unterschiede benennen, geben sie Auskunft über die Konstrukte, mit Hilfe derer sie die Objektwelt erfassen. Bei der sogenannten Minimum-Kontext-Card-Form sollen die ProbandInnen entscheiden, durch welche Eigenschaft zwei der drei Elemente sich ähneln und dadurch vom dritten unterscheiden. Danach wird die das Gegenteil der gefundenen Eigenschaft erfragt. Letzteres stellt den Kontrastpol des Konstrukts dar (im Gegensatz zum Erscheinungspol).[13]

In einem weiteren Schritt beurteilen die ProbandInnen die Elemente (Personen) hinsichtlich der Konstrukte. Diese Einschätzung bzw. die Beantwortung der Frage, ob und in welchem Ausmaß Konstrukte und Elemente zueinander passen, wird mittels der Verwendung einer Bewertungsskala von 1 bis 6 durchgeführt. Auf diesem Wege entsteht eine vollständige, zweidimensionale Matrix von Konstrukt-Element-Verknüpfungen (die nach dem englischen Wort für Raster oder Gitter als Grid bezeichnet wird). Die Eignung der Repertory-Grid-Technik als Forschungsinstrument beruht vor allem auf der Möglichkeit, Konstruktsysteme durch die Analyse dieser Matrix zu untersuchen. Die Erforschung der Konstruktsysteme depressiver Patienten kann sich auf formale oder inhaltiche Merkmale beziehen. Sie bedient sich vor allem faktorenanalytischer (Hauptkomponenten-Analyse) und Cluster-analytischer Methoden (vgl. Raethel 1993).

Mit der Möglichkeit, idiosynkratische Konstrukte zu erheben und darüber hinaus das Individuum im Vergleich zu anderen betrachten, steht die Anwendung der Rep Grid-Technik im Spannungsfeld von idiographischer Untersuchung des Besonderen und der nomothetischen Benennung des Regelmäßigen. Die damit verbundene Hoffnung auf Objektivierung (im Sinne von intersubjektiver Kommunizierbarkeit) idiosynkratischer Phänomene macht – wie Scheer (1993, S. 25) zu Recht betont – zweifellos den Reiz des Verfahrens aus.

Slater (1976) begann 1964 auf der Grundlage der Hauptkomponenten-Analyse ein Computerprogramm (INGRID) zur individuellen Auswertung von Rep Grids zu entwickeln. In der vorliegenden Untersuchung wurden die Rep Grids mit dem INGRID-72-Programm (Slater 1972) in der Version von Ernst (1990) ausgewertet. Zum besseren Verständnis der untersuchten Grid-Parameter und der Grid-Befunde sollen die Prozeduren dieses Programms im folgenden erläutert werden. Slater (1969) schlug als erster vor, die Interaktionen zwischen Elementen und Konstrukten mit Hilfe der Hauptkomponenten-Analyse (Principal Components Analysis, PCA) zu quantifizieren. Er stellt dazu fest:

"Man kann davon ausgehen, das ein Grid bestimmte Eigenschaften besitzt: daß die darin enthaltene Varianz durch Konstrukt-Element-Interaktionen bedingt ist; daß eine Spalte eine Verteilung von Konstrukten im Elementenraum definiert und eine Zeile die Verteilung der Elemente im Konstruktraum; daß die Gesamtvarianz auf eine begrenzte Zahl von unabhängigen Komponenten beschränkt ist, die anhand ihrer Größenordnung von Größten bis Kleinsten geordnet werden können;

---

[13] Eine Übersicht und Darstellung der verschiedenen Grid-Entwicklungen geben Fransella u. Bannister (1977).

daß jede Komponente sowohl eine Achse im Elementenraum als auch im Konstruktraum darstellt. Von diesen Eigenschaften ausgehend kann eine systematische, erschöpfende Analyse durchgeführt werden" (1969, S. 1288).

Die Umrechnung der ursprünglichen Zahlen in der Matrix liefert für die Elemente und die Konstrukte neue Koordinaten auf sogenannten "Hauptachsen". Diese neuen Achsen lassen sich als grundlegende Dimensionen des "kognitiven Ähnlichkeitsraumes" verstehen. Gleichzeitig können sie als mathematisches Hilfsmittel, das zunächst keine eigenständige Bedeutung hat, herangezogen werden, um ein Bild des wechselseitigen Zusammenhangs der Urteile zu erzeugen (vgl. Raeithel 1993). Die wechselseitige Bezogenheit von Elementen und Konstrukten läßt sich schließlich in einem zweidimensionalen Diagramm lagegetreu und anschaulich visualisieren.[14]

Ziel der Hauptkomponenten-Analyse ist es, die Menge der Konstrukte und die im Grid enthaltene Information über das Konstruktsystem auf möglichst wenige voneinander unabhängige Faktoren (bzw. "Komponenten") zu reduzieren, die durch miteinander korrelierende Konstrukte bestimmt sind. Die Komponenten sind dabei als die Dimensionen anzusehen, mit denen der Patient sich und seine Welt beurteilt.

Anhand eines Fallbeispiels soll die Analyse der mit der Grid-Technik gewonnenen idiographischen Daten demonstriert werden.

Fallbeispiel: Frau L.

Frau L. erkrankte im Alter von 31 Jahren wenige Wochen nach dem Tode ihres Vaters erstmalig an einer Depression, die mit einem Schuldwahn verknüpft war. Die Patientin unternahm einen Suizidversuch und mußte stationär behandelt werden. Nach Abklingen der depressiven Verstimmung setzte sie engagiert ihre berufliche Tätigkeit fort. An ihrem Arbeitsplatz galt sie als überaus verläßlich und pedantisch. Nachdem eine Mastopathie diagnostiziert worden war, traten schließlich kanzerophobische Ängste auf. Diese waren im weiteren erneut mit einem Schuldwahn verknüpft, durch eigenes Fehlverhalten ihrem Arbeitgeber geschadet zu haben. Frau L. wurde während ihrer zweiten depressiven Phase (im Alter von 33 Jahren) erneut thymoleptisch behandelt. Die depressive Phase endete, "als ob jemand das Licht angeschaltet hat". Die im Anschluß an die zweite depressive

---

[14] Die von den Probanden ähnlich wahrgenommenen Personen liegen räumlich nahe bei einander. Dabei ist der Winkel gemeint, den die zwei Punkte mit dem Nullpunkt bilden: Ein kleiner Winkel deutet auf große Ähnlichkeit, ein Winkel um 180° auf ausgesprochene Gegensätzlichkeit und ein annähernd rechter Winkel besagt, daß zwei Elemente ebenso viele gleichgerichtete wie entgegengesetzte Merkmale haben (also weder ähnlich noch gegensätzlich sind). Als Faustregel kann gelten, daß ein großer Abstand vom neutralen Nullpunkt die Eindeutigkeit bzw. Wichtigkeit der Personen bzw. Konstrukte signalisiert. Elemente und Konstrukte, die in der Nähe des Nullpunktes lokalisiert sind, werden – aufgrund der hohen Irrtumswahrscheinlichkeit in diesem Bereich – als indifferent betrachtet.

Phase – u.a. wegen des unerfüllten Kinderwunsches der Patientin – begonnene Psychotherapie zeigte sehr bald den Loyalitätskonflikt, in dem Frau L. gefangen war. Sie verbot sich jegliche Kritik an ihrer verschlossenen, erschöpften Mutter, die sie einerseits eng an sich gebunden hatte (die Patientin war das "Nesthäkchen" der Familie), bei der sie andererseits keine echte Resonanz erleben konnte und die ihr indirekt ihre Wertlosigkeit signalisiert hatte.
Im ersten Jahr der Behandlung schilderte Frau L. unaufhörlich in konkretistischer Weise den Ablauf ihres Alltags in allen Details bei gleichzeitiger ständiger Anpassung an Schablonen und Beschäftigung mit Äußerem. Leeregefühle, ein insgesamt negatives Selbstbild und die Schwierigkeit der Patientin, einen Zugang zu ihren Phantasien zu finden, und die Monotonie der Stunden machten die Gegenübertragung schwer erträglich. Dieser Zustand der Versteinerung, Entleerung und Langeweile induzierte im Therapeuten den Wunsch, sich über Affekte und Phantasien selbst zu konstituieren. Der Therapeut entdeckte bei sich Impulse, die Patientin tatsächlich verurteilen zu müssen! Nachdem sich eine stabile therapeutische Beziehung entwickelt hatte, lockerte sich die autoaggressive, zwanghaft-kontrollierende Abwehr der Patientin. Über Metaphorisierungen wurde das oftmals quälende, mit körperlichen Beschwerden verbundene Erleben der Patientin aufgehoben. Es wurde nun deutlich, wie eng ihr Wunsch, sich beim anderen anlehnen zu können und vom anderen akzeptiert zu werden, mit der Tendenz verbunden war, über sadomasochistische Beziehungsmuster schuldig gesprochen zu werden (Über-Ich-Übertragung). Frau L. entschlüsselte den biographischen Gehalt und die symbolische Bedeutung der Auslösesituationen: Sie empfand ihre Abhängigkeit (z.B. von ihrem pedantischen Chef, dessen Anerkennung Voraussetzung ihres Selbstwertgefühls war) wie eine "Zwangsjacke der Liebe". Ihre gewachsene Fähigkeit, sich von ihren rigiden Introjekten zu trennen und diese zu assimilieren, trug schließlich zu einem veränderten Umgang der Patientin mit ihren zeitweilig noch auftretenden affektiven Schwankungen, zu größerem Selbstvertrauen und nachhaltiger Stabilität bei.
Frau L. entwickelte auf der Grundlage der triadischen Methode 14 bipolare Konstrukte (vgl. Anhang). Bereits die Erhebungsphase förderte wesentliche Informationen zutage. Es fiel der Patientin schwer, sich festzulegen, sich selbst und die wichtigsten Bezugspersonen zu charakterisieren. Bei dem vorgegebenen ersten Triadenvergleich (Mutter, Vater, Selbst) gab sie schließlich an, es bestehe eine Übereinstimmung zwischen ihr und der Mutter hinsichtlich der ausgeprägten Tendenz, sich unterzuordnen. Demgegenüber sei es dem Vater eher gelungen, sein Recht durchzusetzen. Beim Vergleich von Mutter, Vater und normativem Selbst zeigte sich, daß Frau L. sich selbst ebenfalls ähnlich wie ihre Mutter einschätzte: "Wir beide müssen sehr selbstkritisch und streng gegenüber uns sein."
Die ambivalente Nähe zur Schwiegermutter, unter deren kritischen Bemerkungen sie oft gelitten hatte, wurde deutlich, als die Patientin zu ihrer eigenen Überraschung schließlich herausfindet, die Empfindsamkeit in der Depression ("Ich in der Depression") sei auch ein wesentliches Charakteristikum der Schwiegermutter. "Ewas gelassen auf sich zukommen lassen zu können", ohne sich ängstlich

3 Methodische Zugangswege   63

unterordnen zu müssen: diese Eigenschaften kennzeichnen für die Patientin die anderen, z.B. ihre Schwester oder den Vater. Während sie selbst oft "Angst im Hinterkopf" hat, ist ihr Idealselbst wie auch der Ehemann durch Angstfreiheit charakterisiert.

Tab. 7:   Grid-Originaldaten (Frau L.; Diagnose: Monopolare Depression)

	Selbst	Ideal-Selbst	Ich, wie ich sein muß	Schwester	Therapeut	Chef	Mutter	Vater	Ehemann	Schwiegermutter/viele Konflikte	Gut verstanden von	Ich, wie mich die Mutter sieht	Ich, wie mich der Vater sah	Ich in der Depression	Ich mit guter Stimmung	
Unterordnen	4	5	1	5	4	6	1	6	5	5	3	5	2	1	6	Sein Recht durchsetzen
Zufrieden	5	2	2	3	2	2	1	3	5	3	3	4	3	5	2	Unzufrieden
Selbstkritisch	3	6	2	5	5	2	6	3	3	3	2	4	4	1	5	Sich nehmen wie man ist
Empfindlich	5	6	2	5	3	3	3	3	5	1	2	5	5	1	4	Gelassen
Zuhören können	4	3	2	5	1	1	3	5	3	4	1	3	3	2	5	Mit einem Ohr hinhören
Auf sich zukommen lassen	6	6	3	1	6	6	1	6	6	6	3	6	5	1	6	Nicht locker
Angstfrei	5	2	5	3	2	4	4	5	6	5	5	3	3	6	2	Ängstlich
Eigene Meinung sagen	2	3	6	3	3	1	6	1	5	2	6	2	4	6	2	Zurückhaltend
Dominant	4	3	6	4	3	1	6	1	5	2	6	2	5	5	2	Unauffällig
Selbstbewußt	3	3	5	5	2	2	6	2	4	3	5	3	3	6	2	Unsicher
Ordentlich	2	3	1	3	2	1	3	5	3	2	2	2	3	3	3	Chaotisch
Pflichtbewußt	2	2	1	1	2	1	2	2	2	2	4	2	2	1	3	Verantwortungslos
Hilfsbereit	2	2	3	1	2	1	2	2	3	2	2	2	2	2	2	Egoistisch
Gefühlsbetont	2	2	6	4	2	2	4	5	1	1	1	4	4	4	3	Vernunftbetont

Sie selbst hält sich für zurückhaltend und scheu (Konstrukt 8), meint aber, daß ihre Mutter sie für sehr durchsetzungsfähig ansieht ("Die eigene Meinung sagen können"). Dies gelinge ihr jedoch entgegen der Einschätzung der Mutter nur, wenn sie nach Abklingen der schweren Depressionen einige Tage lang "etwas überschwenglich" sei und sich gut fühle. Dominantes Verhalten verbindet nach Auffassung der Patientin ihren Vater und ihren Chef; der Konstrastpol "Unauffällig, eine von vielen" kennzeichne hingegen das Bild, das ihr Vater von ihr gehabt habe.
Die Hauptkomponentenanalyse (vgl. Tab. 8) ergibt, daß die Ladungen der Elemente und Konstrukte auf den beiden ersten Hauptkomponenten etwa 70 % der gesamten Varianz aufklären; ein dritter Faktor trägt mit etwa 11 % zur Varianzaufklärung bei. Auch bei dieser Patientin ist – wie bei den am Ende des Kapitels 4 dargestellten Fallbeispielen – das "Ich in der Depression" das Element mit der höchsten Varianzaufklärung (13.38 % der Gesamtvarianz). Die "Mutter" klärt

11.27 % der Gesamtvarianz auf, das "Ich, wie ich sein muß" trägt mit 10.36 % zur Varianzaufklärung bei.

Abb. 2 stellt die Ergebnisse der Hauptkomponentenanalyse graphisch dar. Auf der ersten Dimension finden sich links Eigenschaften, die – so kann postuliert werden – mit Unterwürfigkeit verbunden sind (zurückhaltend, sich unterordnen, unauffällig). Die nähere Befragung der Patientin hinsichtlich des Konstruktpaares "auf sich zukommen lassen – nicht locker lassen" ergab, daß Frau L. die Fähigkeit, etwas auf sich zukommen lassen zu können, mit dem Gefühl von passivem Ausgeliefertsein verbindet. Mit diesen Eigenschaften charakterisiert die Patientin insbesondere das "Ich in der Depression", die Mutter und das normative Selbst. Auch die im übrigen als besser abgegrenzt beschriebene Vertrauensperson wird im wesentlichen durch diese als "Unterwürfigkeit" definierte Dimension charakterisiert.

Tab. 8: Hauptkomponentenanalyse (Frau L.)

Faktor	Spur	in Prozent
1	213.9897	48.27
2	73.1148	16.49
3	47.6520	10.75

Ladungen Elemente

	Faktor 1	Faktor 2	Faktor 3	Varianz %	
⓿	1.7	-1.3	-0.2	3.29	Selbst
❶	3.0	2.7	-2.1	5.05	Ideal-Selbst
❷	-5.8	-0.4	0.8	10.36	Ich, wie ich sein muß
❸	-0.8	3.7	2.2	6.34	Schwester
❹	2.0	0.4	0.8	4.04	Therapeut
❺	3.9	-2.8	-0.2	7.95	Chef
❻	-5.7	3.7	-0.3	11.27	Mutter
❼	4.1	-0.6	4.0	8.55	Vater
❽	-0.2	-1.9	-1.7	5.26	Ehemann
❾	2.4	-2.8	0.5	4.88	Schwiegermutter/viele Konflikte
❿	-4.3	-2.2	-2.5	8.01	Gut verstanden von
⓫	3.0	0.5	0.4	3.20	Ich, wie mich die Mutter sieht
⓬	-0.8	1.7	-0.8	2.46	Ich, wie mich der Vater sah
⓭	-6.8	-2.4	2.1	13.38	Ich in der Depression
⓮	4.4	1.9	0.3	5.96	Ich mit guter Stimmung

Ladungen Konstrukte

	Faktor 1	Faktor 2	Faktor 3	Varianz %	
A	6.4	-0.6	0.6	11.04	Unterordnen - Sein Recht durchsetzen
B	-0.3	-2.3	0.8	4.96	Zufrieden - Unzufrieden
C	1.7	5.1	-1.5	7.58	Selbstkritisch - Sich nehmen wie man ist
D	2.6	3.3	-1.4	8.06	Empfindlich - Gelassen
E	2.0	2.1	3.0	6.32	Zuhören können - Mit einem Ohr hinhören
F	6.7	-2.2	-2.1	13.92	Auf sich zukommen lassen - Nicht locker
G	-2.5	-3.7	1.6	6.32	Angstfrei - Ängstlich
H	-6.6	0.3	-1.8	11.22	Eigene Meinung sagen - Zurückhaltend
I	-6.0	0.9	-1.9	10.23	Dominant - Unauffällig
J	-5.0	0.6	0.5	6.68	Selbstbewußt - Unsicher
K	0.5	1.3	1.6	3.10	Ordentlich - Chaotisch
L	0.4	-0.1	-1.4	2.02	Pflichtbewußt - Verantwortungslos
M	-0.6	-0.4	-0.4	0.90	Hilfsbereit - Egoistisch
N	-1.8	2.3	3.8	7.67	Gefühlsbetont - Vernunftbetont

Abb. 2 stellt die Ergebnisse der Hauptkomponentenanalyse graphisch dar. Auf der ersten Dimension finden sich links Eigenschaften, die – so kann postuliert werden – mit Unterwürfigkeit verbunden sind (zurückhaltend, sich unterordnen, unauffällig). Die nähere Befragung der Patientin hinsichtlich des Konstruktpaares "auf sich zukommen lassen – nicht locker lassen" ergab, daß Frau L. die Fähigkeit, etwas auf sich zukommen lassen zu können, mit dem Gefühl von passivem Ausgeliefertsein verbindet.

66 Selbstbild und Objektbeziehungen bei Depressionen

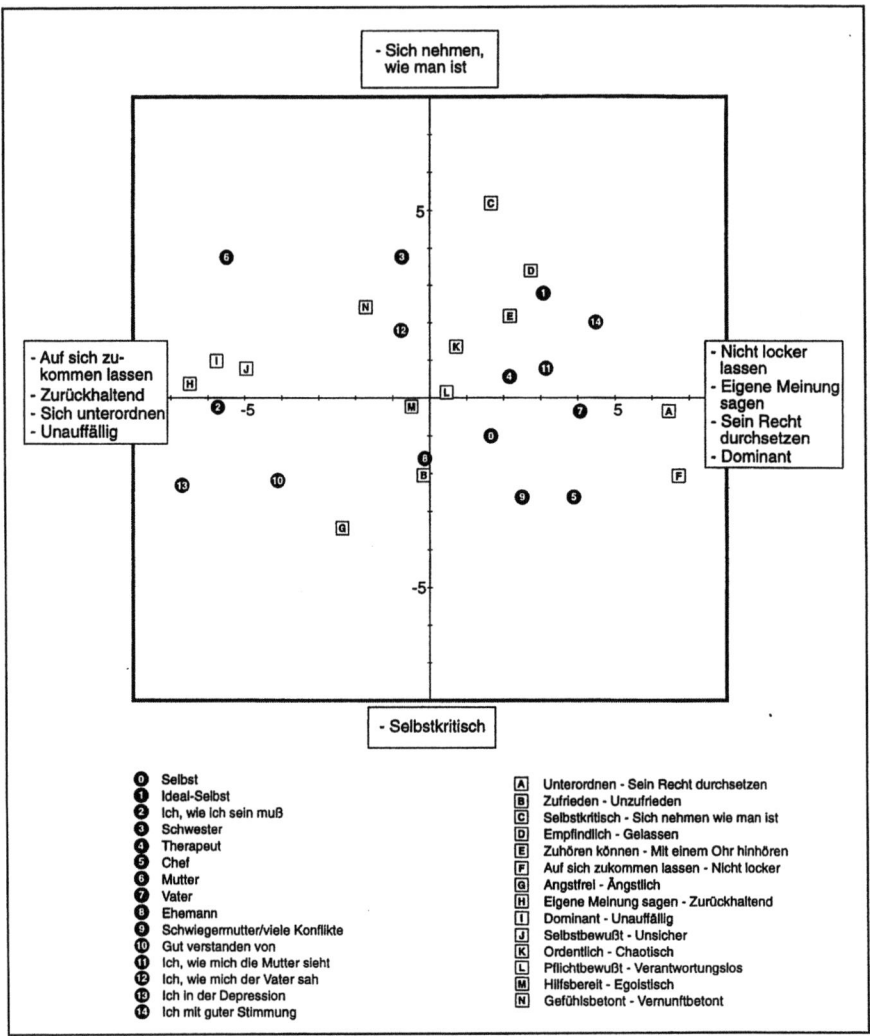

Abb. 2: Grid-Biplot einer depressiven Patientin (Frau L.)

Mit diesen Eigenschaften charakterisiert die Patientin insbesondere das "Ich in der Depression", die Mutter und das normative Selbst. Auch die im übrigen als besser abgegrenzt beschriebene Vertrauensperson wird im wesentlichen durch diese als "Unterwürfigkeit" definierte Dimension charakterisiert.

Die Eigenschaften des Kontrastpols beziehen sich vor allem auf Durchsetzungsfähigkeit und Dominanz (nicht locker lassen, seine eigene Meinung sagen, sein Recht durchsetzen, dominant). Diese Eigenschaften kennzeichnen vor allem das

"Ich mit guter Stimmung", den Vater und den Chef. Der Dichotomisierung von Unterwürfigkeit und Dominanz entspricht die Polarisierung von mütterlicher und väterlicher Welt: Die "mütterliche Welt" der Patientin wird durch Pflichtbewußtsein, einen zurückhaltend-unauffälligem Umgang mit den eigenen Wünschen und Gefühlen und durch depressives Erleben gekennzeichnet. Die "väterliche Welt" der Patientin ist hingegen mit ihren Idealvorstellungen mutiger Offenheit verbunden.
Auf der zweiten Persönlichkeitsdimension dominiert der Gegensatz zwischen der Fähigkeit, "sich zu nehmen, wie man ist" und der Tendenz zu einer skrupulösen Form der Selbstkritik. Lediglich das Ideal der Patientin kommt dem Wunsch nach einem gelassenen Umgang mit der eigenen Persönlichkeit nach. Während der Vater auf der ersten Persönlichkeitsdimension weitgehend den Idealvorstellungen der Patientin entspricht, hält Frau L. in dieser Hinsicht eher ihre Mutter für fähig, "sich so zu nehmen, wie sie ist".
Die dritte Persönlichkeitsdimension erfaßt den Gegensatz zwischen Gefühl und Vernunft. Während Frau L. sich selbst, ihr Ideal und wichtige Bezugspersonen (Ehemann, Konflikt- und Vertrauensperson) als gefühlsbetont beschreibt, erlebt sie sich selbst in der Depression und ihre beiden Eltern als eher vernunftsbetont (vgl. Tab. 9). Gerade vor dem Hintergrund der Polarisierung von väterlicher und mütterlicher Welt im Erleben der Patientin lassen sich diese Ergebnisse als Hinweis auf eine ausgeprägte Schwierigkeit verstehen, in der Begegnung mit beiden Eltern Affekte mit dem Selbst zu verknüpfen und zu integrieren.

3.4.3.1 Varianz

Für den Vergleich von mehreren Rep Grids und von unterschiedlichen Stichproben können die üblichen statistischen Maße herangezogen werden. So kann die Varianz oder die Standardabweichung aller Eintragungen im Grid als Index für die Extremität des Urteils eines Probanden aufgefaßt werden.[15]
Für jedes Konstrukt wird die Summe der Abweichungsquadrate vom Konstruktmittelwert berechnet. Die Gesamtvarianz (V) ergibt sich aus der Summierung der Varianzen für alle Konstrukte. Der Anteil jedes Konstrukts an der Gesamtvarianz wird in Prozenten wiedergegeben. Die unterschiedliche prozentuale Varianz der Konstrukte deutet darauf hin, daß die Breite der Beurteilungsskala durch den Probanden nicht ausgenutzt wurde. Die Konstrukte mit hohen Varianzen sind am ehesten geeignet, zwischen den Elementen zu unterscheiden.

---

15 Raeithel (1993, S. 66f.) weist darauf hin, daß das arithmetische Mittel aller Eintragungen nur dann sinnvoll verwendet werden kann, wenn zuvor eine evaluativ richtige Polung hergestellt wurde. Es zeigt dann das Ausmaß an überwiegend positiven oder negativen Urteilen an.

Tab. 9: Konstruktion der Elemente (Frau L.; Diagnose: Monopolare Depression)

⓿ Selbst	❶ Ideal-Selbst	❷ Ich, wie ich sein muß	❸ Schwester
A Sein Recht durchsetzen	A Sein Recht durchsetzen	A Unterordnen	A Sein Recht durchsetzen
B Unzufrieden	B Zufrieden	B Zufrieden	B Zufrieden
C Selbstkritisch	C Sich nehmen wie man ist	C Selbstkritisch	C Sich nehmen wie man ist
D Gelassen	D Gelassen	D Empfindlich	D Gelassen
E Mit einem Ohr hinhören	E Zuhören können	E Zuhören können	E Mit einem Ohr hinhören
F Nicht locker	F Nicht locker	F Auf sich zukommen lassen	F Auf sich zukommen lassen
G Ängstlich	G Angstfrei	G Ängstlich	G Angstfrei
H Eigene Meinung sagen	H Eigene Meinung sagen	H Zurückhaltend	H Eigene Meinung sagen
I Unauffällig	I Dominant	I Unauffällig	I Unauffällig
J Selbstbewußt	J Selbstbewußt	J Unsicher	J Unsicher
K Ordentlich	K Ordentlich	K Ordentlich	K Ordentlich
L Pflichtbewußt	L Pflichtbewußt	L Pflichtbewußt	L Pflichtbewußt
M Hilfsbereit	M Hilfsbereit	M Hilfsbereit	M Hilfsbereit
N Gefühlsbetont	N Gefühlsbeton	N Vernunftbetont	N Vernunftbetont

❹ Therapeut	❺ Chef	❻ Mutter	❼ Vater
A Sein Recht durchsetzen	A Sein Recht durchsetzen	A Unterordnen	A Sein Recht durchsetzen
B Zufrieden	B Zufrieden	B Zufrieden	B Zufrieden
C Sich nehmen wie man ist	C Selbstkritisch	C Sich nehmen wie man ist	C Selbstkritisch
D Empfindlich	D Empfindlich	D Empfindlich	D Empfindlich
E Zuhören können	E Zuhören können	E Zuhören können	E Mit einem Ohr hinhören
F Nicht locker	F Nicht locker	F Auf sich zukommen lassen	F Nicht locker
G Angstfrei	G Ängstlich	G Ängstlich	G Ängstlich
H Eigene Meinung sagen	H Eigene Meinung sagen	H Zurückhaltend	H Eigene Meinung sagen
I Dominant	I Dominant	I Unauffällig	I Dominant
J Selbstbewußt	J Selbstbewußt	J Unsicher	J Selbstbewußt
K Ordentlich	K Ordentlich	K Ordentlich	K Chaotisch
L Pflichtbewußt	L Pflichtbewußt	L Pflichtbewußt	L Pflichtbewußt
M Hilfsbereit	M Hilfsbereit	M Hilfsbereit	M Hilfsbereit
N Gefühlsbetont	N Gefühlsbetont	N Vernunftbetont	N Vernunftbetont

❽ Ehemann	❾ Schwiegermutter/viele Konflikte	❿ E./ Gut verstanden von	⓫ Ich, wie mich die Mutter sieht
A Sein Recht durchsetzen	A Sein Recht durchsetzen	A Unterordnen	A Sein Recht durchsetzen
B Unzufrieden	B Zufrieden	B Zufrieden	B Unzufrieden
C Selbstkritisch	C Selbstkritisch	C Selbstkritisch	C Sich nehmen wie man ist
D Gelassen	D Empfindlich	D Empfindlich	D Gelassen
E Zuhören können	E Mit einem Ohr hinhören	E Zuhören können	E Zuhören können
F Nicht locker	F Nicht locker	F Auf sich zukommen lassen	F Nicht locker
G Ängstlich	G Ängstlich	G Ängstlich	G Angstfrei
H Zurückhaltend	H Eigene Meinung sagen	H Zurückhaltend	H Eigene Meinung sagen
I Unauffällig	I Dominant	I Unauffällig	I Dominant
J Unsicher	J Selbstbewußt	J Unsicher	J Selbstbewußt
K Ordentlich	K Ordentlich	K Ordentlich	K Ordentlich
L Pflichtbewußt	L Pflichtbewußt	L Verantwortungslos	L Pflichtbewußt
M Hilfsbereit	M Hilfsbereit	M Hilfsbereit	M Hilfsbereit
N Gefühlsbetont	N Gefühlsbetont	N Gefühlsbetont	N Vernunftbetont

⓬ Ich, wie mich der Vater sah	⓭ Ich in der Depression	⓮ Ich mit guter Stimmung
A Unterordnen	A Unterordnen	A Sein Recht durchsetzen
B Zufrieden	B Unzufrieden	B Zufrieden
C Sich nehmen wie man ist	C Selbstkritisch	C Sich nehmen wie man ist
D Gelassen	D Empfindlich	D Gelassen
E Zuhören können	E Zuhören können	E Mit einem Ohr hinhören
F Nicht locker	F Auf sich zukommen lassen	F Nicht locker
G Angstfrei	G Ängstlich	G Angstfrei
H Zurückhaltend	H Zurückhaltend	H Eigene Meinung sagen
I Unauffällig	I Unauffällig	I Dominant
J Selbstbewußt	J Unsicher	J Selbstbewußt
K Ordentlich	K Ordentlich	K Ordentlich
L Pflichtbewußt	L Pflichtbewußt	L Pflichtbewußt
M Hilfsbereit	M Hilfsbereit	M Hilfsbereit
N Vernunftbetont	N Vernunftbetont	N Gefühlsbetont

Tragen Konstrukte nur in einem sehr begrenzten Umfang zur Aufklärung der Gesamtvarianz bei, so weist dies auf eine fehlende bzw. gröbere Diskriminierungsfähigkeit des Konstruktes hin. Die prozentuale Varianz der Elemente wird nach demselben Prinzip berechnet. Eine niedrige prozentuale Varianz eines Elements impliziert, daß die Haltung des Probanden gegenüber dem Element eher indifferent ist, während ein Element umso wichtiger zu sein scheint, je höher seine Varianz ist.

Raeithel (1993, S. 61) schlug vor, die "Salienz" (Intensität, Eindeutigkeit, Bedeutung) eines Konstruktes durch ein Maß wiederzugeben, das die Streuung der Skalenwerte um die neutrale Null anzeigt. Je größer diese Streuung ist, umso klarer hat der Proband auf dieser Polarität zwischen den Elementen unterschieden. Als Maß für die Salienz bietet sich die Wurzel aus der Summe der Quadrate aller Einträge in einer Matrixzeile an. Dieses Salienzmaß ist direkt mit der Variationsgröße aus der Grid-Hauptkomponentenanalyse verbunden (Salienz = W/V). Analog kann die Salienz jedes Elementes berechnet werden. Je größer die Salienz eines Elementes ist, umso bedeutender ist das jeweilige Element im Kontext der anderen.

3.4.3.2
Distanzmaße

Die Distanzmaße geben Aufschluß über die Ähnlichkeit zwischen zwei und mehreren Elementen. Rechnerisch läßt sich die euklidische Distanz bestimmen als die Salienz der Differenz zwischen zwei Elementen (Wurzel aus der Summe der quadrierten Differenzen; vgl. Raeithel 1993, S. 63).[16]

Der Abstand zweier Elemente voneinander gibt an, wie ähnlich oder unähnlich zwei Elemente von einer Person wahrgenommen werden. Bei einem Wert 0 werden beide Elemente identisch konstruiert, während die größte Unähnlichkeit zweier Elemente durch den Wert 2 repräsentiert wird. Bei 1 liegt der Mittelwert, d.h. daß diese Elemente weder besonders ähnlich noch besonders unähnlich konstruiert werden, somit als "indifferent" bezeichnet werden können.[17]

Die Untersuchung der Elementabstände kann dazu herangezogen werden, das Verhältnis des Selbst zu seinen signifikanten Objekten zu erfassen, das Verhältnis

---

[16] Die Berechnung der Elementabstände geschieht meistens unter Verwendung des Computerprogrammes INGRID-72 von Slater (1972, 1977). Der so berechnete Distanzwert ist abhängig von der Anzahl der Konstrukte wie auch der Spannweite des Ratings. Um den Distanzwert davon unabhängig zu machen, wird eine Standardisierung mit der "unit of expected distance" (vgl. Slater 1972, S. 7; 1977, S. 94) durchgeführt. Hierbei wird die berechnete euklidische Distanz zwischen zwei Elementen durch den erwarteten Abstand (unit of expected distance) dividiert.

[17] Die nach Slater berechneten Abstände variieren theoretisch zwischen 0 und maximal n-1 (n = Anzahl der Elemente), wobei in der Praxis der höchste Abstand selten >2 ist: Bei 559 ausgewerteten Grids (60.000 errechnete Abstände) hatten 99.78% der Elemente Abstände <2, bzw. 99.99% der Elemente hatten Abstände <2.4 (vgl. Slater 1972).

von Nähe und Ferne der Elemente und die Determinanten des Selbstwertgefühls in ihrer Beziehung zu den wichtigen anderen zu operationalisieren. So beruht auch das weiter unten beschriebene Selbst-Identitäts-System auf der Berechnung der Distanzen zwischen Selbst, Ideal-Selbst und weiteren Elementen.

Ein grundsätzliches Problem des idiographischen Ansatzes besteht darin, statistisch definierte "Signifikanzgrenzen" für die individuellen Grid-Maße, z.B. für Distanzen zwischen Elementen, anzugeben. Dieses Problem wurde von Slater (1977, S. 131) und später von Hartmann (1989, 1992) anhand von sogenannten Monte-Carlo-Studien berücksichtigt. Um der Frage nachzugehen, ob z.B. bestimmte gewonnene Distanzmaße zwischen Elementen eines Grids nur zufällig zustande gekommen sind oder einen psychologisch interpretierbaren Inhalt aufweisen, wurden die Verteilungseigenschaften von sogenannten "Pseudo-Grids", die aus Zufallszahlen generiert wurden, untersucht. Auf diese Weise wurden Bereiche von Distanzen ermittelt, in denen entweder sehr wahrscheinlich oder sehr unwahrscheinlich zufällig erzeugte Abstände fallen.[18]

Hartmann (1989, 1992) schlug aufgrund der von ihm festgestellten Abhängigkeit der Verteilung der Distanzmaße von der Anzahl der Konstrukte eine Korrektur der Berechnung der euklidischen Distanzen nach Slater vor:

Die Distanzen werden auf die Mittelwerte und Standardabweichungen der Distanzbeträge korrespondierender Zufalls-Grids entsprechend der zugehörigen Anzahl der Konstrukte normiert, was einer Z-Standardisierung (mit einem Mittelwert von 0 und einer Standardabweichung von 1 entspricht).

Diese neuen, zweifach normierten Distanzwerte nach Hartmann haben einen Mittelwert von m = 0; Werte größer 0 zeigen Ähnlichkeit an, Werte kleiner 0 Unähnlichkeit. Sie sind von der Anzahl der Konstrukte relativ unabhängig. Hartmann schlug vor, die Signifikanzgrenzen so zu wählen, daß eine psychologische Interpretation von Zufalls-Grids unmöglich wird, und verwendete dazu die 5%- bzw. 95%-Percentile der jeweiligen Grid-Dimension der Pseudo-Grids: P 5% = 1.75 für Ähnlichkeit, P 95% = -1.50 für Unähnlichkeit (Irrtumswahrscheinlichkeit 10%).[19]

---

[18] Slater (1977, S. 131) untersuchte die Distanzverteilung von 100 Pseudo-Grids (zehn Elemente, zehn Konstrukte, zweifach gestufte Rating-Skala). Dabei lagen ca. 14% der Elementdistanzen unter 0.8, ca. 78% zwischen 0.8 und 1.2 und ca. 8% der Elementdistanzen über 1.2, was einem "Signifikanzniveau" für die angegebenen Signifikanzgrenzen (0.8/1.2) von 22% entspricht. Norris u. Makhlouf-Norris (1976) fanden demgegenüber, daß 92% der zufällig generierten Abständen in den Bereichen zwischen 0.8 und 1.2 fallen. Entgegen diesen Ansätzen variierte Hartmann (1989, 1992) die Anzahl der Elemente und Konstrukte. Er stellte fest, daß die Verteilung der Distanzen von der Anzahl der Konstrukte eines Grids abhängt, nicht aber von der Anzahl der Elemente. In der vorliegenden Arbeit ist die Anzahl der Konstrukte durch die Erhebungsanweisung fest an die Anzahl der Elemente (15) gebunden. Somit ist die überindividuelle Vergleichbarkeit von Distanzmaßen gewährleistet.

[19] Schoeneich (1994) berechnete in seiner Untersuchung stationärer psychosomatischer Patienten parallel beide Distanzmaße nach Slater und Hartmann. Die Untersuchungsergebnisse bestätigen die Relevanz der von Hartmann vorgeschlagenen Korrektur (insbesondere im Hinblick auf die Interpretation der Selbst-Identitäts-Graphik).

3.4.3.3
Operationalisierung von Aspekten des Selbst und der Selbst-Objekt-Beziehungen

Selbstwert- und Abhängigkeitsproblematik stehen im Zentrum des Erlebens depressiver PatientInnen. Das Selbstbild und die Objektbeziehungen sind wichtige Einflußgrößen für Manifestation und Verlauf depressiver Störungen einschließlich der affektiven Psychosen.
Die Repertory Grid-Technik stellt eine geeignete Methode dar, verschiedene Aspekte des Selbstkonzeptes und der Beziehungen zu den affektiv bedeutsamen Bezugspersonen depressiv Erkrankter zu untersuchen.
Es wurden einige Operationalisierungsansätze entwickelt, die bisher zur Untersuchung von psychoneurotischen PatientInnen (vgl. Ryle u. Breen 1972), somatischen PatientInnen (vgl. Bartholomew 1990) und psychosomatischen PatientInnen (vgl. Schöneich 1994) herangezogen wurden.
Ryle u. Breen (1972) überprüften Hypothesen, die im Einklang mit der Objektbeziehungstheorie formuliert wurden und die Sichtweise der Psychologie der persönlichen Konstrukte (PCP) berücksichtigten.
Neurotische PatientInnen unterschieden sich von Vergleichspersonen sowohl in den Dimensionen, die sich auf das Selbstwertgefühl bezogen, wie auch im Hinblick auf die Objektbeziehungen. Ryle u. Breen (1972) kamen aufgrund der von ihnen vorgeschlagenen Operationalisierungen im einzelnen zu folgenden Ergebnissen:

- Neurotische PatientInnen benutzten sich selbst und anderen gegenüber mehr negative oder kritische Konstrukte;
- sie hatten ein niedrigeres Selbstgefühl (gemessen durch den Abstand zwischen Selbst und Ideal);
- sie nahmen sich als stärker abweichend wahr (gemessen durch die Abstände bzw. den Grad der Unähnlichkeit zwischen Selbst und anderen);
- sie identifizierten sich bei allgemein geringerer Identifikation mit ihren Eltern stärker mit dem gegengeschlechtlichen Elternteil (gemessen durch deren Abstände zum Selbst);
- es bestand eine Tendenz zur Verleugnung und/oder Abspaltung (extreme Bewertung bestimmter Qualitäten von Selbst, Ideal, Mutter und Vater);
- ihre Konstruktsysteme waren rigider und weniger diskriminativ (gemessen über die Varianz, welche durch die erste Komponente aufgeklärt wurde) und
- sie konstruierten in stereotyper Weise (gemessen durch hohe Korrelationen zwischen verschiedenen Konstrukten).

Sofern die Rep Grid-Elemente verwandte Bezugspersonen sind, ist die Rep Grid-Technik in der Lage, Informationen zu Strukturen und Qualitäten der Objektbeziehungen – aus subjektiver Sicht – zu liefern. So kann beispielsweise das bewußte Weglassen einer bestimmten Person eine konfliktbeladene Beziehung mit dieser andeuten. Ferner können die Abstände zwischen Selbst bzw. Ideal-Selbst und den wichtigen Objekten (Mutter, Vater, Partner) untersucht werden. Sowohl eine extreme Nähe der Selbstelemente zu einem Objekt (als Ausdruck von "Symbiose", Introjektion, Identifikation) als auch eine mangelnde Nähe (als Ausdruck von Projektionen, Entwertung) können Hinweise für Objektbeziehungsstörungen liefern.

Innerhalb der Psychologie der persönlichen Konstrukte setzten sich Makhlouf-Norris u. Jones (1971) und später Norris u. Makhlouf-Norris (1976) mit dem Konzept des Selbst auseinander. Sie maßen der Selbst-Identität eine lebenswichtige Bedeutung bei und stellten eine hypothetische Konstruktion des Konzeptes "Selbst" vor: das sogenannte Selbst-Identitäts-System (im folgenden SIS abgekürzt). Sie postulierten, daß das "Selbst" sich aus mehreren "Komponenten" zusammensetze. Die drei wichtigsten Komponenten des Selbst sind:

- das aktuelle Selbst (als Repräsentation des gegenwärtigen Selbst: "Wie ich mich sehe"),
- das soziale Selbst (als Repräsentation der Konzepte anderer über das Selbst "Wie ich glaube, daß andere mich sehen") und
- das Idealselbst (als Repräsentation der Richtung erwünschter Veränderungen: "Wie ich mich gerne sähe").

Die übergeordnete Funktion des Selbst-Identitäts-Systems besteht nach Makhlouf-Norris u. Jones darin, Selbstunsicherheit (self-uncertainty) zu vermeiden. Dies geschehe dadurch, daß das Selbst relativ, d.h. in bezug auf andere Menschen definiert werde. Dieses Modell kann in einer psychoanalytischen Perspektive herangezogen werden, um die kognitiven Niederschläge der Selbst- und Objektrepräsentanzen und der internalisierten Objekt-Beziehungen zu erfassen und – wie Bartholomew (1990) vorschlägt – Hypothesen zu Objekt-Beziehungsmustern zu überprüfen. Makhlouf-Norris u. Jones postulierten, daß das SIS eine räumliche Struktur besitze, die in einem multidimensionalen Raum dargestellt werden könne. In der *Selbst-Identitäts-Graphik* repräsentieren zwei orthogonale Achsen die Ähnlichkeit anderer Elemente mit dem Selbst bzw. dem Idealselbst. Anhand der Abstände zu den beiden Selbst-Elementen kann die Position jedes Elementes im Selbst-Identitätssystem markiert werden (vgl. Abb. 3).

Norris u. Makhlouf-Norris (1976) unterscheiden fünf Formen der "mangelnden Integration des Selbst" und geben dafür operationale Definitionen an. Diese Operationalisierungen und ihre Implikationen werden anhand exemplarischer Selbst-Identitäts-Graphiken unter Verwendung der Distanzen nach Slater dargestellt (vgl. Abb. 4 bis 8).

Die Autoren fanden in ihrer klinischen Arbeit (insbesondere mit Zwangs- und Angstneurotikern), daß Patienten mit psychischen Störungen häufig ein Selbst-Element ausschließlich monopolar, d.h. allen Elementen unähnlich oder (weniger häufig) ähnlich definierten. Im Unterschied dazu werden die Selbst-Elemente von psychisch unauffälligen Personen in der Regel bipolar definiert, d.h. als manchen Elementen ähnlich und manchen unähnlich.

Selbst-Isolation (SI) (vgl. Abb. 4): Es befinden sich keine Nicht-Selbst-Elemente innerhalb eines Abstandes von 0.8 (bzw. 1.75 nach Hartmann) vom Selbst. Das Subjekt sieht sich unähnlich gegenüber allen anderen Elementen (Objekten) des Grids. Statt zu definieren, wie es in bezug auf andere ist, definiert das Subjekt, wie es nicht ist.

Idealselbst-Isolation (II) (vgl. Abb. 5): Es befinden sich keine Nicht-Selbst-Elemente innerhalb eines Abstandes von 0.8 (bzw. 1.75 nach Hartmann) vom Idealselbst. Das Subjekt kennt niemanden, der seinem Idealselbst ähnlich ist. Das Individuum kann zwar sagen, wie es *nicht* sein möchte, aber nicht, wie es gerne wäre.

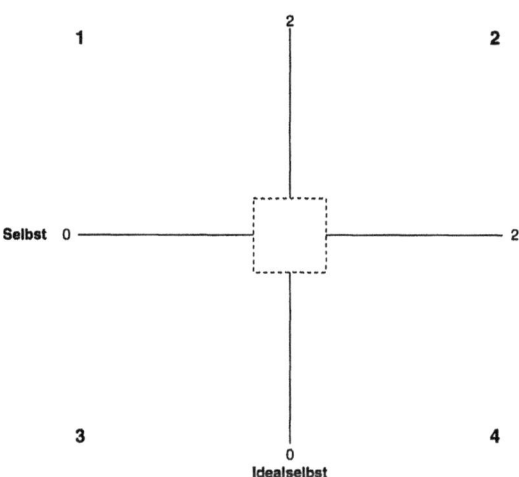

Elemente in Quadrant Q3 sind ähnlich dem Selbst und dem Idealselbst, Elemente in Quadrant Q2 sind unähnlich dem Selbst und Idealselbst, Elemente in Quadrant Q1 sind ähnlich dem Selbst und unähnlich dem Idealselbst, Elemente in Quadrant Q4 sind ähnlich dem Idealselbst und unähnlich dem Selbst. Der Bereich von 0.8 bis 1.2 ist der sog. Indifferenzbereich. (Einteilung der Quadranten entsprechend den Vorschlägen von Bartholomew 1990)

Abb. 3:   Selbst-Identitäts-Graphik (nach Makhlouf-Norris u. Jones 1971)

74 Selbstbild und Objektbeziehungen bei Depressionen

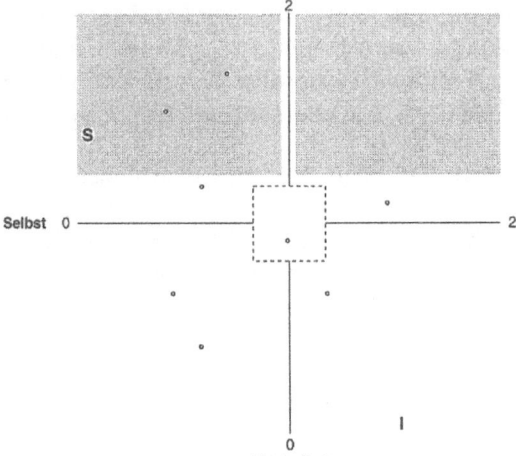

(S) Selbst, (I) Idealselbst, (•) weitere Elemente/Objekte

Abb. 4:   Selbst-Isolation – SI (actual self isolation)

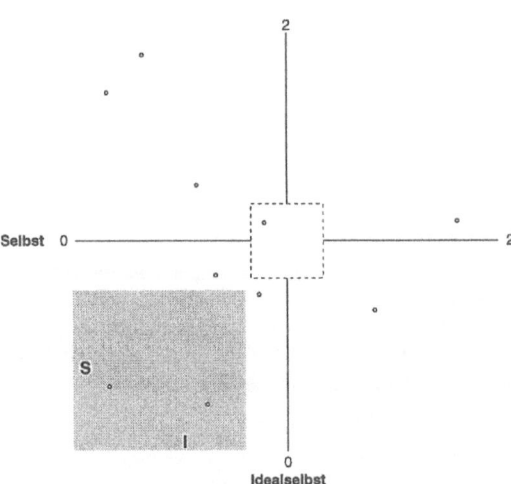

(S) Selbst, (I) Idealselbst (•) weitere Elemente/Objekte

Abb. 5:   Idealselbst-Isolation – II (ideal self isolation)

Doppelte Isolation (DI) (vgl. Abb. 6): Es befinden sich maximal zwei Nicht-Selbst-Elemente innerhalb der Distanzen von 0.8 (bzw. 1.75 nach Hartmann) zu Selbst und Idealselbst. Es handelt sich um eine Kombination von Selbst- und Idealselbst-Isolation. Das Subjekt kennt nicht mehr als zwei Personen, die seinem Selbst und Idealselbst ähnlich sind. Das Subjekt nimmt sich nicht nur als verschieden von (fast) allen anderen wahr, es möchte auch anders sein als alle anderen und als es sich selbst wahrnimmt.

Selbst-Idealselbst-Divergenz (SID) (vgl. Abb. 7): Selbst und Idealselbst sind durch einen Abstand von mehr als 1.2 (bzw. -1.50 nach Hartmann) voneinander entfernt. Es befinden sich maximal zwei Nicht-Selbst-Elemente weiter vom Idealselbst entfernt als das Selbst. Selbst und Idealselbst werden als gegensätzlich wahrgenommen und schließen einander aus.

Selbst-Idealselbst-Konvergenz (SIK) (vgl. Abb. 8): Selbst und Idealselbst sind durch einen Abstand von weniger als 0.8 (bzw. 1.75 nach Hartmann) voneinander entfernt und es befinden sich maximal zwei Nicht-Selbst-Elemente näher dem Idealselbst als das Selbst. Das Selbst ist somit näher am Idealselbst als die meisten (oder alle) anderen Elemente. Das Subjekt glaubt so zu sein, wie es sein möchte, und sieht keine Veranlassung zu Veränderungen.

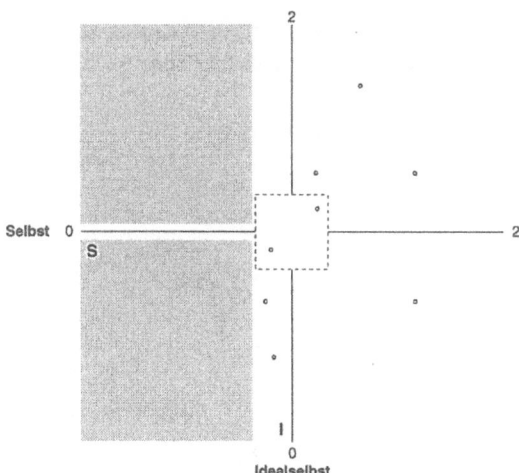

(S) Selbst, (I) Idealselbst, (•) weitere Elemente/Objekte

Abb. 6: Doppelte Isolation – DI (double isolation/social isolation)

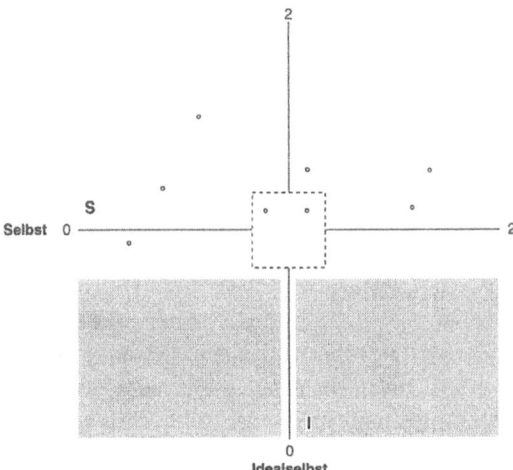

(S) Selbst, (I) Idealselbst, (•) weitere Elemente/Objekte

Abb. 7: Selbst-Idealselbst-Divergenz – SID (self alienation)

Um terminologische Unschärfen zu vermeiden, wird die Selbst-Identitätsgraphik im Kontext dieser Studie, in der die *Selbstwertgefühlregulation* Depressiver untersucht wird, als "Selbst-Ideal-Objekt-Graphik" (SIOG) bezeichnet.[20] Dementsprechend wird in den folgenden Abschnitten das Selbst-Identitätssystem als "Selbst-Ideal-Objekt-System" paraphrasiert.

---

[20] In Objektbeziehungstheoretischer Sicht steht der Konflikt zwischen Selbstwertigkeit und Objektwertigkeit im Zentrum der Psychodynamik Depressiver bzw. der affektiven Psychosen (Wertthematik; vgl. 2.6). Demgegenüber ist das existentielle Dilemma der Identität Schizophrener mit dem Antagonismus selbst- und objektgerichteteter Tendenzen verbunden (vgl. Mentzos 1991, 1995; Böker 1997)

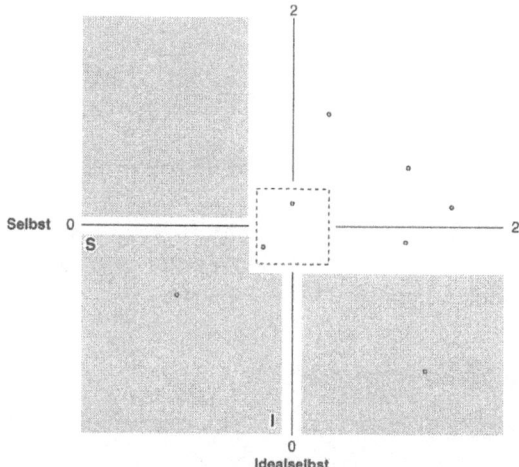

(S) Selbst, (I) Idealselbst, (•) weitere Elemente/Objekte

Abb. 8: Selbst-Idealselbst-Konvergenz – SIK (self convergence)

3.4.3.4
Gruppierung der Befunde in der Selbst-Ideal-Objekt-Graphik (SIOG)

Aufgrund der klinischen Beobachtungen und der vorhandenen, mit der SIOG erhobenen Befunde (vgl. Norris u. Makhlouf-Norris 1976; Axford u. Jerrom 1986) wird in der vorliegenden Untersuchung angenommen, daß die SIOG-Befunde einer Selbst-Idealselbst-Konvergenz oder Selbst-Idealselbst-Divergenz geeignet sind, Störungen der Selbstwertregulation abzubilden.[21] Es ist ferner zu vermuten, daß schizophrene bzw. die in dieser Studie untersuchten schizoaffektiven Psychosen eher durch die die Störung der sozialen Integration erfassende SIOG-Dimension Isolation charakterisiert werden. Da in dieser Untersuchung erstmalig sämtliche Verlaufsformen affektiver Psychosen auf der Grundlage von SIOG-Befunden verglichen werden sollten, stellt sich die Forderung nach einer möglichst charakteristischen, an klinischen und psychodynamischen Gesichtspunkten orientierten Einteilung der zwölf theoretisch möglichen SIOG-Befund-Kombinationen. Eine Charakterisierung der Selbst-Ideal-Objekt-Graphik-Befunde soll anhand dreier übergeordneter Kategorien vorgenommen werden:

---

[21] Norris u. Makhlouf-Norris (1976) haben für alle Konstellationen der SIOG-"Diagnosen" klinische Beispiele beschrieben. Sie unterschieden zwischen "selbstintegrierten" (self integrated) und "sozial integrierten" (sociallly integrated) Personen. Axford u. Jerrom (1986) untersuchten das Selbstwertgefühl depressiver Patienten und stellten fest, daß diese häufiger eine Selbst-Idealselbst-Divergenz aufwiesen als eine Kontrollgruppe internistischer Patienten. Die Selbst-Idealselbst-Divergenz ging einher mit Selbst-Isolation.

- Selbst-Idealselbst-Divergenz (SID);
- Selbst-Ideal-Selbst-Konvergenz (SIK) und
- Fehlen einer Selbst-Idealselbst-Divergenz und einer Selbst-Idealselbst-Konvergenz.[22]

Diese drei Gruppen werden jeweils noch unter Berücksichtigung des Kriteriums der Isolation untergliedert (vgl. Tab. 10).

Die SIOG-Befundgruppen lassen sich aufgrund der Konstellationen von Selbst-Idealselbst-Divergenz, Selbst-Idealselbst-Konvergenz und den verschiedenen Formen der Isolation folgendermaßen charakterisieren:

Gruppe 1: Selbstzweifel und soziale Isolation

Zusätzlich zur Selbst-Idealselbst-Divergenz liegt eine der drei Isolationsformen vor (Selbst-Isolation, Idealselbst-Isolation oder doppelte Isolation). Das Subjekt benennt nicht mehr als zwei Personen, die von seinem Idealselbst weiter entfernt sind als es selbst, und gleichzeitig kennt es kaum eine Person, die seinem Selbst und/oder Idealselbst ähnlich ist. Seine Art zu "konstruieren", trennt das Subjekt von fast allen Menschen. Andere Personen wie auch das eigene Selbst werden als fremd erlebt.

Es ist zu vermuten, daß sich die Störungen der narzißtischen Regulation und die Beziehungsstörungen am ehesten in dieser SIOG-Dimension abbilden.

---

[22] Diese Einteilung der SIOG-Befunde orientiert sich an den Vorschlägen von Bartholomew (1990). Aufgrund der häufigsten Befunde von Selbst-Idealselbst-Konvergenz (ein überraschender, im übrigen seltener Befund) und Isolation bildete sie vier Untergruppen: "Selbstzufriedene" (Selbst-Idealselbst-Konvergenz), "splendid isolated" (Selbst-Idealselbst-Konvergenz und doppelte Isolation), "Unauffällige" (keine SIOG-Kategorie) und "Isolierte" (verschiedene Formen von Isolation, ohne oder kombiniert mit Selbst-Idealselbst-Divergenz). Schöneich (1994) teilte die SIG-Befunde einer Stichprobe stationärer psychosomatischer Patienten in sechs SIG-Befundgruppen ein: "splendid isolated", "selbstzufrieden", "entfremdet", "selbstunzufrieden", "isoliert" und "unauffällig".

Tab. 10: Einteilung der Befunde in der Selbst-Ideal-Objekt-Graphik (SIOG) in sechs SIOG-Befundgruppen (vgl. Bartholomew 1990)

SELBST-IDEALSELBST-DIVERGENZ (SID)		SELBST-IDEALSELBST-KONVERGENZ (SIK)		OHNE SIK UND SID	
Isolation: • Selbst-Isolation (SI) oder • Idealselbst-Isolation (II) oder Doppelte Isolation (DI)	keine Isolation	Isolation: • Selbst-Isolation (SI) oder •Idealselbst-Isolation (II) oder • Doppelte Isolation (DI)	keine Isolation	Isolation: • Selbst-Isolation (SI) oder • Idealselbst-Isolation (II) oder • Doppelte Isolation (DI)	keine Isolation
GRUPPE 1	GRUPPE 2	GRUPPE 3	GRUPPE 4	GRUPPE 5	GRUPPE 6
Selbstzweifel und soziale Isolation	Selbstzweifel	"Splendid Isolation"	Selbst-Zufriedenheit	Soziale Isolation	Selbstintegration und Sozialintegration ("Unauffällige")

Gruppe 2: Selbstzweifel

Hier liegt ausschließlich eine Selbst-Idealselbst-Divergenz vor. Das Subjekt benennt kaum jemanden, der seinem Idealselbst unähnlicher ist als es selbst. Die Person leidet unter Selbstwertzweifeln, hält andere Menschen für geeigneter, Idealvorstellungen umzusetzen und ist unzufrieden mit ihren eigenen Möglichkeiten.

Es ist anzunehmen, daß sich die Selbstwertproblematik neurotisch depressiver und bipolar affektpsychotischer PatientInnen in dieser Dimension abbilden wird.

Gruppe 3: "splendid isolation"[23]

Zusätzlich zur Selbst-Idealselbst-Konvergenz besteht eine der drei Isolationsformen. Das Individuum erlebt nicht mehr als zwei Personen so, als ob sie dem Idealselbst ähnlicher sind als das eigene Selbst, und gleichzeitig wird fast niemand dem eigenen Selbst und/oder Idealselbst ähnlich wahrgenommen. Obwohl das Subjekt sich fast allen Menschen fern fühlt, ist es sehr zufrieden mit sich und sieht keine Notwendigkeit zur Veränderung.
Es ist zu erwarten, daß PatientInnen mit einer hypomanischen Persönlichkeit durch diese SIOG-Dimension erfaßt werden.

Gruppe 4: Selbstzufriedenheit

Das Individuum weist ausschließlich eine Selbst-Idealselbst-Konvergenz auf. Es benennt fast niemanden, der seinem Idealselbst ähnlicher ist als das eigene Selbst. Der Betreffende ist so, wie er sein will. Er verfügt über ein außerordentlich positives Selbstwertgefühl, ohne von anderen isoliert zu sein.
Vermutlich können die meisten ProbandInnen der Kontrollgruppe, die weder durch seelische noch durch chronisch verlaufende körperliche Krankheiten in ihrem Selbstwertgefühl beeinträchtigt sind, dieser SIOG-Gruppe zugeordnet werden können.

Gruppe 5: Soziale Isolation

Das Individuum ist isoliert (im Sinne der Selbstisolation, der Idealselbst-Isolation oder der doppelten Isolation), ohne eine Divergenz oder Konvergenz von Selbst-Idealselbst wahrzunehmen. Das Individuum fühlt sich sozial isoliert, benennt kaum jemanden, der seinem Selbst und Idealselbst ähnlich erscheint und definiert sich darüber, anders zu sein als die meisten anderen Menschen.
Es ist zu vermuten, daß sich die Beziehungsstörungen von PatientInnen mit schizoaffektiven Psychosen insbesondere nach langem Krankheitsverlauf in dieser SIOG-Dimension abbilden.

Gruppe 6: Selbstintegration und Sozialintegration

Das Individuum weist keine SIOG-Auffälligkeiten auf, es nimmt sich als weitgehend selbstintegriert und sozial integriert wahr.

---

[23] Bartholomew (1993, S. 34) benutzte den historischen Begriff "splendid isolation", der die politische und ökonomische Einzigartigkeit und Isolation Großbritanniens (im 19. Jahrhundert) zum Ausdruck bringen sollte, um damit den unbekümmerten Eigensinn und die Objektferne einer Untergruppe der von ihr untersuchten Hepatitis-PatientInnen zu beschreiben. Die "splendid isolated"-Patienten wiesen Selbst-Idealselbst-Konvergenz und doppelte Isolation in der SIOG auf und zeichneten sich im Gießen-Test-Selbstbild durch positive soziale Resonanz und eine hypomanische Grundstimmung aus.

Wahrscheinlich sind affektiv und interaktionell unauffällige Personen (z.B. der Kontrollgruppe körperlich Kranker mit nur kurzem Krankheitsverlauf und lediglich geringfügiger Beeinträchtigung) dieser SIOG-Gruppe zuzurechnen sind.

3.4.3.5 Die Erfassung von Objektbeziehungen mit der Rep Grid-Technik

Die Rep Grid-Technik liefert Informationen zu Strukturen und Qualitäten der Objektbeziehungen eines Menschen. Werden beispielsweise Patienten aufgefordert, Personen zu nennen, so kann das Weglassen bedeutsamer Bezugspersonen eine konflikthafte Spannung zum Ausdruck bringen. Es können ferner die Abstände zwischen den Selbst-Elementen (aktuelles Selbst, Idealselbst, normatives Selbst, lebensphasenspezifisches Selbst, z.B "Ich in der Depression") und den wichtigen Objekten (Mutter, Vater, Partner) untersucht werden.

Sowohl eine extreme Nähe der Selbstelemente zu einem Objekt als auch große Abstände zwischen dem Selbst und wichtigen Objekten liefern erste Hinweise für Störungen bzw. konfliktuöse Selbst-Objektbeziehungen. Die Erfassung von Elementabständen ermöglicht auch einen Vergleich zwischen verschiedenen Individuen bzw. zwischen verschiedenen klinischen Stichproben (vgl. Kapitel 3.4.3.2).

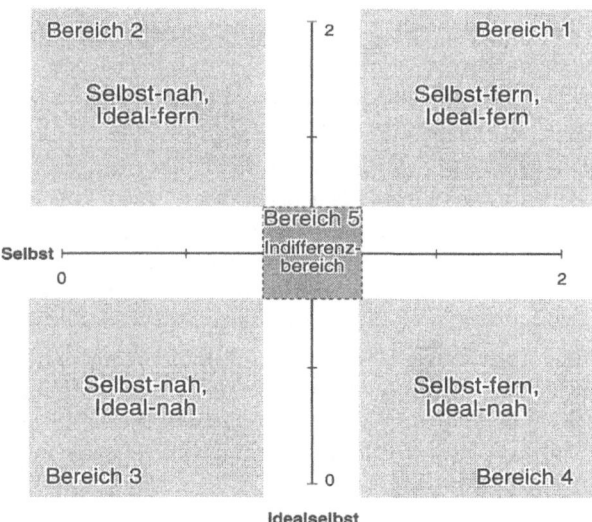

Abb. 9: Aufteilung des SIOG-Koordinatenkreuzes in vier Quadranten sowie in den Indifferenzbereich

Eine weitere interessante Möglichkeit, um Hypothese zu Objektbeziehungsmustern zu überprüfen, stellt die Selbst-Ideal-Objekt-Graphik (SIOG) dar. Sie erlaubt eine bildhafte Einschätzung der Beziehung zwischen dem Selbstkonzept (Selbst, Idealselbst, Normatives Selbst) und den wichtigen Bezugspersonen (vgl. Bartholomew 1992, S. 36f.).

In dieser Untersuchung wird hypothetisch davon ausgegangen, daß die mit Hilfe der SIOG erfaßten Beziehungsmuster als kognitiver Niederschlag internalisierter Objektbeziehungen aufzufassen sind. Die jeweilige Lokalisation eines Elementes innerhalb der Selbst-Ideal-Objekt-Graphik ist somit Resultat eines intrapsychischen und interpersonalen Prozesses, innerhalb dessen sich das Selbst mit seinen bedeutenden Objekten auseinandersetzt, sich mit ihnen identifiziert, bzw. sich im Zuge seiner Individuations-, Separations- und Autonomiebestrebungen von ihnen abgrenzt.

Aufgrund der *Lokalisation der Elemente in den einzelnen Quadranten der Selbst-Ideal-Objekt-Graphik* wird die folgende *Operationalisierung* vorgeschlagen[24]:

- Lokalisation des Elementes im dritten Quadranten (Element ähnlich dem Selbst und dem Idealselbst): Globale Introjektion/Symbiose;
- Lokalisation des Elementes im vierten Quadranten (Element ähnlich dem Idealselbst, unähnlich dem Selbst): Idealisierung;
- Lokalisation des Elementes im zweiten Quadranten (Element ähnlich dem Selbst, unähnlich dem Idealselbst): Ambivalenz;
- Lokalisation des Elementes im ersten Quadranten (Element unähnlich dem Selbst und Idealselbst): Abgrenzung/Projektion.

Die Hypothesen zur Objektbeziehungswelt und Selbstwertregulation depressiver und affektpsychotischer Patienten versuchen, komplexe intrapsychische und interpersonelle Prozesse zu erfassen. Diese können durch die einmalige Erhebung des Rep Grids bestenfalls in einer ersten Annäherung dargestellt werden. Es ist jedoch zu erwarten, daß sich sowohl die Störung der Selbstwertgefühl-Regulation wie auch die ausgeprägte Abhängigkeit von idealisierten Objekten in der SIOG abbilden (große Selbst-Idealselbst-Divergenz, Lokalisation des Elementes PartnerIn im dritten und vierten Quadranten). Demgegenüber werden sich Abgrenzungsbestrebungen, u.a. auch im Sinne projektiver Zuschreibungen, durch große Selbst-Objektdistanzen (bzw. Lokalisation des Elementes im ersten und zweiten Quadranten) darstellen lassen. Diese im Vergleich mit monopolar depressiven PatientInnen – größere, ambivalente Distanz zu den primären Objekten ist sowohl bei den PatientInnen mit neurotischen Depressionen (aufgrund deren günstigerer Assimilation des ambivalenten Objektes) wie auch bei den PatientInnen mit bipolaren affektiven Psychosen und monopolaren Manien (oszillierende Selbstwertregulation aufgrund der Introjektion des "väterlichen" Über-Ich) zu erwarten.

---

[24] Aus Gründen der Übersichtlichkeit wurde die Anordnung der Quadranten/Bereiche entgegen den bisher üblichen Konventionen der GRID-Literatur verändert.

3 Methodische Zugangswege

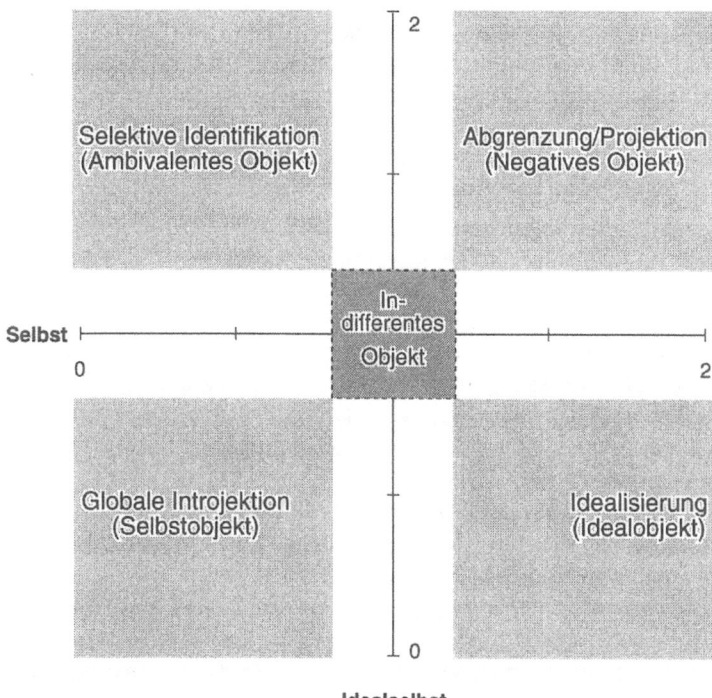

Abb. 10: Operationalisierung der Selbst-Objektbeziehungen aufgrund der Lokalisation der Elemente in der SIOG

3.4.3.6
Vorliegende Untersuchungen depressiver PatientInnen mit der Repertory Grid-Technik

Die vorliegenden Studien sind nur in eingeschränkter Weise miteinander vergleichbar. Dieses Problem ergibt sich aus den unterschiedlichen Applikationsformen des Rep-Tests, zum anderen aber auch aus der eher pauschalisierenden Zuordnung der Patienten zu den verschiedenen nosologischen Gruppen (z.B. "depressive Patienten" ohne weitere Spezifizierung). Die aufgrund der Elementendistanzen und mittels der SIOG-Befunde charakterisierten Objektbeziehungsmuster sind daher nicht spezifisch für die jeweils untersuchten nosologischen Gruppen. Es zeigt sich allerdings deutlich, die Tendenz, daß extrem grosse und extrem kleine Distanzen zwischen den einzelnen Selbstelementen und zwischen den Selbstelementen und den Objekten mit Symptom- und charakterneurotischen Störungen kombiniert sind. Um die in dieser Studie untersuchten Objektbeziehungsmuster depressiver und affektpsychotischer Patienten mit weiteren klini-

schen Gruppen vergleichen zu können, sollen zunächst die bisher vorliegenden Untersuchungsbefunde zusammengefaßt werden.
Hewstone et al. (1981) setzten den Abstand zwischen Selbst und Idealselbst als Parameter für Selbstwertgefühl (Self-Esteem) einer Person und fanden, daß Depressive ein signifikant niedrigeres Selbstwertgefühl (größere Selbst-Idealselbst-Distanzen) hatten als internistische PatientInnen. Dieser Befund wurde von Axford u. Jerrom (1986) bestätigt. In dieser Vergleichsstudie wiesen Depressive im Rep Grid ein niedrigeres Selbstwertgefühl gegenüber nichtdepressiven psychiatrischen PatientInnen und einer Kontrollgruppe internistischer PatientInnen auf. Morris (1977) und Sheehan (1985a,b) fanden in ihren Untersuchungen, daß der anfangs große Abstand zwischen Selbst und Idealselbst bei Depressiven sich im Verlaufe einer Psychotherapie verringert. Sheehan sah die depressiven Probleme vor allem durch eine Einengung (constriction) des Konstruktsystems gekennzeichnet, d.h. durch rigide, kaum widersprüchliche Zusammenhangsannahmen. Sie meinte, daß ein solches System nur einseitige Antizipation erlaube und alternative Erklärungen ausschließe.
Ashworth et al. (1982) untersuchten Depressive, Maniker, Alkoholiker und Schizophrene und verglichen sie mit einer Gruppe depressiver PatientInnen, die erfolgreich behandelt worden waren, und ferner mit einer Kontrollgruppe somatisch Kranker. Sie stellten fest, daß die Depressiven, Schizophrenen und Alkoholiker ein niedrigeres Selbstwertgefühl besaßen als die geheilten Depressiven und die somatische Kontrollgruppe. Demgegenüber wiesen Maniker erwartungsgemäß hohe Werte für Selbstwertgefühl, d.h. eine niedrige Selbst-Ideal-Distanz auf. Bei einer Nachuntersuchung der behandelten depressiven und manischen Patienten stellte sich heraus, daß sich das Selbstwertgefühl bei beiden Gruppen gegenläufig verändert hatte: Bei den depressiven PatientInnen war das Selbstwertgefühl gestiegen, bei den Manikern war es gesunken (vgl. Ashworth et al. 1985).
Das Vorhandensein eines niedrigen Selbstwertgefühls, d.h. einer hohen Selbst-Ideal-Distanz im Rep Grid, ist nicht spezifisch für depressive PatientInnen. Auch Zwangsneurotiker (vgl. Makhlouf-Norris u. Jones 1971) und agoraphobische Patienten (vgl. Winter u. Gournay 1987) unterschieden sich durch große Abstände zwischen Selbst und Idealselbst von gesunden Kontrollpersonen. Sperlinger (1976) vertrat die Auffassung, daß große Distanzen zwischen Selbst und Idealselbst nicht für spezielle neurotische Zustände, sondern für neurotische Strukturen im allgemeinen charakteristisch seien. Der Selbst-Idealselbst-Abstand stelle ein sehr stabiles Maß dar und bleibe über sehr lange Zeit unverändert, falls nicht eine therapeutische Intervention stattfinde.
Die Bedeutung von sehr kleinen Selbst-Idealselbst-Distanzen wurde in der Rep Grid-Literatur bisher lediglich von Large (1985) und Bartholomew (1990) diskutiert. Large untersuchte chronische Schmerzpatienten und stellte die Hypothese auf, daß Patienten mit einer großen Selbst-Idealselbst-Distanz stärkere Motivation

zur Veränderung besäßen und somit besser auf Therapien ansprächen.[25] Large interpretierte die kleinen Selbstelement-Abstände als Ausdruck von Verleugnung und Widerstand.

Bartholomew (1990) fand bei den ihr untersuchten Hepatitis-Patienten Untergruppen mit sehr hohem und sehr niedrigem Selbstwertgefühl. Durch Hinzuziehung weiterer Grid-Befunde und von Gießen-Test-Ergebnissen konnten diese Patientengruppen weitergehend charakterisiert werden. Die Untergruppe offen depressiver Hepatitis-PatientInnen wies eine Selbst-Idealselbst-Divergenz und eine Selbst-Isolation im Selbst-Identitätssystem auf. Bei einer sehr kleinen Gruppe von Hepatitis-PatientInnen stellte Bartholomew eine außerordentlich kleine Distanz zwischen Selbst und Idealselbst bis hin zur Verschmelzung der beiden Selbstelemente fest. Bei dieser Untergruppe der Hepatitis-Patienten mit hohem Selbstwertgefühl fanden sich zahlreiche Anzeichen für eine "hypomanisch-verleugnende" Haltung. Bartholomew erwog zwei alternative Interpretationsmöglichkeiten:

"Es scheint sich offensichtlich bei diesen Patienten um eine Selbstüberschätzung bei tendenziell verengtem Konstruktsystem und gleichzeitiger Reduktion sozialer Kontakte oder auch um einen narzißtischen Rückzug im Zusammenhang mit der Krankheit zu handeln" (1990, S. 249).

Die herangezogene Rep Grid-Literatur unterstreicht, daß eine große, klar definierte Stichprobe depressiv Erkrankter bisher nicht mit der Repertory Grid-Technik untersucht worden ist. Auch fehlt eine genaue Analyse der Selbst-PartnerIn-Beziehung Depressiver auf der Grundlage idiographischer Daten.

Die Selbst-Objektbeziehungen depressiv Erkrankter sollen mit den durch die Repertory Grid-Technik erhobenen Befunden genauer spezifiziert werden (vgl. Tab. 11).

---

[25] Die festgestellten Selbstelement-Abstände korrelierten mit dem Ausmaß der Schmerzlinderung: Je zufriedener ein Patient mit sich selbst war (kleiner Abstand zwischen Selbst und Idealselbst), desto geringer war der Therapieerfolg (im Rahmen einer Biofeedback-Therapie).

Tab. 11: Operationalisierung von Selbstwertgefühl und Selbst-Objektbeziehungen mittels Grid-Parameter

DIMENSION	PSYCHODIAGNOSTISCHES INSTRUMENT	OPERATIONALISIERUNG
Selbstwertgefühl • Selbst-Idealselbst-Konvergenz vs.-Divergenz • Selbst-Normatives Selbst-Konvergenz vs. -Divergenz • Normatives-Idealselbst-Konvergenz vs. -Divergenz	GRID	• Selbst-Idelaselbst-Distanz • Selbst-Normatives Selbst-Distanz • Normatives Selbst-Idealselbst-Distanz
Bedeutung der Mutter	GRID	Varianzwert "Mutter"
Bedeutung des Vaters	GRID	Varianzwert "Vater"
Identifikation vs. Abgrenzung	GRID	• Selbst-Mutter-Distanz • Selbst-Vater-Distanz
Idealisierung vs. Entwertung	GRID	• Idealselbst-Mutter-Distanz • Idealselbst-Vater-Distanz
Über-Ich-Identifikation (mütterlich/väterlich determiniert)	GRID	• Normatives Selbst-Mutter-Distanz • Normatives Selbst-Vater- Distanz
Interpersonale Beziehungsstruktur	GRID (Selbst-Ideal-Objekt-Grafik, SIOG)	Abstände aller Elemente zum Selbst und Idealselbst
• Selbst-Isolation	GRID (SIOG)	• Keine Nicht-Selbst-Elemente innerhalb eines Abstandes von 0.8 vom Selbst
• Idealselbst-Isolation	GRID (SIOG)	• Keine Nicht-Selbst-Elemente innerhalb eines Abstandes von 0.8 vom Idealselbst
• Soziale Entfremdung (Doppelte Isolation)	GRID (SIOG)	• Maximal 2 Nicht-Selbst-Elemente innerhalb der Distanzen von 0.8 zu Selbst und Idealselbst
• Selbst-Idealselbst-Divergenz	GRID (SIOG)	• Selbst-Idealselbst-Distanz > 1.2 • Maximal 2 Nicht-Selbst-Elemente sind weiter vom Idealselbst entfernt als das Selbst
• Selbst-Idealselbst - Konvergenz	GRID (SIOG)	• Selbst-Idealselbst-Distanz < 0.8 • Maximal 2 Nicht-Selbst-Elemente sind näher dem Idealselbst als das Selbst

4 Die empirische Untersuchung

4.1
Zielsetzung der Untersuchung

Ziel dieser Untersuchung ist es, das Selbstkonzept und die sich in den Paarbeziehungen niederschlagende interaktionelle Dynamik bei PatientInnen mit unterschiedlichen Verlaufsformen affektiver Störungen zu erforschen. Es fehlen Studien mit empirisch-psychologischer Methodik, die sowohl den Besonderheiten des Einzelfalles Rechnung tragen sowie auch bestrebt sind, übergeordnete, u. U. prägnanztypische psychodynamische und interaktionelle Zusammenhänge zu erfassen. Deren Objektivierung soll mit einem Repertoire idiographischer und standardisierter Meßinstrumente erbracht werden (s.u.).
Wie in Kapitel 1 vorgestellt wurde, hat die Erforschung persönlichkeitsbedingter Dispositionen bei affektiven Erkrankungen eine lange klinische Tradition (vgl. Blankenburg 1986; Kisker et al. 1987). Sie wird u.a. zur Klärung des Krankheitsrisikos und der Verlaufsprognose, ferner zur Entwicklung kausaler Krankheitsmodelle (vgl. Zerssen 1977; Hirschfeld u. Cross 1982; Akiskal 1983; Akiskal et al. 1983) und therapeutischer Strategien herangezogen (vgl. Tellenbach 1977; Peters 1988).
In diesen ursprünglich auf klinisch-intuitiver Basis entstandenen Konzepten der prämorbiden Persönlichkeit affektpsychotischer PatientInnen wurden entweder übergreifende, für alle affektiven Psychosen gültige Charakterzüge beschrieben (Kraepelin 1913; Bleuler 1922; Sjöbring 1923) oder prägnante Eigenschaften zu einem Persönlichkeitstyp zusammengefaßt, der den jeweiligen Verlaufsformen affektiver Psychosen zugeordnet wurde (Leonhard 1963; „Typus melancholicus", vgl. Tellenbach 1961; „Typus manicus", vgl. Zerssen 1977).
Die synoptische Sicht der vorliegenden empirischen Befunde ergibt, daß PatientInnen mit bipolaren affektiven Psychosen insgesamt weit weniger Auffälligkeiten als PatientInnen mit unipolarer Depression aufweisen. In den untersuchten Persönlichkeitsdimensionen waren PatientInnen mit bipolaren affektiven Psychosen weitgehend den gesunden Kontrollprobanden vergleichbar. Dabei ist zu berücksichtigen, daß die mittels standardisierter Persönlichkeitsinventare erfaßten Dimensionen der Persönlichkeit häufig nur geringe Bezüge zu den klinisch relevanten Persönlichkeitskonstrukten hatten (vgl. Möller u. Zerssen 1987). Aus diesem

Grunde konnte die – angesichts der evidenten Konflikthaftigkeit bipolarer PatientInnen – wesentliche Frage, warum gerade diese PatientInnengruppe so wenige Auffälligkeiten in ihrer prämorbiden Persönlichkeit zeigt, bisher nur unbefriedigend beantwortet werden.

Erfahrungen in psychotherapeutischen Behandlungen von PatientInnen mit affektiven Störungen unterstreichen die konfliktuösen intrapsychischen und interpersonalen Zusammenhänge der im sog. symptomfreien Intervall zu beobachtenden oralen und anankastischen Charakterzüge depressiver PatientInnen (vgl. Mentzos 1991, 1995). Narzißtische Bedürfnisse nach Sicherheit und Anerkennung stehen in antagonistischem Gegensatz zu den unnachsichtigen Forderungen eines rigiden Über-Ichs. Aufgrund dieses stets labilisierbaren narzißtischen Gleichgewichtes resultiert eine Abhängigkeit von nahen Bezugspersonen und den Erwartungen des sozialen und beruflichen Umfeldes. So kreist die Selbstwahrnehmung Depressiver überwiegend um die Hauptsorge, ob und wieweit sie eigenen und fremden Leistungsansprüchen in Familie und Beruf gerecht werden können.

In der Manie wird hingegen der „Kompromiß aufgekündigt", wie Kröber (1988, 1992) unterstrichen hat. Der Maniker macht sich – vorübergehend – unabhängig von den Objekten; er „wirft sein Über-Ich über Bord" und schöpft sein – übersteigertes- Selbstwertgefühl ausschließlich aus dem Reservoir seines grandiosen Selbst.

Es stellt sich die Frage, welche intrapsychischen Voraussetzungen es den bipolaren und monopolar manischen PatientInnen ermöglichen, die strenge Über-Ich-Orientierung außer Kraft zu setzen. Könnte es sein, daß die „Fähigkeit zur Manie" davon abhängt, ob der Patient über ein – wie Mentzos (1991, 1995) vermutet hat – väterlich bestimmtes Über-Ich verfügt? Stellt er dieses in seinem Aufbegehren in Frage, so gefährdet er damit – anders als der monopolar depressive Patient – jedenfalls nicht sein basales Selbst. Um es noch einmal in anderen Worten zu formulieren: Gegen ein väterlich determiniertes Über-Ich kann man rebellieren, man kann es vorübergehend außer Kraft setzen. Der Aufstand gegen ein aus der dualen Beziehung mit der Mutter resultierendes archaisch-rigides, „mütterliches" Über-Ich gefährdet die psychische Existenz.

In einer rollendynamischen Perspektive beschrieb Kraus (1977, 1991) die starke „soziale Bezogenheit" affektpsychotischer PatientInnen als hypernomisches Verhalten, das der Abwehr von Identitätsverlusten diene. Die ausgeprägte Rollenabhängigkeit unipolar Depressiver und das partiell antinomische Verhalten Bipolarer unterstreicht Kraus zufolge die Bedeutung der Ambiguitätsintoleranz als gemeinsames Strukturmerkmal affektpsychotischer PatientInnen. Es gelingt diesen nicht, kognitive und emotionale Ambiguitäten zu einem für alle Rollenpartner optimalen Ausgleich zu bringen.

Dem Ambiguitätskonflikt kommt in Hinblick auf die Familiengenese manisch-depressiver Erkrankungen eine besondere Bedeutung zu. Kraus (1988) versuchte, die Ambiguitätsintoleranz u.a. aus einer Inkongruenz des Elternbildes in den Familien manisch-depressiver PatientInnen abzuleiten. Für diese Sichtweise sprechen die Ergebnisse der Familienuntersuchungen der Arbeitsgruppe um Stierlin

4 Die empirische Untersuchung

(vgl. Stierlin et al. 1986), nach der die Eltern manisch-depressiver PatientInnen völlig gegensätzliche Verhaltensweisen zeigten. Auf diese Widersprüchlichkeiten in der familiären Umwelt hatten bereits Cohen et al. (1954), Roy (1980) und Matussek et al. (1985) aufmerksam gemacht.

Söldner und Matussek (vgl. Söldner 1994; Söldner u. Matussek 1990) versuchten mit einem auf die Erlebnisqualitäten gerichteten Ansatz, die Kindheitspersönlichkeit und die Erlebnisse mit der familiären Umwelt von PatientInnen mit neurotischer Depression und affektiven Psychosen retrospektiv zu erfassen. Eine übermäßige Abhängigkeit und die damit verknüpfte Selbstunsicherheit war gemeinsames Kennzeichen aller depressiven PatientInnen. Die Unterschiede der Persönlichkeitsmerkmale zwischen den einzelnen Verlaufsformen der affektiven Psychosen, der neurotischen Depression und der – ebenfalls untersuchten – Borderline-Depression ließen sich auf das strukturelle Persönlichkeitsniveau und die damit einhergehenden Abwehr- und Bewältigungsmechanismen zurückführen.

Unter Berücksichtigung der Ergebnisse jüngerer Rezidivprädiktor-Studien unterstrich Mundt (1991) die Bedeutung der sozialen Unterstützung und Qualität des Beziehungsgefüges für die Entwicklung – und mögliche Auflösung – pathogenetischer Kreisprozesse der Depression. Um die Frage zu beantworten, welche Rolle interpersonelle, partnerschaftlich-familiäre Faktoren in Bezug auf Ätiologie, Prognose, Therapie und Bewältigung (Coping) depressiver Störungen spielen, wurden unterschiedliche Forschungsstrategien entwickelt (Überblick bei Hahlweg 1991). Mit diesen auf die Beziehungsdynamik zielenden Ansätzen ließen sich u.a. die von Beck (1974) beschriebenen dysfunktionalen kognitiven Muster Depressiver im Kontext ihrer sozialen Bezüge erfassen. So beschrieb z.B. Coyne (1976) die Depression als ein sich selbst perpetuierendes interpersonelles System. Die von Matussek u. Wiegand (1985) – mittels einer inhaltsanalytischen Auswertung von Interviews – erhobenen Befunde wiesen auf die Bedeutung von Partnerschaftskonflikten im Verlauf neurotischer Depressionen hin. Demgegenüber waren bei monopolarer Depression Verlusterlebnisse und -ängste als Auslösefaktoren von größerer Bedeutung. Die Beziehungen affektpsychotischer PatientInnen sind häufig komplementär strukturiert (vgl. Hell 1982) und weisen Züge rigider Abhängigkeit der Partner voneinander auf. Die Ergebnisse dieser von Hell (1982) durchgeführten Studie machten jedoch auch deutlich, daß für die Paarbeziehung wesentliche Einflußgrößen mit dem ausschließlich verwendeten standardisierten Persönlichkeitstest nicht erfaßt wurden.

In der eigenen Untersuchung wurde deshalb eine Forschungsstrategie entwickelt, die nomothetische und idiographische Verfahren miteinander verbindet. Bei einer größeren Stichprobe von PatientInnen, die an unterschiedlichen Verlaufsformen affektiver Psychosen leiden (monopolare Depression, bipolare affektive Psychose, monopolare Manie, schizoaffektive Psychosen) wurden die Selbstbilder und die Partnerschaften nach Abklingen der depressiven Verstimmung im sog. „symptomarmen Intervall" erforscht. Im Zentrum der Untersuchung steht die Frage nach der Qualität der Selbst-Objektbeziehungen. Die Vergleichsgruppen bestehen sowohl aus PatientInnen mit einer neurotischen Depression wie auch aus PatientInnen mit einer somatischen (orthopädischen) Erkrankung. Eine Hypothesenprüfung im Sinne der Testung konkurrierender Hypothesen war angesichts der vorhandenen empirischen Befunde zum jetzigen Zeitpunkt nicht möglich. Deshalb wurden die für die Selbstwertregulation und die Interaktionsdynamik depressiv Erkrankter bedeutsamen Persönlichkeitsdimensionen im Sinne eines hypothesengenerierenden explorativen Vorgehens empirisch erfasst.

4.1.1
Auswahl der Stichprobe

Die Stichprobe setzt sich zusammen aus 139 PatientInnen mit depressiven Erkrankungen. Neben sämtlichen Verlaufsformen affektiver Psychosen wurden schizoaffektive Psychosen und neurotische Depressionen einbezogen (vgl. Tab. 12). Die diagnostische Zuordnung erfolgte auf der Grundlage von ICD-10-Kriterien (vgl. Anhang).

Tab. 12: Nosologische Gruppierung des Gesamtkollektivs

	STICHPROBE		
	WEIBL. N	MÄNNL. N	INSGES. N
Gesamtstichprobe – GES -	113	99	212
Depression gesamt – DEPGES –	78	61	139
Rezidivierende depressive Störung, gegenwärtig remittiert (monopolare Depression; F33.4) – MD –	22	10	32
Dysthymia (neurotische Depression; F34.1) – ND –	16	14	30
Bipolare affektive Störung, gegenwärtig remittiert (F31.7) – BIP –	16	21	37
Andere bipolare Störung (bipolare II Störung, rezidivierende manische Episoden; monopolare Manie; F31.8) – MM –	3	8	11
Schizoaffektive Störungen (F25) – SCHIZAFF –	21	8	29
Somatische Kontrollgruppe – KG –	35	38	73

Die Untersuchung wurde kurz vor Beendigung bzw. im Anschluß an die Entlassung aus stationärer Behandlung durchgeführt. Zu diesem Zeitpunkt wurden sämtliche PatientInnen mit affektiven und schizoaffektiven Psychosen thymoleptisch und/oder neuroleptisch behandelt. Eine laufende Lithium-Prophylaxe stellte kein Ausschlußkriterium dar.

Die Kontrollgruppe bestand aus 73 orthopädischen PatientInnen (35 Frauen, 38 Männer) einer orthopädischen Universitätsklinik und einer orthopädischen Rehabilitationsklinik, die wegen Hüft- und Kniegelenksoperationen stationär aufgenommen werden mußten. In der Vorgeschichte waren bei dieser PatientInnengruppe weder psychiatrische noch psychosomatische Erkrankungen aufgetreten.

**4.1.2
Untersuchungsinstrumente**

Folgende Untersuchungsinstrumente wurden eingesetzt (Tab. 13):

- Die wesentlichen anamnestischen und biographischen Daten wurden in einem halbstandardisierten Interview erhoben (vgl. Anhang). Es wurden Rating-Skalen entwickelt, die zur subjektiven Einschätzung des affektiven Klimas in der Herkunftsfamilie und in der aktuellen Paarbeziehung der PatientInnen dienten.
- Zur Abklärung affektiver Nachschwankungen bzw. der Tiefe der Depression wurde die Hamilton Depressionsskala (HAMD, Hamilton 1976) eingesetzt.
- Die Selbsteinschätzung der aktuellen Befindlichkeit erfolgte mittels der Depressionsskala D-S' (Zerssen 1973; Zerssen et al. 1974).
- Der Gießener Beschwerdebogen (GBB; Brähler u. Scheer 1983) diente der Erfassung der allgemeinen körperlichen Symptomatik und der Körperbefindlichkeit.[26]
- Als diagnostisches Instrument zur psychologischen Selbst- und Fremdeinschätzung wurde der *Gießen-Test* (GT) eingesetzt (vgl. Beckmann, Brähler et al. 1991).[27] Im Hinblick auf die narzißtische Problematik depressiver PatientInnen wurde der Gießen-Test in mehreren Variationen angewendet:
- GT-Selbst,
- GT-Ideal („Wie ich sein möchte") und
- GT-Normatives Selbst („Wie ich sein muß").

Die Elternbilder der PatientInnen wurden ebenfalls mittels des Gießen-Tests analysiert. Dabei wird von der Annahme ausgegangen, daß die kognitive Ausgestal-

---

[26] Der GBB vermittelt Informationen über das Ausmaß des subjektiv erlebten körperlichen Leidens und der subjektiv erlebten gesundheitlichen Beeinträchtigung. Da der GBB von den traditionellen Persönlichkeitsfragebögen weitgehend unabhängige Dimensionen erfaßt, stellt er eine sinnvolle Ergänzung des auch in dieser Untersuchung angewandten Gießen-Tests dar.

[27] Bei der Auswahl des Gießen-Tests war maßgeblich, daß er als objektives, individualpsychologisches Intrument – mit mittlerer Bandbreite und Präzision – in psychoanalytisch relevanten Kategorien soziale Einstellungen und Reaktionen abbildet.

tung der Objektwelt Internalisierungsprozesse und Abgrenzungsbestrebungen widerspiegelt. Die GT-Selbstbilder wurden mit den GT-Elternbildern korreliert:

- GT-F (Mutter)
- GT-F (Vater)[28]

Da der Gießen-Test auch im Hinblick auf die Erfassung von Beziehungsstrukturen konstruiert wurde, eignet er sich hervorragend zu Erfassung zentraler Partnerkonflikte.[29]
Es werden die Selbstbilder der PatientInnen und ihrer PartnerInnen und die jeweiligen Fremdbilder (PatientIn über PartnerIn, PartnerIn über PatientIn) korrelativ miteinander verknüpft (vgl. Beckmann et al. 1991; Brähler u. Brähler 1993). Somit können drei Aspekte der Selbst- und Fremdbildübereinstimmungen der Partner verglichen werden:

- Grad der Symmetrie bzw. Komplementarität der Positionen (Korrelation von männlichen und weiblichen Beurteilungen)
- Grad der Bestätigung bzw. Negation der Postition (Korrelation zwischen Selbst- und Fremdbild gleicher Objekte) und
- Grad der „positiven" bzw. „negativen identifikatorischen Projektion" (Korrelation von Selbst- und Fremdbild gleicher Beurteiler).

Die mittels dieses Operationalisierungsansatzes erfaßten Paarstrukturen sollen den von Beckmann (1994) entwickelten Kategorien zugeordnet und auf diese Weise miteinander verglichen werden (vgl. Kapitel 3.3). Einen Überblick über die GT-Profile gibt Tab. 13.
Zur Hypothesenprüfung wurden für jede der sechs Gießen-Test-Skalen („Soziale Resonanz", „Dominanz", „Kontrolle", „Grundstimmung", „Durchlässigkeit" und „Soziale Potenz") t-Tests mit Untergruppen für unabhängige und abhängige Stichproben berechnet. Interkorrelative Zusammenhänge wurden mittels Produkt-Moment-Korrelationen (Pearson-Koeffizient) erfaßt.
Die Repertory Grid-Technik (vgl. Scheer u. Catina 1993) wurde als individuumzentriertes, idiographisches Verfahren eingesetzt, um das subjektive Selbsterleben

---

[28] Der zunächst angestrebte Vergleich der Selbst- und Fremdbilder der PatientInnen und ihrer Eltern war nur in einer geringen Anzahl der untersuchten Familien möglich. Es ist zu vermuten, daß durch dieses methodische Vorgehen innerfamiliäre Konflikte mobilisiert wurden. Wegen der möglichen affektiven Belastungen der Patient-Elternbeziehung wurde deshalb auf die Erhebung der GT-Selbst- und Fremdbilder der Eltern verzichtet.

[29] Es wird davon ausgegangen, daß das Konfliktpotentialin den Beziehungen Depressiver sowohl durch neurotische Festschreibungen, wie auch durch krankheitsbedingte Einschränkungen und normative Erwartungen (z.B. Rollenkonflikte des depressiven Mannes) bestimmt wird. Im Hinblick auf die oftmals evidente Abhängigkeit Depressiver von nahen Bezugspersonen, die aus dem labilisierbaren narzißtischen Gleichgewicht resultiert, soll die Paarstruktur neurotisch depressiver und affektpsychotischer PatientInnen untersucht werden. Es lässt sich vermuten, dass die Paarinteraktion durch interpersonale Bewältigungsmuster beeinflusst wird, die durch Konfliktlösungsstrategien gekennzeichnet wird, die die intrapsychische Konflikthaftigkeit reproduzieren (z.B. komplementäre Beziehungsmuster).

der PatientInnen, die Identifikationen mit den affektiv bedeutsamen Personen und die Objektbeziehungsmuster zu erfassen. Aus Gründen der überindividuellen Vergleichbarkeit wurden folgende Elemente vorgegeben:

- Selbst
- Ideal („Wie ich sein möchte")
- Normatives Selbst („Wie ich sein muß")
- Mutter
- Vater
- PartnerIn
- Person, von der ich mich besonders gut verstanden fühle (Vertrauensperson)
- Person, mit der ich besonders viele Konflikte habe (Konfliktperson)
- Ich, wie mich meine Mutter sieht
- Ich, wie mich mein Vater sieht
- Ich in der Depression
- Ich in der Manie (bzw. „Ich, wenn ich mich besonders gut fühle")
-

Tab. 13: Untersuchungsinstrumente und Meßzeitpunkte

I. **Am Ende der stationären Behandlung**
- *Gießener Beschwerdebogen (GBB)*
- *Gießen-Test:*
  Gießen-Test-Selbstbild: GT-Selbstbild
  (Wie ich bin)
  GT-Ideal
  (Wie ich sein möchte)
  GT-Normatives Selbst
  (Wie ich sein muß)
- *Depressions-Skala (Zerssen)*: D-S'
  Halbstandardisiertes Interview:
  - Sozialdaten
  - Anamnestische Daten
  - Biographische Daten
  - Rating-Skalen: Affektives Klima in der Herkunftsfamilie und Partnerschaft

II. **2. Sitzung kurz vor oder nach Beendigung der stationären Behandlung:**
- *Repertory Grid-Technik*

III.	Ergänzung der Psychodiagnostik durch Einbeziehung der PartnerIn
- Folgende Tests wurden vom Patienten/von der Patientin und seinem/ihrem Partner in der Klinik oder nach Beendigung der stationären Behandlung zuhause ausgefüllt:
- *GT-F*   *- Mutter*
           - Vater
           - Partner
- *GT-S*   *(Partner)*
- *GT-F*   *(Urteil des Partners/der Partnerin über den Patienten / die Patientin)*

IV.	Psychopathologische Beurteilung des Patienten/der Patientin durch den/die InterviewerIn:
Hamilton Depressionsskala (HAMD)

Darüber hinaus wurden die PatientInnen gebeten, drei weitere Personen zu notieren, die in ihrem bisherigen Leben eine wichtige Bedeutung hatten.
Nach der Triadenmethode (vgl. Anhang) entwickelten die PatientInnen 14 bipolare Konstrukte (Eigenschaften). Anhand dieser Konstrukte wurden alle Elemente auf einer Skala von 1 bis 6 von den PatientInnen beurteilt, so daß eine 14 x 15 Matrix in Form eines Grid entstand. Der Informationsgehalt der Matrix wurde mit Hilfe von Slaters Computerprogramm INGRID weiter analysiert. Die Ergebnisse der Hauptkomponenten-Analyse wurden in einer zweidimensionalen Graphik dargestellt (vgl. Kapitel 3.4.3).

4.1.3
Praktisches Vorgehen

Die Erhebungen wurden von dem Verfasser und den MitarbeiterInnen der Depressionsstudie in klinischen Einrichtungen durchgeführt, in denen die interviewten PatientInnen stationär behandelt wurden. Die Auswahl der PatientInnen erfolgte in Absprache mit den Klinikleitern und den behandelnden ÄrztInnen, die zuvor über die Fragestellung der Untersuchung informiert worden waren. Die PatientInnen wurden von den behandelnden ÄrztInnen über den Ablauf der Untersuchung informiert und hatten sich mit der Teilnahme an der Untersuchung einverstanden erklärt. Die Erhebungsphase erstreckte sich vom 15. Januar 1992 bis 31. März 1996. Die untersuchte Stichprobe besteht aus PatientInnen, die in den folgenden Kliniken diagnostiziert und behandelt wurden:

- Klinik für Psychiatrie und Psychotherapie I und II und Klinik für Psychosomatische Medizin und Psychotherapie am Zentrum der Psychiatrie der Johann Wolfgang Goethe-Universität Frankfurt/Main,
- Zentrum der Psychiatrie der Justus-Liebig-Universität Gießen,
- Zentrum der Psychiatrie der Phillips-Universität Marburg,
- Psychiatrisches Krankenhaus Alzey,
- Psychiatrische Klinik Herborn,

4 Die empirische Untersuchung 95

- Psychiatrisches Krankenhaus Weilmünster,
- Abteilung für Psychiatrie, Stadtkrankenhaus Offenbach/Main,
- Klinisches Zentrum Kirchvers/Marburg,
- Burghof-Klinik Bad Nauheim
- Zentrum der Orthopädie der Johann Wolfgang Goethe-Universität Frankfurt/Main
- Knappschaftsklinik Bad Soden-Saalmünster

Der erste Kontakt mit den PatientInnen erfolgte in den Räumen der Klinik kurz vor Beendigung der stationären Behandlung. Dabei wurden die PatientInnen über das Vorhaben der Untersuchung orientiert. Im Anschluß daran wurde ein halbstandardisiertes Interview von ca. 30 Minuten Dauer durchgeführt, in dem wesentliche Sozialdaten, anamnestische und biographische Daten erhoben wurden. Angaben der PatientInnen zum affektiven Klima in Kindheit und Partnerschaft wurden mit Hilfe von Rating-Skalen erfaßt. Die PatientInnen erhielten ferner Anleitungen für das Ausfüllen der Fragebogen (GBB, GT und D-S').

Um Mißverständnissen vorzubeugen, wurden die PatientInnen angeleitet, sich, ihre Eltern und ihren PartnerInnen so einzuschätzen, wie sie sich selbst und ihre Angehörigen aus dem gewohnten Alltag (vor der letzten Krankheitsphase) kennen. Die PartnerInnen der PatientInnen wurden in gleicher Weise informiert. Wenn dieses aus organisatorischen Gründen nicht möglich war, wurden die PatientInnen gebeten, das Einverständnis der PartnerInnen zur Teilnahme an der Untersuchung zu erfragen und die erhaltenen Informationen an die PartnerInnen zu vermitteln. Die Gießen-Test-Fremdbilder der PatientInnen (Mutterbild, Vaterbild, PartnerInbild), das Gießen-Test-Selbstbild des Partners/der Partnerin und das Gießen-Test-Fremdbild des Partners/der Partnerin (Urteil des Partners/der Partnerin über den PatientInnen) wurden teilweise noch während des Klinikaufenthaltes oder nach Beendigung der stationären Behandlung zu Hause ausgefüllt. Die Depressionstiefe wurde mittels der Depressionsskala nach Hamilton (HAMD; Hamilton 1960) beurteilt.

In einer zweiten Sitzung – ebenfalls kurz vor, in einigen Fällen auch kurz nach Beendigung der stationären Behandlung – wurden individuumspezifische Informationen mittels der Repertory Grid-Technik erhoben.

Ferner wurden die Krankengeschichten der jeweiligen Kliniken für die weitere Datenanalyse und zur Komplettierung der anamnestischen Angaben herangezogen. Dies geschah insbesondere auch zur differentialdiagnostischen Abklärung und Zuordnung der PatientInnen zu den einzelnen Formen affektiver Störungen auf der Grundlage von ICD-Kriterien.

Die Untersuchung nahm etwa 3 bis 5 Stunden pro PatientIn in Anspruch; sie wurde in der Regel in 2 Sitzungen durchgeführt. Es war teilweise erforderlich, die Interviews und psychodiagnostischen Untersuchungen in der häuslichen Umgebung der PatientInnen durchzuführen bzw. fortzusetzen. Bei Einverständnis der PatientInnen (und häufig auf deren ausdrücklichen Wunsch hin) wurden die Ergebnisse des idiographischen Verfahrens (Rep-Test, s.u.) mit den PatientInnen nachbesprochen; auf diese Weise konnte der Versuch einer konsuellen Validierung idiographischer Befunde unternommen werden.

4.1.4
Fragestellungen und Hypothesen

Eine der mit dem Depressionsprojekt zu verfolgenden Grundannahmen war, daß die durch Abhängigkeit gekennzeichneten internalisierten und realen Objektbeziehungen Depressiver (vgl. Arieti u. Bemporad 1983) auf einem fortbestehenden intrapsychischen Konflikt beruht, der aus der Introjektion des ambivalenten, nicht assimilierten Objektes resultiert. In dieser objektbeziehungsdynamischen Sichtweise ist die Selbstwertproblematik von PatientInnen mit affektiven Psychosen Folge eines intrapsychischen Konfliktes zwischen narzißtischer Wertigkeit und Objektbindung (vgl. Mentzos 1995). Aufgrund dieses Konfliktes kommt es zu der Entwicklung disparater, antagonistischer Selbstbilder, die das Selbsterleben depressiver PatientInnen auch im symptomarmen Intervall wesentlich bestimmen.

Die dazu entwickelten Hypothesen basieren auf den Resultaten aus der Persönlichkeitsforschung bei Depressionen und aus der Paarforschung (vgl. Kapitel 2). Sie sind auch vor dem Hintergrund der eigenen klinischen Erfahrung plausibel und gut begründbar. Es soll allerdings nicht versucht werden, diese Hypothesen im klassischen Sinne zu bearbeiten (Voraussetzung, Behauptung, Beweis). Da es sich bei dem Untersuchungsgegenstand um schwer zugängliche, komplexe psychodynamische und interaktionsdynamische Prozesse handelt, erscheint eine solche Zielsetzung als zu hoch angesetzt, da eine wirksame Kontrolle von Voraussetzungen und Variablen nur für einen extrem eingeschränkten Untersuchungsbereich realisierbar wäre. Auf eine Zerlegung der Fragestellung in Elementarhypothesen wird deshalb verzichtet. Es soll vielmehr im Sinne einer explorativen Datenanalyse der Versuch unternommen werden, Hinweise zu finden, die die global formulierten Hypothesen stützen.

In der vorliegenden Arbeit sollen wesentliche Bereiche der Selbst- und Fremdwahrnehmung depressiver PatientInnen und ihrer PartnerInnen untersucht werden. Auf diese Weise wird der Versuch unternommen, einen Einblick in die bewußtseins- und abwehrnahen Strukturen der Selbstwertregulation und der Objektbeziehungen depressiv Erkrankter zu erlangen. Die einmalige Erhebung der individuumzentrierten Daten (mittels der Repertory Grid-Technik) ist dabei als eine erste Annäherung an die komplexen intrapsychischen und interaktionsdynamischen Prozesse anzusehen. Es soll geklärt werden, inwieweit die untersuchten Persönlichkeitsdimensionen mit Verlaufsparametern affektiver Störungen korrelieren. Die Untersuchung umfaßt drei wesentliche Dimensionen:

- Die Selbstbilder Depressiver (Komponenten des Selbstwertgefühls),
- Selbst-Eltern-Beziehung,
- Paarbeziehungen depressiv Erkrankter.

Selbstbilder (Komponenten des Selbstwertgefühls)

Fragestellungen:
- Wie ist das Selbstbild affektpsychotischer PatientInnen im symptomarmen Intervall beschaffen?
- Welche Unterschiede bestehen zwischen dem Selbstbild, dem Idealbild und dem Normativem Selbst der PatientInnen mit affektiven Störungen?

Hypothese:
Bei depressiv Erkrankten besteht eine große Distanz zwischen divergierenden Selbstbildern (Selbst, Idealselbst und Normatives Selbst). In der Kontrollgruppe körperlich Kranker hingegen wird eine geringe Distanz besser integrierter und assimilierter Selbstbilder erwartet.

Selbst-Eltern-Beziehung

Fragestellungen:
- Wie nehmen PatientInnen mit affektiven Störungen ihre Eltern wahr?
- Welche Beziehung besteht zwischen den Selbstbildern der PatientInnen und dem Bild, das sie von ihrer Mutter haben?
- Welche Beziehung besteht zwischen den Selbstbildern der PatientInnen und dem Bild, das sie von ihrem Vater haben?

Hypothese:
Die Distanz zwischen den Selbstbildern affektpsychotischer PatientInnen und dem Mutterbild ist geringer als bei neurotisch depressiven PatientInnen und der somatischen Kontrollgruppe. Es wird ferner erwartet, daß die Distanz zwischen den Selbstbildern depressiver Erkrankter und dem Vaterbild größer ist als bei den körperlich erkrankten PatientInnen.

Paarbeziehungen

Fragestellungen:
- Wie nehmen PatientInnen mit affektiven Störungen ihre PartnerInnen wahr?
- Wie werden die PatientInnen von ihren PartnerInnen wahrgenommen?
- Welche Beziehung besteht zwischen den Selbst- und PartnerInnenbildern in den Partnerschaften depressiv erkrankter PatientInnen?

Hypothese:
Die Vielfalt der Beziehungsmuster ist bei depressiven PatientInnen und ihren PartnerInnen im Vergleich mit der somatischen Kontrollgruppe und der Repräsentativstichprobe eingeengt. Es wird ferner ein Überwiegen komplementärer Beziehungsmuster in den Partnerschaften depressiver Erkrankter erwartet.
Weitere Dimensionen sind:

- das affektive Klima in den Primärfamilien und
- der Grad der Somatisierung.

Affektives Klima in den Primärfamilien

Fragestellung:
- Wie wird das affektive Klima in den Primärfamilien von den PatientInnen mit affektiven Störungen retrospektiv eingeschätzt?

Hypothese:
Es wird erwartet, daß neurotisch depressive PatientInnen das affektive Klima in den Primärfamilien negativer beurteilen als PatientInnen mit affektiven Psychosen.

Grad der Somatisierung

Fragestellung:
- Inwieweit wird das subjektive Befinden bei affektpsychotischen PatientInnen im syptomarmen Intervall und bei neurotisch depressiven PatientInnen durch körperliche Beschwerden beeinträchtigt?

Hypothese:
Neurotisch depressive PatientInnen weisen einen höheren Somatisierungsgrad auf als affektpsychotische PatientInnen.

Die Kombination der eingesetzten idiographischen und nomothetischen Verfahren bei einer relativ großen, detailliert untersuchten Stichprobe, die – im Gegensatz zu vielen anderen empirischen Studien zur Persönlichkeit depressiv Erkrankter – sämtliche Verlaufsformen affektiver Psychosen einbezieht, ermöglicht zum einen Aussagen über u. U. idealtypische Konstellationen und wird andererseits den Besonderheiten des Einzelfalles gerecht. So können die mit der Repertory Grid-Technik erhobenen idiographischen Befunde mittels der Ergebnisse der standardisierten Persönlichkeitstests validiert werden. Ferner wird die Zuordnung hinsichtlich soziodemographischer Daten, Verlaufsparametern, katamnestischen Variablen und psychodynamisch relevanten (innere Objektwelt) wie auch interaktionell bedeutsamen Variablen (Paarbeziehungsstrukturen) möglich.

4.2
Beschreibung der Stichprobe

Die untersuchte Stichprobe depressiver und orthopädischer PatientInnen (vgl. Tab. 12) wird im folgenden hinsichtlich wesentlicher Personenmerkmale beschrieben. Die psychosoziale Charakterisierung der depressiven und der orthopädischen Untersuchungsgruppe gliedert sich in drei Abschnitte. Im ersten Teil wird die Vergleichbarkeit des depressiven und des orthopädischen Untersuchungskollektivs hinsichtlich ihres sozio-demographischen Aufbaus überprüft. Im zweiten Abschnitt werden Parameter für den Krankheitsverlauf dargestellt. Im dritten Teil werden die Angaben der PatientInnen zur affektiven Qualität der Herkunftsfamilie ausgewertet. Die mittels des halbstandardisierten Interviews erfaßten Lebensereignisse vor Beginn und im Verlauf der Erkrankung schließen diesen Teil der Darstellung ab.[30] Zahlreiche Befunde werden graphisch dargestellt. Im Hinblick auf die Übersichtlichkeit des Textes werden einzelne Tabellen und Abbildungen im Anhang wiedergegeben.

4.2.1
Soziodemographische Daten

Die wichtigsten psychosozialen Variablen (Alter, Geschlecht, sozioökonomischer Status) sind in den Tabellen 14 bis 16 (Anhang) und in Abb. 11 zusammengefaßt. Beim statistischen Vergleich der Variablen Alter und soziökonomischer Status (Chi^2-Test) finden sich keine signifikanten Unterschiede zwischen dem depressiven und dem orthopädischen Untersuchungskollektiv. Die Parallelisierung der beiden Untergruppen bezüglich der genannten soziodemographischen Variablen ist für die Fragestellung von besonderer Bedeutung, da Persönlichkeit und Interaktionsmuster durch die genannten Variablen wesentlich beeinflußt werden.

Zur *Altersverteilung*: Das durchschnittliche Alter der Gesamtstichprobe Depressiver – bezogen auf den Untersuchungszeitpunkt – liegt bei 42,2 Jahren. Männliche und weibliche Probanden in der Altersgruppe 20 bis 30 Jahren sind insgesamt selten vertreten. Das ermittelte durchschnittliche Alter der monopolar Depressiven liegt mit 51 Jahren bedeutsam über dem mittleren Alter der übrigen Verlaufsformen (vgl. Tab. 14, Anhang). Der Altersaufbau der Gesamtgruppe depressiver PatientInnen entspricht demjenigen der orthopädischen PatientInnen (t-Test).

Zur *Geschlechtsverteilung* (vgl. Tab. 12): Die Gruppe der untersuchten orthopädischen PatientInnen unterscheidet sich hinsichtlich der Geschlechtsverteilung nicht signifikant von der Gesamtgruppe depressiv Erkrankter (Chi^2-Test). Die Geschlechtsverteilung in der Gesamtstichprobe depressiver PatientInnen (depressive Frauen: 59%; depressive Männer: 41%) entspricht den Ergebnissen der meisten epidemiologischen Studien, die ein deutliches Überwiegen der Frauen bei Depressionen festgestellt haben (vgl. Übersicht bei Weissmann u. Klermann 1977).[31]

Männer überwiegen hingegen in der eigenen Stichprobe in der Verlaufsgruppe der bipolaren affektiven Psychosen (57% Männer, 43% Frauen) und insbesondere bei den monopolaren Manien (73% Männer, 27% Frauen). Hinsichtlich der Männerwendigkeit unterscheidet sich die Gruppe der bipolar affektpsychotischen und

---

[30] Beim Interviewbogen wurden Daten zweier Studien im Rahmen des Depressionsprojektes einbezogen, bei denen nicht sämtliche Verfahren angewandt wurden. Bei den von Schmeling (1999) untersuchten orthopädischen PatientInnen wurde auf die GT-Paardiagnostik verzichtet; die von Kessler (1999) untersuchten monopolar depressiven PatientInnen konnten nur teilweise mit der Repertory Grid-Technik untersucht werden.

[31] Als Ursachen werden sowohl eine biologisch determinierte Vulnerabilität wie auch psychosoziale Faktoren diskutiert (vgl. Blöschl et al. 1987).

monopolar manischen PatientInnen signifkant von derjenigen der monopolar depressiven PatientInnen (p<0.05).

Die folgenden Variablen ergeben einen Hinweis darauf, unter welchen aktuellen sozialen und ökonomischen Bedingungen die untersuchten PatientInnen und ihre PartnerInnen leben.

Zum *beruflichen Status*: Die untersuchten depressiven und orthopädischen PatientInnen unterscheiden sich hinsichtlich der Berufsausbildung nicht (Chi^2-Test). In der Gesamtstichprobe wie auch in den einzelnen Verlaufsgruppen affektiver Psychosen und bei den orthopädischen PatientInnen überwiegen zwei Gruppen: erstens die Gruppe der FacharbeiterInnen, HandwerkerInnen, Angestellten und BeamtInnen und zweitens die Gruppe der mittleren Angestellten und BeamtInnen im mittleren Dienst (vgl. Anhang). Unter Bezug auf die Einteilungskriterien nach Kleining u. Moore (1968) lassen sich diese Berufe der unteren Mittelschicht und der oberen Unterschicht zuordnen. Das Überwiegen der unteren gegenüber den höheren sozialen Schichten steht in Übereinstimmung mit den meisten Untersuchungen, die psychiatrisch hospitalisierte PatientInnen erfaßt haben (vgl. Giesing et al. 1978; Hell 1982). Auch die Tatsache, daß die Gruppen der FacharbeiterInnen und Angestellten bei den orthopädischen PatientInnen überrepräsentiert sind, läßt sich auf selektionierende Auswahlverfahren zurückführen (es handelte sich überwiegend um orthopädische PatientInnen, die auf Allgemeinstationen einer Universitätsklinik und einer Rehabilitationsklinik behandelt wurden).

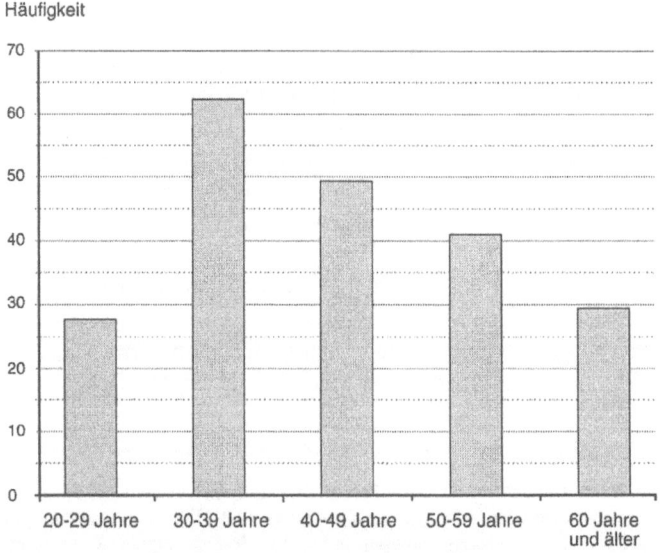

Abb. 11: Altersverteilung der Gesamtstichprobe

Bei der Analyse der *gegenwärtigen beruflichen Situation* fällt auf, daß unter den arbeitslosen PatientInnen die Gruppen der bipolaren affektiven Psychosen, der schizoaffektiven Psychosen und der neurotischen Depression überpräsentiert sind. Der im Vergleich zu monopolar Depressiven höhere Anteil der vollzeitbeschäftigten neurotisch depressiven PatientInnen (MD: n = 8; ND: n = 17) resultiert unter anderem aus dem höheren mittleren Alter der untersuchten monopolar depressiven PatientInnen. Dadurch wird auch der höhere Anteil an RentnerInnen in der Gruppe der monopolaren Depression erklärt.

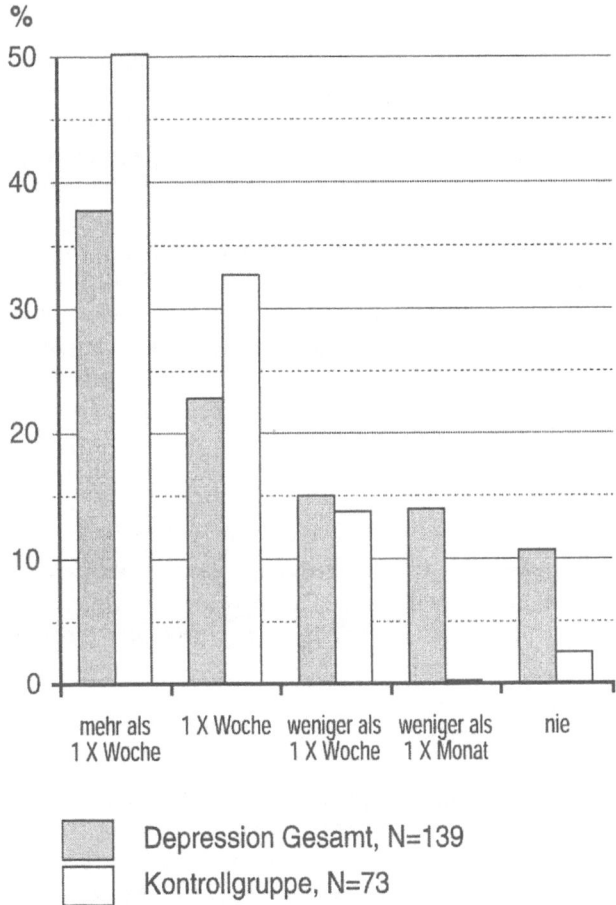

Abb. 12: Grad der sozialen Integration: "wie häufig haben Sie Kontakt zu Freunden oder Bekannten?"

Zum *Familienstand* und zur *Wohnsituation*: Beim Vergleich der Gesamtgruppe depressiver PatientInnen und der Gruppe der orthopädischen PatientInnen ergeben sich signifikante Unterschiede (vgl. Tab. 16 und 17, Anhang). Während etwa 60% der orthopädischen PatientInnen verheiratet sind bzw. in eheähnlichen Verhältnissen leben, ist der Anteil der depressiven PatientInnen, die in festen partnerschaftlichen Verhältnissen leben, bedeutsam niedriger ($p<0.01$), der Anteil der Geschiedenen ist bei den depressiv Erkrankten signifikant höher ($p<0.01$). Die Auswertung der augenblicklichen Wohnsituation (vgl. Tab. 17) ergibt, daß der Anteil der Alleinstehenden an der Gesamtgruppe Depressiver bedeutsam über dem der somatischen Kontrollgruppe liegt (29%; orthopädische PatientInnen: 13%). Schizoaffektive PatientInnen und bipolar depressive PatientInnen stellen den höchsten Anteil an Alleinstehenden (SAP: 46%; bipolare affektive Psychosen: 43%).

Zum *Grad der sozialen Integration*: Der Grad der sozialen Integration wurde gemessen an der Häufigkeit der sozialen Kontakte. Diese wurden mit einer fünfstufigen Skala erhoben (Häufigkeit von außerfamiliären Kontakten: mehr als einmal/Woche; einmal/Woche; seltener als einmal/Woche; seltener als einmal/Monat; „so gut wie nie"). Die quantitative Datenanalyse ergab signifikante Unterschiede sowohl zwischen der Gesamtgruppe Depressiver und der Gruppe orthopädischer PatientInnen ($p<0.01$) wie auch innerhalb der Gruppe der an Depressionen Erkrankten ($p<0.05$). Im Vergleich zu den orthopädischen PatientInnen finden sich bei den depressiven PatientInnen bedeutsame Hinweise auf Isolationstendenzen (vgl. Abb. 12). 43.3% der neurotisch depressiven PatientInnen geben an, „seltener als einmal pro Monat" bzw. „so gut wie nie" außerfamiliäre Kontakte zu Freunden und Bekannten zu pflegen (Monopolar Depressive: 23.1%).

4.2.2
Krankheitsverlauf

Das *mittlere Erstmanifestationsalter* ist bei PatientInnen mit bipolaren affektiven Psychosen, monopolarer Manie und schizoaffektiven Psychosen etwa gleich (27,1 – 28,3 Jahre). Die *mittlere Krankheitsdauer* ist bei der Gruppe der bipolaren affektiven Psychosen mit 15,5 Jahren am längsten (vgl. Tab 18, Anhang und Abb. 13).

Die längere Krankheitsentwicklung geht einher mit der höchsten Zahl an stationären Aufenthalten in psychiatrischen Kliniken in der untersuchten Gruppe der bipolaren affektiven Psychosen (mittlere Anzahl stationärer Aufnahmen: 6.2). Demgegenüber befinden sich 50% der befragten neurotisch depressiven PatientInnen erstmalig in stationärer Behandlung (vgl. Tab. 19, Anhang). Die von den PatientInnen vorgenommene *subjektive Einstufung des Schweregrades ihrer Erkrankung* ergab, daß 43.9% der Gesamtgruppe depressiver PatientInnen die Krankheit als „zunehmend" bzw. „gleichbleibend" erlebten (vgl. Tab. 20, Anhang und Abb. 14). Die größte Untergruppe der schizoaffektiven PatientInnen (42.8%) stufte den Schweregrad der Krankheit als „abnehmend" ein. Die Bedeutung des Krankheitserlebens schlägt sich, wie weiter unten dargelegt wird, insbesondere auch in den idiographischen Befunden der Repertory Grid-Technik nieder (hohe Varianzaufklärung durch das krankheitsphasenspezifische „Selbst in der Depression" und „Selbst in der Manie").

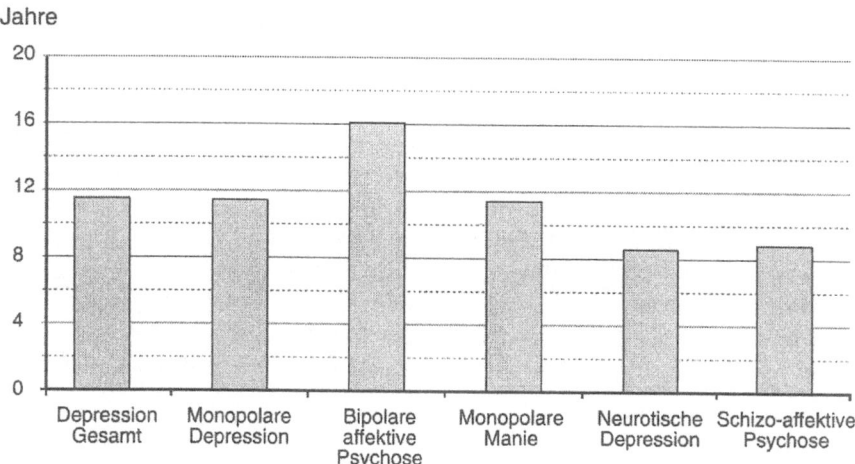

Abb. 13: Krankheitsdauer seit Erstmanifestation in Jahren

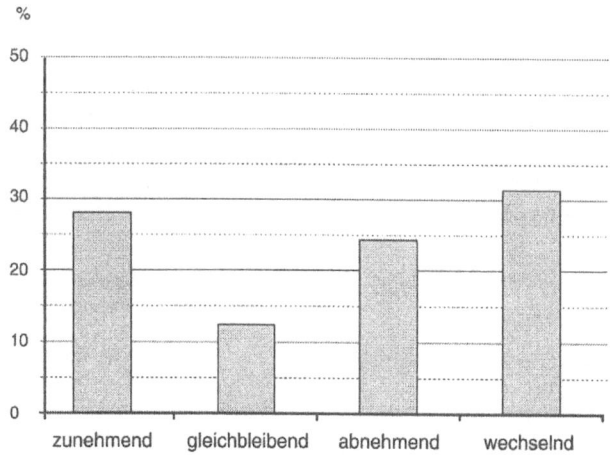

Abb. 14: Subjektive Einstufung des Schweregrads der Krankheit seit Erst-manifestation

4.2.3
Affektives Klima in der Herkunftsfamilie

In Anlehnung an Söldner u. Matussek (1990) wurde in einem auf die Erlebnisqualität fokussierenden Ansatz das affektive Klima in der Herkunftsfamilie der PatientInnen erfasst. Die PatientInnen wurden gebeten, eine Einschätzung des affektiven Klimas in der Primärfamilie auf einer sechsstufigen Skala (sehr gut bis ungenügend) vorzunehmen und diese Beurteilung anhand individueller Erfahrungen zu begründen (vgl. Tab. 21, Anhang und Abb. 15). Das Urteil der Gesamtgruppe depressiver PatientInnen fiel bedeutend kritischer aus als das der somatischen Kontrollgruppe (Mittelwert der Beurteilungen bei orthopädischen PatientInnen: 2.3, in der Gesamtgruppe depressiver PatientInnen: 3.0; $p<0.01$). Zwischen den untersuchten Gruppen depressiv Erkrankter fanden sich keine bedeutsamen Unterschiede. Tendenziell am negativsten beurteilten neurotisch depressive PatientInnen ihr Elternhaus (Durchschnittswert: 3.3). Begründet wurde dies in 20% der Fälle mit den chronischen Konflikten der Eltern. Als weitere negative Faktoren wurden von *neurotisch depressiven PatientInnen* genannt:

- Depression der Mutter
- Tod der Eltern
- sexueller Mißbrauch
- Schizophrenie der Mutter
- Gefühlskälte der Eltern und
- körperliche Strafen.

Die erwähnten biographischen Details, mit denen die PatientInnen ihre subjektive Einschätzung des affektiven Klimas im Elternhaus begründeten, wurden nicht in systematischer Weise erfaßt und quantitativ ausgewertet. Dieses weitgefächerte Spektrum individueller Begründungen umfasst die Kategorien „chronischer Konflikt der Eltern", „Tod der Mutter", „Tod des Vaters", „Trennung der Eltern", „körperliche Krankheit der Mutter", „körperliche Krankheit des Vaters". Darüber hinaus wurden weitere, auf Persönlichkeit und Erziehungsstil der Eltern bezogene Faktoren erwähnt.[32]

Monopolar depressive PatientInnen schilderten die folgenden familiären Besonderheiten:

- Vater litt an einer manisch-depressiven Erkrankung
- Alkoholismus des Großvaters
- räumliche Enge
- „nicht zur Selbständigkeit erzogen"
- sehr strenge Erziehung, „alles drehte sich um die Ordnung"
- Depression der Mutter

---

[32] Eine einzellfallorientierte Darstellung der zum affektiven Klima in der Primärfamilie an der Gesamtstichprobe erhobenen Befunde liefert die von Nikisch et al. (1999) durchgeführte Analyse der „Lebenswelten" depressiv Erkrankter.

Die untersuchten *bipolar affektpsychotischen PatientInnen* begründeten ihre subjektive Einschätzung des Elternhauses wie folgt:

- „Kalter Krieg"
- „keine Wärme", „kein Zuhause"
- „keine Zeit für Kinder"
- „Chaos, Streit und Schläge"
- „kein Austausch mit den Eltern"
- „Härte der Mutter"
- beide Eltern „zu bestimmend", strenge Erziehung
- „Eltern haben nur gearbeitet"
- „Vater war ein Tyrann"
- „es zählte nur der äußere Schein"
- „sadistischer Stiefvater", „autoritärer Vater", „launischer Stiefvater"
- „betonte Harmonie"

PatientInnen, die an einer *monopolaren Manie* erkrankt waren, schilderten überwiegend positive Eigenschaften ihres Elternhauses:

- „viel Fürsorge, Liebe und Verständnis"
- „Eltern waren immer für die Kinder da"
- „viel Freiheit"
- „Geborgenheit und Wärme"

PatientInnen, die unter *schizoaffektiven Psychosen* litten, erwähnten als familiäre Besonderheiten:

- „sehr behütet"
- „ich tat, was ich wollte"
- „Überforderung der Eltern"
- Alkoholismus und Gewalttätigkeit des Vaters
- Gespaltenheit der Familie: „überfürsorgliche Mutter und strenger Vater"
- „herzliche Mutter und kalter Vater"; „gewalttätiger Vater und gütige Mutter"
- dominante Mutter
- familiäre Enge

Im Hinblick auf die Bedeutung der internalisierten Elternbilder für die Selbstwertregulation Depressiver (vgl. Kapitel 2.2.4 und Kapitel 2.2.6), wurde im Interview die Frage gestellt, wem sich die PatientInnen in ihrer Kindheit am nächsten fühlten (vgl. Abb. 16, 17 und Tab. 22, Anhang).
Während die Mutter sowohl von der Gesamtgruppe Depressiver wie auch von der Gruppe orthopädischer PatientInnen mehr als doppelt so häufig wie der Vater als zentrale Bezugsperson genannt wurde, fühlten sich 10 der 28 PatientInnen aus der Gruppe der bipolaren affektiven Psychosen ihrem Vater in ihrer Kindheit am nächsten (gegenüber 8 PatientInnen, die die Mutter erwähnten).

Selbstbild und Objektbeziehungen bei Depressionen

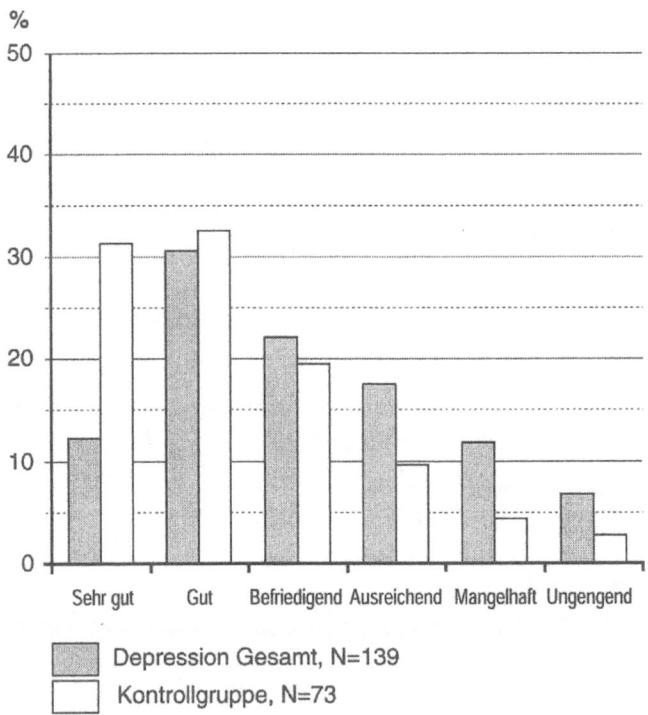

Abb. 15: Subjektive Beurteilung des affektiven Klimas der Herkunftsfamilie

Die affektive Bedeutung des Vaters schlägt sich auch in der Funktion als Vorbild nieder: 18% der PatientInnen mit bipolaren affektiven Psychosen bezeichnen ihren Vater als ihr Vorbild, 25% der PatientInnen mit bipolaren affektiven Psychosen erlebten ihren Vater als negatives Vorbild (als „Person, deren Eigenschaften ich auf gar keinen Fall übernehmen möchte"). PatientInnen mit schizoaffektiven Psychosen und neurotischen Depressionen bezeichnen ihren Vater ebenfalls in etwa gleichem Umfang (Schizoaffektive Psychosen: 28.6%; Neurotische Depression: 23%) als „negatives Vorbild". Von etwa einem Drittel der orthopädischen PatientInnen wurde der Vater – etwa doppelt so häufig wie die Mutter – als positives Vorbild erlebt (vgl. Tab. 23, Anhang).

4 Die empirische Untersuchung 107

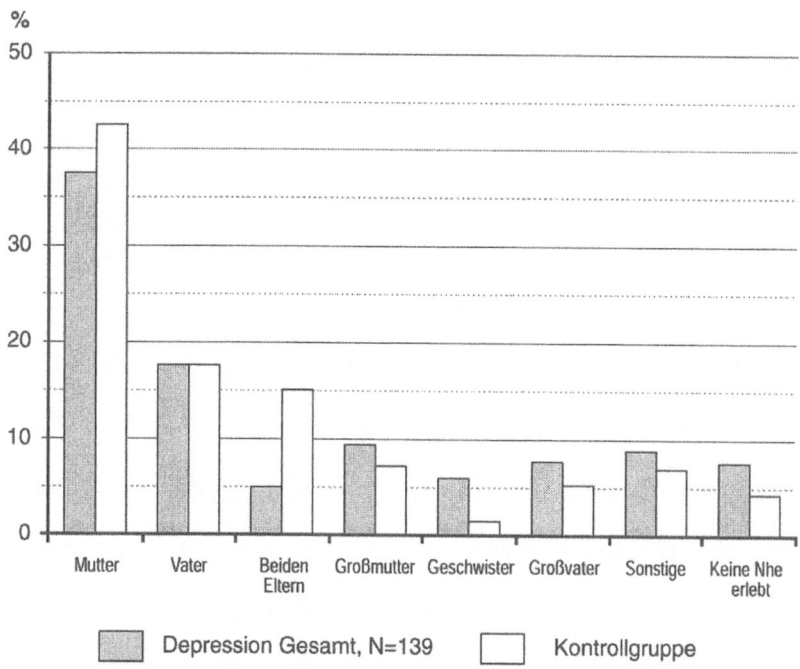

Abb. 16: Affektiv nächste Bezugsperson in der Kindheit (Gesamtgruppe Depressiver und somatische Kontrollgruppe im Vergleich)

Zusammenfassend finden sich hinsichtlich der affektiv nächsten Bezugsperson in der Kindheit und der erlebten positiven und negativen Vorbilder keine signifikanten Unterschiede zwischen der Gesamtgruppe Depressiver und der Kontrollgruppe. Die retrospektiven Einschätzungen der wichtigsten Bezugspersonen ergeben Hinweise darauf, daß der Vater von einer größeren Untergruppe der PatientInnen mit bipolaren affektiven Psychosen als affektiv nahes, ambivalentes Objekt erlebt wurde. Etwa die Hälfte der PatientInnen mit monopolaren Depressionen fühlte sich in der Kindheit der Mutter am nächsten. Während ein Drittel der untersuchten neurotisch depressiven PatientInnen ebenfalls die affektive Nähe zur Mutter unterstreicht, findet sich bei dieser PatientInnengruppe die deutlichste Abgrenzungstendenz gegenüber der Mutter: 26.6% der neurotisch depressiven PatientInnen möchte auf gar keinen Fall Eigenschaften der Mutter übernehmen (orthopädische PatientInnen 4.3%).[33] Die – hinsichtlich der Individuationsbestrebungen und der Triangulierung bedeutsame – Nähe zu beiden Eltern wird in ei-

---

[33] Diese Befunde werden unter besonderer Berücksichtigung der Gender-Perspektive in den Arbeiten von Eppel (1999); Himmighoffen (1999); Rinnert (1999) und Will (1999) analysiert.

nem größeren Umfang (19.6%) lediglich von den untersuchten PatientInnen mit orthopädischen Krankheiten unterstrichen. Angesichts der Anzahl schwach besetzter Zellen wurde auf eine Prüfung signifikanter Unterschiede zwischen den Gruppen depressiv Erkrankter verzichtet.

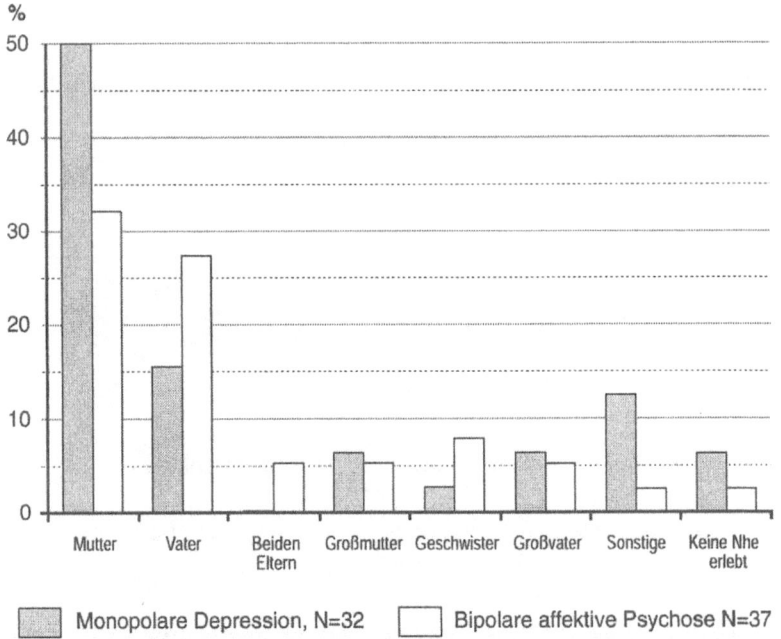

Abb. 17: Affektiv nächste Bezugsperson in der Kindheit (PatientInnen mit monopolarer Depression und bipolaren affektiven Psychosen im Vergleich)

4.2.4
Kritische Lebensereignisse und Partnerschaft

Es wurde nach möglichen wichtigen Ereignissen gefragt, die vor oder im Verlaufe der Erkrankung eingetreten waren (vgl. Tab. 24, Anhang). Bei dem Vergleich der Ergebnisse ist die unterschiedliche Krankheitsdauer der einzelnen Verlaufsgruppen zu berücksichtigen. Das Interesse galt vor allem der Erfassung subjektiv als bedeutsam erfahrener Lebensereignisse, nicht jedoch der vergleichenden Quantifizierung sämtlicher kritischer Lebensereignisse. In der angegebenen Häufigkeit von Erkrankungen und Veränderungen in der Familie und am Arbeitsplatz vor Beginn der Erkrankung bestanden höchst signifikante Unterschiede zwischen der

Gesamtgruppe depressiv Erkrankter und der Kontrollgruppe (p<0.001); hoch signifikant unterschieden sich beide Gruppen hinsichtlich der Häufigkeit des Wohnortwechsels vor Erstmanifestation (p<0.01).
Hinsichtlich der Belastungen, die im Verlauf der Depression aufgetreten sind, ergaben sich ebenfalls höchst signifikante Unterschiede zwischen der Gesamtgruppe depressiv Erkrankter und der somatischen Kontrollgruppe. Die untersuchten depressiven PatientInnen gaben bedeutend häufiger neu aufgetretene seelische und soziale Belastungen im Verlauf der Erkrankung an (p<0.001).
Um das kompensatorische Potential einzuschätzen, das den PatientInnen aufgrund ihrer sozialen Bezüge zur Verfügung steht, wurden sie danach gefragt, *welchen Personen sie im Augenblick gefühlsmäßig am nächsten stehen*. Wie erwartet, hat die Beziehung zur Partnerin bzw. zum Partner und zu den Kindern in allen untersuchten Gruppen die größte Bedeutung (vgl. Tab. 25, Anhang). Es fiel auf, daß immerhin 17% der PatientInnen mit bipolaren affektiven Psychosen angaben, sich „niemandem affektiv nah" zu fühlen. Dabei handelte es sich überwiegend um PatientInnen mit längerem Krankheitsverlauf und gescheiterten Partnerbeziehungen. Wegen zahlreicher schwach besetzter Zellen wurde auf eine Signifikanzprüfung verzichtet.
Die Frage nach der derzeitigen Zufriedenheit in Partnerschaft und Ehe ergab signifikante Unterschiede sowohl zwischen der Gruppe der orthopädischen PatientInnen und der Gesamtgruppe Depressiver wie auch innerhalb der untersuchten depressiven Stichprobe (vgl. Abb. 18 und 19).
Die orthopädischen PatientInnen zeichneten ein bedeutend positiveres Bild ihrer Partnerbeziehung (Mittelwert auf einer sechsstufigen Skala: 2.24; Gesamtgruppe Depressiver: 2.84; p<0.01). Während auch monopolar Depressive mit ihrer Partnerschaft/Ehe überwiegend zufrieden sind, sie als sehr gut, gut oder befriedigend bezeichneten, bewertete etwa die Hälfte der neurotisch depressiven PatientInnen die Partnerschaft als „ausreichend" oder „mangelhaft" (Mittelwert: 3.33; monopolar depressive PatientInnen: 2.36; p<0.01).
Die Ergebnisse unterstreichen zum einen die wichtige kompensatorische Funktion partnerschaftlicher Beziehungen im Verlauf depressiver Erkrankungen, zum anderen werden unterschiedliche Tendenzen deutlich, die vermutlich mit der Primärpersönlichkeit und der Paarstruktur der PatientInnen verbunden sind. So ist zu vermuten, daß es den neurotisch depressiven PatientInnen eher als den monopolaren PatientInnen gelingt, sich kritisch mit der Partnerin bzw. dem Partner auseinanderzusetzen. Die Unzufriedenheit einer großen Gruppe neurotisch depressiver PatientInnen in ihrer Partnerschaft könnte ferner darauf hinweisen, daß eigene konfliktuöse Persönlichkeitsanteile externalisiert und innerhalb der Paarbeziehung agiert werden.[34]

---

[34] Die Ergebnisse der subjektiven Einschätzung der Qualität der Partnerschaft bestätigen in gewisser Weise die psychiatrische „Grundregel", nach welcher der Zeigefinger des endogen

Selbstbild und Objektbeziehungen bei Depressionen

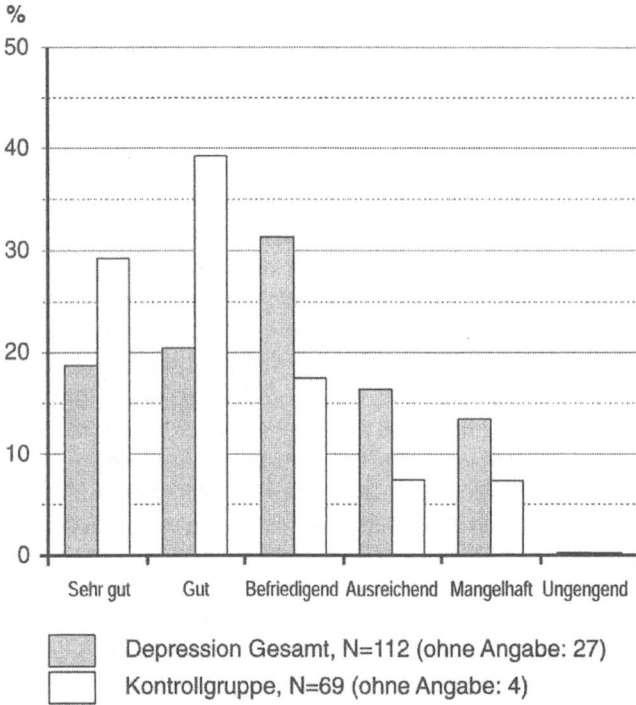

Abb. 18: Zufriedenheit in der Partnerschaft (Gesamtgruppe Depressiver und somatische Kontrollgruppe im Vergleich)

Depressiven gegen das eigene Selbst gerichtet ist, während der Zeigefinger des neurotisch Depressiven nach außen zeigt.

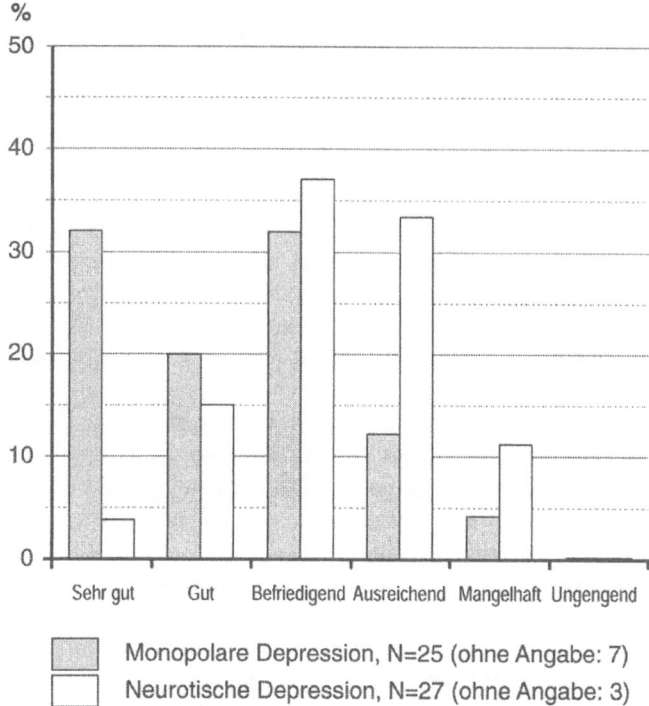

Abb. 19: Zufriedenheit in der Partnerschaft (PatientInnen mit monopolarer und neurotischer Depression im Vergleich)

4.2.5
Kapitelzusammenfassung

Neben den soziodemographischen Daten (Schichtzugehörigkeit, Ausbildung, Beruf) und der Altersverteilung wurden zusätzlich Parameter für den Krankheitsverlauf der PatientInnen erfaßt. Hinsichtlich Alter, Geschlecht und sozioökonomischem Status bestehen keine Unterschiede zwischen der Gesamtgruppe depressiv Erkrankter und der somatischen Kontrollgruppe. Bei der Interpretation der mittels der nomothetischen und idiographischen Verfahren erhobenen Befunde sind einige wichtige psychosoziale Variablen zu berücksichtigen. Diese Variablen sind nicht voneinander unabhängig. So sind erwartungsgemäß das Alter der PatientInnen, die Hospitalisationshäufigkeit und der Krankheitsverlauf signifikant miteinander korreliert. Das mittlere Alter der PatientInnen mit monopolarer Depression liegt signifikant über dem der anderen nosologischen Gruppen.

Während in der Gesamtgruppe Depressiver das weibliche Geschlecht überwiegt (59%), weisen die Untergruppen der bipolaren affektiven Psychosen und der monopolaren Manie eine Männerwendigkeit auf (BIP: 57%; MM: 73%). Diese Überrepräsentanz der Männer bei den bipolaren affektiven Störungen, die auch mit den Befunden größerer Verlaufsstudien (vgl. Angst 1980) übereinstimmt, verweist auf den Einfluß geschlechtsspezifischer Variablen.

Der Anteil der Geschiedenen und der Alleinstehenden ist in der Gesamtgruppe Depressiver signifikant höher als in der somatischen Kontrollgruppe; PatientInnen mit schizoaffektiven Psychosen und mit bipolaren affektiven Psychosen stellen den höchsten Anteil an Alleinstehenden (SAP: 46%; BIP: 43%). Soziale Isolationstendenzen kennzeichnen die Gesamtgruppe depressiv Erkrankter. Die untersuchten depressiven PatientInnen haben bedeutend weniger soziale Kontakte als die orthopädischen PatientInnen.

Das affektive Klima in der Herkunftsfamilie wird in der Gesamtgruppe Depressiver wird signifikant negativer beurteilt als von der somatischen Kontrollgruppe. Hinsichtlich der affektiv nächsten Bezugspersonen in der Kindheit und der erlebten positiven und negativen Vorbilder unterscheiden sich die untersuchten depressiven und orthopädischen PatientInnen nicht.

Kritische Lebensereignisse traten vor Erstmanifestation (in Form von Erkrankungen, Veränderungen in der Familie und am Arbeitsplatz und häufigen Wohnortwechseln) und im Verlauf der Erkrankung (in Form von seelischen und sozialen Belastungen) bei den depressiven PatientInnen signifikant gehäuft auf ($p<0.05$).

Die PartnerInnen wurden in der Gesamtstichprobe als affektiv nächste Bezugspersonen erlebt. Die untersuchten depressiven PatientInnen sind bedeutend weniger zufrieden in der Partnerschaft als die orthopädischen PatientInnen. Neurotisch Depressive unterscheiden sich signifikant von monopolar depressiven PatientInnen hinsichtlich ihrer in der Partnerschaft erlebten Unzufriedenheit ($p<0.01$).

4.3
Die Körperbefindlichkeit Depressiver: Ergebnisse des Gießener Beschwerdebogens (GBB)

Depressionen gelten als „leibnächste seelische Störungen". Insofern ist es naheliegend, im Rahmen der Untersuchung der Selbstwahrnehmung Depressiver auch die subjektive Dimension körperlicher Beschwerden zu erfassen. Als eine Dimension des Körpererlebens wurde das Empfinden von Körperbeschwerden mit Hilfe des Gießener Beschwerdebogens (GBB) erfaßt. Der Gießener Beschwerdebogen (Brähler u. Scheer 1995) umfaßt vier Skalen, die unterschiedliche Symptomenkomplexe des subjektiven Erlebens körperlicher Beschwerden repräsentieren. Im folgenden sind diese Skalen zusammengefaßt:

4 Die empirische Untersuchung

Skala 1:   Erschöpfung (E): Schwächegefühl, Schlafbedürfnis, Erschöpfbarkeit, Müdigkeit, Benommenheit, Mattigkeit.
Skala 2:   Magenbeschwerden (M): Völlegefühl, Erbrechen, Übelkeit, Aufstoßen, Sodbrennen, Magenschmerzen.
Skala 3:   Gliederschmerzen (G): Gliederschmerzen, Rückenschmerzen, Nackenschmerzen, Kopfschmerzen, Müdigkeit in den Beinen, Druckgefühl im Kopf.
Skala 4:   Herzbeschwerden (H): Herzklopfen, Schwindelgefühl, Kloßgefühl in der Brust, Stiche in der Brust, Atemnot, Herzbeschwerden.
Skala 5:   Beschwerdedruck (B): Umfaßt die oben aufgeführten Beschwerden und definiert damit das Ausmaß an erlebten Körperbeschwerden.

Am Ende des Fragebogens haben die Probanden die Möglichkeit sich ein eigenes Urteil hinsichtlich der Frage zu bilden, inwieweit den momentan bestehenden Beschwerden eine körperliche oder seelische Ursache zuzuordnen ist. Die Prozentwerte erlauben es, das Beschwerdemaß einer Person mit dem in der Bevölkerung und in der Klientel einer psychosomatischen Ambulanz im Mittel vorkommenden Beschwerdeausmaß in Beziehung zu setzen.

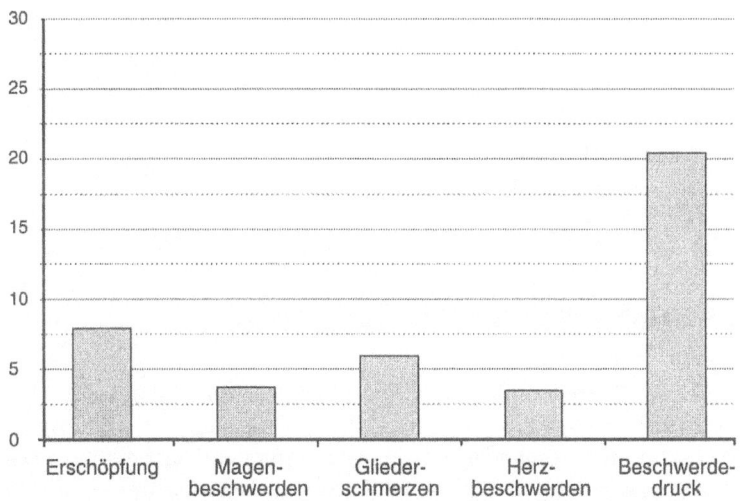

Abb. 20:   Körperbefindlichkeit, Gesamtgruppe Depressiver (GBB)

Die Gesamtgruppe depressiv Erkrankter ist bedeutend erschöpfter (Skala 1), leidet bedeutend mehr unter Magenschmerzen (Skala 2) und Herzbeschwerden (Skala 4) und erlebt insgesamt einen signifikant höheren Beschwerdedruck (Skala 5; p<0.01) als die orthopädischen PatientInnen (Mann-Whitney-U-Test). Wie die Abbildungen 20 und 21 zeigen, ist der Beschwerdedruck in der Gruppe der neurotisch depressiven PatientInnen am höchsten (Skala 5: 28.1; Kruskal-Wallis

Einweg-Rangvarianzanalyse: p<0.05). Neurotisch depressive PatientInnen leiden bedeutend stärker als die anderen Gruppen Depressiver unter Erschöpfung (Skala 1: 10.3; p<0.05) und Herzbeschwerden (Skala 4: 5.4; p<0.01). Erwartungsgemäß ist bei neurotisch Depressiven die Tendenz am ausgeprägtesten, ihre körperlichen Beschwerden als seelisch verursacht anzusehen (vgl. Tab. 26, Anhang).

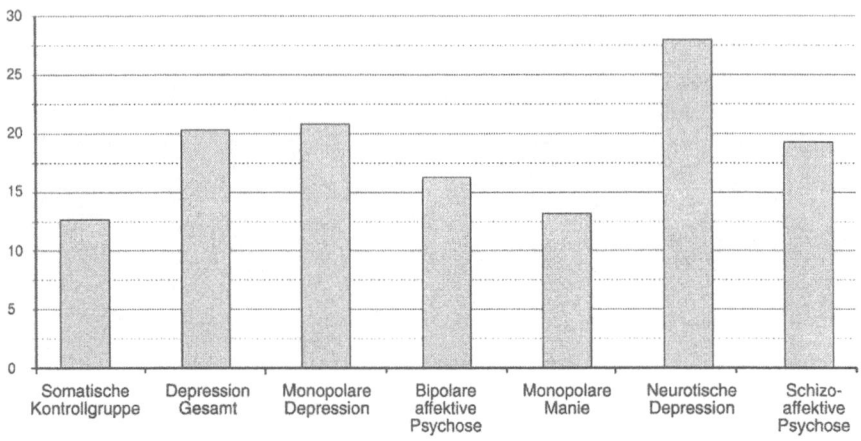

Abb. 21:   Beschwerdedruck (GBB)

4.4
Depressive Befindlichkeit und Symptomatik

Angesichts der „state"-Abhängigkeit von Persönlichkeitsbeurteilungen (vgl. Möller 1988; Frey 1977), erschien es notwendig, die Untersuchung der affektpsychotischen PatientInnen im sogenannten symptomarmen Intervall durchzuführen (vgl. Kapitel 3.1). Um einschätzen zu können, inwieweit die Selbstdarstellung der Persönlichkeit durch eine aktuelle bzw. weiterhin bestehende Verstimmung der PatientInnen konfundiert wurde, sollte das Ausmaß der depressiven Symptomatik und des depressiven Selbsterlebens erfaßt werden. Zu diesem Zweck wurde ein mehrgleisiges Vorgehen gewählt. Die PatientInnen wurden gebeten, ihre aktuelle Befindlichkeit mit Hilfe der Depressionsskala D-S' (Zerssen 1979) selbst einzuschätzen. Zudem wurde die Tiefe der depressiven Verstimmung seitens der Untersuchenden mittels des Hamilton-Depressions-Scores (HAMD) eingestuft.

4.4.1
Selbsteinschätzung der Stimmung mittels der Depressionsskala D-S'

Die anhand der Depressionsskala (D-S') von den PatientInnen vorgenommene Einschätzung ihrer aktuellen Befindlichkeit ergab einen höchst signifikanten Unterschied zwischen der Gesamtgruppe depressiver PatientInnen und der Gruppe orthopädischer PatientInnen (Gesamtgruppe Depressiver: 15.73; orthopädische PatientInnen: 8.22; Mann-Whitney-U-Test: p<0.001). Die niedrigsten Kennwerte fanden sich erwartungsgemäß bei den PatientInnen mit monopolarer Manie (6.5), die höchsten Kennwerte bei den neurotisch depressiven PatientInnen (22.4).

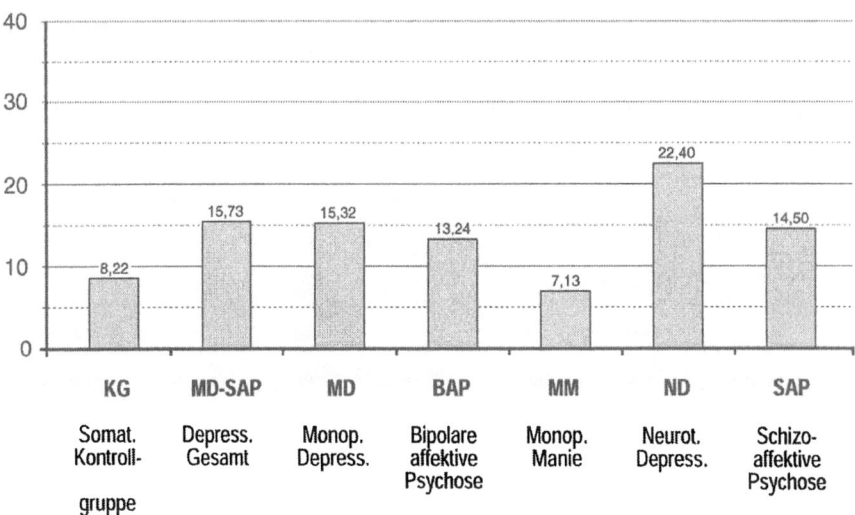

Abb. 22: Depressionsskala D-S' (Zerssen) – Gesamtwert –

Die Gruppe der neurotisch depressiven PatientInnen unterscheidet sich signifikant von allen anderen untersuchten Gruppen hinsichtlich der selbst eingeschätzten depressiven Stimmung (Multiple Range Test, Scheffé: p<0.05). Diese Ergebnisse weisen darauf hin, daß sich die Stichprobe sowohl aus gut rekompensierten PatientInnen wie auch aus solchen zusammensetzt, die ihre subjektive Befindlichkeit weiterhin als eher depressiv einschätzen (vgl. Abb. 22). Diese Unterschiede in der subjektiv eingeschätzten Befindlichkeit werden bei der Interpretation der Selbst- und Fremdwahrnehmung der PatientInnen zu berücksichtigen sein.

4.4.2
Die Einschätzung des Schweregrads der Depression anhand der Hamilton-Depressionsskala (HAMD)

Die Einschätzung des Schweregrads einer u. U. weiterhin bestehenden Depression mittels der Hamilton-Depressionsskala (vgl. Hamilton 1986) ergab für die Gesamtstichprobe insgesamt niedrige Kennwerte (Abb. 23).

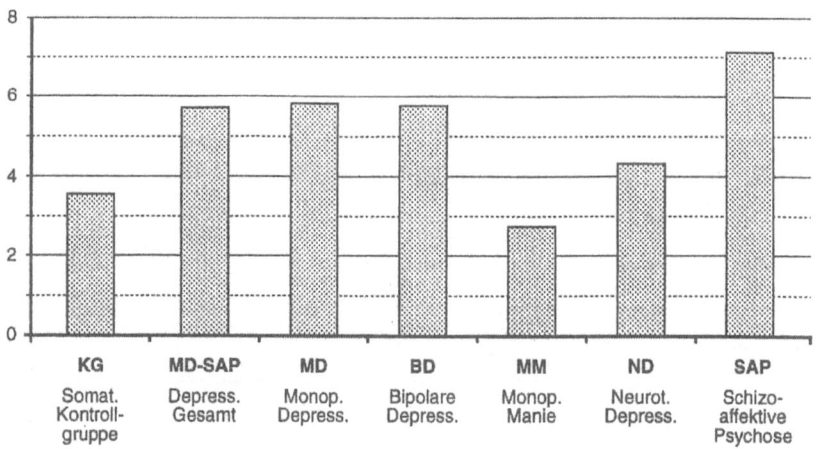

Abb. 23: Hamilton Depression Scale (HAMD) – Gesamtmittelwerte –

Der deskriptiv statistische Kennwert der Gesamtgruppe Depressiver liegt signifikant über demjenigen der orthopädischen PatientInnen (Gesamtgruppe Depressiver: 5.66; orthopädische PatientInnen: 3.50; Mann-Whitney-U-Test: $p<0.05$).
Die Diskrepanzen zwischen der von den Untersuchenden vorgenommenen Einstufung der Schwere der Depression und der subjektiven Einschätzung der aktuellen Befindlichkeit seitens der PatientInnen ergeben sich möglicherweise aus der feststellbaren deutlichen Abnahme schwerer psychopathologischer Symptome, insbesondere psychomotorischer und vegetativer Störungen, im Laufe der stationären Behandlung bei weiterhin bestehender depressiver Färbung der Selbstwahrnehmung seitens der PatientInnen.
Aufgrund des Vergleiches der ermittelten HAMD-Kenngrößen mit anderen Stichproben Depressiver (vgl. Berrios u. Bulben-Villarasa 1990; Tondo et al. 1988) und nicht-depressiver Probanden (Robbins et al. 1985) kann davon ausgegangen werden, daß die Untersuchung der Persönlichkeitsdimensionen nicht durch aktu-

elle bzw. weiterhin bestehende depressive Verstimmungen erheblichen Ausmaßes konfundiert werden.

4.5
Selbstbilder, Elternbilder und Partnerbilder im Gießen-Test

Um zu einer differenzierten, überschaubaren und wenig redundanten Beschreibung der Intervallpersönlichkeit und der Objektbeziehungen Depressiver zu kommen, wird an dieser Stelle auf eine separate Darstellung der einzelnen Testprofile der Gesamtstichprobe und der jeweiligen Verlaufsformen affektiver Störungen auf den GT-Skalen verzichtet (die Mittelwertprofile des GT-S und GT-F sind im Anhang in synoptischer Form abgebildet, vgl. Abb. 24 bis 28). Es wird hier eine Darstellungsart gewählt, die es ermöglicht, die Beziehung zwischen Selbstwahrnehmung (Selbstbild, Ideal, Normatives Selbst) und Fremdwahrnehmung (Mutterbild, Vaterbild, Partnerbild) zu erfassen. Zur Gewinnung übergeordneter Kategorien, welche die Selbst-Fremdbild-Relation erfassen, wurde der von Beckmann (1993) ursprünglich zur Untersuchung von Paarbeziehungen entwickelte Operationalisierungsansatz herangezogen (vgl. Kapitel 3.3).
Auf der Grundlage dieser Operationalisierung lassen sich die folgenden sechs Selbstbild- und Fremdbildrelationen unterscheiden:

B = 5   Symmetrische Beziehung, höchste positive Valenz
B = 4   Abgeschwächte Symmetrie
B = 3   Negative Valenz im Selbstbild, positive Valenz im Fremdbild
B = 2   Höchste negative Valenz, höchste projektive Identifikation
B = 1   Abgeschwächte Asymmetrie
B = 0   Asymmetrische Beziehung

Zum Vergleich der Ähnlichkeitskoeffizienten zwischen Selbst/Ideal, Selbst/Normativem Selbst, Ideal/Normativem Selbst und ferner zwischen Selbst/Mutterbild, Ideal/Mutterbild, Normativem Selbst/Mutterbild sowie Selbst/Vaterbild, Ideal/Vaterbild und Normativem Selbst/Vaterbild wurde jeweils innerhalb einer Gruppe als Testverfahren Friedmanns Zwei-Weg-Rangvarianzanalyse herangezogen.
Dieser methodische Weg wurde gewählt, nachdem eine Überprüfung der Ähnlichkeitskoeffizienten auf Normalverteilung der Werte sowohl mit dem Testverfahren nach Kolmogorov-Smirnov als auch mit einem *Goodness*-of-fit-χ^2-Verfahren signifikante Abweichungen von einer Normalverteilung erbracht hatte. Es kann weiterhin nicht davon ausgegangen werden, daß die Abstände zwischen den Werten der Ähnlichkeitskoeffizienten gleich sind. Da es sich bei dem Vergleich um abhängige Stichproben (Mehrfach-Messungen) handelt und ein Ordinalskalenniveau ('5' ähnlicher '4' ähnlicher '3' ähnlicher '2' ähnlicher '1' ähnlicher

'0') angenommen werden konnte, erschien in Anlehnung an Siegel (1985) Friedmans Zwei-Weg-Rangvarianzanalyse als Testverfahren der Wahl.
Für die Prüfung auf Geschlechtsunterschiede bezüglich eines Ähnlichkeitskoeffizienten (z. B. Selbst/Mutter) innerhalb einer Gruppe (z. B. Kontrollgruppe) wurde, da es sich um abhängige Stichproben und ordinalskalierte Variablen (Begründung s.o.) handelt, der U-Test nach Mann-Whitney (Bortz 1989) herangezogen. Zunächst soll die Konvergenz bzw. Divergenz der Selbstbilder untersucht werden.

4.5.1
Selbstbild, Idealbild und Normatives Selbst

Wie in Kapitel 3 ausgeführt wurde, sind bei der Konstruktion des Gießen-Tests vom Ansatz her psychoanalytische und sozialpsychologische Gesichtspunkte eingegangen. Somit ergeben sich Bezüge sowohl zur Selbstkonzeptforschung wie auch zu den Rollentheorien. Im folgenden werden die Ergebnisse der Untersuchung des Selbstkonzeptes depressiver PatientInnen dargestellt. Es wurde von der Annahme ausgegangen, daß sich das Selbstkonzept aus Komponenten zusammensetzt, die einerseits Idealvorstellungen des Individuums entsprechen, wie auch andererseits Rangordnungen von Normen enthalten (vgl. Beckmann 1979, S. 168). Es wurde ferner davon ausgegangen, daß eine gestörte Selbstwertregulation mit erheblichen emotionalen und kognitiven Dissonanzen einhergeht (vgl. Kapitel 2.2), die ihren Niederschlag in großen Distanzen zwischen dem aktuellen Selbst, dem Idealbild und dem normativen Selbst eines Individuums finden. Der Vergleich von Selbstbild und Idealbild, von Selbstbild und normativem Selbst und von Idealbild und normativem Selbst erfolgt anhand der berechneten Ähnlichkeitskoeffizienten. Es wird eine Zuordnung der jeweiligen Relationen dieser Komponenten des Selbstwertgefühls zu eher symmetrischen Mustern (B = 5, B = 4, B = 3) und andererseits asymmetrischen Mustern (B = 2, B = 1, B = 0) vorgenommen (vgl. Tab. 27).

Tab. 27: Vergleich der Ähnlichkeitskoeffizienten zwischen Selbst, Ideal und Normativem Selbst (prozentuale Verteilung der Kategorien 5 bis 0)

	Ähnlichkeitskoeffizienten Selbst-Idealselbst						Ähnlichkeitskoeffizienten Selbst-Normatives Selbst, Ideal-selbst-Normatives Selbst					
	Symmetrie				Asymmetrie		Symmetrie				Asymmetrie	
	5	4	3	2	1	0	5	4	3	2	1	0
Kontrollgruppe (N=39, in %)												
Selbst	15.4	15.4	20.5	38.5	7.7	2.6	12.8	28.2	12.8	33.3	10.3	2.6
Idealselbst							17.9	41.0	23.1	12.8	5.1	-
Depression Gesamt (N=128, in %)												
Selbst	3.9	12.5	23.4	25.8	30.5	3.9	12.5	12.8	28.9	24.2	18.0	3.9
Idealselbst							16.4	32.8	27.3	17.2	6.3	-
Neurotische Depression (N=30, in %)												
Selbst	3.3	-	10.0	30.0	50.0	6.7	-	6.7	16.7	50.0	16.7	10.0
Idealselbst							20.0	30.0	33.3	13.3	3.3	-
Monopolare Depression (N=30, in %)												
Selbst	6.7	23.3	23.3	16.7	23.3	6.7	13.3	13.3	46.7	13.3	13.3	-
Idealselbst							10.0	40.0	26.7	20.0	3.3	-
Bipolare affektive Psychose (N=35, in %)												
Selbst	5.7	14.3	20.0	22.9	34.3	2.9	17.1	5.7	25.7	22.9	22.9	5.7
Idealselbst							28.6	31.4	20.0	14.3	5.7	-
Schizoaffektive Psychose (N=24, in %)												
Selbst	-	12.5	33.3	37.5	16.7	-	20.8	20.8	37.5	8.3	12.5	-
Idealselbst							4.2	29.2	37.5	16.7	12.5	-
Monopolare Manie (N=9, in %)												
Selbst	-	11.1	55.6	22.2	11.1	-	11.1	33.3	-	22.2	33.3	-
Idealselbst							11.1	33.3	11.1	33.3	11.1	-

Selbstbild und Idealbild

Der Vergleich der Korrelationen zwischen Selbstbild und Idealbild ergibt signifikante Unterschiede zwischen der Gesamtgruppe depressiver PatientInnen und der Kontrollgruppe orthopädischer PatientInnen (Chi^2-Test: $p<0.05$). Wie erwartet, überwiegen in der Gesamtgruppe Depressiver asymmetrische Selbst-Idealbild-Relationen (vgl. Tab. 27).

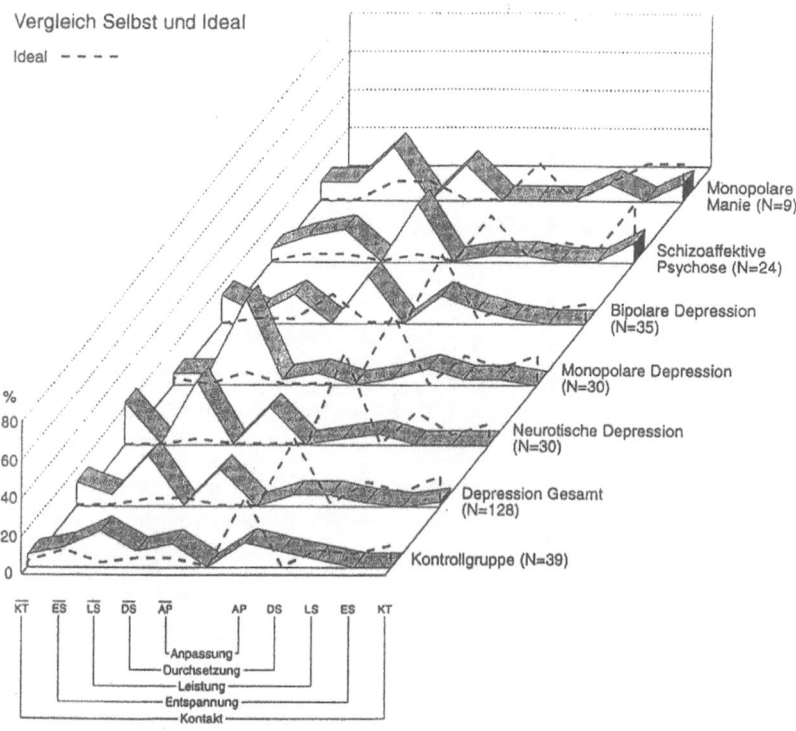

Abb. 29: Selbst und Ideal depressiver und orthopädischer PatientInnen im Vergleich (Integrative Profildarstellung)

Die größte Untergruppe der depressiven PatientInnen ist der Kategorie B = 1 (abgeschwächte Asymmetrie: 30.5%) zuzuordnen. Diese Kategorie findet sich vor allem in der Gruppe der neurotischen Depression (50%), der bipolaren affektiven Psychosen (34.3%) und der monopolaren Depression (23.3%). Asymmetrische Selbstbild-Idealbild-Relationen sind bei den neurotisch depressiven PatientInnen signifikant häufiger als bei den monopolar depressiven ($p<0.05$). Bei schizoaffektiven wie auch bei monopolar manischen PatientInnen fehlen die extremen asymmetrischen und symmetrischen Muster: Die überwiegende Anzahl dieser beiden PatientInnengruppen ist den Beziehungskategorien 2 und 3 (Schizoaffektive Psychosen: 70.8%; Monopolare Manie: 77.8%) zuzuordnen.

Selbstbild und Normatives Selbst

Beim Vergleich der Selbstbild-Normatives Selbst-Korrelationen unterscheiden sich Depressive nicht signifikant von den orthopädischen PatientInnen (vgl. Tab. 27). Ein tendenzieller Unterschied zwischen beiden Gruppen besteht lediglich hinsichtlich der Häufigkeit der Kategorie 4 (abgeschwächte Symmetrie; orthopädische PatientInnen: 28.2%; Gesamtgruppe Depressiver: 12.5%).
Beim Vergleich der nosologischen Gruppen fällt ein Überwiegen asymmetrischer Selbst-Normatives Selbst-Relationen bei neurotisch depressiven PatientInnen auf (Kategorie 2: 50%; Kategorie 1: 16.7%). Die Kategorie 5 (vollständige Symmetrie) fehlt in dieser Gruppe vollständig, die Kategorie 4 (abgeschwächte Symmetrie) ist nur bei 6.7% der untersuchten PatientInnen festzustellen. 46.7% der PatientInnen mit monopolaren Depressionen waren der Kategorie 3 zuzuordnen. Bei PatientInnen mit bipolaren affektiven Psychosen finden sich sowohl asymmetrische wie auch symmetrische Muster; es überwiegen die Kategorien 3 (25.7%), 2 (22.9%) und 1 (22.9%). Bei schizoaffektiven Psychosen besteht eine deutliche Tendenz zu symmetrischen Selbst-Normatives Selbst-Relationen (Kategorie 5, 4 und 3: 79.1%). PatientInnen mit monopolaren Manien weisen – jeweils etwa 50% – sowohl eine Selbst-Normatives Selbst-Symmetrie und -Asymmetrie auf. Die Unterschiede zwischen den einzelnen Gruppen sind statistisch nicht bedeutsam.

Idealbild und Normatives Selbst

Die untersuchte Gesamtgruppe depressiver PatientInnen unterscheidet sich hinsichtlich der Korrelation zwischen Idealbild und Normativem Selbst nicht signifikant von den untersuchten orthopädischen PatientInnen. In der Gesamtstichprobe überwiegen die Kategorien 4 und 3. Diese vorherrschende Ideal-Normatives Selbst-Symmetrie steht in Einklang mit der Untersuchung von Freiling (1976), der kaum relevante Differenzen zwischen einer Selbstdarstellung „Wie ich sein möchte" und „Wie ich sein soll" gefunden hatte. Dieses Ergebnis unterstreicht, daß das ideale Selbstbild sich im wesentlichen auf allgemeine Sozialstereotypien zurückführen läßt (vgl. Beckmann 1979, S. 155). Der höchste Anteil an vollständig symmetrischen Idealbild-Normatives Selbst-Relationen wurde in der Gruppe der bipolaren affektiven Psychosen (Kategorie 5: 28.6%) festgestellt.[35]

---

[35] Die Untersuchungsergebnisse von Wolf (1976) wiesen darauf hin, daß die Selbst-Normatives Selbst-Kongruenz bei klinischen Gruppen nicht durchgehend ist. Die von Wolf untersuchten depressiven Patienten waren in ihrem idealen Selbstbild hypomanischer als in ihrem normativen Bild.

Geschlechtsspezifische Unterschiede finden sich hinsichtlich der Beziehung zwischen den Komponenten des Selbstkonzeptes in der Gruppe der monopolar depressiven PatientInnen: 44.4% der monopolar depressiven Männer weisen eine abgeschwächte Selbst-Ideal-Asymmetrie auf (monopolar depressive Frauen: 14.3%). Während 61.9% der monopolar depressiven Frauen hinsichtlich der Beziehung zwischen Selbst und normativem Selbst der Kategorie 3 zuzuordnen sind (monopolar depressive Männer: 11.1%), findet sich bei monopolar depressiven Männern eine heterogene Verteilung: Größere Untergruppen (jeweils 22.2%) weisen einerseits vollständig symmetrische Selbst-Normatives Selbst-Relationen wie auch abgeschwächt asymmetrische Selbst-Normatives Selbst-Relationen auf (vgl. Tab. 28, Anhang).

Integrative Profildarstellung der Selbstbilder

Für jedes Selbstbild (Gießen-Test-Selbst, Ideal-Bild und Normatives-Selbst) wurde die kategoriale Zugehörigkeit ermittelt (vgl. Kapitel 3). Die prozentualen Häufigkeiten (vgl. Tab. 27) wurden in Abb. 30 integrativ dargestellt. Das Selbstbild der depressiven PatientInnen ist demnach charakterisiert durch die Dimensionen „Leistungsinsuffizienz" ($\overline{LS}$), „fehlende Anpassung" ($\overline{AP}$) und „Kontaktarmut" ($\overline{KT}$). Es ist plausibel, daß dementsprechend die Kategorien „Anpassung" (AP), „Entspannung" (ES) und „Kontaktfähigkeit" (KT) das Idealbild der PatientInnen der Gesamtgruppe Depressiver charakterisieren (vgl. Abb. 30). Angesichts der offensichtlichen Selbst-Ideal-Divergenz wurde auf eine weitere Signifikanzprüfung verzichtet. Von dem relativ homogenen Idealbild, das weitgehend an sozialen Normen und Klischees orientiert ist, hebt sich lediglich eine Untergruppe bipolarer und monopolar manischer PatientInnen ab, die leistungsorientierte Zielvorstellungen negieren. Insbesondere die Kategorien „Anpassung" (AP) und „Leistung" (LS) kennzeichnen (neben „Entspannung" und „Kontaktfähigkeit") auch das Normative Selbst der untersuchten Stichprobe (vgl. Abb. 30).

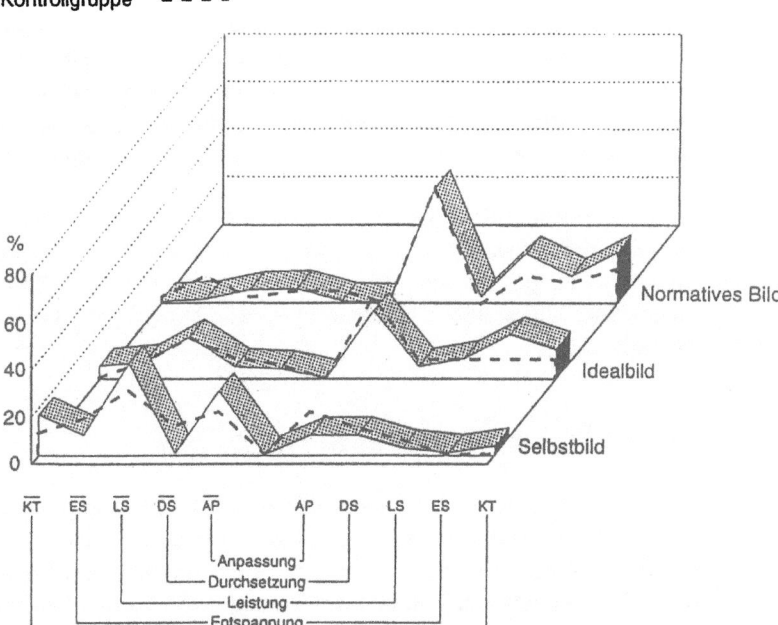

Abb. 30: Integrative Profildarstellung der Selbstbilder depressiver und orthopädischer PatientInnen (in %)

4.5.1.1
Kapitelzusammenfassung

Um die Selbstkonzepte Depressiver zu erforschen, wurde ein Vergleich zwischen dem Selbstbild, dem Ideal und dem Normativen Selbst durchgeführt. Auf der Grundlage von Ähnlichkeitskoeffizienten wurde eine Zuordnung der Selbstbild-Relationen zu einem sechsstufigen Kategoriensystem (Kategorie 5 = vollständige Symmetrie; Kategorie 0 = vollständige Asymmetrie) vorgenommen.

Erwartungsgemäß unterscheidet sich die Gesamtgruppe Depressiver signifikant von der somatischen Kontrollgruppe durch die Asymmetrie von GT-Selbstbild und -Idealbild. Die Selbstbild-Idealbild-Divergenz war in der Gruppe der neurotischen Depression am ausgeprägtesten; sie unterscheidet neurotisch depressive PatientInnen bedeutsam von monopolar depressiven PatientInnen. Beim Vergleich von Selbstbild und Normativem Selbst fanden sich keine bedeutsamen Unterschiede zwischen der Gesamtgruppe depressiv Erkrankter und den orthopädischen

PatientInnen. Auch beim Vergleich von Ideal und Normativem Selbst unterschieden sich beide Gruppen nicht signifikant. Das Überwiegen symmetrischer Ideal-Normatives Selbst-Relationen wurde auf die Abhängigkeit des Ideals von allgemeinen Rollenstereotypien zurückgeführt. Das Selbstbild der depressiv Erkrankten war durch die GT-Dimensionen „Leistungsinsuffienzienz", „fehlende Anpassung" und „Kontaktarmut", das Idealbild durch „Anpassung", „Entspannung" und „Kontaktfähigkeit" charakterisiert. Eine Untergruppe bipolar affektpsychotischer und monopolar manischer PatientInnen negierte leistungsorientierte Idealvorstellungen.

Die Ergebnisse unterstreichen die Häufigkeit und das Ausmass der – über die Selbstbild-Idealbild-Korrelationen operationalisierten – Selbstwertproblematik depressiv Erkrankter. Dies gilt vor allem für neurotisch depressive PatientInnen, ferner auch für grössere Untergruppen affektpsychotischer PatientInnen im symptomarmen Intervall.

4.5.2
Selbstkonzept und Elternbilder im Gießen-Test

Vor dem Hintergrund der in Kapitel 2.2 dargestellten objektbeziehungsdynamischen Dimension der Depression soll die Frage untersucht werden, welche Beziehung zwischen dem Selbstkonzept Depressiver und ihren Elternbildern besteht. Dazu wurde das Selbstbild, das Idealbild und das Normative Selbst mit dem Mutterbild und dem Vaterbild der PatientInnen verglichen. In gleicher Weise wie bereits im vorangegangenen Kapitel geschildert, wurde auf der Grundlage von Ähnlichkeitskoeffizienten eine Zuordnung der Beziehungen zwischen Selbstbild und Elternbild mittels eines sechsstufigen Kategoriensystems durchgeführt (Kategorie 5 = vollständige Symmetrie; Kategorie 0 = vollständige Asymmetrie von Selbstbild und Elternbild).

4.5.2.1
Selbstkonzept und Mutterbild

Bei dem Vergleich der Selbstbilder mit dem Mutterbild werden die bisherigen Gliederungsgesichtspunkte beibehalten. Dementsprechend werden zunächst die Ergebnisse des Vergleichs von Selbstbild und Mutterbild dargestellt, es folgt der Vergleich des Ideals und des Mutterbildes und abschließend der Vergleich des Normativen Selbst mit dem Mutterbild (vgl. Böker et al 1999a).

Tab. 29: Selbstkonzept und Mutterbild (Relative Häufigkeiten der Kategorien 5–0)

	Ähnlichkeitskoeffizienten *Selbstbilder - Mutterbild*					
	Symmetrie					Asymmetrie
Kontrollgruppe	5	4	3	2	1	0
(N=39, in %)						
Selbstbild	5.1	38.5	23.1	23.1	7.7	2.6
Idealselbst	2.6	25.6	15.4	35.9	17.9	2.6
Normatives Selbst	5.1	15.4	33.3	25.6	20.5	-
Depression Gesamt						
(N=128, in %)						
Selbstbild	9.4	25.8	35.2	24.2	3.9	1.6
Idealselbst	3.1	11.7	24.2	32.0	22.7	6.3
Normatives Selbst	6.3	20.3	31.3	23.4	10.9	7.8
Neurotische Depression (N=30, in %)						
Selbstbild	6.7	20.0	60.0	13.3	-	-
Idealselbst	-	6.7	23.3	33.3	26.7	10.0
Normatives Selbst	3.3	13.3	43.3	13.3	6.7	20.0
Monopolare Depression (N=30, in %)						
Selbstbild	20.0	20.0	26.7	23.3	6.7	3.3
Idealselbst	-	20.0	20.0	23.3	26.7	10.0
Normatives Selbst	10.0	23.3	26.7	23.3	10.0	6.7
Bipolare affektive Psychose (N=35, in %)						
Selbstbild	5.7	31.4	20.0	34.3	5.7	2.9
Idealselbst	5.7	11.4	31.4	31.4	17.1	2.9
Normatives Selbst	2.9	28.6	25.7	31.4	8.6	2.9
Schizoaffektive Psychose (N=24, in %)						
Selbstbild	4.2	29.2	41.7	20.8	4.2	-
Idealselbst	4.2	8.3	25.0	37.5	20.8	4.2
Normatives Selbst	8.3	20.8	33.3	25.0	12.5	-
Monopolare Manie (N=9, in %)						
Selbstbild	11.1	33.3	22.2	33.3	-	-
Idealselbst	11.1	11.1	11.1	44.4	22.2	-
Normatives Selbst	11.1	-	22.2	22.2	33.3	11.1

Selbstbild und Mutterbild:

Die Gesamtgruppe depressiv Erkrankter unterscheidet sich hinsichtlich der Selbstbild-Mutterbild-Relation nicht signifikant von der somatischen Kontrollgruppe (Chi^2-Test). Sowohl bei den orthopädischen PatientInnen wie in der Gesamtgruppe Depressiver finden sich überwiegend symmetrische Muster (vgl. Tab. 29). Eine vollständige Symmetrie von Selbstbild und Mutterbild findet sich am häufigsten in der Gruppe der monopolaren Depression (monopolare Depression: 20.0%; Gesamtgruppe Depressiver: 9.4%; orthopädische PatientInnen: 5.1%). Die Unterschiede der relativen Häufigkeiten der Selbst-Mutterbild-Relationen sind zwischen den Verlaufsgruppen depressiv Erkrankter statistisch nicht bedeutsam.

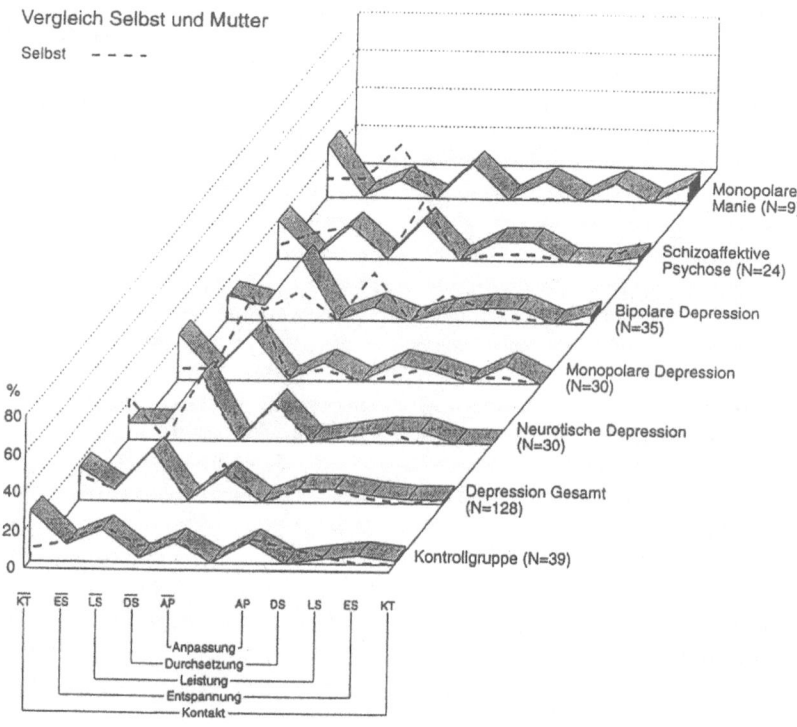

Abb. 31: Vergleichende, integrative Profildarstellung von Selbst und Mutterbild (Prozentuale Häufigkeiten)

Ideal und Mutterbild:

Hinsichtlich der Idealbild-Mutterbild-Relation unterscheidet sich die Gesamtgruppe depressiv Erkrankter nicht signifikant von der somatischen Kontrollgruppe (Chi^2-Test). Wie erwartet, findet sich in der Gesamtstichprobe eine Tendenz zur Abgrenzung des Idealbilds vom Bild, das die PatientInnen von ihrer Mutter haben. Die Unterschiede zwischen den einzelnen Verlaufsgruppen depressiv Erkrankter sind auf dieser Dimension nicht signifikant.

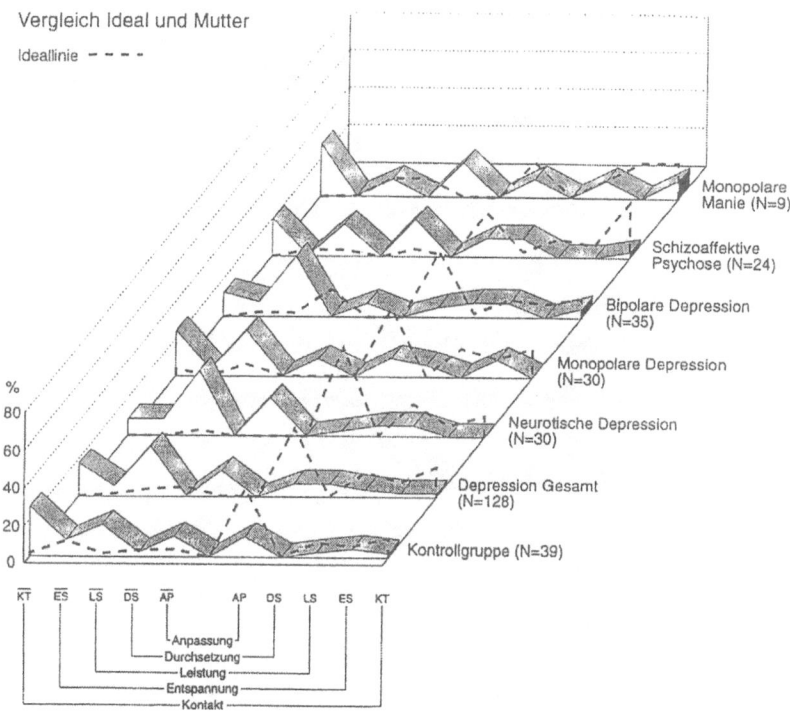

Abb. 32: Vergleichende, integrative Profildarstellung von Ideal und Mutterbild (Prozentuale Häufigkeiten)

Normatives Selbst und Mutterbild:

Hinsichtlich der Relationen von Normativem Selbst und Mutterbild bestehen keine signifikanten Unterschiede zwischen der Gesamtgruppe depressiv Erkrankter und der somatischen Kontrollgruppe (Chi^2-Test). Eine vollständige Asymme-

128 Selbstbild und Objektbeziehungen bei Depressionen

trie von Normativem Selbst und Mutterbild findet sich bei den orthopädischen PatientInnen nicht (Gesamtgruppe Depressiver: 7.8%). Im Gegensatz zu der in der Gesamtstichprobe festgestellten Tendenz zu eher symmetrischen Mustern findet sich bei sechs der neun PatientInnen mit monopolarer Manie eine ausgeprägte Divergenz von normativem Selbst und Mutterbild (Kategorie 2-0: 66.6%). Die Unterschiede zwischen den Verlaufsformen affektiver Störungen sind statistisch nicht signifikant.

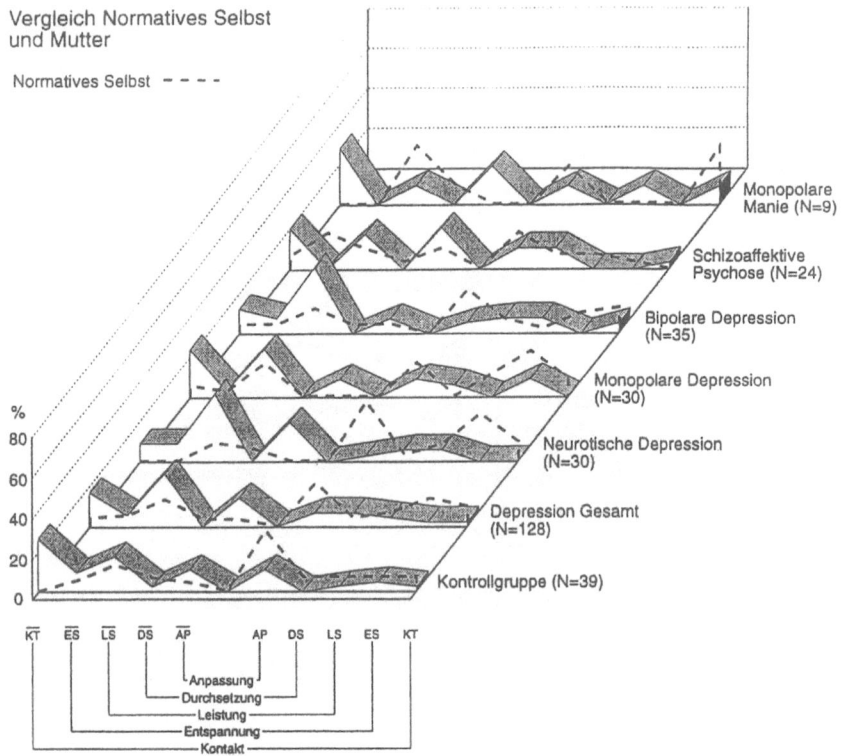

Abb. 33: Vergleichende, integrative Profildarstellung von Normativem Selbst und Mutterbild (Prozentuale Häufigkeiten)

4.5.2.2
Selbstkonzept und Vaterbild

Wie bereits bei der Untersuchung der einzelnen Komponenten des Selbstkonzeptes und des Vergleiches von Selbstkonzept und Mutterbild beschrieben, wurde auch in Hinblick auf die Nähe zwischen Selbstkonzept und Vaterbild eine Zuordnung zu einem sechsstufen Kategoriensystem auf der Grundlage von Ähnlichkeitskoeffizienten durchgeführt.

Tab. 30: Selbstkonzept und Vaterbild (Relative Häufigkeit der Kategorien 5-0)

	Ähnlichkeitskoeffizienten Selbstbilder - Vaterbild					
	Symmetrie				Asymmetrie	
Kontrollgruppe (N=39, in %)	5	4	3	2	1	0
Selbstbild	5.1	30.8	28.2	17.9	15.4	2.6
Idealselbst	-	17.9	28.2	33.3	10.3	10.3
Normatives Selbst	10.3	17.9	17.9	30.8	17.9	5.1
Depression Gesamt (N=128, in %)						
Selbstbild	7.3	21.8	37.0	19.4	12.1	2.4
Idealselbst	4.8	13.9	27.3	31.5	14.5	7.9
Normatives Selbst	7.8	18.8	25.8	31.3	13.3	3.1
Neurotische Depression (N=30, in %)						
Selbstbild	6.7	23.3	40.0	6.7	16.7	6.7
Idealselbst	6.7	10.0	26.7	23.3	20.0	13.3
Normatives Selbst	10.0	20.0	10.0	40.0	16.7	3.3
Monopolare Depression (N=30, in %)						
Selbstbild	14.3	10.7	32.1	28.6	10.7	3.6
Idealselbst	7.1	17.9	21.4	32.1	21.4	-
Normatives Selbst	10.3	13.3	40.0	23.3	10.0	3.3
Bipolar affektive Psychose (N=35, in %)						
Selbstbild	2.9	29.4	47.1	17.6	2.9	-
Idealselbst	5.9	11.8	32.4	32.4	11.8	5.9
Normatives Selbst	5.7	20.0	31.4	25.7	11.4	5.7
Schizoaffektive Psychose (N=24, in %)						
Selbstbild	12.0	16.0	28.0	32.0	12.0	-
Idealselbst	8.0	12.0	24.0	36.0	8.0	12.0
Normatives Selbst	8.3	16.7	20.8	37.5	16.7	-
Monopolare Manie (N=9, in %)						
Selbstbild	-	-	66.7	11.1	22.2	-
Idealselbst	-	11.1	33.3	33.3	22.2	-
Normatives Selbst	-	33.3	22.2	33.3	11.1	-

Selbstbild und Vaterbild:

Hinsichtlich der Relation von Selbstbild und Vaterbild bestehen keine signifikanten Unterschiede zwischen der Gesamtgruppe depressiv Erkrankter und der somatischen Kontrollgruppe (Chi^2-Test). Es überwiegen symmetrische Muster (Kategorien 5-3: 64.1% der orthopädischen PatientInnen; 66.6% in der Gesamtgruppe Depressiver, vgl. Tab. 30). Die Selbstbild-Vaterbild-Symmetrie ist bei den bipolaren affektiven Psychosen am ausgeprägtesten (Kategorien 5-3: 79.4%). Eine vollständige Asymmetrie von Selbstbild und Vaterbild findet sich bei bipolar affektiven Psychosen, bei schizoaffektiven Psychosen und bei monopolaren Manien nicht. Die Unterschiede zwischen den einzelnen Verlaufsformen affektiver Störungen sind statistisch nicht bedeutsam.

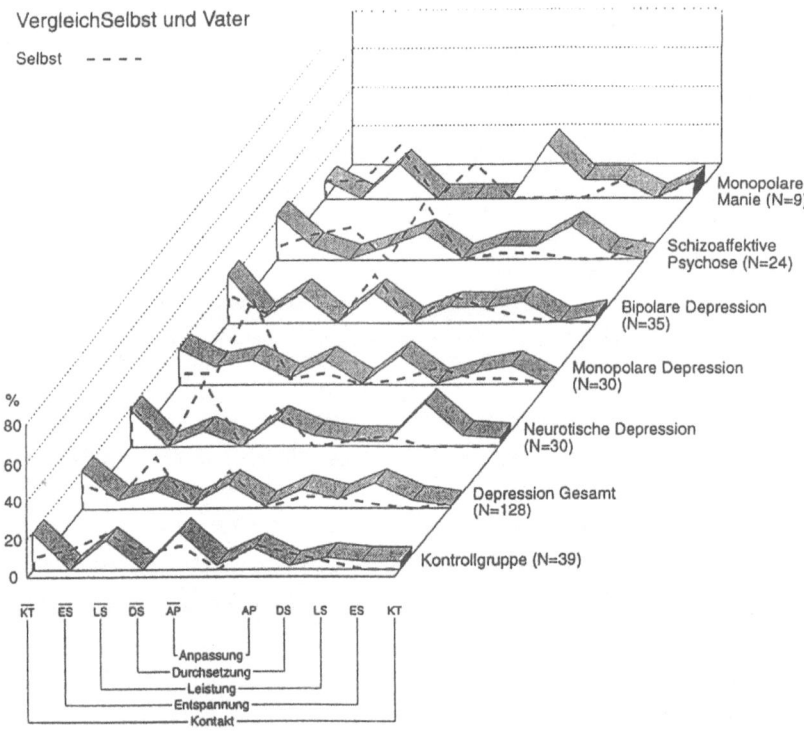

Abb. 34: Vergleichende, integrative Profildarstellung von Selbst und Vaterbild (Prozentuale Häufigkeiten)

Ideal und Vaterbild:

In der Gesamtstichprobe überwiegen asymmetrische Beziehungen zwischen dem Ideal und dem Vaterbild. Die Gesamtgruppe depressiv Erkrankter unterscheidet sich nicht signifikant von der Kontrollgruppe; zwischen den einzelnen Verlaufsgruppen bestehen keine statistisch bedeutsamen Unterschiede (Chi^2-Test). Eine vollständige Idealbild-Vaterbild-Konvergenz konnte bei den untersuchten orthopädischen PatientInnen und ferner auch bei den monopolar manischen PatientInnen nicht festgestellt werden. Männer, die an bipolaren affektiven Psychosen leiden, grenzen ihr Ideal signifikant häufiger vom Bild des Vaters ab als an bipolaren affektiven Psychosen leidende Frauen, bei denen eine Ideal-Vater-Symmetrie vorherrscht (vgl. Tab. 31 und 32, Anhang).

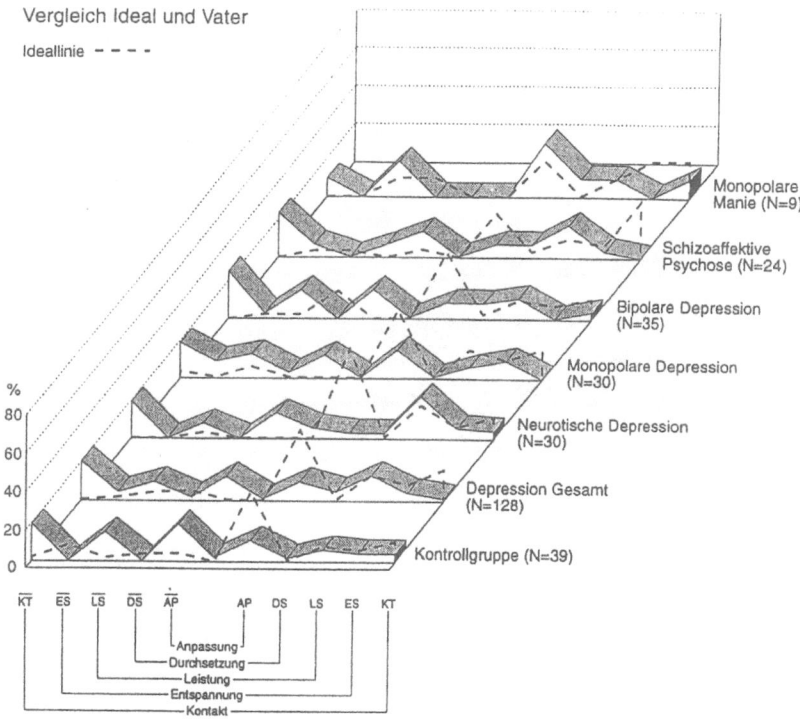

Abb. 35: Vergleichende, integrative Profildarstellung von Ideal und Vaterbild (Prozentuale Häufigkeiten)

Normatives Selbst und Vaterbild:

Auch beim Vergleich der Beziehungen zwischen Normativem Selbst und Vaterbild ergeben sich keine signifikanten Unterschiede zwischen den orthopädischen und den depressiven PatientInnen (Chi^2-Test). Vollständig symmetrische und vollständig asymmetrische Muster sind nur in geringem Umfang vertreten. Jeweils etwa die Hälfte der PatientInnen ist den Kategorien 3 und 2 zuzuordnen. Die einzelnen Verlaufsgruppen unterschieden sich hinsichtlich der Relation von Normativem Selbst und Vaterbild nicht bedeutsam.

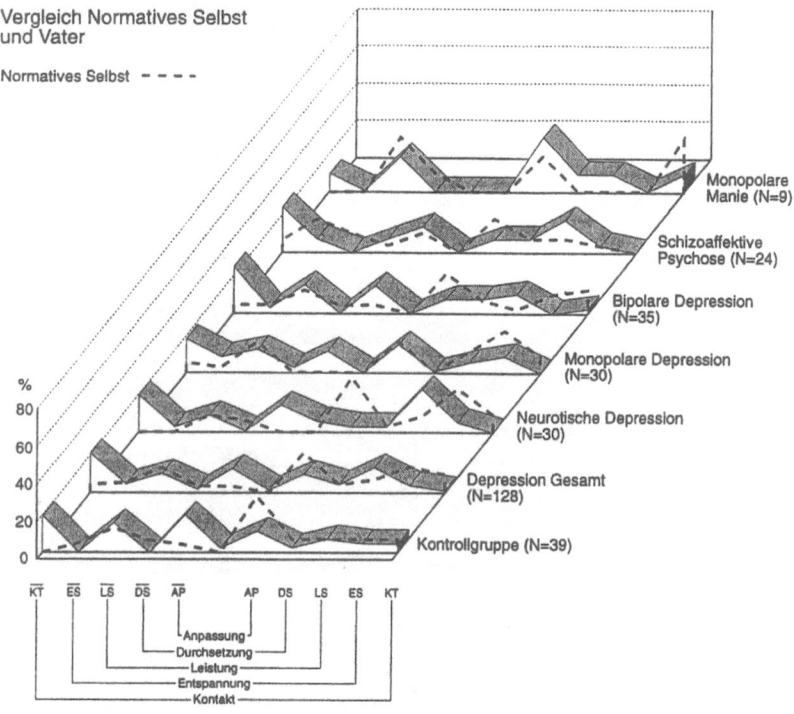

Abb. 36: Vergleichende, integrative Profildarstellung von Normativem Selbst und Vaterbild (Prozentuale Häufigkeiten)

Integrative Profildarstellung der Selbstbilder und Elternbilder

Wie bereits beschrieben, wurde für jedes GT-Selbstbild, -Idealbild, -Normatives Selbstbild, -Mutterbild und -Vaterbild die kategoriale Zugehörigkeit ermittelt. In den Abbildungen 33 bis 36 werden die prozentualen Häufigkeiten der GT-

Kategorien nach Beckmann (1994) für die GT-Selbst- und -Elternbilder der depressiven und orthopädischen PatientInnen integrativ dargestellt. Die hier gewählte vergleichende Profildarstellung der Selbst- und Elternbilder unterstreicht, daß das Selbsterleben der untersuchten Gesamtstichprobe Depressiver weitgehend identisch ist mit dem insbesondere auch durch soziale Rollenstereotypien geprägten Bild der Mutter. Das Selbstbild der depressiven Patientinnen wird durch die Kategorien „Leistungsinsuffizienz", „Anpassungsstörung" und „Kontaktarmut" gekennzeichnet. Das Ideal und das Normative Selbst der depressiven PatientInnen zielt auf „Anpassung", „Entspannung" und „Kontaktfähigkeit". Neben der bei den depressiven PatientInnen – im Gegensatz zur somatischen Kontrollgruppe – ausgeprägten Selbst-Ideal-Divergenz besteht somit auch eine Diskrepanz zwischen dem Ideal/Normativem Selbst und dem an Rollenstereotypien orientierten Mutterbild.

Das Vaterbild der Gesamtstichprobe ist heterogener und weist verlaufsgruppentypische Merkmale auf. So werden die männliche Rollensstereotypien abbildenden Kategorien „Anpassungs-, Durchsetzungs- und Leistungsfähigkeit" insbesondere von den PatientInnen mit monopolaren Manien, neurotischen Depressionen und schizoaffektiven Psychosen akzentuiert.

4.5.2.4
Der Einfluss der Geschlechtsvariable auf das Verhältnis von Selbstbildern und Elternbildern

Die Untersuchung des Einflusses der Variable Geschlecht auf die Beziehung zwischen den Komponenten des Selbstkonzeptes und dem Mutter- und Vaterbild (vgl. Tab. 31 und 32, Anhang) ergibt keine signifikanten geschlechtsspezifischen Unterschiede zwischen der Gesamtgruppe depressiv Erkrankter und der somatischen Kontrollgruppe (Chi^2-Test). Aufgrund der geringen Besetzung einzelner Felder musste auf eine Signifikanzprüfung auf der Ebene der einzelnen Verlaufsgruppen affektiver Störungen verzichtet werden. Einzelne geschlechtsspezifische Akzentuierungen sollen jedoch erwähnt werden. Die Selbstbild-Mutterbild-Symmetrie ist bei monopolar depressiven Männern am ausgeprägtesten; 33.3% der untersuchten monopolar depressiven Männer sind hinsichtlich der Beziehung zwischen Selbstbild und Mutterbild der Beziehungskategorie 5 (vollständige Symmetrie) zuzuordnen (monopolar depressive Frauen: 14.3%). Demgegenüber grenzen monopolar depressive Männer ihr Ideal deutlich vom Mutterbild ab (Kategorie 2: 44.4% der Männer 19% der Frauen). 30.8% der neurotisch depressiven Männer grenzen ihr normatives Selbst deutlich vom Mutterbild ab, demgegenüber sind nur 11.8% der neurotisch depressiven Frauen hinsichtlich der Beziehung zwischen normativem Selbst und Mutterbild der Kategorie 0 (vollständige Divergenz) zuzuordnen. Angesichts der in der gesamten Stichprobe festzustellenden Tendenz zu divergenten Beziehungen zwischen Ideal/Normativem Selbst und Vaterbild fällt die vollständige Konvergenz von normativem Selbst und Vaterbild bei 23.1% neurotisch depressiver Männer auf (neurotisch depressive Frauen: 0%).

Die Befunde unterstreichen, dass das Verhältnis von Selbstkonzept und Elternbildern von zahlreichen interagierenden Faktoren bestimmt wird. Neben dem Einfluß der Geschlechtsvariable, dem durch die depressive Erkrankung veränderten Selbstbild und sozialen Rollenstereotypien sind vermutlich persönlichkeitsstrukturelle Merkmale, Identifikationswünsche und Abgrenzungsbestrebungen in vielfältiger Weise miteinander verknüpft und wirksam.

4.5.2.5
Kapitelzusammenfassung

Die Beziehung zwischen Selbstkonzept und Elternbildern wurde mittels des Gießen-Tests untersucht. Es wurde eine kategoriale Zuordnung der jeweiligen Selbstbild- und Selbst-Fremdbild-Relationen zu einem sechsstufigen Klassifikationssystem vorgenommen, das eine Hierarchie symmetrischer bzw. asymmetrischer Beziehungsmuster darstellte.
Beim Vergleich der Gießen-Test-Selbstbilder und -Mutterbilder überwogen in der Gesamtstichprobe symmetrische Beziehungsmuster. Die untersuchten depressiv Erkrankten unterschieden sich darin nicht signifikant von der somatischen Kontrollgruppe.
Der Vergleich von Idealbild und Mutterbild ergab Hinweise auf deutliche Abgrenzungsbestrebungen. Es fanden sich keine bedeutsamen Unterschiede zwischen der Gesamtgruppe depressiv Erkrankter und der somatischen Kontrollgruppe und zwischen den einzelnen Verlaufsgruppen affektiver Störungen.
Beim Vergleich von Normativem Selbst und Mutterbild wurden asymmetrische und symmetrische Muster in etwa gleicher Häufigkeit sowohl bei somatisch erkrankten wie depressiven PatientInnen festgestellt.
Die Untersuchung der Beziehung zwischen Selbstbild und Vaterbild ergab überwiegend symmetrische Muster. Hinsichtlich der Relationen von Selbstbild, Idealbild, Normativem Selbst und Vaterbild unterschied sich die Gesamtgruppe depressiv Erkrankter nicht signifikant von der somatischen Kontrollgruppe.
Es ist anzunehmen, daß die Beziehung zwischen den Selbstbildern und den Elternbildern von zahlreichen interagierenden Faktoren (Geschlechtsvariable, Rollensstereotypien, depressive Erkrankung, persönlichkeitsstrukturelle Merkmale, Identifikations- und Abgrenzungswünsche) in vielfältiger Weise beeinflußt wird. Depressionsspezifische Muster wurden auf der Ebene der GT-Dimensionen nicht festgestellt.

4.5.3
Die Partnerschaften der depressiven PatientInnen im Gießen-Test

Die Beziehungsmuster der depressiv erkrankten PatientInnen sollen mittels des von Beckmann entwickelten Ansatzes näher erforscht werden. Die Untersuchung berücksichtigt dabei vor allem auch die Bedeutung der Geschlechtsvariable in der interaktionellen Dynamik der Partnerschaften depressiver PatientInnen. Es wurde ein dreistufiges Vorgehen gewählt (vgl. Böker et al. 1997a):

1. Generierung geschlechtsspezifischer Dyaden der Beziehungen depressiver PatientInnen im Vergleich mit einer Kontrollgruppe körperlich kranker PatientInnen.
2. Kategorisierung der Beziehungsstrukturen auf der Grundlage des von Beckmann entwickelten Klassifikationsschemas (5 bipolare Kategorien anhand der unterschiedlichen Kombinationsmöglichkeiten der dichotomisierten GT-Skalenwerte).
3. Profildarstellung der empirisch ermittelten Verteilung der Selbst- und Fremdbilder auf die 5 komplementären Kategorien.

Die im folgenden dargestellten Ergebnisse der mit dem Gießen-Test durchgeführten Beziehungsdiagnostik beziehen sich lediglich auf diejenigen Probanden, bei denen vollständige GT-Sets (Selbst- und Fremdbild von PatientIn und PartnerIn) vorlagen (n=88). Die Gesamtgruppe Depressiver die in die Paardiagnostik einbezogen wurde, besteht aus folgenden Untergruppen:

- Monopolare Depression (n=30, davon 18 Frauen, 12 Männer),
- Neurotische Depression (n=30, davon 17 Frauen, 13 Männer),
- Bipolare affektive Psychosen (n=17, davon 6 Frauen, 11 Männer) und
- Schizoaffektive Psychosen (n=11, davon 3 Frauen, 8 Männer).

4.5.3.1 Macht: Symmetrie vs. Komplementarität

Der Vergleich der Selbstbilder der Partner (vgl. Tab. 33) ergibt in der Gesamtstichprobe nur geringfügige Unterschiede zwischen Männern und Frauen hinsichtlich der Verteilung der Merkmalkonfigurationen.
Die Gesamtgruppe depressiv Erkrankter unterscheidet sich nicht signifikant von der somatischen Kontrollgruppe (Chi^2-Test). Beim Vergleich der verschiedenen Verlaufsformen affektiver Störungen ergeben sich Hinweise auf gruppentypische Akzentuierungen. Deutlich wird, dass die Vielfalt der möglichen Paarbeziehungskonstellationen eingeengt ist. So kommen vollständig symmetrische Beziehungen (B=5) bei depressiv neurotischen Männern nicht vor. Komplementäre Beziehungen (B=0 und B=1) finden sich bei depressiv neurotischen Frauen nicht. Eine erste Überprüfung deutet auf einen bedeutsamen Unterschied in der Verteilung symmetrischer und komplementärer Beziehungsmuster bei monopolar und neurotisch depressiven PatientInnen hin ($p<0.05$); dieser Befund sollte an einer größeren Stichprobe validiert werden. Bei neurotisch depressiven Männern überwiegen asymmetrische Beziehungsmuster, bei monopolar depressiven Männern und Frauen überwiegen symmetrische Beziehungsmuster.
Der größte Anteil der Beziehungen bipolar affektpsychotischer PatientInnen gehört zur Kategorie B=2. Diese Beziehungskategorie weist am ehesten auf eine projektiv-identifikatorische Verklammerung des Paares hin. Die dargestellten

Ergebnisse in der Gruppe der bipolaren affektiven Psychosen und der schizoaffektiven Psychosen sind aufgrund der geringen Stichprobengrößen nur als Tendenzen aufzufassen. Aufgrund dessen wurde auch auf eine inferenzstatistische Überprüfung verzichtet.

4.5.3.2
Status: Bestätigung vs. Negation der Position

Der nächste Untersuchungsschritt soll die Frage klären, inwieweit das Selbstbild Depressiver durch den Partner bestätigt wird (vgl. Tab. 34).

Tab. 33: Grad der Symmetrie (GT-Selbstbild/PatientIn und GT-Selbstbild/PartnerIn; geschlechtsspezifisch, prozentuale Häufigkeiten der Ähnlichkeitskoeffizienten)

	Ähnlichkeitskoeffizienten Selbstbild / PatientIn und Selbstbild / PartnerIn					
	Symmetrie				Komplementarität	
	5	4	3	2	1	0
Normalehen *	18.0	18.0	19.0	19.0	16.0	10.0
Kontrollgruppe (N=27)						
kranker Mann (n=14)	14.3	21.4	14.3	28.6	14.3	7.1
kranke Frau (n=13)	7.7	15.4	30.8	23.1	15.4	7.7
Depression Gesamt (N=88)						
depressiver Mann (n=39)	2.6	17.9	28.2	30.8	15.4	5.1
depressive Frau (n=49)	12.2	20.4	22.4	34.7	8.2	2.0
Neurotische Depression (N=30)						
depressiver Mann (n=13)	-	7.7	7.7	38.5	30.8	15.4
depressive Frau (n=17)	11.8	23.5	23.5	41.2	-	-
Monopolare Depression (N=30)						
depressiver Mann (n=12)	-	41.7	50.0	-	8.3	-
depressive Frau (n=18)	-	22.2	38.9	33.3	5.6	-
Bipolare affektive Psychose (N=17)						
depressiver Mann (n=11)	9.1	9.1	18.2	54.5	9.1	-
depressive Frau (n=6)	33.3	-	-	50.0	16.7	-
Schizoaffektive Psychose (N=11)						
schizoaff. Mann (n=3)	-	-	66.7	33.3	-	-
schizoaff. Frau (n=8)	25.0	25.0	-	12.5	25.0	12.5

* Berechnung aufgrund von repräsentativen Ehepaarerhebungen bei insgesamt ca. 5000 Gießen-Tests (Beckmann, 1993).

Selbstbild und Objektbeziehungen bei Depressionen

Tab. 34: Grad der Bestätigung der Position (GT-S/PatientIn und GT-F/PatientIn durch PartnerIn; geschlechtsspezifisch, prozentuale Häufigkeiten der Ähnlichkeitskoeffizienten)

	Ähnlichkeitskoeffizienten Selbstbild / PatientIn und Fremdbild / PartnerIn					
	Bestätigung					Negation
Normalehen*	5	4	3	2	1	0
Mann	29.0	15.0	17.0	21.0	12.0	6.0
Frau	25.0	24.0	17.0	18.0	13.0	3.0
Kontrollgruppe (N=27)	7.4	40.7	33.3	7.4	11.1	-
kranker Mann (n=14)	14.3	35.7	28.6	7.1	14.3	-
kranke Frau (n=13)	-	46.2	38.5	7.7	7.7	-
Depression Gesamt (N=88)	26.1	37.5	22.7	9.1	3.4	1.1
depressiver Mann (n=39)	23.1	41.0	17.9	12.8	2.6	2.6
depressive Frau (n=49)	28.6	34.7	26.5	6.1	4.1	-
Neurotische Depression (N=30)	33.3	36.7	16.7	10.0	3.3	-
depressiver Mann (n=13)	30.8	46.2	-	23.1	-	-
depressive Frau (n=17)	35.3	29.4	29.4	-	5.9	-
Monopolare Depression (N=30)	26.7	43.3	30.0	-	-	-
depressiver Mann (n=12)	16.7	58.3	25.0	-	-	-
depressive Frau (n=18)	33.3	33.3	33.3	-	-	-
Bipolare affektive Psychose (N=17)	17.6	29.4	17.6	17.6	11.8	5.9
depressiver Mann (n=11)	18.2	18.2	27.3	18.2	9.1	9.1
depressive Frau (n=6)	16.7	50.0	-	16.7	16.7	-
Schizoaffektive Psychose (N=11)	18.2	36.4	27.3	18.2	-	-
schizoaff. Mann (n=3)	33.3	33.3	33.3	-	-	-
schizoaff. Frau (n=8)	12.5	37.5	25.0	25.0	-	-

* Berechnung aufgrund von repräsentativen Ehepaarerhebungen bei insgesamt ca. 5000 Gießen-Tests (Beckmann, 1993).

Der Grad der Bestätigung ist sowohl in der somatischen Kontrollgruppe wie in der Gesamtgruppe Depressiver hoch. Signifikante Unterschiede zwischen der Gesamtgruppe depressiv Erkrankter und der Kontrollgruppe bestehen nicht (Chi^2-Test). Depressive insgesamt und depressive Frauen insbesondere erfahren ein hohes Maß an Bestätigung ihres Selbstbildes durch den Partner (Kategorie 5). Diese Tendenz charakterisiert vor allem die monopolar depressiven PatientInnen, bei denen keinerlei Negationen des Selbstbildes durch die Partnerin bzw. den Partner festzustellen sind.

4.5.3.3
Valenz

Mittels der Valenz wird die Über- bzw. Unterfrequentierung bestimmter Beziehungsmuster erfaßt. Um eine Über- bzw. Unterfrequentierung konstatieren zu können, bedarf es einer Prüfverteilung. Als Prüfverteilung wird hier eine empirisch-probabilistische Verteilung anhand der Randsummen der Gesamtstichprobe Depressiver bzw. der Kontrollgruppe vorgeschlagen, um möglichst nah an der empirischen Datenlage zu bleiben.
Eine binomiale Prüfverteilung mit den Wahrscheinlichkeiten p=0,5 und q=0,5 erscheint nicht geeignet, da am Mittelwert dichotomisiert wurde und nicht am Median.
Am folgenden Beispiel wird die Errechnung der Wahrscheinlichkeiten der Gesamtstichprobe Depressiver demonstriert. In einer Vierfeldertafel sind die Häufigkeiten der dichotomisierten Selbstwertkombinationen für Skala 1 (GT-S) dargestellt:

Häufigkeiten der dichotomisierten Selbstwertkombinationen für Skala 1 (GT-S):

Selbstbild, Skala 1		Patient		
		0	1	
Partner	0	39 *1*	29 *2*	68
	1	12 *3*	8 *4*	20
		51	37	88

140 Selbstbild und Objektbeziehungen bei Depressionen

In der Hauptdiagonalen (Felder 1 und 4) finden sich die Übereinstimmungen. Insgesamt stimmen 47 (39+8) von 88 Paaren im dichotomisierten Skalenwert der Skala 1 des GT im Selbstbild überein. Damit ergibt sich als Wahrscheinlichkeit für eine Übereinstimmung in der Skala 1 der Wert p (Übereinstimmung) = 47/88 = 0,534.

Analog wurden für die Skalen 2-5 des GT-S und die Skalen 1-5 des GT-F die einzelnen Wahrscheinlichkeiten berechnet. Anschließend wurden die Wahrscheinlichkeiten für die insgesamt 32 möglichen Kombinationen der Skalen 1-5 (Selbstbild, Fremdbild) errechnet und daraus die Prüfverteilung für die B-Werte 0 bis 5 erstellt.

Für die untersuchte Stichprobe ergibt sich die folgende Prüfverteilung (Tab. 35):

Tab. 35: Prozentuale Häufigkeiten der Empirisch ermittelten Prüfverteilungen zur Berechnung der Valenzen

Prüfverteilungen Selbstbilder	5	4	3	2	1	0
Kontrollgruppe (N=27)	3.9	18.0	32.9	29.7	13.2	2.3
Depression Gesamt (N=88)	4.5	19.4	33.3	28.5	12.2	2.1

Ausgehend von diesen Prüfverteilungen ergeben sich die folgenden Valenzen (Tab. 36):

Tab. 36: Valenzen in den Selbstbildern der untersuchten Stichproben (Differenzen zwischen beobachteten Häufigkeiten und der Prüfverteilung, in Prozent)

Valenzen Selbstbild	5	4	3	2	1	0
Kontrollgruppe (N=27)	7.2	0.5	-10.7	-3.8	1.6	5.1
Depression Gesamt (N=88)	3.5	-0.1	-8.3	4.5	-0.8	1.3
Neurotische Depression (N=30)	2.2	-2.7	-16.6	11.5	1.1	4.6
Monopolare Depression (N=30)	-4.5	10.6	10.0	-8.5	-5.5	-2.1
Bipolare Depression (N=17)	13.1	-13.5	-21.5	24.4	-0.4	-2.1
Schizoaffektive Psychose (N=11)	13.7	-1.2	-15.1	-10.3	6.0	7.0

Ein negatives Vorzeichen weist auf eine Unterfrequentierung hin.

Erwartungsgemäß sind die Valenzen für die Gesamtstichprobe Depressiver klein. Betrachtet man jedoch die einzelnen Verlaufsformen, so zeigen sich erhebliche Unterschiede:
Neurotisch depressive PatientInnen weisen eine deutliche Tendenz zu asymmetrischen Beziehungen auf (die Kategorie 3 wird um 16.6% unterbesetzt, die Kategorie 2 liegt 11.5% über dem Erwartungswert). Im Gegensatz dazu findet sich bei den monopolar Depressiven eine gegenläufige Tendenz im Sinne einer Akzentuierung eher symmetrischer Beziehungen (die eine „abgeschwächte Symmetrie" kennzeichnende Kategorie 4 ist 10.6%, die Kategorie 3 ebenfalls 10% über dem Erwartungswert, asymmetrische Beziehungsmuster sind unterfrequentiert).
Die ermittelten Valenzen in den Selbstbildern bipolar affektpsychotischer und schizoaffektiver PatientInnen scheinen auf charakteristische Verteilungen dieser Subpopulationen hinzudeuten. So liegt z.B. die Kategorie 2 (höchster Anteil an negativen Valenzen im Selbstbild und positiven Valenzen im Fremdbild) bei bipolar affektpsychotischen PatientInnen mit 24,4% deutlich über dem Erwartungswert. Für eine Bestätigung dieser Tendenzen ist die Untersuchung einer größeren Stichprobe erforderlich.
Für die somatische Kontrollgruppe zeigt als einzige die Kategorie 3 eine höhere negative Valenz.

4.5.3.4
Kategorisierung der Beziehungsstrukturen

Die Zuordnung der untersuchten Dyaden erfolgte gemäß der von Beckmann (1994) vorgeschlagenen Operationalisierung (vgl. Kapitel 3.3.2.1 und Tab. 37).
Als charakteristisches Beziehungsmuster der körperlich Kranken findet sich die Konstellation LS/KT (Leistungsfähigkeit der orthopädischen PatientInnen, Kontaktfähigkeit des gesunden Partners). Die Differenzierung nach Geschlechtszugehörigkeit ergibt für den somatisch kranken Mann die Konstellation LS, ES (leistungsfähiger Mann, entspannte Partnerin), für die somatisch kranke Frau hingegen das dyadische Muster $\overline{AP}$/LS (unangepaßte Frau, leistungsfähiger Mann).
Die Gesamtgruppe Depressiver ist gekennzeichnet durch $\overline{AP}/\overline{AP}$ (Überforderung beider Partner!). Während dieses Muster insbesondere für depressive Männer zutrifft, findet sich bei depressiven Frauen das gleiche Beziehungsmuster wie bei Frauen, die an einer körperlichen Krankheit leiden: $\overline{AP}$/LS (unangepaßte Frau, leistungsstarker Mann).
Neurotisch depressive PatientInnen zeigen bei der gewählten Operationalisierung keine geschlechtstypischen Dyaden (für beide Geschlechter gilt $\overline{AP}$/LS). Dieses Muster findet sich ferner auch bei Frauen, die an einer bipolaren affektiven Psychose leiden. Demgegenüber zeichnen sich die Partnerbeziehungen von bipolar affektpsychotischen Männern durch die Struktur $\overline{AP}$/ES aus (unangepaßter Mann, entspannte Frau).
Die Beziehungsdyaden der monopolar Depressiven entsprechen denen der Gesamtgruppe Depressiver ($\overline{AP}/\overline{AP}$). Im Gegensatz dazu steht in den Partnerschaften

142 Selbstbild und Objektbeziehungen bei Depressionen

monopolar depressiver Männer die Kontaktstörung des Mannes im Vordergrund ($\overline{KT}$ / $\overline{AP}$).
Die bisher festgestellten dyadischen Muster treffen auf die schizoaffektiven PatientInnen nicht zu: Die Partnerbeziehungen schizoaffektiver Frauen zeichnen sich durch fehlende Entspannung aus ($\overline{ES}$ /DS; Anspannung der Frau, Durchsetzungsfähigkeit des Mannes). Eine ausgesprochene Ruhelosigkeit kennzeichnet die Beziehungen schizoaffektiver Männer ($\overline{ES}$ / $\overline{ES}$).

Tab. 37: Geschlechtsspezifische Paardyaden bei Depressionen (unter Verwendung des Klassifikationsschemas von Beckmann 1994)

Typ	Bezeichnung	Symmetrie	klinische Gruppe
1.	**Partnerbeziehungen**		
1.1	Anpassung		
1.2	Leistung		
LS / KT	*Einfluß*	2	SOM=G
LS / ES	*Erfolg*	2	Som=m
1.3	Kontakt		
1.4	Entspannung		
$\overline{AP}$ / ES	*Gleichgültigkeit*	2	Bipo=m
1.5	Durchsetzung		
2.	**Konfliktbeziehungen**		
2.1	Durchsetzungsdruck		
$\overline{ES}$ / DS	*Unruhe*	4	SAP=w
2.2	Leistungsdruck		
$\overline{AP}$ / LS	*Willkür*	3,3,2,2,2	Som=w, Dep=w, Neuro=m/w, Bipo=w
2.3	Unerreichbarkeit		
3.	**Beziehungslosigkeit**		
3.1	Verzicht		
3.2	Anpassungsdruck		
3.3	Betriebsamkeit		

4.	Beziehungsstörungen		
4.1	Verwahrlosung		
$\overline{AP}/\overline{AP}$	Überforderung	2,2,3	DEP=G, Dep=m, Mono=w
$\overline{KT}/\overline{AP}$	Ausstoßung	3	Mono=m
4.2	Isolation		
4.3	Hoffnungslosigkeit		
$\overline{ES}/\overline{ES}$	Ruhelosigkeit	3	SAP=m
4.4	Ohnmacht		

Legende:
SOM =G Somatische Kontrollgruppe Gesamt (N=27)
Som =m Somatische Kontrollgruppe, männlich (n=14)
Som =w Somatische Kontrollgruppe, weiblich (n=13)
DEP =G Depression Gesamt (N=88)
Dep =m Depression Gesamt, männlich (n=39)
Dep =w Depression Gesamt, weiblich (n=49)
Mono =m Monopolare Depression, männlich (n=12)
Mono =w Monopolare Depression, weiblich (n=18)
Neuro =m Neurotische Depression, männlich (n=13)
Neuro =w Neurotische Depression, weiblich (n=17)
Bipo =m Bipolare Depression, männlich (n=11)
Bipo =w Bipolare Depression, weiblich (n=6)
SAP =m Schizoaffektive Psychose, männlich (n=3)
SAP =w Schizoaffektive Psychose, weiblich (n=8)

Integrative Profildarstellung von Symmetrie vs. Komplementarität

Für jede PatientIn und jede PartnerIn wurde ermittelt, welcher der 5 mit dem Gießen-Test erfaßten bipolaren Dimensionen sie/er angehört Es wurde die prozentuale Häufigkeit errechnet und abwechselnd für PatientIn und PartnerIn abgetragen (vgl. Tab. 38 und Abb. 37).
Der Vergleich der Selbstbilder der somatischen Kontrollgruppe ergibt keine eindeutige Präferenz der GT-Kategorien. Demgegenüber werden die Selbstbilder der depressiven PatientInnen und ihrer PartnerInnen besonders durch die Kategorie $\overline{LS}$ (Leistungsinsuffizienz; 42%) repräsentiert. Dies gilt insbesondere für die Verlaufsform der monopolaren Depression (56.7%). Die Selbstbilder neurotisch depressiver PatientInnen zeichnen sich insbesondere durch die Kategorien $\overline{LS}$ (Leistungsinsuffizienz; 40%), $\overline{KT}$ (Kontaktstörung; 26.7%), und $\overline{AP}$ (fehlende Anpassung; 23.3%) aus.
Die Profile der bipolaren und schizoaffektiven PatientInnen lassen aufgrund der geringen Stichprobengrößen noch keine Verallgemeinerung zu.

Integrative Profildarstellung des Grads der Bestätigung

Für jedes Selbstbild der PatientInnen und für jedes Fremdbild (GT-F/PatientIn durch PartnerIn) wurde die kategoriale Zugehörigkeit ermittelt (vgl. Tab. 39). Die prozentualen Häufigkeiten werden in Abb. 38 integrativ dargestellt. Die Selbstbilder der PatientInnen werden insgesamt durch die PartnerInnen bestätigt. Besonders deutlich zeigt sich diese Bestätigung für die Kategorie $\overline{LS}$ (Leistungsinsuffizienz) sowohl in der Gesamtgruppe Depressiver wie insbesondere in den Partnerschaften monopolar depressiver PatientInnen.

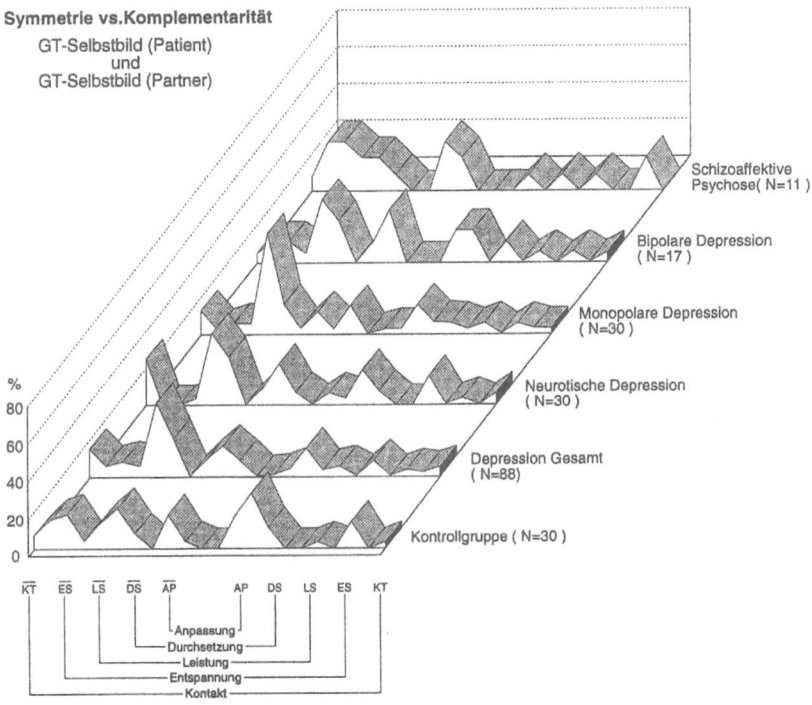

Abb. 37: Integrative Profildarstellung von Symmetrie vs. Komplementarität (GT-S/PatientIn, GT-S/PartnerIn)

Tabelle 38: Prozentangaben der integrativen Profilverteilung (Symmetrie vs. Komplementarität)

	K̄T	ĒS	L̄S	D̄S	ĀP	0	AP	DS	LS	ES	KT
Kontrollgruppe											
Patient	7.4	18.5	14.8	7.4	18.5	-	18.5	11.1	3.7	-	-
Partner	14.8	3.7	22.2	-	3.7	-	29.6	-	7.4	14.8	3.7
Depression Gesamt											
Patient	15.9	8.0	42.0	1.1	18.4	-	5.7	4.5	1.1	-	3.4
Partner	6.8	6.8	20.5	10.2	10.2	3.4	17.0	5.7	10.2	14.8	4.5
Neurotische Depression											
Patient	26.7	-	40.0	-	23.3	-	3.3	6.7	-	-	-
Partner	-	3.3	26.7	10.0	6.7	6.7	20.0	-	16.7	3.3	6.7
Monopolare Depression											
Patient	13.3	6.7	56.7	3.3	3.3	-	3.3	6.7	3.3	-	3.3
Partner	3.3	6.7	16.7	13.3	16.7	3.3	16.7	6.7	6.7	6.7	3.3
Bipolare Depression											
Patient	5.9	11.8	35.3	-	29.4	-	17.6	-	-	-	-
Partner	11.8	5.9	23.5	11.8	-	-	17.6	11.8	5.9	5.9	5.9
Schizoaffektive Psychose											
Patient	9.1	27.3	18.2	-	27.3	-	-	-	-	-	-
Partner	27.3	18.2	9.1	-	18.2	-	9.1	9.1	9.1	-	-

Tab. 39: Prozentangaben der integrativen Profilverteilung der Bestätigung (GT-S/PatientIn, GT-F/PatientIn durch PartnerIn)

	K̄T	ĒS	L̄S	D̄S	ĀP	O	AP	DS	LS	ES	KT
Kontrollgruppe											
Patient	7.4	18.5	14.8	7.4	18.5	-	18.5	11.1	3.7	-	-
Partner	14.8	22.2	18.5	-	7.4	-	14.8	3.7	3.7	7.4	7.4
Depression Gesamt											
Patient	15.9	8.0	42.0	1.1	18.2	-	5.7	4.5	1.1	-	3.4
Partner	13.6	5.7	42.0	-	17.0	-	3.4	11.4	1.1	-	5.7
Neurotische Depression											
Patient	26.7	-	40.0	-	23.3	-	3.3	6.7	-	-	-
Partner	20.0	6.7	33.3	-	16.7	-	6.7	10.0	-	-	6.7
Monopolare Depression											
Patient	13.3	6.7	56.7	3.3	3.3	-	3.3	6.7	3.3	-	3.3
Partner	10.0	6.7	60.0	-	10.0	-	-	6.7	3.3	-	3.3
Bipolare Depression											
Patient	5.9	11.8	35.3	-	29.4	-	17.6	-	-	-	-
Partner	5.9	-	35.3	-	29.4	-	5.9	11.8	-	-	11.8
Schizoaffektive Psychose											
Patient	9.1	27.3	18.2	-	27.3	-	-	-	-	-	18.2
Partner	18.2	9.1	27.3	-	18.2	-	-	27.3	-	-	-

4 Die empirische Untersuchung   147

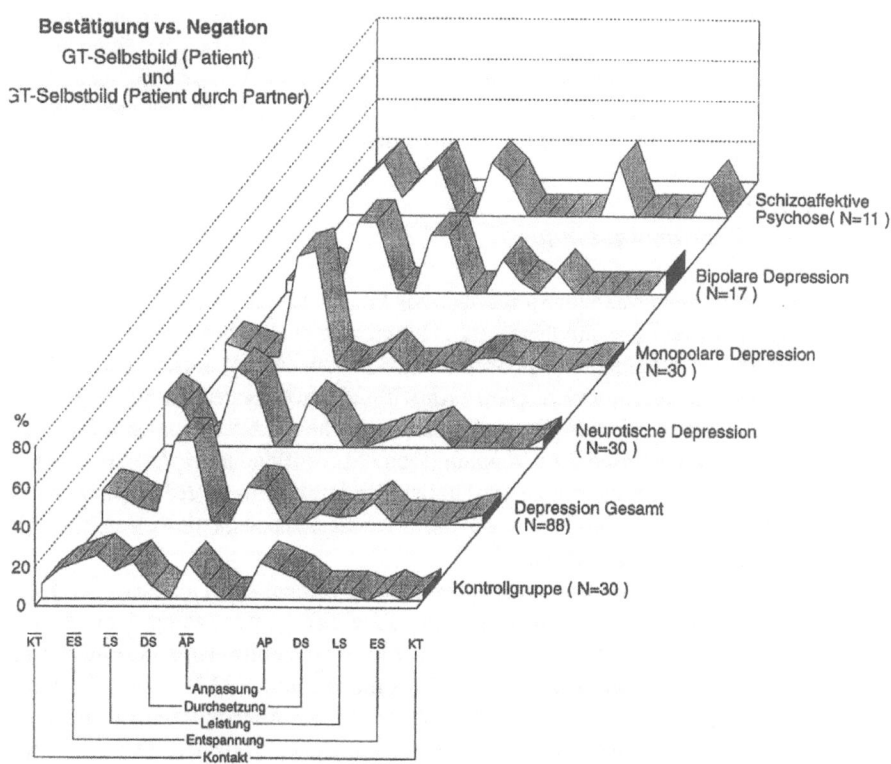

Abb. 38: Integrative Profildarstellung der Bestätigung (GT-S/PatientIn, GT-F/PatientIn/ durch PartnerIn)

Rollenteilung (Fremdbilder der Partner)

Beim Vergleich der jeweiligen Fremdbilder der Partner finden sich keine signifikanten Unterschiede zwischen der Gesamtgruppe depressiv Erkrankter und der somatischen Kontrollgruppe (Chi^2-Test, vgl. Tab. 40, Anhang). 36% der depressiven Männer leben in abgeschwächt asymmetrischen Partnerschaften (Kategorie 1; depressive Frauen: 14%). Dieser Befund steht im Widerspruch zu bisherigen Untersuchungen klinischer Stichproben (vgl. Beckmann 1994), bei denen diese Paarkategorie bei depressiven Männern nicht gefunden wurde. Eine genauere Analyse der Daten ergibt, daß insbesondere die Partnerschaften der untersuchten Männer,

die an depressiven Neurosen und an bipolaren affektiven Psychosen litten, dieser Paarkategorie zuzuordnen sind (Kategorie 1).
41% der untersuchten depressiv neurotischen Frauen leben in Partnerschaften, die eine abgeschwächte Symmetrie aufweisen (Kategorie 4). Die Beziehung wird durch den weiblichen Status geprägt. Diese Paarkategorie war bei neurotisch depressiven Männern nicht vertreten. Wegen einer geringen Besetzung einzelner Felder wurde auf eine Prüfung der Signifikanz verzichtet.

4.5.3.5
Kapitelzusammenfassung

Als wesentliche Paarkategorien wurden Macht, Status und Valenz in den Beziehungen Depressiver und ihrer PartnerInnen untersucht. Es wurde eine Kategorisierung auf der Grundlage des von Beckmann (1993, 1994) entwickelten Klassifikationssystems durchgeführt. Da dieses Klassifikationssystem bisher nicht bei einer größeren Stichprobe Depressiver, die sämtliche Verlaufsformen affektpsychotischer Erkrankungen erfaßt, Anwendung fand, wurde eine explorative, deskriptive Datenanalyse vorgenommen. Zusätzlich zur Verlaufsform der Erkrankung wurde als möglicher Einflußfaktor auf die Art der Paardyade insbesondere die Geschlechtsvariable berücksichtigt.

Beim Vergleich der Gesamtgruppe depressiver PatientInnen und der Kontrollgruppe orthopädischer PatientInnen ergaben sich keine Unterschiede in der Verteilung symmetrischer und asymmetrischer Beziehungsmuster. Auf der Ebene der einzelnen Verlaufsformen affektiver Störungen fanden sich hingegen gruppentypische, insbesondere auch geschlechtsspezifische Akzentuierungen. In den Partnerschaften der untersuchten depressiv neurotischen PatientInnen waren asymmetrisch-komplementäre Beziehungsmuster bedeutend häufiger als bei den monopolar depressiv Erkrankten, bei denen symmetrische Beziehungen überwogen.

Die festgestellten Unterschiede in der Verteilung der mit dem Gießen-Test diagnostizierten Beziehungsmuster (hohes Maß an Übereinstimmung in den Beziehungen monopolar depressiver Männer und Akzentuierung asymmetrischer Beziehungsmuster bei neurotisch depressiven Männern) unterstreichen den Einfluß der Variable Geschlecht auf die Wechselwirkung persönlichkeitsspezifischer und interaktioneller Faktoren bei der Bewältigung der Depression. Während sich die Partnerin des monopolar depressiven PatientInnen versucht einzustimmen, können die Abgrenzungsbestrebungen in den Partnerschaften neurotisch depressiver Männer als Ausdruck kollusiver Beziehungsmuster verstanden werden, wie sie von Willi (1975) am Beispiel der depressiv-hysterischen Kollusion beschrieben worden sind. Die statistischen Ergebnisse entsprechen dabei dem unmittelbaren Eindruck, den die Untersucher im Verlauf des Interviews gewonnen haben. Die Ergebnisse relativieren bisher in der Literatur vertretene eher verallgemeinernde Darstellungen hinsichtlich der Komplementarität in den Beziehungen Depressiver (vgl. Bonney 1977; Bruns u. Wöbbe 1977; Hell 1982). Die Position der depressiv Erkrankten wurde von den PartnerInnen überwiegend bestätigt (Status). Die Gesamtgruppe Depressiver unterschied sich hinsichtlich der Bestätigung der Position nicht signifikant von der somatischen Kontrollgruppe.

Die Akzentuierung bzw. Über- und Unterfrequentierung der dargestellten Paarkategorien innerhalb der jeweiligen Gruppierungen wurde mit der Dimension Valenz detaillierter erfaßt. Die bereits beschriebene Tendenz zu asymmetrischen Beziehungsmustern bei neurotisch depressiven und symmetrischen Beziehungsmustern bei monopolar depressiven PatientInnen findet sich bestätigt.

Als depressionstypische Merkmale der untersuchten Stichprobe konnten – auf der Ebene der zehn von Beckmann entwickelten komplementären Paarkategorien – „Leistungsinsuffizienz", „fehlende Anpassung" und „Kontaktarmut" beschrieben werden. Das Selbstbild der Partner in der Gesamtgruppe depressiver und insbesondere in den Paarbeziehungen neurotisch depressiver und bipolar affektpsychotischer PatientInnen wurde ebenfalls in hohem Umfang durch die Dimension „Leistungsinsuffizienz" charakterisiert. Dieses könnte auf eine wechselseitige Einstimmung der Partner und ferner auf persönlichkeitsspezifische Faktoren bei der Partnerwahl zurückgeführt werden.

Die Untersuchungsergebnisse verweisen auf die hohe individuelle Variabilität der Beziehungsmuster. Diese Vielfalt der Beziehungsmuster ist vor allem in der Gruppe der monopolaren Depressionen eingeschränkt. Die Ergebnisse unterstreichen, daß es eine spezifische „depressive Paarbeziehung" nicht gibt!

In einem weiteren Untersuchungsschritt sollen individuumzentrierte Befunde zum Selbstkonzept und den Objektbeziehungen der depressiv Erkrankten mittels der Repertory Grid-Technik erhoben werden.

4.6
Ergebnisse der Repertory Grid-Technik

Im folgenden Kapitel werden die mit der Repertory Grid-Technik erhobenen idiographischen Befunde im Einzelnen dargestellt. Die bisher verfolgten Gliederungsaspekte werden beibehalten:

- Untersuchung der Komponenten des Selbstwertgefühls (Selbst, Ideal und Normatives Selbst)
- der Selbst-Eltern-Beziehung
- der Selbst-PartnerIn-Beziehung
- Ferner wird untersucht:
- die kognitive Komplexität depressiver PatientInnen
- die Beziehung zwischen Selbstbild, Selbst-Objekt-Beziehungen und klinischem Verlauf.

4.6.1
Differenzierung der Konstruktsysteme

Der Konstruktionsprozess, indem der Mensch sich selbst, seine Umwelt und ihr Verhältnis zueinander bewertet, stellt in konstruktivistischer Sicht den Kern psychischer Existenz dar. In der Auseinandersetzung mit der inneren und äußeren Realität unterliegt das System einer kontinuierlichen Veränderung. Wie in Kapitel 3.4.1 dargelegt wurde, ist zu vermuten, daß insbesondere auch bei affektiven Störungen der Kreislauf sukzessiver „Auflockerungen" und „Verfestigungen" des Konstruktsystems gestört bzw. zum Stillstand gekommen ist, wodurch eine nötige Revidierung des Systems verhindert wird. Starre Konstruktionen eignen sich nicht, wie Kelly (1955, S. 849) gezeigt hat, eine sich ständig verändernde Welt zu antizipieren, obwohl das System, dem sie entstammen paradoxerweise „angstsicher (anxiety-tight) sein soll".
Sheehan (1985a, b) und Ashworth et al. (1982) stellten fest, daß depressive PatientInnen eine Verengung des Konstruktsystems und somit eine hohe Varianzaufklärung des ersten Faktors der Hauptfaktorenanalyse aufweisen. In weiteren Untersuchungen wurde dieser Befund modifiziert. Neimeier et al. (1985) beobachteten starres Selbstkonstruieren nur bei schwerer Depression, während die Selbstkonstruktion bei leichter Depression differenzierter zu sein schien als bei nichtdepressiven Personen. Im Gegensatz zu negativer Selbstkonstruktion bei schwer depressiven PatientInnen wurde eine Fluktuation von negativer zu positiver Konstruktion bei leicht Depressiven vermutet (vgl. Ross 1985). In weiteren Studien konnte gezeigt werden, daß das starre, polarisierte und logisch konsistente Konstruieren Depressiver verknüpft war mit einer Konstruktion des Selbst als negativ und von anderen verschieden (Neimeier 1984, 1985; Winter 1985). Demgegenüber wurde bei schizophrenen wie auch manischen PatientInnen eine niedrige Varianzaufklärung durch die erste Komponente der Hauptfaktorenanalyse festgestellt. Dieser höhere Grad an „Differenzierung" der Konstruktsysteme wurde als Ausdruck kognitiver Störungen interpretiert (vgl. Adams-Weber 1979; Ashworth et al. 1982).
Als Maß für kognitive Komplexität wird in unserer Studie die Varianzaufklärung durch die erste Komponente der Hauptfaktorenanalyse herangezogen. Eine hohe Varianzaufklärung durch die erste Komponente impliziert dabei eine niedrige Differenzierung des Konstruktsystems (vgl. Adams-Weber 1970 1979; Bartholomew 1990).
In Abb. 39 ist der Anteil der Faktoren 1 und 2 der Hauptfaktorenanalyse der untersuchten Stichprobe in Varianzprozenten dargestellt. Entgegen der Erwartung unterscheidet sich die mittlere Varianzaufklärung durch die erste Hauptkomponente bei den PatientInnen mit affektiven Störungen nicht von derjenigen der somatischen Kontrollgruppe. Bei der Interpretation dieses Ergebnisses ist die hohe Standardabweichung in sämtlichen untersuchten Gruppen zu berücksichtigen (Standardabweichung bei bipolaren affektiven Psychosen: 13.82; bei monopolarer Manie: 13.59). Insbesondere in den untersuchten Gruppen der PatientInnen mit

affektiven Psychosen weisen einzelne Probanden extrem rigide Konstruktsysteme auf (Varianzaufklärung durch den ersten Hauptfaktor in einzelnen Fällen zwischen 70 und 90%!

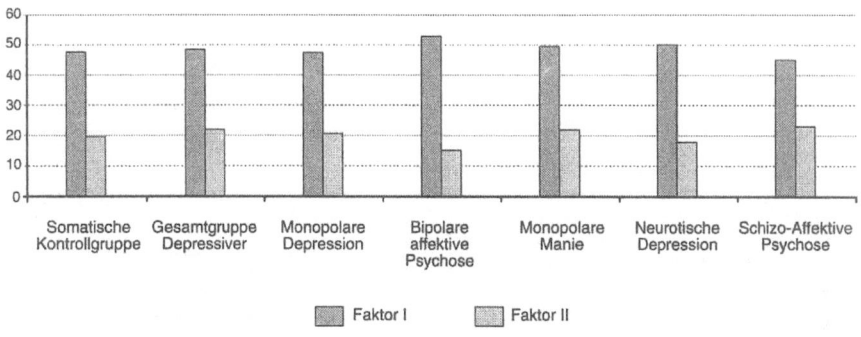

Abb. 39: Anteil der Faktoren I und II der Hauptkomponentenanalyse PCA in Varianzprozenten

Tab. 41: Gruppenbildung anhand Varianzaufklärung des 1. Faktors der Hauptkomponentenanalyse

	KG	DG	MD	BD	MM	ND	SAP
G1	6 (18.75)	32 (24.24)	6 (23.08)	10 (28.57)	2 (18.18)	6 (18.75)	8 (28.57)
G2	20 (62.50)	79 (59.85)	16 (61.54)	17 (48.57)	6 (54.55)	23 (71.88)	17 (60.71)
G3	6 (18.75)	21 (15.91)	4 (15.38)	8 (22.86)	3 (27.27)	3 (9.37)	3 (10.71)
	32	132	26	35	11	32	28

KG: Kontrollgruppe DG: Depressionsgruppe
MD: Monopolare Depression BD: Bipolare Depression
MM: Monopolare Manie ND: Neurotische Depression
SAP: Schizo-affektive Psychose

152 Selbstbild und Objektbeziehungen bei Depressionen

Die große Variationsbreite der Kennwerte für die Differenzierung des Konstruktsystems innerhalb der untersuchten Stichprobe veranlaßte die Bildung folgender drei Gruppen:

Gruppe 1: Varianzaufklärung < 40%
Gruppe 2: Varianzaufklärung 40-58%
Gruppe 3: Varianzaufklärung > 58%.

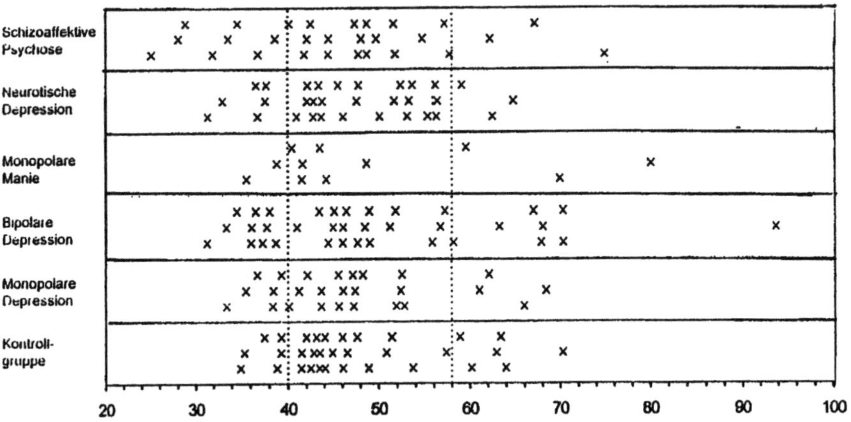

Abb. 40: Kognitive Differenzierung (Verteilung der prozentualen Varianzaufklärung des ersten Faktors der PCA)

Es ist davon auszugehen, daß den PatientInnen der Gruppe 1 mehr Beurteilungsfunktionen zur Verfügung stehen, während das Konstruktsystem der PatientInnen in Gruppe 3 von einigen eng miteinander verknüpften Konstrukten dominiert wird. Diese PatientInnen können sich und andere in der augenblicklichen Situation nur relativ undifferenziert beurteilen. In dieser Gruppe niedriger kognitiver Differenzierung finden sich überwiegend PatientInnen mit bipolaren affektiven Psychosen. Erwartungsgemäß ist die überwiegende Anzahl der PatientInnen der untersuchten Gesamtstichprobe der Gruppe mit der mittleren Varianzaufklärung zuzuordnen. Entgegen der Erwartung ist nur eine kleine Untergruppe der untersuchten schizoaffektiven PatientInnen (n = 3) der Gruppe 1 (niedrige Varianzaufklärung durch Faktor I der PCA) zuzuordnen.

Eine – insgesamt seltene – Varianzaufklärung durch den ersten Faktor der Hauptkomponentenanalyse > 60% wurde bisher bei PatientInnen mit Aphasien (vgl. Brumfitt 1985) beschrieben und von Molls (1977) als Ausdruck einer Krise interpretiert, in der viele Personen ihr Konstruktsystem „verengen". Auch einige der von Bartholomew (1990) untersuchten Hepatitis-PatientInnen wiesen ein verengtes Konstruktsystem auf. Einzelne PatientInnen der somatischen Kontrollgruppe und der Gesamtstichprobe Depressiver weisen in unserer eigenen Untersuchung rigide und erheblich verengte Konstruktsysteme auf. Hinweise auf eine erhebliche Verengung des Konstruktsystemes finden sich vor allem bei einigen PatientInnen mit bipolaren affektiven Psychosen. Wie der Vergleich mit den erwähnten zuvor untersuchten klinischen Gruppen zeigt, ist diese Verengung des Konstruktsystems nicht als depressionsspezifisch anzusehen, sondern eher – im Sinne von Morris (1977) – als kognitive Reaktion auf eine durch körperliche oder seelische Krankheiten bedingte Krise. Diese konfliktuösen circuli vitiosi werden im Rahmen der exemplarischen Falldarstellung (vgl. Kapitel 4.7) akzentuiert.

4.6.1.1
Vergleich mit weiteren klinischen Gruppen

Die Ergebnisse des Vergleiches von PatientInnen mit affektiven Störungen und anderen klinischen Gruppen in Bezug auf die Differenzierung ihrer Konstruktsysteme sind in Tab. 42 synaptisch dargestellt.
Die fünf Mittelwerte der Gruppen 2 bis 7 werden mit Tukey's Multiple Comparison Procedure (Box et al. 1978, S. 204f.; Hogg u. Ledolder 1978, S. 201f. und S. 400) verglichen; total error rate $\alpha = 0.05$.
Bei fünf verschiedenen Gruppen können insgesamt (6/2) = 15 verschiedene paarweise Vergleiche gemacht werden. Falls α die Irrtumswahrscheinlichkeit für einen speziellen Vergleich berechnet, dann ist die Wahrscheinlichkeit, daß man bei 15 Vergleichen mindestens einen Fehler macht, viel größer als α. Dies wird in Tukey's Multiple Comparison Procedure berücksichtigt.
Unter den Gruppen 2 bis 7 gibt es bei allen drei Tabellen nach Tukey's Multiple Comparison Procedure keine signifikanten Unterschiede zwischen den Mittelwerten auf dem 5% Niveau.
Analog wurden die Kontrollgruppen verglichen (Gruppe 2, 8, 9, 10, 11). Auch hier finden sich keine signifikanten Unterschiede bei den Mittelwerten der Gruppe.
Es zeigt sich, daß die untersuchten depressiven PatientInnen sich nicht von der orthopädischen Kontrollgruppe, weiteren zuvor untersuchten Kontrollpersonen mit somatischen Erkrankungen und „geheilten Depressiven" (vgl. Sheehan 1985) unterscheiden. Lediglich die von Ashworth et al. (1982) untersuchten PatientInnen mit paranoider Schizophrenie und floriden manischen Verstimmungen weisen eine tendenziell niedrigere Varianzaufklärung des ersten Faktors der PCA auf. Dieses Ergebnis ist kongruent mit dem klinisch-pathologischen Befund bei den genannten Gruppen und ist in Zusammenhang mit den feststellbaren gelockerten assoziativen Verknüpfung akut psychotischer PatientInnen zu beurteilen.
Zusammenfassend unterscheidet sich die untersuchte Gesamtstichprobe nicht signifikant von anderen Kontrollgruppen, die aus somatischen PatientInnen bestand. Die Gesamtstichprobe weist weder besonders differenzierte noch besonders undifferenzierte Konstruktsysteme auf. Die von manchen Autoren (Sheehan 1985; Asworth et al. 1982) angenommene Verengung des Konstruktsystems bei depres-

siven PatientInnen läßt sich an der untersuchten Stichprobe nicht bestätigen. Lediglich einzelne PatientInnen, die entweder an affektiven Störungen oder an einem orthopädischen Leiden erkrankt sind, weisen entweder extrem differenzierte Konstruktsysteme (niedrige Varianzaufklärung durch die erste Komponente der PCA) oder extrem undifferenzierte Konstruktsysteme (Varianzaufklärung durch die erste Hauptkomponente > 70%) auf.

Tab. 42: Differenzierung des Konstruktsystems (Varianzaufklärung von Faktor I der PCA). PatientInnen mit affektiven Störungen und orthopädische PatientInnen in Gegenüberstellung zu anderen untersuchten Gruppen (Modifikation und Erweiterung einer Tabelle von Bartholomew 1990)

GR.-NR.	UNTERSUCHTE KLINISCHE GRUPPE	% VARIANZ FAKTOR 1			BEMERKUNGEN
		n	x	s	
1	Gesamtgruppe Depressive	127	48.0	11.28	s. Stichprobenbeschreibung
2	Orthopädische Kontrollgruppe	32	47.7	9.0	„
3	Monopolare Depression	26	47.2	9.0	„
4	Bipolare affektive Psychose	30	50.8	13.8	„
5	Monopolare Manie	11	49.4	13.6	„
6	Schizoaffektive Psychosen	28	45.7	11.6	„
7	Neurotische Depression	32	47.6	8.4	„
8	Hepatitis-PatientInnen	32	49.6	14.1	6 SIOG-Befundgruppen
9	Kontrollpersonen (Ashworth et al. 1982)	10	49.0	8.3	Internistische und chirurgische PatientInnen
10	Kontrollpersonen (Sperlinger 1976)	25	47.3	9.7	PatientInnen einer Allgemeinpraxis
11	Geheilte Depressive (Ashworth et al. 1982)	10	47.0	7.6	Seit 12 Monaten symptomfrei
12	Depressive (Sheehan 1985)	12	56.2	8.9	„Major depressive disorder", ambulant
13	Depressive (Ashworth et al. 1982)	20	50.3	14.3	8 bipolar psychotisch, 5 monopolar psychotisch, 7 neurotisch depressiv, stationär
14	Alkoholiker (Ashworth et al. 1982)	10	43.9	8.0	Stationär
15	Maniker (Ashworth et al. 1982)	10	41.1	10.1	„Primäre Manie" (Feigher et al. 1972), stationär
16	Schizophrene (Ashworth et al. 1982)	10	39.6	7.1	Paranoid-halluzinatorisch, stationär

In Abb. 41 sind die 95%-Konfidenz-Intervalle der einzelnen Gruppen graphisch dargestellt.

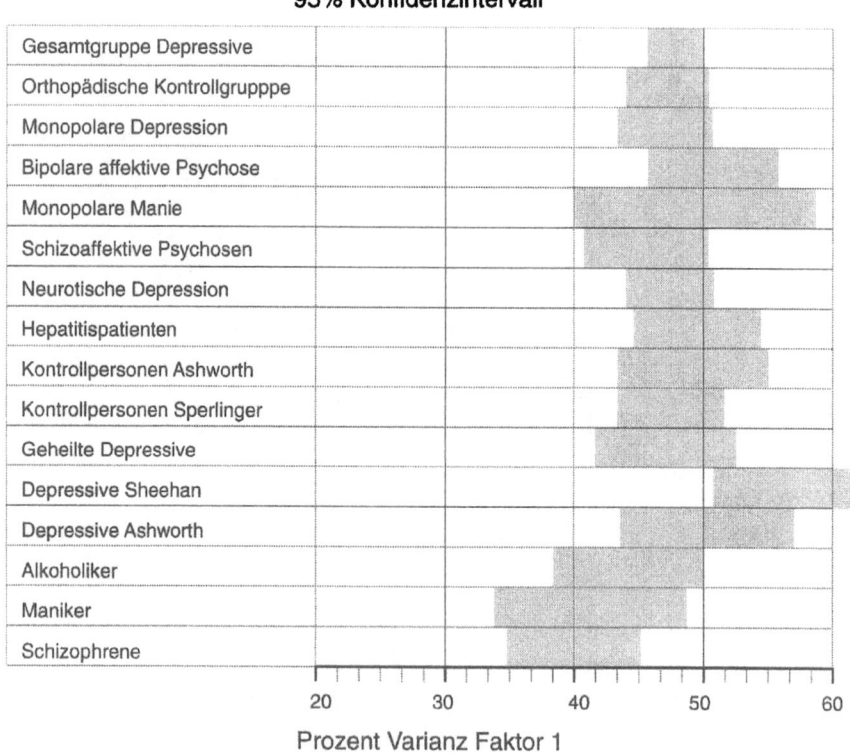

Abb. 41: 95%-iges Konfidenzintervall für Varianzaufklärung von Faktor i der PCA

4.6.2
Prozentuale Varianz der Elemente

In der vorliegenden Untersuchung wird ein überindividueller Vergleich der Beziehungsstrukturen der PatientInnen der Gesamtstichprobe angestrebt. Es soll die Frage untersucht werden, inwieweit diese Beziehungsmuster mit klinischen Verlaufsparametern korrelieren. Um einen Gruppenvergleich durchführen zu können, wird als statistisches Maß für die Bedeutung der Elemente im Objektraum die Varianz aller Eintragungen im Grid herangezogen. Diese kann als Index für die Extremität des Urteils der Probanden gelten (vgl. Raeithel 1993). Mittels des Va-

rianzmaßes soll insbesondere die subjektive Bedeutung der folgenden Elemente untersucht werden:
- Selbst, Ideal und Normatives Selbst (als Aspekte der Selbstwertgefühlregulation)
- „Mutter" und „Vater" (als bewusstseinsnaher Niederschlag internalisierter Objektbeziehungen)
- Bedeutung des Partners und der Partnerin
- krankheitsphasenspezifische Selbsterleben „Ich in der Depression"/„Ich in der Manie" (als Ausdruck der subjektiven Bedeutung des retrospektiv erfaßten Krankheitserlebens).

4.6.2.1
Bedeutung der Selbst-Elemente

Der paarweise Vergleich mittels Tukey's Multiple Comparison Procedure ergibt hinsichtlich der Varianzaufklärung durch das „Selbst" keine signifikanten Unterschiede zwischen den untersuchten Gruppen (vgl. Abb. 42).

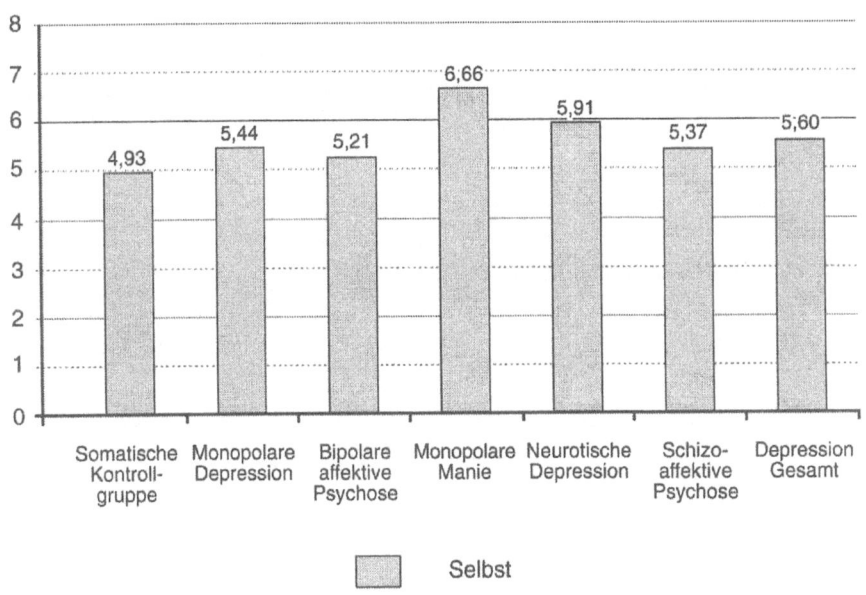

Abb. 42: Bedeutung des Selbst (in Varianzprozenten)

Das Idealselbst wird von PatientInnen mit monopolarer Manie am differenziertesten und am wenigsten differenziert von PatientInnen mit neurotischer Depression

158 Selbstbild und Objektbeziehungen bei Depressionen

beschrieben (vgl. Abb. 43). Diese Unterschiede sind statistisch nicht bedeutsam (Tukey's Multiple Comparison Procedure).

Auch bei dem Vergleich der Varianzaufklärung durch das Element „Normatives Selbst" ergeben sich keine signifikanten Unterschiede auf dem 5%-Niveau (vgl. Abb. 51).

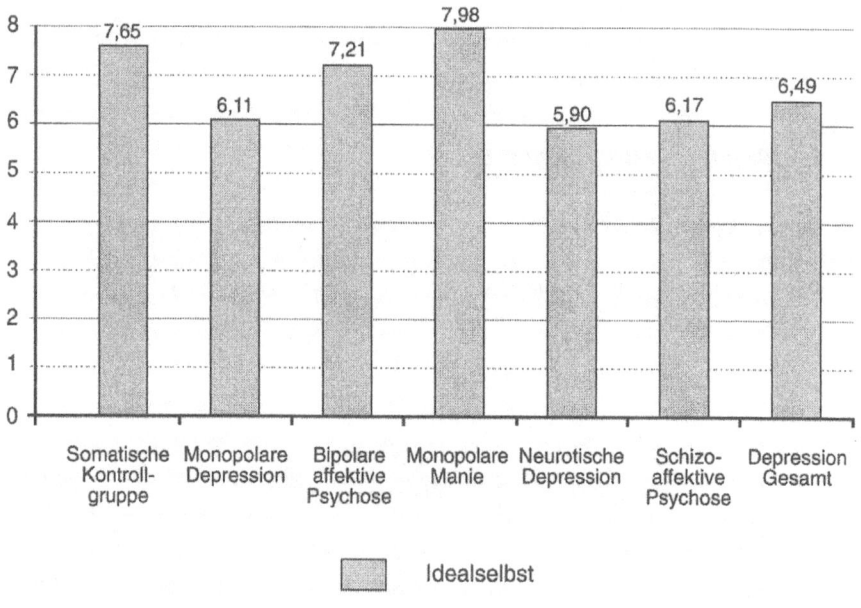

Abb. 43: Bedeutung des Ideals (in Varianzprozenten)

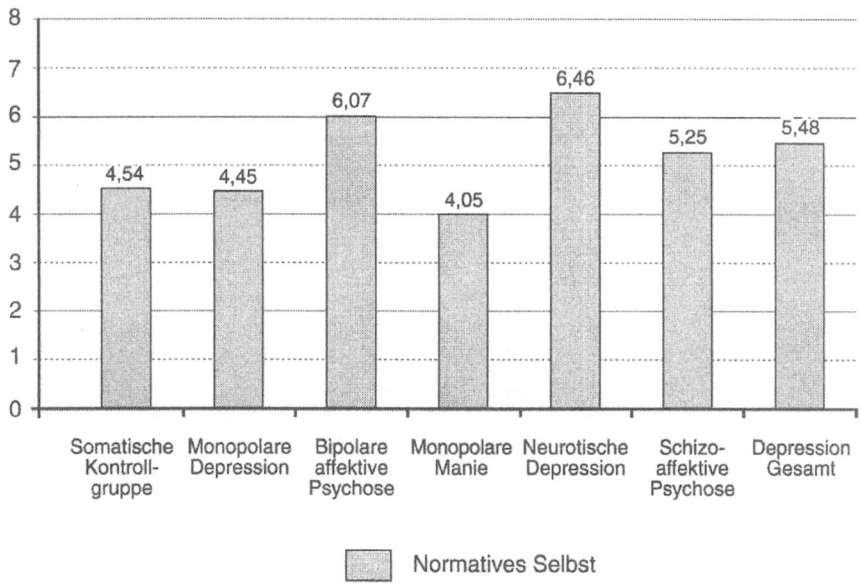

Abb. 44: Bedeutung des Normativen Selbst (in Varianzprozenten)

Am differenziertesten wird das „Normative Selbst" von den PatientInnen mit neurotischer Depression und bipolaren affektiven Psychosen beschrieben (6.46% bzw. 6.07%). Die Varianzaufklärung durch das „Normative Selbst" unterscheidet die Gruppe der monopolaren Depression entgegen der Erwartung nicht von der Kontrollgruppe.

4.6.2.2
Bedeutung der Mutter

Die Varianzaufklärung durch das Element „Mutter" unterscheidet die untersuchten Gruppen auf dem 5%-Niveau nicht signifkant voneinander (Tukey's Multiple Comparison Procedure). Tendenziell wird die „Mutter" im Vergleich der Gruppen von den PatientInnen mit bipolaren affektiven Psychosen am wenigsten differenziert beschrieben (Varianzaufklärung: 5.83%; vgl. Abb. 45).

160   Selbstbild und Objektbeziehungen bei Depressionen

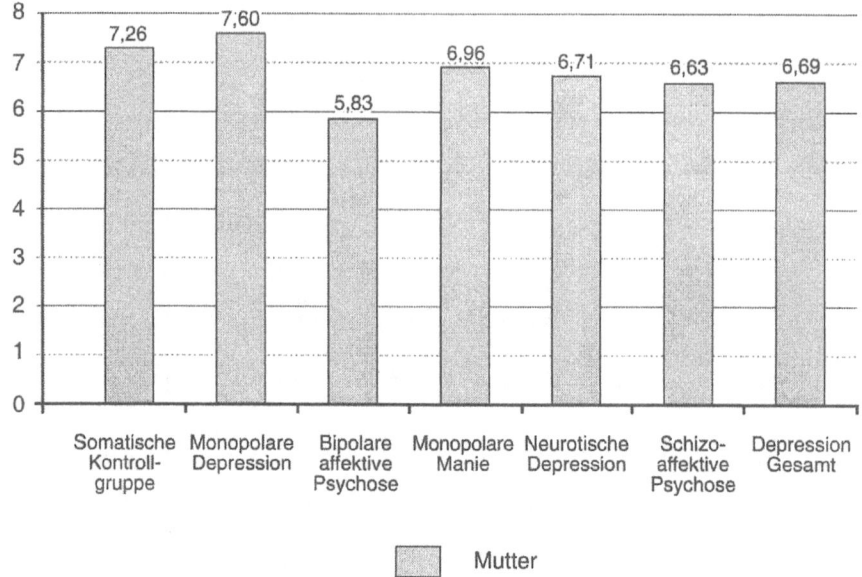

Abb. 45: Bedeutung der Mutter (in Varianzprozenten)

4.6.2.3
Bedeutung des Vaters

Der Vergleich der Varianzaufklärung durch das Element „Vater" ergibt ebenfalls keine signifikanten Unterschiede auf dem 5%-Niveau. Das Element „Vater" trägt bei den PatientInnen mit schizoaffektiven Psychosen (7.75%) und neurotischer Depression (7.23%) tendenziell am meisten zur Klärung der Gesamtvarianz bei (vgl. Abb. 46). Die Varianzaufklärung durch den „Vater" in der Gruppe der bipolaren affektiven Psychosen (6.45%) unterscheidet sich entgegen der Erwartung nicht von derjenigen der somatischen Kontrollgruppe (6.52%) und der Gesamtgruppe depressiver PatientInnen (6.68%).

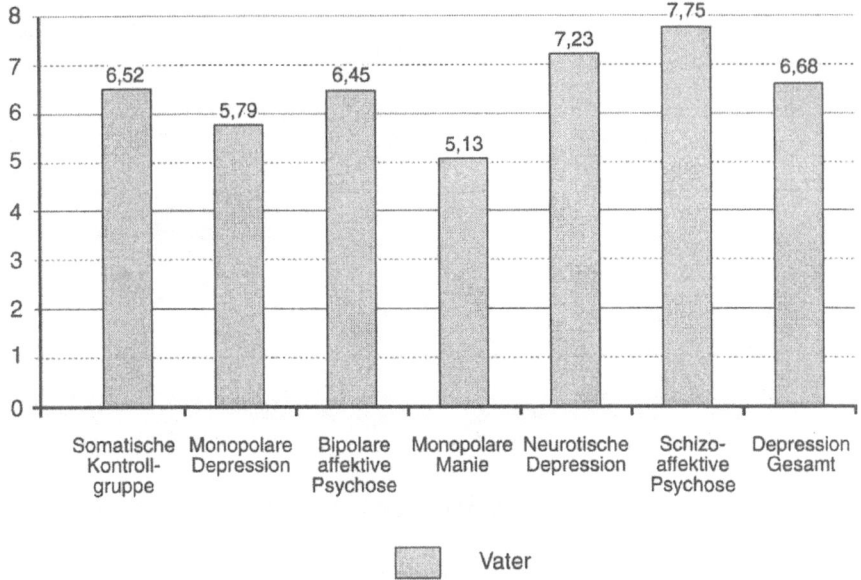

Abb. 46: Bedeutung des Vaters (in Varianzprozenten)

4.6.2.4
Bedeutung beider Eltern

Es sollte die Frage geklärt werden, welche Bedeutung *beide Eltern* im Vergleich miteinander für die untersuchten depressiven PatientInnen haben. Dazu wurde eine „Mutter-Vater-Differenz" (Varianzprozente „Mutter" minus Varianzprozente „Vater") gebildet (vgl. Abb. 47). Während beide Eltern in der Gesamtgruppe Depressiver in etwa gleichem Umfang zur Varianzaufklärung beitragen (Mutter-Vater-Differenz: 0.01), wird die „Mutter" von monopolar depressiven PatientInnen in der Tendenz differenzierter beschrieben als der „Vater" (Differenz: 1.81; somatische Kontrollgruppe: 0.74).

Entgegen der Erwartung überwiegt die „Mutter" die Bedeutung des „Vaters" tendenziell in der Gruppe der monopolaren Manie (Differenz: 1.83). PatientInnen mit schizoaffektiven Psychosen (Differenz: -1.12), bipolaren affektiven Psychosen (Differenz: -0.62) und neurotischer Depression (Differenz: -0.52) weisen demgegenüber eine negative „Mutter-Vater-Differenz" auf, d.h. bei den PatientInnen dieser Verlaufsgruppen wird der Vater entsprechend der gewählten Operationalisierung im Vergleich mit der Mutter als bedeutsamer erlebt.

162 Selbstbild und Objektbeziehungen bei Depressionen

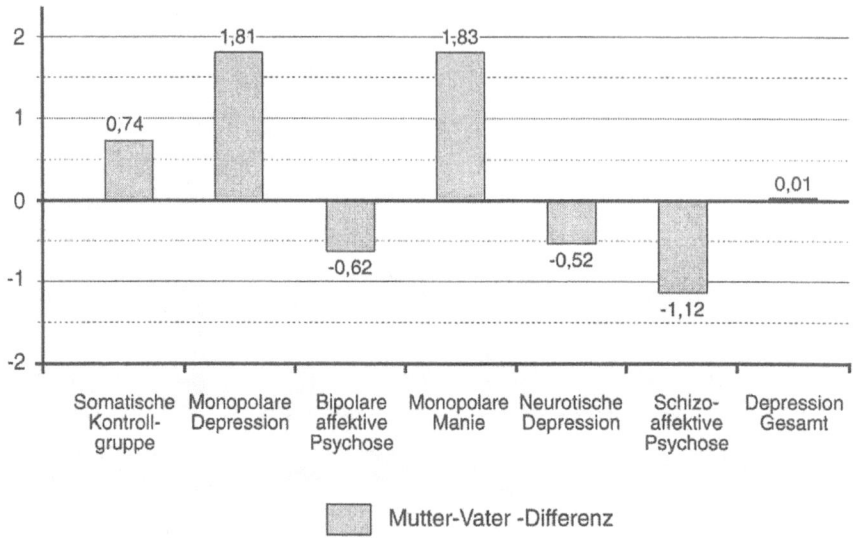

Abb. 47: Bedeutung der Eltern (Differenz der Varianzprozente „Mutter" minus Varianzprozente „Vater")

Der direkte Gruppenvergleich der monopolar depressiven und der bipolaren Verlaufsform der affektiven Psychosen (vgl. Abb. 48) unterstreicht die tendenziell größere Bedeutung der Mutter im Objektraum monopolar depressiver PatientInnen. Die Mutter-Vater-Differenz der Varianzaufklärung unterscheidet jedoch die untersuchten Gruppen auf dem 5%-Niveau nicht signifikant (Tukey's Multiple Comparison Procedure).

Um die Fragen beantworten zu können, welcher Zusammenhang zwischen dem Selbsterleben und den Objektbildern depressiv erkrankter PatientInnen besteht, wurde als ein erster Operationalisierungsversuch bewußtseinsnaher Niederschläge der Selbst- und Objektrepräsentanzen die Differenz der mittleren Varianzprozente der Elemente „Selbst" und „Mutter" und ferner die Differenz der mittleren Varianzprozente der Elemente „Ideal" und „Mutter" gebildet, denn eine negative „Selbst-Mutter-Differenz" und eine negative „Ideal-Mutter-Differenz" (der mittleren Varianzprozente) kann erste Hinweise auf eine gestörte narzißtische Regulation bei vorhandener ausgeprägter Mutterbindung liefern.

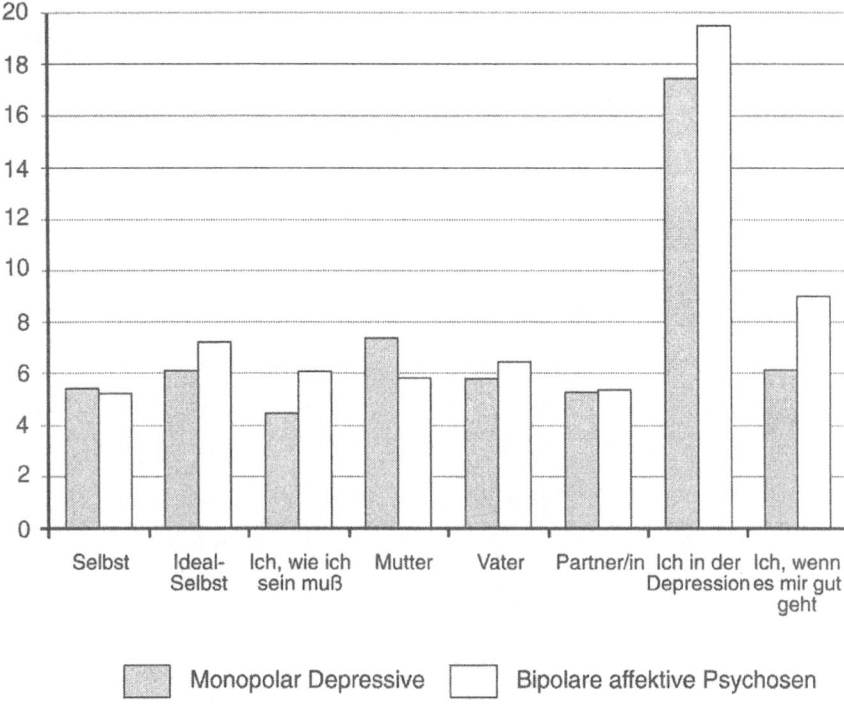

Abb. 48: Bedeutung der Eltern (in Varianzprozenten) bei monopolar depressiven und bipolaren Verläufen

Der Vergleich der monopolar depressiven und bipolar affektpsychotischen PatientInnen ergibt erwartungsgemäß eine negative Selbst-Mutter- und Ideal-Mutter-Differenz bei PatientInnen mit monopolaren Depressionen. Demgegenüber ist die Ideal-Mutter-Differenz der mittleren Varianzprozente bei den bipolaren PatientInnen positiv, d.h. PatientInnen mit bipolaren affektiven Psychosen beschreiben ihr Idealselbst differenzierter als das Bild der Mutter (vgl. Abb. 49 und 50). Die Selbst-Mutter- und die Ideal-Mutter-Differenz der mittleren Varianzprozente unterscheidet jedoch die untersuchten Gruppen auf dem 5%-Niveau nicht signifikant voneinander (Tukey's Multiple Comparison Procedure).

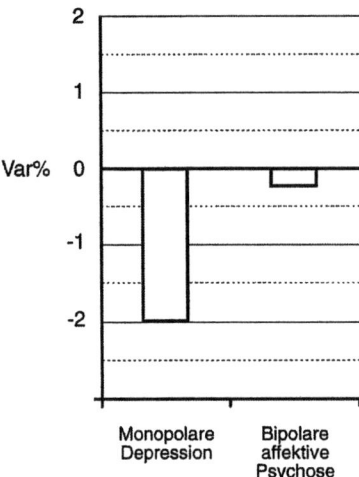

Abb. 49: Differenz der mittleren Varianzprozente der Elemente „Selbst" und „Mutter" bei monopolar depressiven und bipolaren Verläufen

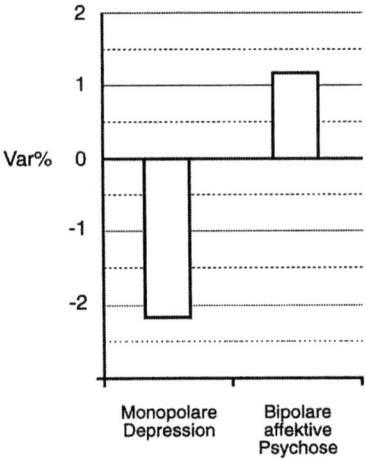

Abb. 50: Differenz der mittleren Varianzprozente der Elemente „Ideal" und „Mutter" bei monopolar depressiven und bipolaren Verläufen

4.6.2.5
Bedeutung des Partners und der Partnerin

Wie aus Abb. 51 hervorgeht, besteht hinsichtlich der Varianzaufklärung durch das Element „PartnerIn" kein signifikanter Unterschied zwischen den depressiven PatientInnen und der somatischen Kontrollgruppe. Auch innerhalb der Gesamtgruppe Depressiver wird der Partner und die Partnerin in gleichem Umfang als bedeutsam erlebt (Tukey's Multiple Comparison Procedure).

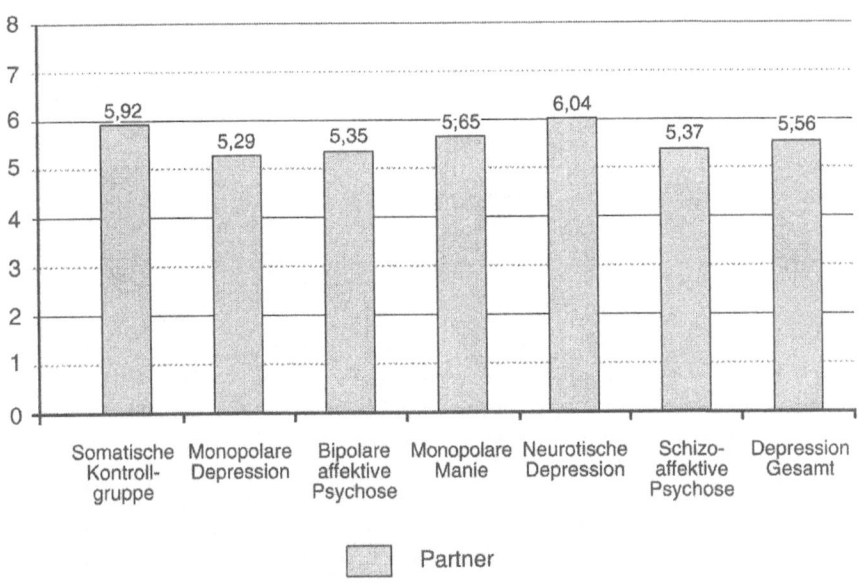

Abb. 51: Bedeutung des Partners und der Partnerin (in Varianzprozenten)

4.6.2.6
Bedeutung krankheitsphasenspezifischer Elemente

Die Bedeutung der krankheitsphasenspezifischen Elemente schlägt sich in deren Zentralität nieder: Das „Ich in der Depression" (bzw. das „Ich wenn es mit schlecht geht" bei den orthopädischen PatientInnen) ist in der Gesamtstichprobe depressiver und orthopädischer PatientInnen das Element mit der höchsten Varianzaufklärung (vgl. Abb. 52). Es trägt in der Gesamtgruppe Depressiver mit ca. 17% zur Varianzaufklärung bei, in der somatischen Kontrollgruppe mit etwa 13%. Es ist insbesondere im Erleben der PatientInnen mit bipolaren affektiven Psychosen (19.50 Varianzprozente) und der PatientInnen mit monopolarer Depression (17.77 Varianzprozente) von herausragender Bedeutung. Die Varianzaufklärung durch das Element „Ich in der Depression" unterscheidet die bipolaren PatientInnen auf dem 5%-Niveau signifikant von der Kontrollgruppe und den schizoaffektiven PatientInnen (Tukey's Multiple Comparison Procedure).

Das „Ich in der Manie" wird erwartungsgemäß von PatientInnen mit monopolarer Manie am differenziertesten beschrieben (mittlere Varianzaufklärung: 18.17%). Dieser Befund unterscheidet die PatientInnen mit monopolarer Manie signifikant von allen übrigen Verlaufsgruppen (p<0.05; Tukey's Multiple Comparison Procedure). Auch bei PatientInnen mit bipolaren affektiven Psychosen (mittlere Varianzaufklärung: 9.02%) und schizoaffektiven Psychosen (mittlere Varianzaufklärung: 9.34%) trägt das retrospektiv beurteilte krankheitsphasenspezifische Selbsterleben der manischen Verstimmung im Vergleich mit der Kontrollgruppe und mit den monopolar depressiven und neurotisch depressiven PatientInnen in signifikant größerem Umfang zur Varianzaufklärung bei (p<0.05; vgl. Abb. 53).

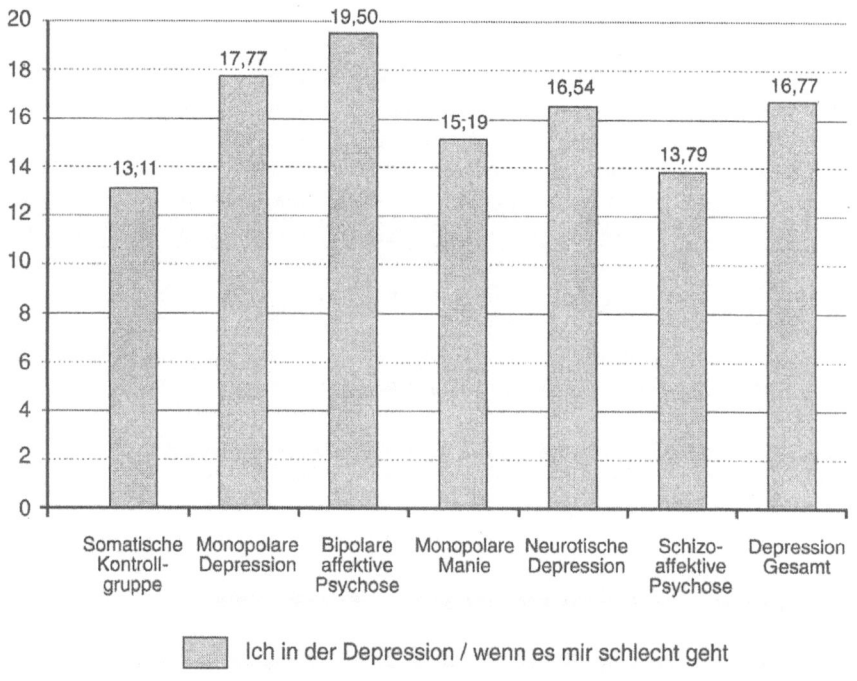

Abb. 52: Bedeutung des „Ich in der Depression" (in Varianzprozenten)

Die Frage, wie das subjektiv außerordentlich bedeutsame krankheitsphasenspezifische Selbst von den depressiven PatientInnen konstruiert wird, erforderte eine inhaltsanalytische Auswertung der erhobenen idiographischen Befunde. Die Ergebnisse der mit Hilfe modifizierter Landfieldkategorien durchgeführten Inhaltsanalyse werden in den Arbeiten von Eppel (1999), Schmeling (1999) und Will (1999) beschrieben.

Der Vergleich der Varianzaufklärung durch sämtliche Elemente zeigt, daß insbesondere die „Konfliktperson" und einzelne der spontan genannten Elemente in relevantem Umfang zur weiteren Varianzaufklärung beitragen. Wegen der fehlenden Vergleichbarkeit ist jedoch bei den zuletztgenannten Elementen eine gruppenbezogene Analyse nur in sehr begrenztem Umfang möglich. Auf der Ebene des Einzelfalles lassen sich jedoch – wie die kasuistischen Beispiele (z.B. „Konfliktperson" der Patientin Frau A., Kapitel 3) gezeigt haben – individuumzentrierte, psychodynamisch bedeutsame Befunde erfassen.

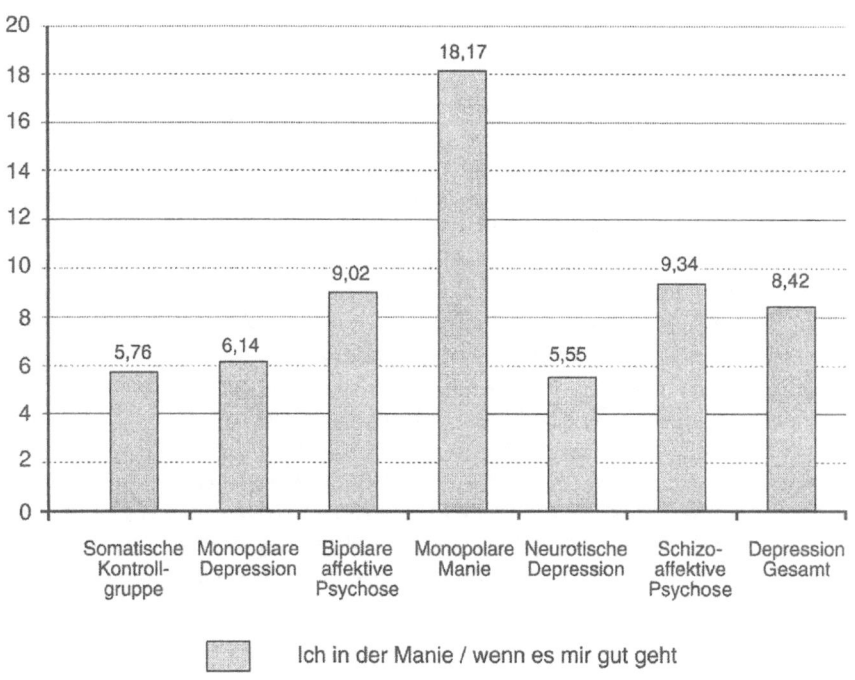

Abb. 53: Bedeutung des „Ich in der Manie" (in Varianzprozenten)

4.6.2.7
Kapitelzusammenfassung

Zur Erfassung der subjektiven Bedeutung der Objektwelt depressiver PatientInnen wurde die prozentuale Varianz der Elemente als Operationalisierung gewählt. Hinsichtlich der Bedeutung der einzelnen Selbstelemente und derjenigen der Eltern und der PartnerIn bestanden keine signifikanten Unterschiede zwischen der

Gesamtgruppe depressiv Erkrankter, den einzelnen Verlaufsformen affektiver Störungen und der somatischen Kontrollgruppe. Die krankheitsphasenspezifischen Elemente „Ich in der Depression" bzw. „Ich in der Manie" (bei PatientInnen mit monopolarer Manie) trugen in erheblichem Umfang zur Aufklärung der Varianz bei. Die Bedeutung des retrospektiv beurteilten „Ich in der Depression" unterschied die PatientInnen mit bipolaren affektiven Störungen signifikant von der Kontrollgruppe und den schizoaffektiven Störungen. Erwartungsgemäß war die Varianzaufklärung durch das „Ich in der Manie" in den Gruppen der monopolaren Manie, der schizoaffektiven Psychosen und der bipolaren affekiven Störungen am höchsten. Diese Befunde unterstreichen die große subjektive Bedeutung des retrospektiv erfaßten Krankheitserlebens bei PatientInnen mit affektiven Psychosen im sogenannten symptomarmen Intervall.

4.6.3
Selbstwertgefühl

Die klinische Relevanz nomothetisch verwendbarer Kennwerte des Repertory Grid zeigte sich unter anderem im Rahmen der Evaluation therapeutischer Prozesse und der Untersuchung des veränderten Selbstwertgefühls behandelter PatientInnen. Große Abstände zwischen Selbst und Ideal-Selbst gelten in der Rep Grid-Literatur als Ausdruck eines niedrigen Selbstwertgefühls (vgl. Bartholomew 1990). Basler u. Krauthauser (1996) konnten an einer größeren klinischen Stichprobe stationär psychodynamisch orientiert behandelter PatientInnen zeigen, daß sich die Distanz zwischen den Elementen Ich und Ideal-Ich im Verlauf einer erfolgreichen stationären Psychotherapie signifikant verringerte.
Wie in Kapitel 3.4.3.3 ausgeführt wurde, ist das Normative Selbst als weitere bedeutsame Komponente des Selbstwertgefühls anzusehen. Es ist zu vermuten, daß bei einem niedrigen Selbstwertgefühl neben einer großen Selbst-Ideal-Distanz ebenfalls große Abstände zwischen dem Selbst und dem Normativen Selbst und unter Umständen auch zwischen dem Ideal und dem Normativen Selbst resultieren.
Die aufgrund der gewählten Operationalisierung erzielten Ergebnisse zeigen, daß sich die mittlere Distanz zwischen Selbst und Idealselbst in der Gesamtgruppe depressiv Erkrankter nicht signifikant vom Mittelwert der somatischen Kontrollgruppe unterscheidet (vgl. Tab. 43, Anhang). Es besteht jedoch eine große Variationsbreite der Selbst-Idealselbst-Abstände bei einzelnen Probanden. Der relative Anteil der PatientInnen mit niedrigem Selbstwertgefühl (Selbst-Ideal-Distanz > 1.06) ist erwartungsgemäß in der Gruppe mit bipolaren affektiven Psychosen am größten (vgl. Tab. 43, Anhang, Abb. 54). Der relative Anteil der PatientInnen mit hohem Selbstwertgefühl (Selbst-Ideal-Abstand < 0.7) ist erwartungsgemäß in der Gruppe der monopolaren Manie am höchsten. Wegen der schwachen Feldbesetzung bei einer Vielzahl von Feldern wurde auf die Berechnung des Chi^2-Tests verzichtet. Als weitere Form der Operalisationierung des Selbstwertgefühls wurde der Abstand zwischen dem Selbst und dem Normativen Selbst gewählt. Auch bei

dieser Operationalisierung des Selbstwertgefühls ergibt sich, daß der Unterschied zwischen dem Selbstwertgefühl der Gesamtgruppe Depressiver und der somatischen Kontrollgruppe nicht bedeutsam ist (vgl. Tab. 44, Anhang).

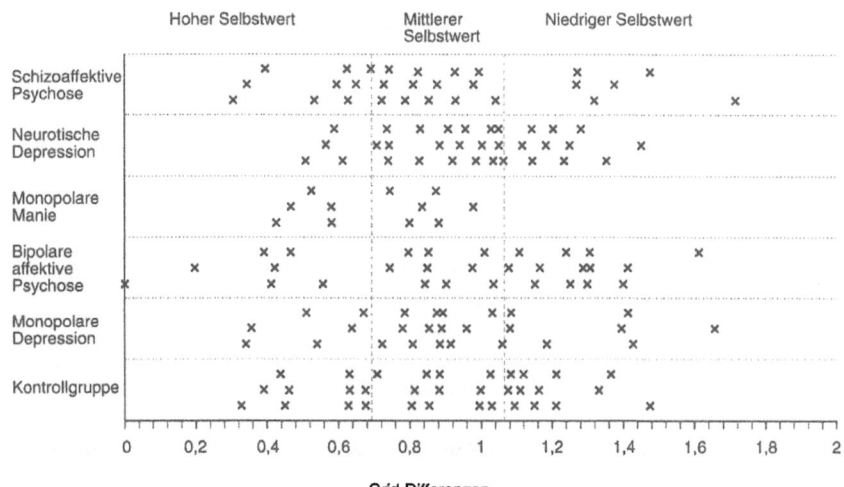

Abb. 54: Selbstwertgefühl I (Gruppenbildung entsprechend der Verteilung der Abstände zwischen Selbst und Idealselbst)

170 Selbstbild und Objektbeziehungen bei Depressionen

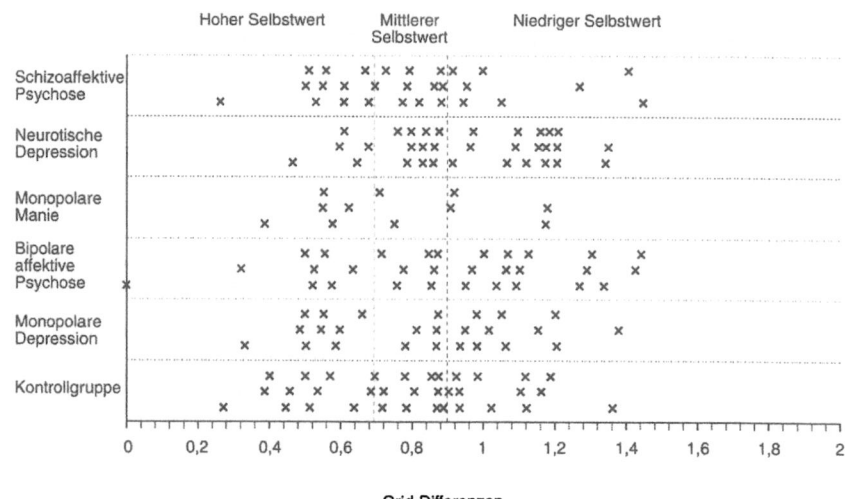

Abb. 55: Selbstwertgefühl II (Gruppenbildung entsprechend der Verteilung der Abstände zwischen Selbst und Normativem Selbst)

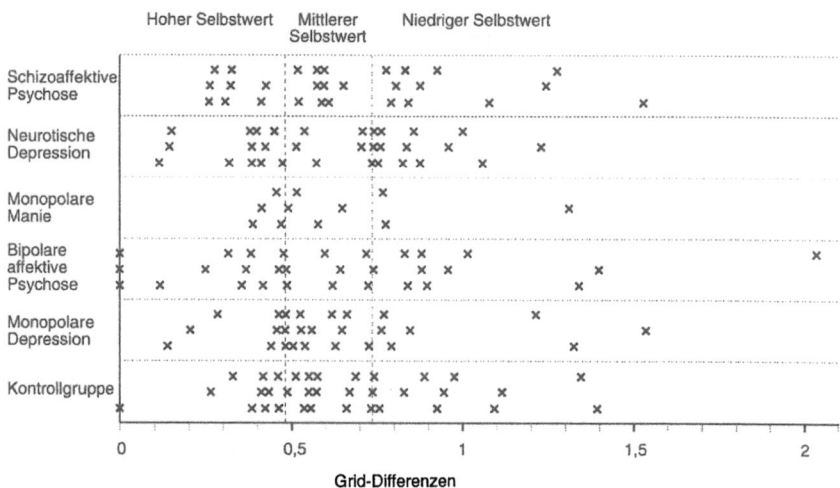

Abb. 56: Selbstwertgefühl III (Gruppenbildung entsprechend der Verteilung der Abstände zwischen Ideal und Normativem Selbst)

Der relativ größte Anteil an PatientInnen mit niedrigem Selbstwertgefühl (Selbst-Normatives Selbst-Distanz > 0.9) findet sich wiederum in der Gruppe der bipolaren affektiven Psychosen. Das niedrigste Selbstwertgefühl weisen PatientInnen mit neurotischer Depression auf (mittlerer Abstand zwischen Selbst und Normativem Selbst in der Untergruppe der neurotisch Depressiven: 0.95; mittlerer Abstand zwischen Selbst und Normativem Selbst in der Untergruppe der neurotisch depressiven PatientInnen mit niedrigem Selbstwertgefühl: 1.17 (vgl. Tab. 44, Anhang, Abb. 55). Es wurde ferner untersucht, inwieweit sich das Ideal depressiver PatientInnen mittels der erhobenen idiographischen Befunde von ihrem Normativen Selbst abgrenzen läßt. Das über die Ideal- Normatives Selbst-Abstände bestimmte Selbstwertgefühl unterscheidet die Gesamtstichprobe Depressiver ebenfalls nicht von der somatischen Kontrollgruppe (vgl. Tab. 45, Anhang). Die größte mittlere Ideal- Normatives Selbst-Distanz kennzeichnet die Untergruppe der schizoaffektiven Psychosen. Der höchste Anteil an PatientInnen mit – über die Ideal-Normatives Selbst-Abstände operationalisiertem – „niedrigem Selbstwertgefühl" (Ideal-Normatives Selbst-Distanz > 0.73) findet sich wiederum in der Gruppe der bipolaren affektiven Psychosen (ca. 50%!; vgl. Tab. 45, Anhang, Abb. 56). Die Höhe des über die Selbst-Ideal-, Selbst- Normatives Selbst- und Ideal- Normatives Selbst-Abstände operationalisierten Selbstwertgefühls ist von soziodemographischen Merkmalen unabhängig, jedoch nicht von der Dauer der Erkrankung und der Verlaufsform der affektiven Störung. PatientInnen mit langem Krankheitsverlauf (in der Gruppe der neurotischen Depression) und PatientInnen mit bipolaren affektiven Psychosen sind tendenziell häufiger der Gruppe „Niedriges Selbstwertgefühl" zuzuordnen (Cramer's V-Test).

4.6.3.1
Vergleich mit weiteren klinischen Gruppen

Um einschätzen zu können, inwieweit sich PatientInnen mit affektiven Störungen in ihrem Selbstwertgefühl von anderen PatientInnengruppen unterscheiden, sollen die erhobenen Befunde mit weiteren Untersuchungsergebnissen der Grid-Literatur verglichen werden. Da bei den bisher mit der Repertory Grid-Technik durchgeführten Untersuchungen klinischer Gruppen das Selbstwertgefühl lediglich über die Selbst-Ideal-Distanz operationalisiert wurde, wird ausschließlich diese Operationalisierung des Selbstwertgefühls zum Vergleich herangezogen. Es wird der mittlere Abstand zwischen Selbst und Idealselbst für die Gesamtgruppe depressiver PatientInnen und die einzelnen Untergruppen mit den mittleren Werten für Selbstwertgefühl weiterer klinischer Gruppen verglichen. Dazu wird die von Bartholomew (1990) publizierte Übersicht herangezogen und mit den eigenen Befunden ergänzt (vgl. Tab. 46).

Tab. 46: Selbstwertgefühl (Abstand zwischen Selbst und Idealselbst). PatientInnen mit affektiven Störungen und orthopädische PatientInnen in Gegenüberstellung zu anderen untersuchten Gruppen (Modifikation und Erweiterung einer Tabelle von Bartholomew 1990)

GR.-NR.	UNTERSUCHTE KLINISCHE GRUPPE	ABSTAND SELBST/IDEALSELBST			BEMERKUNGEN
		n	x	s	
1	Gesamtgruppe Depressive	127	1.02	0.32	s. Stichprobenbeschreibung
2	Orthopädische Kontrollgruppe	34	0.89	0.30	,,
3	Monopolare Depression	26	0.91	0.32	,,
4	Bipolare affektive Psychosen	30	0.94	0.40	,,
5	Monopolare Manie	11	0.69	0.19	,,
6	Schizoaffektive Psychosen	28	0.87	0.34	,,
7	Neurotische Depression	32	0.97	0.24	,,
8	Hepatitis-PatientInnen (Bartholomew 1990)	32	0.78	0.4	6 SIOG-Befundgruppen
9	Kontrollpersonen (Axford u. Jerrom 1986)	10	0.69	0.4	Internistische PatientInnen
10	Kontrollpersonen (Ashsworth et al. 1976)	10	0.85	0.2	Internistische und chirurgische PatientInnen
11	Kontrollpersonen (Sperlinger et al. 1976)	25	0.66	0.4	PatientInnen einer Allgemeinpraxis

12	Kontrollpersonen (Hewstone et al. 1976)	10	0.76	0.4	Internistische PatientInnen
13	Geheilte Depressive (Ashworth et al. 1982)	10	0.83	0.2	Seit 12 Monaten symptomfrei
14	Depressive (Sheehan 1985)	12	1.2	0.3	„Major depressive disorder", ambulant
15	Depressive (Axford u. Jerrom 1986)	10	1.28	0.3	19 stationär, 1 ambulant, davon 10 mit „major monopolar depression"
16	Depressive (Ashworth et al. 1982)	20	1,21	0.4	8 bipolar psychotisch, 5 monopolar psychotisch, 7 neurotisch depressiv, stationär
17	Depressive (Hewstone et al. 1982)	10	1.35	0.2	Neurotisch depressiv, stationär
18	Maniker (Ashworth et al. 1982)	10	0.72	0.2	Primäre Manie (Feigher et al. 1972), stationär
19	Schizophrene (Ashworth et al. 1982)	10	1.20	0.3	Akute Schizophrenie, stationär
20	Alkoholiker (Ashworth et al. 1982)	10	1.12	0.3	Stationär

174 Selbstbild und Objektbeziehungen bei Depressionen

Die 5 Mittelwerte der Gruppen 1 bis 7 der eigenen Stichprobe und die in der Literatur vorliegenden Mittelwerte weiterer Kontrollpersonen und Gruppen psychisch Kranker (Tab. 46) wurden mit Tukey's Multiple Comparison Procedure verglichen. Es fanden sich keine signifikanten Unterschiede zwischen den Mittelwerten auf dem 5%-Niveau. In der Abb. 57 sind die 95%-Konfidenz-Intervalle der einzelnen Gruppen graphisch dargestellt.

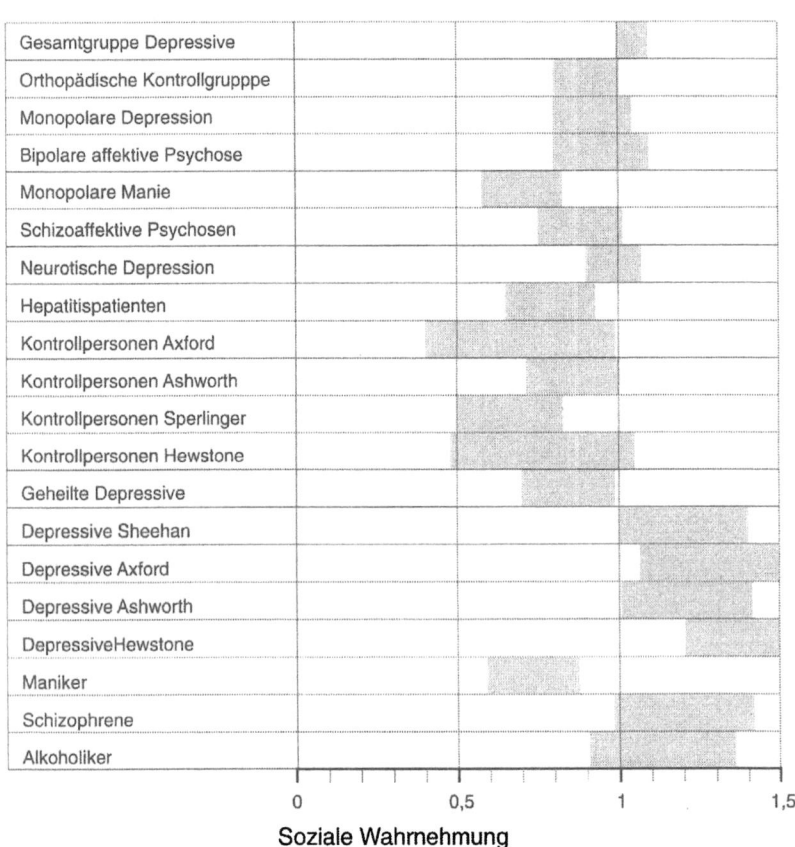

Abb. 57: 95%-iges Konfidenzintervall für Abstand Selbst-Idealselbst

Der Vergleich zeigt, daß sich die Gesamtgruppe Depressiver in ihrem Selbstwertgefühl nicht von den „geheilten Depressiven", die von Asworth et al. (1982) untersucht worden sind, unterscheiden (vgl. Abb. 57). Das niedrige Selbstwertgefühl der von Sheehan (1985), Axford u. Jerrom (1986), Ashworth et al. (1982) und Hewstone et al. (1976) untersuchten PatientInnen ist im Zusammenhang mit der akuten Symptomatik und nicht abgeschlossenen Behandlung dieser Gruppen zu interpretieren. Das relativ hohe Selbstwertgefühl der monopolar manischen PatientInnen stimmt überein mit dem Untersuchungsbefund von Ashworth et al. (1982).

4.6.3.2
Kapitelzusammenfassung

Das Selbstwertgefühl depressiver und orthopädischer PatientInnen wurde mittels nomothetisch verwendeter idiographischer Befunde untersucht. Zur Operationalisierung der Komponenten des Selbstwertgefühls wurden die Selbst- Idealselbst-, die Selbst- Normatives Selbst- und die Idealselbst-Normatives Selbst-Distanzen herangezogen. Es zeigte sich, daß sich der mittlere Selbst-Idealselbst-Abstand der Gesamtgruppe Depressiver nicht signifikant von demjenigen der orthopädischen PatientInnen und weiterer herangezogener klinischer Kontrollgruppen aus der Literatur unterschied. Hinsichtlich des über Selbst-Normatives Selbst- und Idealselbst-Normatives Selbst-Distanzen operationalisierten Selbstwertgefühls fanden sich ebenfalls keine bedeutsamen Unterschiede zwischen der Gesamtgruppe depressiv Erkrankter und der somatischen Kontrollgruppe.
Auf der Grundlage der Selbstelementedistanzen wurden drei Gruppen mit „hohem", „mittlerem" und „niedrigem Selbstwert" gebildet. Das auf diese Weise operationalisierte Selbstwertgefühl war von soziodemographischen Daten unabhängig, nicht aber von der Dauer der Erkrankung und der Verlaufsform. Depressiv neurotische PatientInnen mit langem Krankheitsverlauf und PatientInnen mit bipolaren affektiven Störungen wiesen tendenziell häufiger ein niedriges Selbstwertgefühl auf. Dieser Befund unterstreicht die instabile narzißtische Regulation einer größeren Untergruppe bipolarer PatientInnen nach Abklingen der manifesten Symptomatik.

4.6.4
Soziale Wahrnehmung

Es soll die Frage beantwortet werden, inwieweit PatientInnen mit affektiven Störungen andere Personen als dem eigenen Selbst ähnlich oder unähnlich wahrnehmen. Die soziale Wahrnehmung (social perception) wird als mittlerer Abstand zwischen dem Selbst und den Nicht-Selbst-Elementen operationalisiert (vgl. Hewstone et al. 1981; Axford u. Jerrom 1986; Bartholomew 1990).
Der mittlere Abstand zwischen dem Selbst und allen Nicht-Selbst-Elementen (vgl. Tab. 46) beträgt in der Gesamtgruppe Depressiver 0.92 (Standardabweichung: 0.30); er unterscheidet sich nicht signifikant von demjenigen der somatischen Kontrollgruppe.
Werden die Abstände zwischen dem Selbst und einzelnen Elementen genauer differenziert, so ergibt sich, daß PatientInnen mit monopolarer Manie, bipolaren affektiven Psychosen und schizoaffektiven Psychosen die niedrigsten Selbst-

Nichtselbst-Distanzen aufweisen, sofern es sich um spontan gewählte Elemente handelt (vgl. Tab. 47).

Der Vergleich der Selbst-Mutter- und der Selbst-Vater-Distanz zeigt, daß PatientInnen mit monopolaren Manien auch in diesem Zusammenhang Extremwerte aufweisen (Selbst-Mutter-Distanz bei PatientInnen mit monopolarer Manie: 1.14; Selbst-Vater-Distanz: 1.11). Die größte in der Gesamtstichprobe gemessene Interelementdistanz findet sich ebenfalls bei einer PatientIn mit monopolarer Manie (Selbst-Konfliktperson-Distanz: 1.39).

Die untersuchten depressiven PatientInnen wurden mit weiteren klinischen Gruppen hinsichtlich ihrer „sozialen Wahrnehmung" verglichen.

Die Mittelwerte der Gruppen 2–7 (vgl. Tab. 46) wurden mittels Tukey's Multiple Comparison Procedure verglichen. Analog wurden weitere in der Literatur beschriebene Kontrollgruppen und klinische Gruppen depressiver PatientInnen verglichen.

Tab. 47: Soziale Wahrnehmung (Abstand zwischen dem Selbst und allen Nicht-Selbst-Elementen): Depressive PatientInnen und orthopädische PatientInnen in Gegenüberstellung zu anderen untersuchten Gruppen (Modifikation und Erweiterung einer Tabelle von Bartholomew 1990)

GR. NR	UNTERSUCHTE KLINISCHE GRUPPE	ABSTAND SELBST - ANDERE			BEMERKUNGEN
		n	x	s	
1	Gesamtgruppe Depressiver	129	0.92	0.30	s. Stichprobenbeschreibung
2	Orthopädische Kontrollgruppe	32	0.96	0.14	,,
3	Monopolare Depression	26	0.96	0.13	,,
4	Bipolare affektive Psychosen	30	0.87	0.15	,,
5	Monopolare Manie	11	0.93	0.27	,,
6	Schizoaffektive Psychosen	28	0.93	0.14	,,
7	Neurotische Depression	32	0.89	0.10	,,
8	Hepatitis-PatientInnen (Bartholomew 1990)	32	0.97	0.15	6 SIOG-Befundgruppen
9	Kontrollpersonen Axford u. Jerrom 1986	10	0.98	0.17	Internistische PatientInnen
10	Kontrollpersonen (Hewstone et al. 1976)	10	1.11	0.33	Internistische PatientInnen
11	Depressive (Axford u. Jerrom 1986)	10	1.21	0.17	19 stationär, 1 ambulant, davon 10 mit „major unipolar depression"
12	Depressive (Hewstone et al. 1976)	10	1.24	0.33	Neurotische Depression, stationär

178 Selbstbild und Objektbeziehungen bei Depressionen

In Abb. 58 sind die 95%-Konfidenz-Intervalle der einzelnen Gruppen graphisch dargestellt. Bei dem mittels Tukey's Multiple Comparison Procedure durchgeführten Vergleich finden sich keine signifikanten Unterschiede zwischen den untersuchten Gruppen.

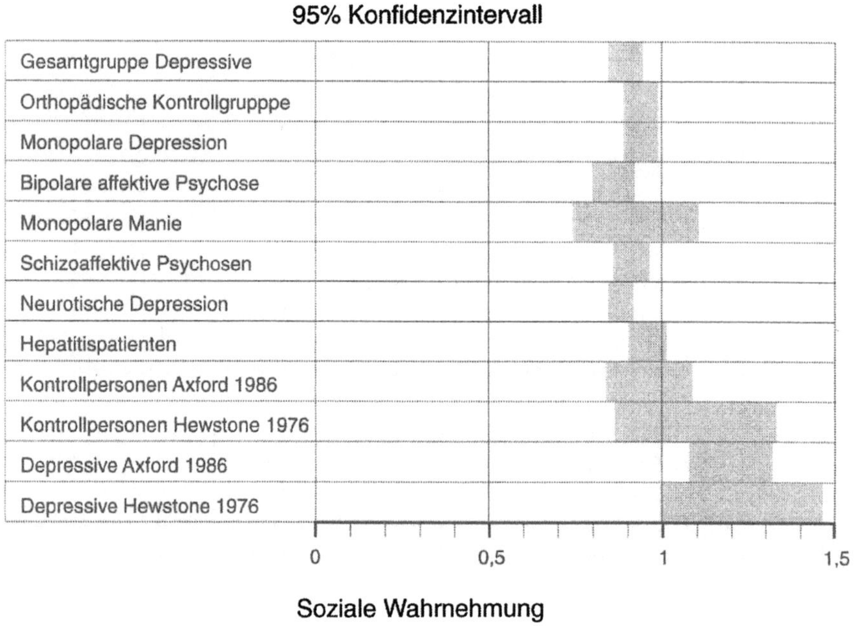

95% Konfidenzintervall

Gruppe	
Gesamtgruppe Depressive	
Orthopädische Kontrollgrupppe	
Monopolare Depression	
Bipolare affektive Psychose	
Monopolare Manie	
Schizoaffektive Psychosen	
Neurotische Depression	
Hepatitispatienten	
Kontrollpersonen Axford 1986	
Kontrollpersonen Hewstone 1976	
Depressive Axford 1986	
Depressive Hewstone 1976	

Soziale Wahrnehmung

Abb. 58: Soziale Wahrnehmung: 95%-iges Konfidenzintervall für den Abstand zwischen dem Selbst und Nicht-Selbst-Elementen

Um zu einer weiteren Differenzierung der Stichprobe zu gelangen, wurden 2 Gruppen entsprechend der Verteilung der Abstände zwischen dem Selbst- und allen Nicht-Selbst-Elementen gebildet (Abb. 59, Abb. 60):

- Objektnähe: Selbst-Nichtselbst-Elemente-Distanz < 0.95;
- Objektferne: Selbst-Nichtselbst-Elemente-Distanz > 0.95.

Wie die Abbildungen 59 und 60 deutlich machen, ist der relative Anteil der durch Objektnähe in der sozialen Wahrnehmung charakterisierten PatientInnen in der Gesamtgruppe Depressiver und in den einzelnen Untergruppen depressiv Erkrankter signifikant höher als in der somatischen Kontrollgruppe (Chi^2-Test: p<0.05). Die einzelnen Gruppen depressiv Erkrankter unterscheiden sich nicht bedeutsam voneinander. Etwa 70% der PatientInnen mit bipolaren affektiven Psychosen konstruieren ihr Selbst ähnlich den anderen wahrgenommenen Elementen (vgl. Böker et al. 1999b).

Als Maß der Idealisierung in der sozialen Wahrnehmung anderer Personen wurde der mittlere Abstand zwischen dem Idealselbst und allen Nichtselbst-Elementen gewählt. Es wurden zwei Gruppen gebildet (vgl. Abb. 61 und 62):
- Idealisierung: Idealselbst-Nichtselbst-Elemente-Distanz ≤ 0.95;
- Keine Idealisierung: Idealselbst-Nichtselbst-Elemente-Distanz > 0.95.

Die Gesamtgruppe depressiv Erkrankter unterscheidet sich höchst signifikant von der somatischen Kontrollgruppe hinsichtlich der Idealisierung anderer (Chi^2-Test: $p<0.001$). Zwischen den einzelnen Gruppen Depressiver bestehen keine signifikanten Unterschiede. Diese Befunde unterstreichen, daß sich depressiv Erkrankte durch die wahrgenommene Nähe zwischen ihrem Selbst und anderen Personen und ihrem Idealselbst und anderen Personen bedeutsam von somatischen Kontrollpersonen unterscheiden.

180 Selbstbild und Objektbeziehungen bei Depressionen

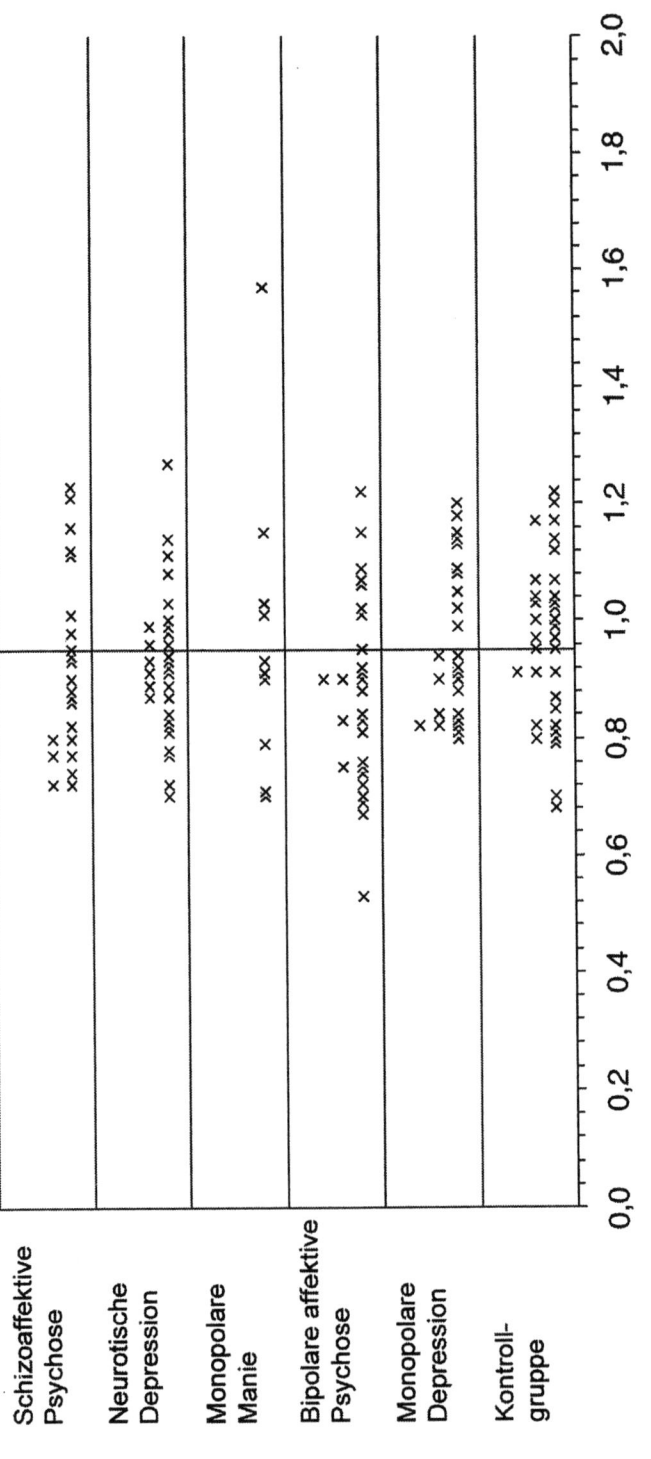

Abb. 59: Objektnähe und Objektferne (Gruppenbildung entsprechend der Distanz zwischen Selbst und Nicht-Selbst-Elementen)

4 Die empirische Untersuchung 181

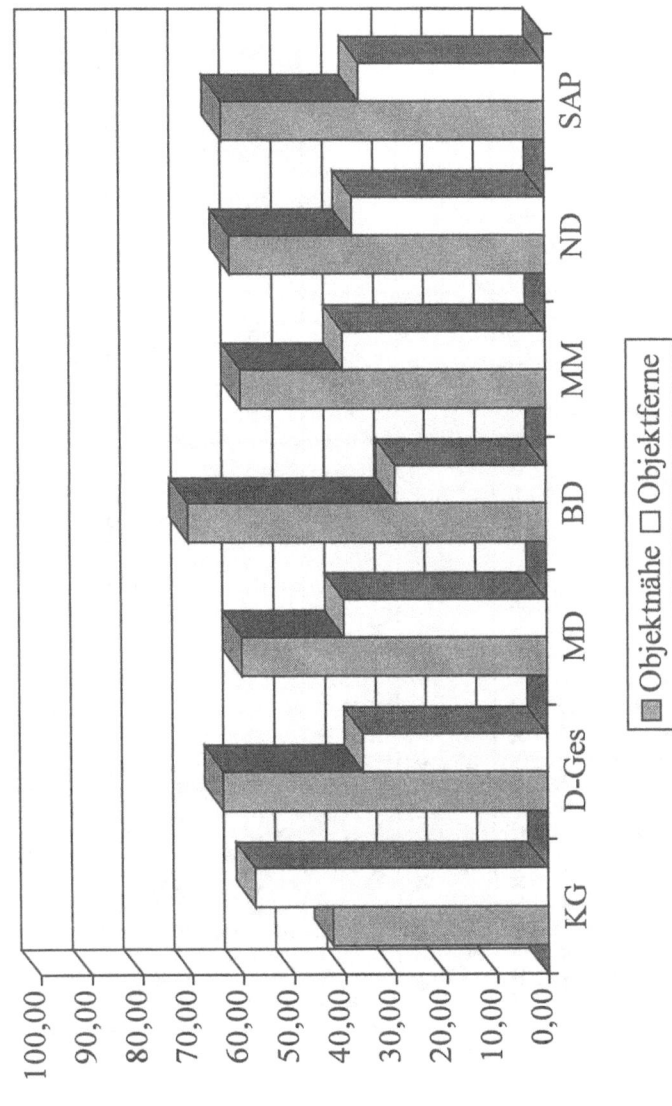

Abb. 60: Objektnähe und Objektferne (Prozentuale Verteilung der Stichprobe)

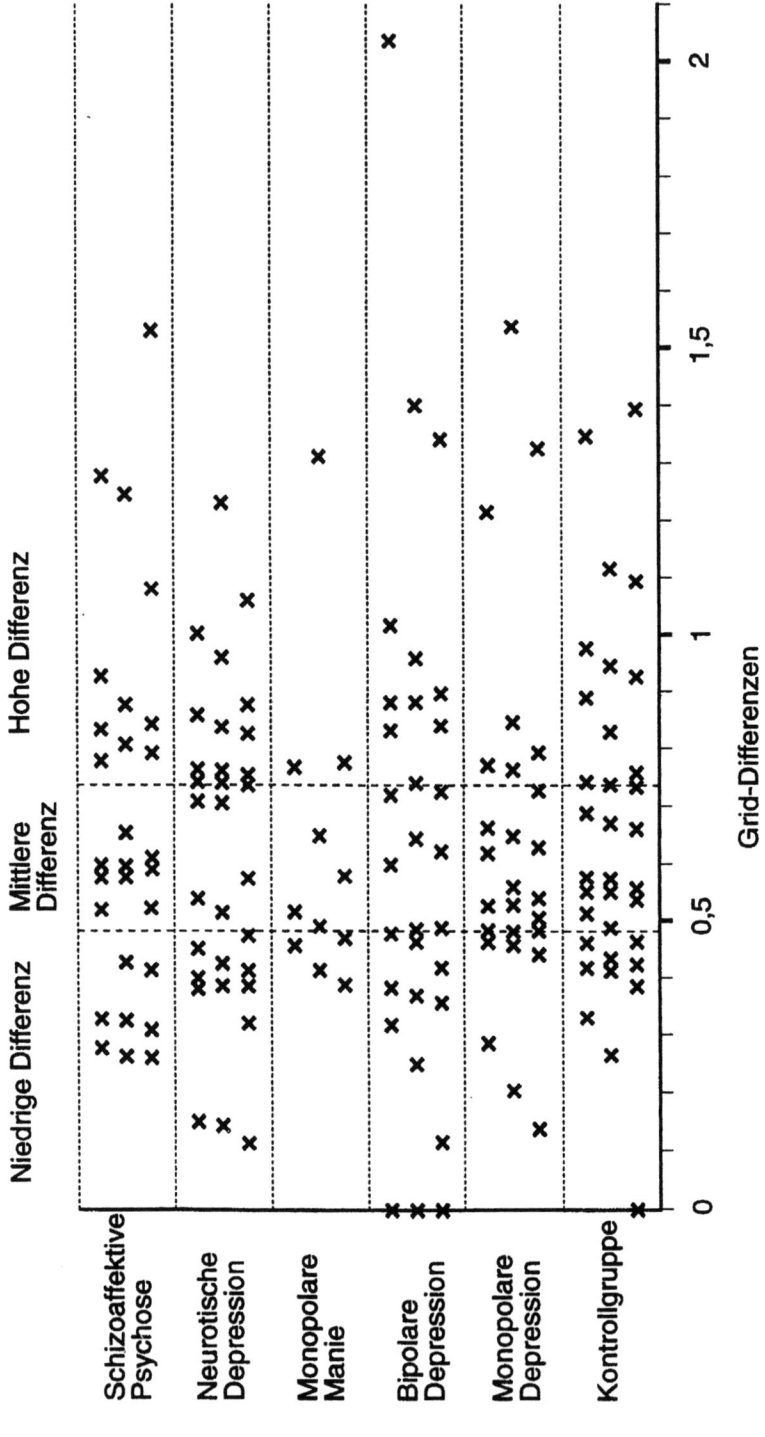

Abb. 61: Idealisierung und „keine Idealisierung" (Gruppenbildung entsprechend der Distanz zwischen Idealselbst und Nicht-Selbst-Elementen)

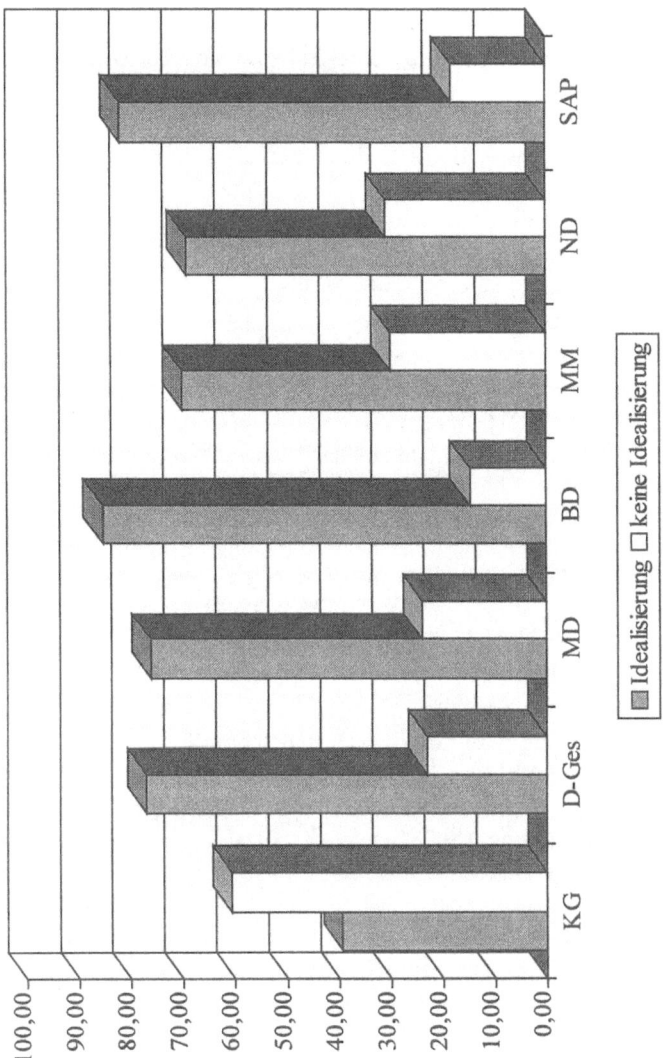

Abb. 62: Idealisierung und „keine Idealisierung" (prozentuale Verteilung der Stichprobe)

4.6.5
Selbstwertigkeit und soziale Integration im Selbst-Ideal-Objekt-System

Aufgrund der mittels Slaters INGRID-Programm gewonnenen Elementdistanzen wurde eine „Selbst-Identitäts-Graphik" (SIG, vgl. Makhlouf-Norris u. Jones 1971) entwickelt, die das „Selbst-Identitäts-System" (SIS) der untersuchten Gruppen depressiver PatientInnen abbildet. Um terminologische Widersprüche auszuschalten, wird diese Graphik im Kontext dieser an depressiven PatientInnen durchgeführten Studie, als „Selbst-Ideal-Objekt-Graphik" (SIOG) bezeichnet. Dieser Begriff erfaßt eher die Wertproblematik im Zentrum der Psychosomatik Depressiver, die sich von der Identitätsthematik Schizophrener PatientInnen abgrenzen läßt (vgl. Mentzos 1991). In der Selbst-Ideal-Objekt-Graphik repräsentieren zwei orthogonale Achsen die Ähnlichkeit aller Nicht-Selbst-Elemente mit dem Selbst bzw. dem Idealselbst. Um die Hypothesen zu den Objektbeziehungsmustern und Identifikationen depressiv Erkrankter zu überprüfen, wurden die Elemente, die alle PatientInnen gemeinsam haben, in die Selbst-Ideal-Objekt-Graphik eingetragen. Auf diese Weise wurde ein überindividueller Vergleich der Beziehungen zwischen Selbst, Ideal und Normativem Selbst vor dem Hintergrund der Beziehungen zu den wichtigsten Bezugspersonen möglich.

Die Operationalisierungsschritte der mittels der Selbst-Ideal-Objekt-Graphik abgebildeten Selbstintegration und interpersonalen Beziehungsstruktur wurden in Kapitel 3.4.3.4 erläutert. Aufgrund der klinischen Erfahrungen und der im Rahmen der Studie geführten Interviews ist zu erwarten, daß sich die meisten untersuchten PatientInnen mit affektiven Störungen den Dimensionen der sozialen Integration bzw. deren Störung (Selbst-Isolation, Idealselbst-Isolation, soziale Entfremdung) und/oder der Dimension der Selbstwertigkeit bzw. deren Störung (Selbst-Idealselbst-Konvergenz versus Selbst-Idealselbst-Divergenz) zuordnen lassen. Es läßt sich ferner hypothetisch annehmen, daß die hypernome Rollenstruktur einer größeren Untergruppe von PatientInnen mit monopolarer Depression mit einer subjektiv erlebten sozialen Isolation einhergeht, während ein negatives Selbstwertgefühl (operationalisiert als Selbst-Idealselbst-Divergenz) infolge der konfliktuösen narzißtischen Regulation insbesondere bei PatientInnen mit neurotischen Depressionen und bipolaren affektiven Psychosen akzentuiert auftritt.

4.6.5.1
Die Bildung von Subkollektiven anhand der Befunde im Selbst-Ideal-Objekt-System (SIOS)

Aufgrund der mit der Repertory Grid-Technik erhobenen idiographischen Befunde wurde untersucht, inwieweit die Probanden der Gesamtstichprobe einzelne Muster der von Norris u. Makhlouf-Norris (1976) beschriebenen Selbstintegration

und sozialen Integration bzw. deren Störungen aufweisen. Die Ergebnisse zeigen, daß sowohl in der Gesamtgruppe Depressiver, in den einzelnen nosologischen Untergruppen affektiver Störungen wie auch in der somatischen Kontrollgruppe sämtliche Dimensionen (im Folgenden SIOG-Diagnosen genannt) festzustellen sind. Der prozentuale Anteil derjenigen Probanden, die keiner der beschriebenen Dimensionen zuzuordnen sind, ist allerdings sehr hoch (er schwankt zwischen einem Anteil von 30.77% in der Gruppe der monopolaren Depression und einem Anteil von 65.63% bei neurotisch depressiven PatientInnen). Im Vergleich mit der somatischen Kontrollgruppe ist der Anteil derjenigen neurotisch depressiven PatientInnen, die keiner SIOG-Diagnose zuzuordnen sind („Unauffällige"), signifikant höher (Fisher's Exact Test: $p<0.05$). Es ist somit hervorzuheben, daß etwa die Hälfte der PatientInnen der Gesamtgruppe Depressiver (51.15%) keiner der SIOG-Dimensionen zuzuordnen ist.
Einen Überblick über den prozentualen Anteil an SIOG-Diagnosen geben Tab. 49 und die Abbildungen 63 bis 65. Im Vergleich der somatischen Kontrollgruppe und der Gesamtgruppe Depressiver fällt der bedeutend höhere Anteil an PatientInnen mit „sozialer Entfremdung" bei den untersuchten körperlich Kranken auf (25%; Gesamtgruppe Depressiver: 12.46%; Fisher's Exact Test: $p<0.05$).
Der Vergleich der PatientInnen, die an monopolaren Depressionen leiden, mit denjenigen, die an bipolaren affektiven Psychosen erkrankt sind, ergibt eine gruppentypische Akzentuierung einzelner SIOG-Diagnosen (vgl. Abb. 65). So ist eine größere Untergruppe monopolar depressiver PatientInnen als „selbstisoliert" anzusehen (30.77%; bipolare affektive Psychosen: 11.43%). Bei etwa einem Drittel der PatientInnen mit bipolaren affektiven Psychosen besteht eine Selbst-Idealselbst-Divergenz (28.57%; monopolare Depression: 15.38%). Der Anteil derjenigen PatientInnen die keiner SIOG-Dimension zuzuordnen sind, ist in der Gruppe der monopolar depressiven PatientInnen innerhalb der Gesamtstichprobe am niedrigsten (30.77%). Diese Unterschiede sind jedoch statistisch nicht bedeutsam.
Bei 4 der 11 PatientInnen mit monopolarer Manie besteht eine Selbst-Idealselbst-Konvergenz. Der prozentuale Anteil der PatientInnen, bei denen die Diagnose einer Selbst-Ideal-Konvergenz gestellt werden kann, ist in der somatischen Kontrollgruppe geringfügig niedriger (31.25%). Demgegenüber sind nur 18.75% der neurotisch depressiven PatientInnen dieser SIOG-Dimension zuzuordnen (vgl. Tab. 49).
Bei keinem der PatientInnen mit schizoaffektiven Psychosen besteht eine Idealselbst-Isolation; eine größere Untergruppe schizoaffektiver PatientInnen weist eine Selbst-Idealselbst-Konvergenz auf (28.57%). Nur die Hälfte der PatientInnen, die an schizoaffektiven Psychosen leiden, lassen sich mittels der SIOG-Dimensionen charakterisieren.

186 Selbstbild und Objektbeziehungen bei Depressionen

Tab. 49: Verteilung der SIOG-Diagnosen in der Gesamtstichprobe (in Prozenten)

SIOG-Diagnose	NOSOLOGISCHE GRUPPEN						
	KG	DG	MD	BAP	MM	ND	Schizo-affekt
S-I-Divergenz	12.50	13.52	15.38	28.57	0.00	9.38	14.29
S-I-Konvergenz	31.25	27.46	30.77	22.86	36.36	18.75	28.57
Selbstisolation	18.75	16.09	30.77	11.43	18.18	9.38	10.71
Idealselbstisolation	9.38	5.04	3.85	2.86	9.09	9.38	0.00
Soziale Entfremdung	25.00	12.46	7.69	8.57	18.18	15.63	10.71
Keine SIOG-Diagnose	37.50	51.15	30.77	45.71	63.64	65.63	50.00

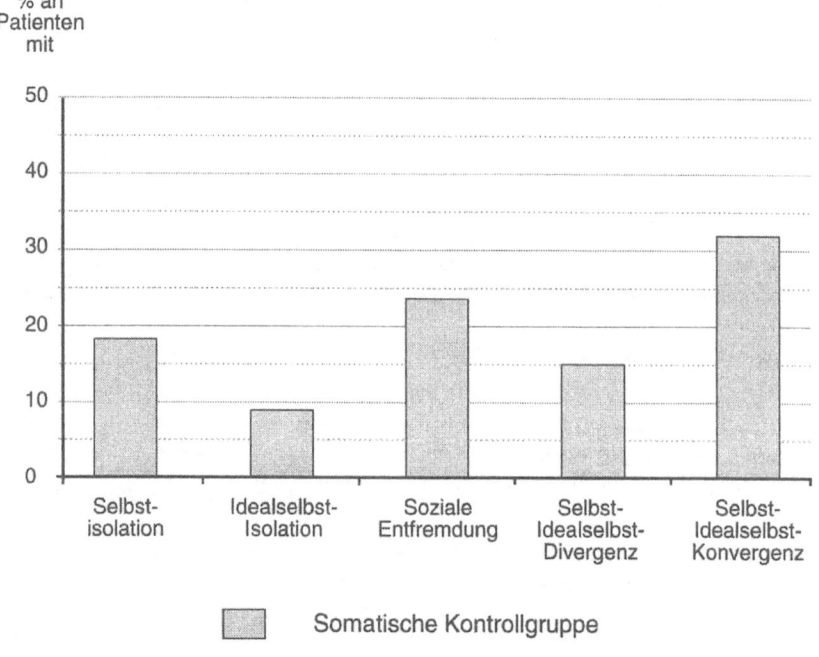

Abb. 64: SIOG-Diagnosen in der somatischen Kontrollgruppe (in Prozenten)

4 Die empirische Untersuchung 187

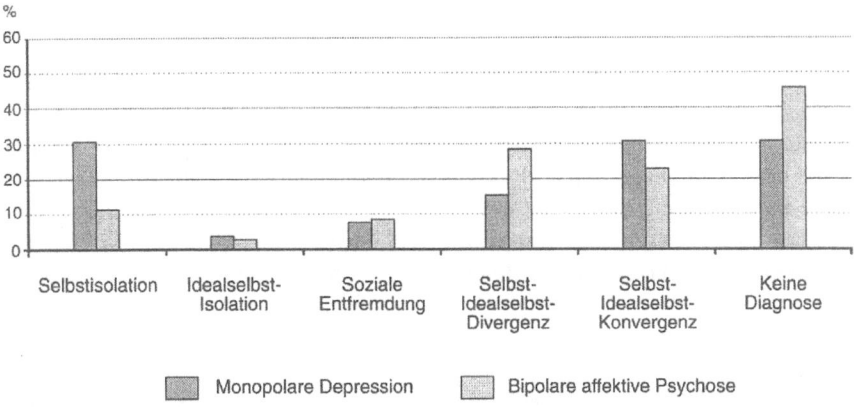

Abb. 65: Vergleich des prozentualen Anteils an SIOG-Diagnosen bei monopolarer Depression und bipolaren affektiven Psychosen

Tab. 50: Typisierung der Gesamtstichprobe aufgrund von 6 SIOG-Befundgruppen[36]

SELBST-IDEALSELBST- DIVERGENZ (SID)		SELBST-IDEALSELBST- KONVERGENZ (SIK)		OHNE SIK UND SID	
Isolation: • Selbst-Isolation (SI) (n=9) oder • Idealselbst-Isolation (II) (n=5) oder • Doppelte Isolation (DI) (n=6)	keine Isolation (n=11)	Isolation: • Selbst-Isolation (SI) (n=3) oder • Idealselbst-Isolation (II) (n=4) oder • Doppelte Isolation (DI) (n=12)	keine Isolation (n=32)	Isolation: • Selbst-Isolation (SI) (n=11) oder • Idealselbst-Isolation (II) (n=1) oder • Doppelte Isolation (DI) (n=6)	keine Isolation (n=79)
GRUPPE 1	GRUPPE 2	GRUPPE 3	GRUPPE 4	GRUPPE 5	GRUPPE 6
Selbstzweifel und soziale Isolation	Selbstzweifel	„Splendid Isolation"	Selbst-Zufriedenheit	Soziale Isolation	„Unauffällige"
n=20 (12,5%)	n=11 (6,8%)	n=19 (11,8%)	n=32 (20,9%)	n=18 (11,2%)	n=79 (49,4%)

---

[36] Prozentangaben über 100, da bei 19 Patienten mehrere Formen der sozialen Isolation diagnostiziert wurden.

Wird die Struktur des Selbst-Ideal-Objekt-Systems bei jedem einzelnen PatientInnen der untersuchten Stichprobe in Hinblick auf die Selbstwertgefühlregulation und die soziale Integration genauer analysiert, so lassen sich aufgrund der Kombination der SIOG-Diagnosen sechs Untergruppen bilden (vgl. Tab. 49). Die größte SIOG-Befundgruppe stellen mit etwa 50% die PatientInnen mit „Selbstintegration" und „Sozialintegration" („unauffälliger" SIOG-Befund, Gruppe 6). Als mit sich zufrieden (Gruppe 4: „Selbstzufriedenheit") konstruieren sich 20% der PatientInnen der Gesamtstichprobe. 12.5% der PatientInnen sind der Gruppe 1 („Selbstzweifel und soziale Isolation") zuzuordnen. Als sozial isoliert, jedoch im Einklang mit sich selbst konstruieren sich 11.8% der untersuchten PatientInnen (Gruppe 3: „splendid isolation"). 11.2% aller Probanden sind sozial isoliert (Gruppe 5:), ohne eine Selbst-Ideal-Divergenz bzw. -Konvergenz aufzuweisen. Die kleinste über die geschilderte Konstellation von SIOG-Befunden zu charakterisierende Untergruppe (6.8%) leidet an Selbstzweifeln, ohne eine Form der sozialen Isolation aufzuweisen. 6 der insgesamt 11 PatientInnen dieser Gruppe (2) leiden an einer bipolaren affektiven Psychose. PatientInnen mit einer monopolaren Manie sind in diesem Subkollektiv nicht vertreten.

Zusammenfassend ist eine relativ differenzierte Beschreibung der Gesamtstichprobe mit Hilfe der SIOG-Befunde möglich. Etwa ein Drittel aller PatientInnen (35.5%) weisen unterschiedliche Formen der Störung der sozialen Integration auf (Gruppe 1, Gruppe 3 und Gruppe 5). 20% aller untersuchten Probanden lassen sich der Gruppe 4 („Selbstzufriedenheit") zuordnen. Etwa gleich groß ist der Anteil derjenigen PatientInnen, die an einer über die SIOG-Befunde zu operationalisierenden Selbstwertgefühlstörung leiden (Gruppe 1 und 2: 19.3%). Inwieweit die Zuordnung von etwa der Hälfte der Gesamtstichprobe zur Gruppe der „Unauffälligen" (Gruppe 6: Selbstintegration und Sozialintegration bzw. negativer SIOG-Befund) auf einer schiefen Verteilung der Interelementdistanzen beruht, bedurfte einer weiteren methodischen Abklärung. Um einen vermuteten „Divergenzartefakt" bei der psychologischen Interpretation der Selbst-Ideal-Objekt-Graphik auszuschließen (vgl. Schöneich 1994) wurden die anhand der Berechnungen nach Slater erhobenen SIOG-Befunde mit denjenigen verglichen, die aufgrund der veränderten Normierung der Distanzmaße nach Hartmann (1989, 1992) gewonnen wurden. Dazu wurden die Distanzwerte der depressiven PatientInnen der vorliegenden Untersuchung am Gesamtmittelwert sowie der Standardabweichung der Distanzen der Kontrollgruppe Z-standardisiert. Auf der Grundlage der doppelten Normierung nach Hartmann konnten nahezu allen PatientInnen „SIOG-Diagnosen" zugeordnet werden. Dieses Ergebnis erscheint jedoch im statistischen Sinne äußerst unwahrscheinlich. Es mußte davon ausgegangen werden, daß die gesetzten Grenzen für die Zuordnung einer GRID-Diagnose nicht haltbar sind (vgl. Kapitel 5). Auf eine weitere Interpretation der auf der Grundlage der Hartmannschen Normierung gewonnenen Befunde wurde deshalb verzichtet.

4.6.5.2
Die Selbsteinschätzung der SIOG-Gruppen im Gießen-Test

Im vorangegangenen Kapitel wurden die mittels des Selbst-Ideal-Objekt-Systems erfaßten Befunde zur Selbstwertigkeit und sozialen Integration der untersuchten PatientInnen der Gesamtstichprobe dargestellt. Es wurden drei Formen der Störung der sozialen Integration geschildert:

1. Selbstisolation
2. Idealselbst-Isolation
3. Soziale Entfremdung

Die Wertung des eigenen Selbst wurde über zwei SIOG-Diagnosen operationalisiert:

- Selbst-Idealselbst-Divergenz und
- Selbst-Idealselbst-Konvergenz.
-

In einer weiteren, sechsten Gruppe konnte mittels des SIOG-Systems keine „Diagnose" gestellt werden.
Aufgrund dieser SIOG-Befunde ließen sich Aspekte der Selbstwertigkeit und der sozialen Integration kombinieren und sechs Befundgruppen beschreiben:
Gruppe 1:   Selbstzweifel und soziale Isolation,
Gruppe 2:   Selbstzweifel,
Gruppe 3:   „splendid isolation",
Gruppe 4:   Selbstzufriedenheit,
Gruppe 5:   Soziale Isolation und
Gruppe 6:   Selbstintegration und Sozialintegration („Unauffällige" mit negativem SIOG-Befund).

Im folgenden Abschnitt wurde der Versuch unternommen, die SIOG-Befunde mit Hilfe des eingesetzten standardisierten Persönlichkeitstests (Gießen-Test) zu validieren. Dazu werden zunächst die SIOG-Befunde der Gesamtgruppe Depressiver herangezogen und mit denjenigen der somatischen Kontrollgruppe verglichen.

190 Selbstbild und Objektbeziehungen bei Depressionen

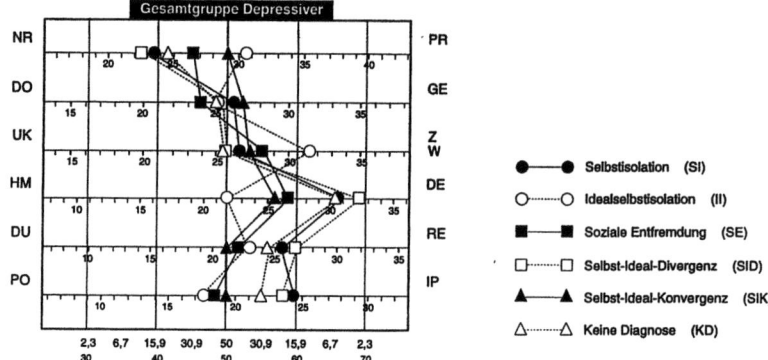

Abb. 66: Gießen-Test-Selbstbild. Mittelwertsprofile anhand der 6 SIOG-Befunde (Gesamtgruppe Depressiver)

Die Betrachtung der Mittelwertsprofile (vgl. Abb. 66) läßt Folgendes erkennen:
- Die Gruppe der depressiv erkrankten PatientInnen mit einer Selbstisolation (SI) schätzt sich auf der Ebene der Gießen-Test-Standardskalen als negativ sozial resonant, depressiv, verschlossen und sozial impotent ein.
- Die kleine Gruppe der depressiven PatientInnen mit einer Idealselbst-Isolation (II) unterscheidet sich lediglich auf Skala 3 (Zwanghaftigkeit) von der Repräsentativstichprobe und von sämtlichen anderen SIOG-Befundgruppen. Diese PatientInnen beschreiben sich als außerordentlich zwanghaft und erleben ihre Zwanghaftigkeit vermutlich in deutlichem Kontrast zum eigenen Ideal.
- Depressive PatientInnen mit einer sozialen Entfremdung (SE) schätzen sich auf der Ebene der Gießen-Test-Skalen als geringfügig negativ sozial resonant, als etwas dominant, als eher zwanghaft und depressiv ein. Auf Skala 5 und 6 (Durchlässigkeit und soziale Potenz) unterscheiden sie sich nicht von der Repräsentativstichprobe.
- Depressive PatientInnen mit einer Selbst-Ideal-Divergenz (SID) weichen am deutlichsten von den Skalenmittelwerten auf Skala 1, 4, 5 und 6 ab. Sie erleben sich als negativ sozial resonant, sehr depressiv, retentiv und sozial impotent.
- Die Gruppe der depressiven PatientInnen, bei denen eine Selbst-Ideal-Konvergenz (SIK) vorliegt, unterscheidet sich nicht wesentlich vom Mittelwertsprofil der Repräsentativstichprobe.
- Die „unauffälligen" depressiven PatientInnen (ohne SIOG-Diagnose) weichen lediglich auf Skala 1 und Skala 4 von der Mittellinie ab; sie empfinden sich als negativ sozial resonant und als depressiv.

4 Die empirische Untersuchung

- Es fällt auf, daß die Mittelwertsprofile der depressiven PatientInnen mit Selbst-Ideal-Divergenz, Selbstisolation und derjenigen PatientInnen ohne SIOG-Diagnose („Unauffällige") mit dem Mittelwertsprofil für unausgelesene Neurotiker der psychosomatischen Ambulanz der Universitätsklinik Gießen übereinstimmen (vgl. Beckmann et al 1983, S. 67). Diese Mittelwertsprofile entsprechen auch dem Mittelwertsprofil der von Bartholomew untersuchten „sozial isolierten" Hepatitis-PatientInnen (vgl. Bartholomew 1990, S. 172).

Beim Vergleich der SIOG-Diagnosen depressiver und orthopädischer PatientInnen ergeben sich auf GT-Skalenniveau erhebliche Unterschiede:
- Die orthopädischen PatientInnen mit dem SIOG-Befund Selbstisolation unterscheiden sich von den „selbstisolierten" depressiven PatientInnen signifikant auf Skala 1, 2, 4 und 6: selbstisolierte orthopädische PatientInnen schildern sich selbst als positiv sozial resonant, dominant und sozial potent. Der größte Unterschied besteht hinsichtlich der Stimmung, die bei den orthopädischen PatientInnen eher hypomanisch (gegenüber der deutlich depressiven Stimmung in der Gesamtgruppe Depressiver) ist. Wie aus Abb. 67 hervorgeht, unterscheidet sich das Mittelwertsprofil der „selbstisolierten" orthopädischen PatientInnen nicht wesentlich von demjenigen der Repräsentativstichprobe. Lediglich auf Skala 2 besteht ein deutlicher Unterschied: Orthopädische PatientInnen erleben sich als wesentlich gefügiger.
- Orthopädische PatientInnen mit Idealselbst-Isolation erleben sich ebenfalls als sehr zwanghaft. Im Gegensatz zu den „idealselbstisolierten" depressiven PatientInnen beschreiben sie sich als negativ sozial resonant, als sehr hypomanisch und als sehr retentiv.
- Orthopädische PatientInnen mit dem SIOG-Befund Soziale Entfremdung beschreiben sich im Gegensatz zu den „sozial entfremdeten" depressiven PatientInnen als unterkontrolliert, außerordentlich hypomanisch und sehr sozial potent.
- Orthopädische PatientInnen mit einer Selbst-Ideal-Divergenz erleben sich als weniger negativ sozial resonant, als gefügiger, zwanghafter und als eher sozial potent. Der größte Unterschied besteht auf Skala 4: Die orthopädischen PatientInnen mit einer über die Selbst-Ideal-Divergenz operationalisiert Selbstwertproblematik erleben sich als eher hypomanisch im Gegensatz zu den PatientInnen mit affektiven Störungen, die sich als sehr depressiv einschätzen.
- Orthopädische PatientInnen mit einer Selbst-Ideal-Konvergenz unterscheiden sich auf der Ebene der Gießen-Test-Skalen erwartungsgemäß nur wenig vom Mittelwertsprofil der Repräsentativstichprobe. Gegenüber den depressiven PatientInnen mit dieser SIOG-Diagnose erleben sie sich als dominanter und weniger depressiv.
- Orthopädische PatientInnen, bei denen keine SIOG-Diagnose („Unauffällige") gestellt werden konnte, unterscheiden sich erwartungsgemäß nur wenig vom Mittelwertsprofil der Repräsentativstichprobe; sie erleben sich lediglich als hy-

pomanischer. Signifikante Unterschiede bestehen bei diesen „unauffälligen" orthopädischen PatientInnen gegenüber den depressiven PatientInnen ohne SIOG-Diagnose: Die orthopädischen PatientInnen erleben sich als positiv sozial resonant, als eher hypomanisch und durchlässig.

Die Wirkung der Variable „SIOG-Diagnose" auf die Selbsteinschätzung im Gießen-Test wurde mit einer einfachen Varianzanalyse überprüft. Anschließend wurde eine Kontrastüberprüfung mit dem Scheffé-Test durchgeführt. Zwei der sechs Gießen-Test-Skalen (Skala 1: Soziale Resonanz; Skala 4: Depression) weisen hochsignifikante F-Werte auf. Depressiv Erkrankte unterscheiden sich auf der Ebene der GT-Skalen signifikant von der somatischen Kontrollgruppe durch ihre negative soziale Resonanz und Depressivität. Die negative Selbsteinschätzung der PatientInnen mit „Selbstisolation" und „Selbst-Ideal-Divergenz" weist im Zusammenhang mit dem nahezu identischen Profilverlauf der Stichprobe unausgelesener neurotischer PatientInnen, die an unterschiedlichen psychischen und somatischen Beschwerden litten, darauf hin, daß bei diesen Untergruppen der PatientInnen mit affektiven Störungen auch im sogenannten symptomarmen Intervall ein erheblicher seelischer Leidensdruck vorliegt. Es ist auffällig, daß auch diejenigen PatientInnen, die aufgrund der SIOG-Kriterien als „unauffällig" eingestuft wurden, sich im Gießen-Test als negativ sozial resonant, sehr depressiv, verschlossen und eher sozial impotent darstellen. In diesem Zusammenhang ist zu erwägen, inwieweit die „unauffälligen" SIOG-Diagnosen durch relevante Informationen von PatientInnen zustande kommen oder als Untersuchungsartefakte zu betrachten sind. Dieses methodische Problem wurde im Hinblick auf die notwendige Modifikation der cut-off-Grenzen diskutiert. Die Wirkung der Variable „kombinierter SIOG-Befund" auf die Selbsteinschätzung im Gießen-Test konnte aus inferenzstatistischen Gründen (wegen der geringen Besetzung zahlreicher Zellen) nicht überprüft werden.

Zusammenfassend läßt sich festhalten, daß sich die untersuchten depressiven PatientInnen, bei denen eine „Selbstisolation" und/oder eine „Selbst-Ideal-Divergenz" festgestellt wurde, auf der Ebene der Gießen-Test-Skalen am deutlichsten vom Mittelwertsprofil einer Repräsentativstichprobe unterscheiden. Der Profilverlauf entspricht demjenigen einer Gruppe unausgelesener neurotischer PatientInnen mit unterschiedlichsten psychischen und somatischen Beschwerden (vgl. Beckmann et al. 1983). Überraschenderweise ist auch das Mittelwertsprofil derjenigen depressiven PatientInnen, die mittels der erhobenen idiographischen Befunde als „unauffällig" charakterisiert wurden, mit dem Mittelwertsprofil der drei erwähnten klinischen Gruppen nahezu identisch.

Der Vergleich mit der somatischen Kontrollgruppe ergibt, daß sich die als „unauffällig" charakterisierten orthopädischen PatientInnen nur durch Skala 4 vom Mittelwertsprofil der Repräsentativstichprobe unterscheiden: „unauffällige" orthopädische PatientInnen beschreiben sich als hypomanisch. Die auffälligste SIOG-Befundgruppe bei den orthopädischen PatientInnen ist – neben der kleinen Gruppe der „Idealselbstisolierten" mit deutlicher Zwanghaftigkeit und ausgeprägter

Hypomanie – die Gruppe der „Selbstisolierten", die sich als sehr hypomanisch und sozial potent charakterisieren.

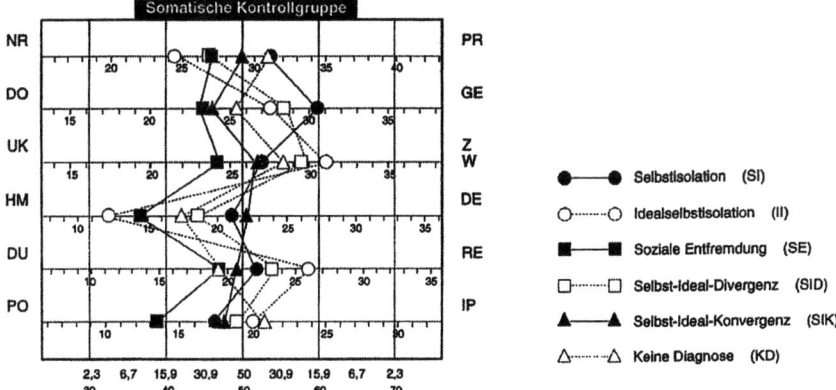

Abb. 67: Gießen-Test-Selbstbild. Mittelwertsprofile der 6 SIOG-Befundgruppen (Somatische Kontrollgruppe)

Es ist zu vermuten, daß die beiden SIOG-Befunde „Selbstisolation" und „Selbst-Ideal-Divergenz" wesentliche Dimensionen im Erleben psychisch kranker PatientInnen sind, die jedoch nicht in spezifischer Weise Depressionen zugeordnet werden können, sondern auch bei einer Vielzahl anderer psychoneurotischer und psychosomatischer Störungen vorhanden sind. Eine größere Untergruppe der als „unauffällig" diagnostizierten depressiven PatientInnen ist auf der Ebene der Gießen-Test-Skalen vergleichbar dem Mittelwertsprofil einer größeren Gruppe unausgelesener psychoneurotischer und psychosomatischer PatientInnen. Die beim Vergleich der Kontrollgruppe und der Gesamtgruppe depressiv Erkrankter festgestellten bedeutsamen Unterschiede in der Ausprägung der GT-Skalen zeigt, daß eine Validierung der SIOG-Diagnosen mittels des Gießen-Tests nicht gelingt.

4.6.5.3
Kapitelzusammenfassung

Es finden sich signifikante Unterschiede in der Verteilung der PatientInnen der Gesamtstichprobe auf die einzelnen SIOG-Diagnosen. Es überwiegen diejenigen PatientInnen, die aufgrund der gewählten Operationalisierung als „unauffällig" eingestuft wurden (d.h. ohne Selbst-Ideal-Divergenz oder -Konvergenz und ohne eine Form der sozialen Isolation; ca. 50%). Daneben lassen sich zwei weitere größere Untergruppen auf der Grundlage der gewählten Operationalisierung unterscheiden: 1. PatientInnen mit einer Selbstisolation und 2. PatientInnen mit einer Selbst-Idealselbst-Divergenz. Neurotisch depressive PatientInnen weisen signifikant häufiger den SIOG-Befund „unauffällig", die orthopädischen PatientInnen den SIOG-Befund „Soziale Entfremdung" auf.

Die Überprüfung der Wirkung des Faktors „SIOG-Diagnose" auf die Selbsteinschätzung im Gießen-Test ergab einen signifikanten Zusammenhang auf zwei der sechs Gießen-Test-Skalen (Skala 1: Soziale Resonanz; Skala 4: Depression). Depressive PatientInnen mit einer Selbstisolation, einer Selbst-Idealselbst-Divergenz und ferner auch diejenigen mit einem „unauffälligen" SIOG-Befund empfinden sich als negativ sozial resonant und sehr depressiv und weichen auf Skala 1 und Skala 4 signifikant von den an einer repräsentativen Stichprobe erhobenen Mittelwerten ab. Während sich das Gießen-Test-Selbstbild der als „unauffällig" klassifizierten PatientInnen der Stichprobe Depressiver nicht von demjenigen der „Selbstisolierten" und „Selbstunsicheren" (mit Selbst-Idealselbst-Divergenz) und einer Stichprobe unausgelesener neurotischer PatientInnen mit psychischen und somatischen Beschwerden unterschied, ließen sich die im Sinne der SIOG-Befunde als „unauffällig" charakterisierten orthopädischen PatientInnen aufgrund ihrer „hypomanischen Grundstimmung" und ihrer Selbsteinschätzung als „sozial potent" (im Gießen-Test) abgrenzen. Angesichts der bedeutsamen Unterschiede in der Ausprägung der Gießen-Test-Skalen beim Vergleich der SIOG-Diagnosen depressiv Erkrankter und somatischer Kontrollpersonen ist eine Validierung der SIOG-Befunde mittels des Gießen-Tests nicht möglich. Es ist erforderlich, die SIOG-Kategorien mit weiteren psychodiagnostischen Befunden zu verknüpfen; auf diese Weise wird eine mehrdimensionale Erfassung der Selbstkonzepte und der Wahrnehmung der sozialen Umwelt ermöglicht.

Die von Hartmann (1994) aufgezeigten deutlichen Unterschiede in der Verteilung der PatientInnen auf die SIOG-Befunde anhand der Berechnungen nach Slater oder Hartmann konnten bestätigt werden. Aus statistisch-methodischen Gründen wurde auf eine Interpretation der auf der Grundlage der zweifach normierten Distanzen (nach Hartmann) erhobenen SIOG-Befunde verzichtet. Angesichts des vermuteten „Divergenzartefaktes" bei der psychologischen Interpretation der SIOG-Graphiken und der in der eigenen Stichprobe festgestellten schiefen Verteilung einzelner Selbst-Objekt-Distanzen wurde eine Normierung auf der Grundlage neu festgelegter cutt-offs empfohlen.

4.6.6
Objektbeziehungen im Selbst-Ideal-Objekt-System

Ausgehend von der Annahme, daß Abhängigkeitskonflikte in Beziehungen zu den wichtigsten Bezugspersonen bei der Manifestation und im Verlauf affektiver Störungen von großer Bedeutung sein könnten, sollen die Beziehungen depressiv Erkrankter zu Mutter, Vater und PartnerIn erforscht werden. Um die Objektbeziehungsmuster der untersuchten depressiven und orthopädischen PatientInnen zu erfassen, wurde das jeweilige Element, das alle PatientInnen gemeinsam haben (z.B. Mutter), in die Selbst-Ideal-Objekt-Graphik eingetragen. Auf diese Weise wurde eine bildliche Einschätzung des Zusammenhangs zwischen dem Selbstkonzept, dem persönlichen Ideal und den Beziehungen zu den wichtigsten Bezugspersonen angestrebt (vgl. Kapitel 3.4.3.6). Der auf diesem Wege durchgeführte überindividuelle Vergleich der Objektbeziehungsmuster ist unabhängig davon, wie das Selbst, das Idealselbst und die Elemente „Mutter", „Vater", und „Partner/In" inhaltlich bestimmt sind.[37]

Es wird angenommen, daß die Nähe eines Elementes zum Selbst Ausdruck einer Identifikation ist. Die Nähe eines Elementes zum Idealselbst entspricht einer Idealisierung. Befindet sich ein Element in der Nähe des Selbst, weist jedoch einen großen Abstand zum Idealselbst auf, so läßt sich eine ambivalente Beziehung zwischen dem Selbst, dem Idealselbst und dem betreffenden Element (bzw. Objekt) annehmen. Wird das Element sowohl ähnlich dem Selbst wie auch ähnlich dem Idealselbst wahrgenommen, so entspricht dies einer außergewöhnlich engen Bindung im Sinne einer Fusion bzw. symbiotischen Beziehung zwischen dem Selbst und dem Objekt. Ein großer Abstand zwischen beiden Selbstpolen (Selbst und Idealselbst) und einem Element spricht dafür, daß die betreffende Person sich nicht mit diesem Objekt (Element) identifiziert und es nicht wünschenswert findet, wie dieses zu sein (Ferne, Ablehnung). Befinden sich Mutter, Vater oder PartnerIn im Indifferenzbereich, so werden sie aus methodologischen Gründen definitionsgemäß als unbedeutsam für die Selbstidentität betrachtet. Allerdings ist zu erwägen, ob nicht gerade diese Position eines Elementes auf die mögliche Abwehr eines ambivalenten Identifikationswunsches hinweist.

Die Selbst-Elemente und die Nicht-Selbst-Elemente der depressiven PatientInnen werden jeweils als Teilmenge und als prozentualer Anteil im jeweiligen Quadranten der SIOG angegeben und mit der somatischen Kontrollgruppe verglichen.

4.6.6.1
Selbst-Ideal-Mutter-Beziehung im Selbst-Ideal-Objekt-System

Eine Übersicht über die Nähe und Ferne aller Mütter zum Selbst und Idealselbst der PatientInnen mit affektiven Störungen vermittelt die Abb. 68. Die prozentuale Verteilung der Mutter-Selbst- und Ideal-Distanzen in den Quadranten der SIOG wird in Abb. 69 graphisch dargestellt. Depressive PatientInnen, die ihre Mutter nah dem Selbst und nah dem Ideal erleben, bilden die größte Untergruppe. Im Vergleich mit der somatischen Kontrollgruppe (vgl. Abb. 70, Abb. 71) zeigt sich, daß der Anteil derjenigen orthopädischen PatientInnen, die ihre Mutter nahe ihrem Selbst und Ideal ansiedeln, tendenziell niedriger ist (17.65%; Fisher's exakter Test).

---

[37] Die mittels der Elementdistanzen und der Selbst-Ideal-Objekt-Graphik beschriebenen Objektbeziehungsmuster der untersuchten Stichprobe depressiv Erkrankter wurden ferner mit konstruktanalytischen Mitteln spezifiziert. Zu diesem Zweck wurde eine semantische Analyse der Konstrukte auf der Grundlage modifizierter Landfield-Kategorien durchgeführt (vgl. Schmeling 1999).

196 Selbstbild und Objektbeziehungen bei Depressionen

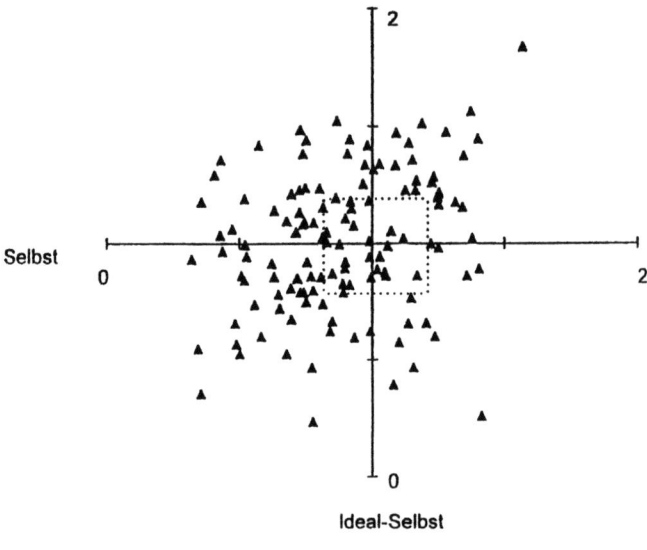

Abb. 68: Graphische Darstellung der Nähe und Ferne aller Mütter zum Selbst und Idealselbst der PatientInnen mit affektiven Störungen in der SIOG

Der prozentuale Anteil der ambivalenten Mutterbilder, die deutlich vom eigenen Selbst abgegrenzt werden, ist bei den orthopädischen PatientInnen geringfügig höher als in der Gesamtgruppe Depressiver (29.41% der orthopädischen PatientInnen gegenüber 21.26% der depressiven PatientInnen). Der Anteil derjenigen PatientInnen, deren Mutterbild im Indifferenzbereich lokalisiert ist, ist in der Gesamtgruppe Depressiver geringfügig niedriger (22.83%) als in der Kontrollgruppe (26.47%).

4 Die empirische Untersuchung 197

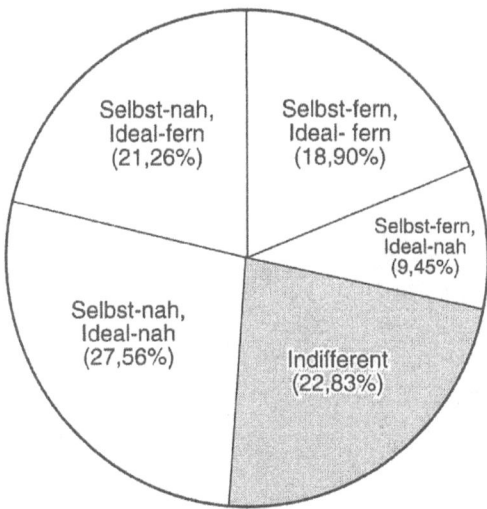

Depression Gesamt (N=127)

Abb. 69: Prozentuale Verteilung der Mutter-Selbst- und -Ideal-Distanzen in den Quadranten der SIOG (Gesamtgruppe Depressiver)

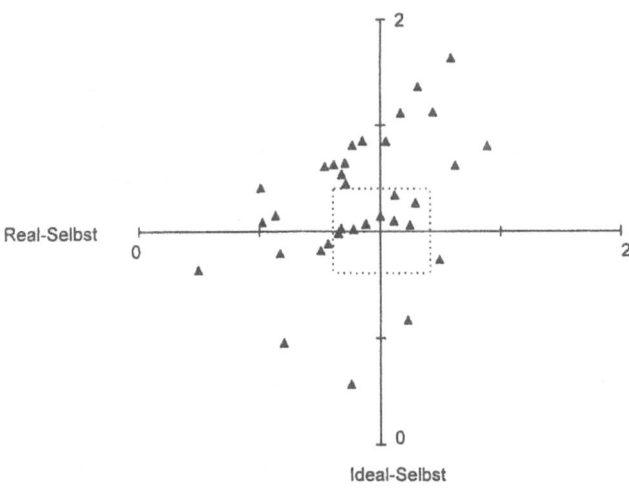

Dreieck: Mutter

Abb. 70: Graphische Darstellung Nähe und Ferne aller Mütter zum Selbst und Idealselbst der orthopädischen PatientInnen in der SIOG

Selbstbild und Objektbeziehungen bei Depressionen

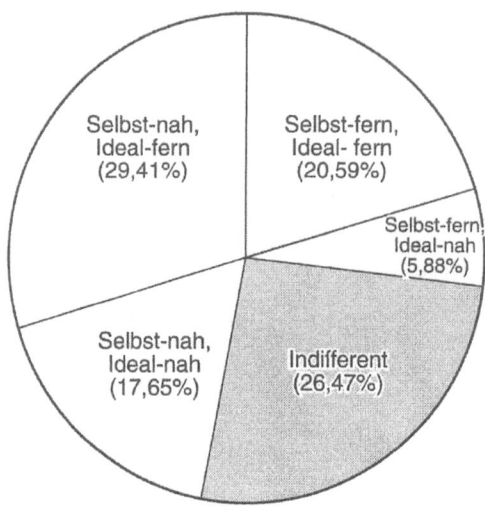

Somatische Kontrollgruppe (N=34)

Abb. 71: Prozentuale Verteilung der Mutter Selbst- und -Ideal-Distanzen in den Quadranten der SIOG (Orthopädische PatientInnen)

Wie die Synopsis der Selbst-Ideal-Mutter-Beziehungen depressiver und orthopädischer PatientInnen (vgl. Tab. 51) zeigt, sind die durch Ambivalenz und Indifferenz gekennzeichneten Mutterbilder bei den orthopädischen PatientInnen überrepräsentiert. Der Anteil derjenigen PatientInnen, bei denen auf Grund der SIOG-Befunde fusionäre Tendenzen vorliegen, ist bei den depressiv Erkrankten größer. Die durch „Ferne" charakterisierten Selbst-Ideal-Mutter-Beziehungen sind gleich häufig vertreten. Bei den unterschiedlichen Häufigkeiten der SIOG-Beziehungsmuster handelt es sich um Tendenzen (Fisher's exakter Test auf Unabhängigkeit: $p=0.5663$).

Die aufgezeigten Unterschiede treten bei der Untersuchung der nosologischen Untergruppen affektiver Störungen akzentuierter zutage. Der prozentuale Anteil der fusionären Selbst-Ideal-Mutter-Beziehung ist in der Gruppe der bipolaren affektiven Psychosen am größten (40.00%), gefolgt von den schizo-affektiven Psychosen (28.57%) und den monopolar depressiven PatientInnen (26.92%). Dementsprechend ist die prozentuale Häufung der ambivalenten Selbst-Ideal-Mutter-Beziehungen bei den Verlaufsformen affektiver Psychosen deutlich geringer ist als in der somatischen Kontrollgruppe. Bei den bipolar affektiv psychotischen PatientInnen sind 11.43% der Selbst-Ideal-Mutter-Beziehungen durch Ambivalenz gekennzeichnet, bei den monopolar manischen PatientInnen finden sich

keine ambivalenten Selbst-Ideal-Mutter-Beziehungen. Der höchste Anteil ambivalenter Selbst-Ideal-Mutter-Beziehungen findet sich erwartungsgemäß in der Gruppe der neurotisch depressiven PatientInnen (34.38%).
Der Anteil der als „indifferent" charakterisierten Selbst-Ideal-Mutter-Beziehungen ist in der zahlenmäßig kleinen Untergruppe der monopolar manischen PatientInnen am höchsten (36.36%), gefolgt von den bipolaren affektiven Psychosen (31.43%). Durch Indifferenz gekennzeichnete Selbst-Ideal-Mutter-Beziehungen sind in der Verlaufsgruppe der monopolaren Depression seltener als in der somatischen Kontrollgruppe (15.38%).
Die durch fusionäre Tendenzen gekennzeichneten Beziehungen sind in der Verlaufsgruppe der monopolar depressiven PatientInnen ebenso häufig wie die durch „Ferne" charakterisierten Beziehungsmuster (ebenfalls 26.92%). Der größte Anteil der durch „Ferne" charakterisierten Selbst-Ideal-Mutter-Beziehungen findet sich bei den monopolar manischen PatientInnen (46.45%), der niedrigste Anteil bei den neurotisch depressiven PatientInnen (6.25%).
Idealisierte Selbst-Ideal-Mutter-Beziehungen sind sowohl in der somatischen Kontrollgruppe wie auch bei den affektiven Störungen insgesamt selten, jedoch bei letzteren – mit Ausnahme der monopolaren Manie – häufiger anzutreffen: Orthopädische Kontrollgruppe: 5.88%, Gesamtgruppe Depressiver: 9.45%, Monopolare Depression: 11.54%, Bipolare affektive Psychosen: 5.71%, Schizoaffektive Psychosen: 7.14%. Während sich in der Gruppe der monopolaren Manie keine Idealisierungstendenzen finden, sind diese bei depressiv neurotischen PatientInnen relativ am häufigsten (15.63%).
Zusammenfassend finden sich Hinweise auf verlaufsgruppentypische Beziehungsmuster, die in der Gruppe der affektiven Psychosen insbesondere durch ein größeres Ausmaß fusionärer Tendenzen und ein geringeres Ausmaß erlebter und wahrgenommener Ambivalenz in der Selbst-Ideal-Mutter-Beziehung gekennzeichnet sind. Wegen der zu geringen Besetzung einzelner Felder wurde auf die Verwendung des Chi^2-Tests verzichtet. Die Verlaufsform der monopolaren Manie nimmt auch auf der Ebene der SIOG-Objektbeziehungsmuster eine Sonderstellung ein und zeichnet sich durch ein extremes Ausmaß an Objektferne in der Selbst-Ideal-Mutter-Beziehung aus. In dieser Gruppe finden sich weder Idealisierungstendenzen noch ambivalente Beziehungsmuster. Im Gegensatz dazu überwiegen in der Gruppe der neurotisch depressiven PatientInnen diejenigen mit einer ambivalenten Selbst-Ideal-Mutter-Beziehung. Diese durch Ambivalenz gekennzeichnete Objektnähe (Ambivalenz: 34.38%; Fusion: 25.00%) geht einher mit dem niedrigsten Anteil an Selbst-Ideal-Mutter-Beziehungen, die durch Objektferne charakterisiert sind (6.25%).

Tab. 51: Synopsis der Selbst-Ideal-Mutter-Beziehungen depressiver und orthopädischer PatientInnen in der SIOG

NOSOLOGISCHE GRUPPE	SELBST-MUTTER-BEZIEHUNGEN IN DER SIOG (%)				
	AMBIVALENZ	FUSION	INDIFFERENZ	FERNE	IDEALISIERUNG
Orthopädische Kontrollgruppe (n=34)	10 (29.41)	6 (17.65)	9 (26.47)	7 (20.59)	2 (5.88)
Gesamtgruppe Depressiver (n=127)	27 (21.26)	35 (27.56)	29 (22.83)	24 (18.90)	12 (9.45)
Monopolare Depression (n=26)	5 (19.23)	7 (26.92)	4 (15.38)	7 (26.92)	3 (11.54)
Bipolare affektive Psychosen (n=35)	4 (11.43)	14 (40.00)	11 (31.43)	4 (11.43)	2 (5.71)
Monopolare Manie (n=11)	0 (0.00)	2 (18.18)	4 (36.36)	5 (46.45)	0 (0.00)
Neurotische Depression (n=32)	11 (34.38)	8 (25.00)	6 (18.75)	2 (6.25)	5 (15.63)
Schizoaffektive Psychosen (n=28)	7 (25.00)	8 (28.57)	5 (17.86)	6 (21.43)	2 (7.14)

4.6.6.2
Selbst-Ideal-Vater-Beziehungen im Selbst-Ideal-Objekt-System

In Abb. 72 wird die Position sämtlicher Väter zum Selbst und Idealselbst der orthopädischen PatientInnen graphisch dargestellt. Die Auswertung der prozentualen Verteilung der Vater-Selbst- und -Idealselbst-Distanzen in den Quadranten der SIOG ergibt, daß die Väter der orthopädischen PatientInnen überwiegend nahe dem Selbst und dem Ideal konstruiert werden (40.18%) (vgl. Abb. 73). Die Häufigkeit des durch „Indifferenz" oder „Ferne" charakterisierten Vaterbildes entspricht in etwa dem statistischen Erwartungswert (jeweils 20.59%). Demgegenüber sind die durch „Ambivalenz" oder „Idealisierung" charakterisierten Väter in der somatischen Kontrollgruppe eher selten (jeweils 8.82%).

4 Die empirische Untersuchung   201

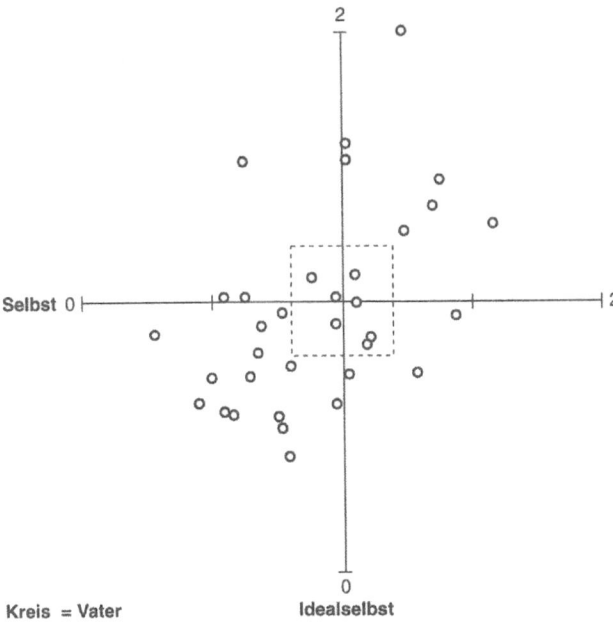

Abb. 72: Graphische Darstellung der Nähe und Ferne aller Väter zum Selbst und Idealselbst in der SIOG (Orthopädische PatientInnen)

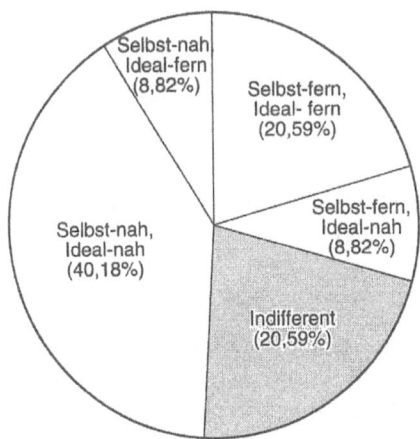

Somatische Kontrollgruppe (N=34)

Abb. 73: Prozentuale Verteilung der Vater-Selbst- und Ideal-Distanzen in den Quadranten der SIOG (Orthopädische PatientInnen)

Selbstbild und Objektbeziehungen bei Depressionen

Im Vergleich mit der somatischen Kontrollgruppe sind die Selbst-Ideal-Vater-Beziehungen in der Gesamtgruppe der PatientInnen mit affektiven Störungen (vgl. Abb. 74, Abb. 75) durch ein größeres Ausmaß an idealisierten Vaterbildern (15.08% der Gesamtgruppe) und an „indifferenten" Vaterbildern (28.57%) gekennzeichnet. In geringerem Umfang als in der somatischen Kontrollgruppe wird der Vater in der Gesamtgruppe Depressiver als ähnlich dem Selbst und dem Ideal beschrieben (28.57%). Diese Unterschiede sind nicht signifikant (Fisher's exakter Test auf Unabhängigkeit: p = 0.6302)

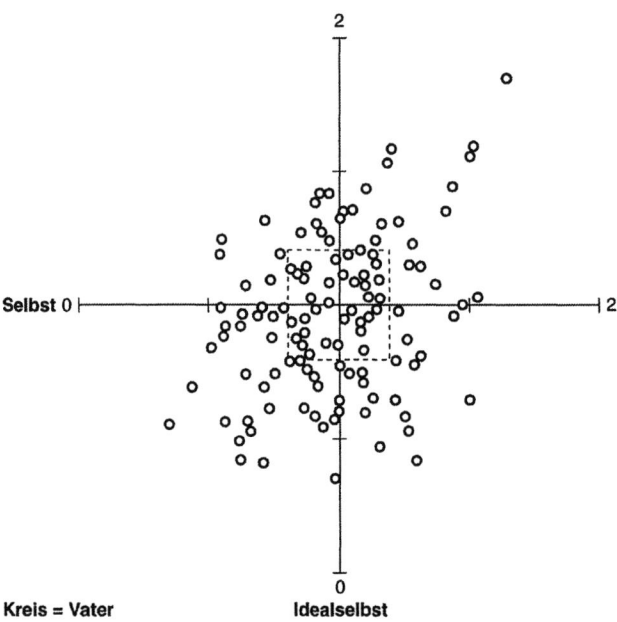

Abb. 74: Graphische Darstellung der Nähe und Ferne aller Väter zum Selbst und Idealselbst in der SIOG (Gesamtgruppe Depressiver)

Der Vergleich der Selbst-Ideal-Vater-Beziehungen depressiver und orthopädischer PatientInnen im Selbst-Ideal-Objekt-System (vgl. Tab. 52) ergibt geringfügige Unterschiede zwischen der Gesamtgruppe Depressiver und der somatischen Kontrollgruppe und andererseits Hinweise auf gruppentypische Beziehungsmuster bei einzelnen nosologischen Untergruppen. Die Gesamtgruppe Depressiver unterscheidet sich von der somatischen Kontrollgruppe durch eine geringere prozentuale Häufigkeit derjenigen PatientInnen, die ihr Selbst und ihr Ideal nah dem Bild des Vaters erleben, und eine größere prozentuale Häufigkeit „indifferenter" und idealisierter Vaterbilder. Diese Unterschiede beruhen auf Tendenzen (Fisher's exakter Test auf Unabhängigkeit: p=0.6352).

4 Die empirische Untersuchung 203

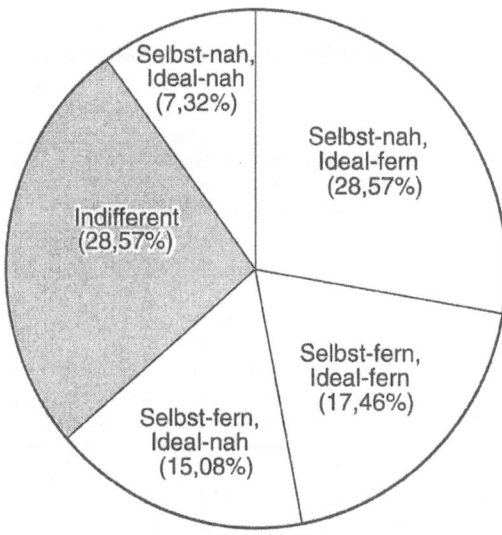

Depression Gesamt (N=126)

Abb. 75: Prozentuale Verteilung der Vater-Selbst- und Ideal-Distanzen in den Quadranten der SIOG (Gesamtgruppe Depressiver)

Die Verteilung der Selbst-Ideal-Vater-Beziehungen der bipolaren PatientInnen entspricht in etwa dem Verteilungsmuster in der Gesamtgruppe Depressiver. Die relativ kleine Gruppe der PatientInnen mit monopolarer Manie weist hingegen eine deutliche Polarisierungstendenz auf: in dieser Gruppe überwiegen diejenigen, die ihr Selbst und ihr Ideal ähnlich ihrem Vater wahrnehmen. Etwa ein Drittel der monopolar manischen PatientInnen beschreibt eine extreme Ferne zwischen dem Selbst, dem Ideal und dem eigenen Vater.

Das Bild eines „fernen" Vaters ist demgegenüber in der Gruppe der neurotisch depressiven PatientInnen unterrepräsentiert (6.45%). Bei etwa der Hälfte der neurotisch depressiven PatientInnen ist der „Vater" im Indifferenzbereich lokalisiert.

Tab. 52: Synopsis der Selbst-Ideal-Vater-Beziehungen depressiver und orthopädischer PatientInnen in der SIOG

NOSOLOGISCHE GRUPPE	SELBST-IDEAL-VATER-BEZIEHUNGEN IN DER SIOG (%)				
	AMBIVALENZ	FUSION	INDIFFERENZ	FERNE	IDEALISIERUNG
Orthopädische Kontrollgruppe (n=34)	3 (8.82)	14 (41.18)	7 (20.5)	7 (20.5)	3 (8.82)
Gesamtgruppe Depressiver (n=26)	13 (10.32)	36 (28.57)	36 (28.57)	22 (17.46)	19 (15.08)
Monopolare Depression (n=26)	1 (3.85)	11 (42.31)	8 (30.77)	3 (11.54)	3 (11.54)
Bipolare affektive Psychosen (n=30)	4 (11.43)	10 (28.57)	10 (28.57)	7 (20.00)	4 (11.43)
Monopolare Manie (n=11)	0 (0.00)	6 (54.55)	0 (0.00)	4 (36.36)	1 (9.09)
Neurotische Depression (n=31)	5 (16.13)	5 (16.13)	14 (45.16)	2 (6.45)	5 (16.13)
Schizoaffektive Psychosen (n=28)	3 (10.71)	6 (21.43)	6 (21.43)	7 (25.00)	6 (21.43)

Der Prozentsatz derjenigen PatientInnen, die ihren Vater nah dem Selbst und dem Ideal erleben, ist in der Gruppe der schizoaffektiven Psychosen nur halb so groß wie in der somatischen Kontrollgruppe. Demgegenüber sind die durch Idealisierung gekennzeichneten Vaterbilder, die vom eigenen Selbst abgegrenzt werden, bei den schizoaffektiven PatientInnen doppelt so häufig wie bei den orthopädischen PatientInnen.

4.6.6.3
Selbst-Ideal-PartnerIn-Beziehung im Selbst-Ideal-Objektsystem

Neben den Beziehungen zwischen dem Selbst, dem eigenen Ideal und beiden Eltern wurde auch die Ähnlichkeit zwischen den beiden Selbstkomponenten und dem Bild des Partners untersucht. In Abb. 76 wird die Nähe und Ferne aller PartnerInnen der orthopädischen PatientInnen zum Selbst und Idealselbst im Selbst-Ideal-Objekt-System graphisch dargestellt.
Die Auswertung der prozentualen Verteilung der Distanzen zwischen dem Selbst, dem Idealselbst und den ParterInnen der orthopädischen PatientInnen (vgl. Abb.

77) ergibt eine deutliche Akzentuierung „indifferenter" Selbst-Idealselbst-PartnerInnen-Beziehungen (39.39%). Etwa jede/jeder vierte orthopädische PatientIn erlebt den Partner/die Partnerin ähnlich dem eigenen Selbst und dem eigenen Ideal (24.24%). Jeweils 12.12% der orthopädischen PatientInnen beschreiben ein ambivalentes, durch Selbst- und Idealselbst-Ferne gekennzeichnetes oder ein idealisiertes PartnerInnenbild.

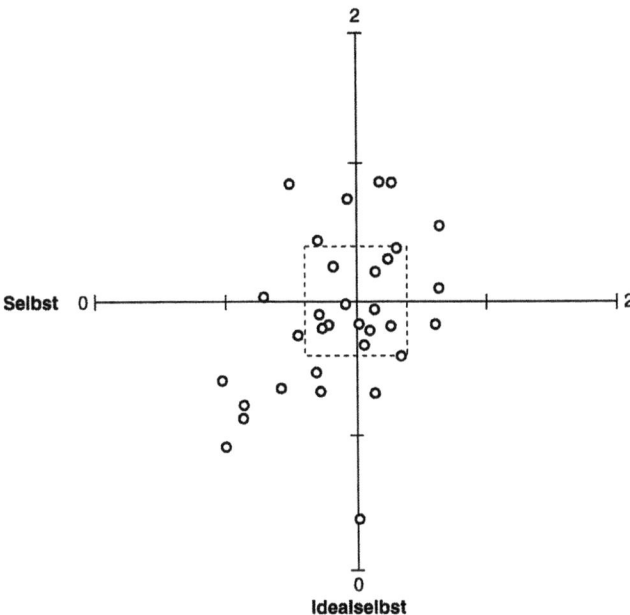

Abb. 76: Graphische Darstellung der Nähe und Ferne aller PartnerInnen zum Selbst und Idealselbst in der SIOG (Somatische Kontrollgruppe)

206 Selbstbild und Objektbeziehungen bei Depressionen

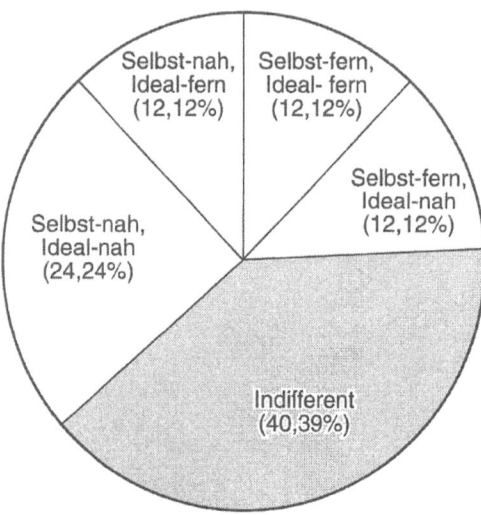

Somatische Kontrollgruppe (N=33)

Abb. 77: Prozentuale Verteilung der ParterIn-Selbst- und Ideal-Distanzen in den Quadranten der SIOG (Somatische Kontrollgruppe)

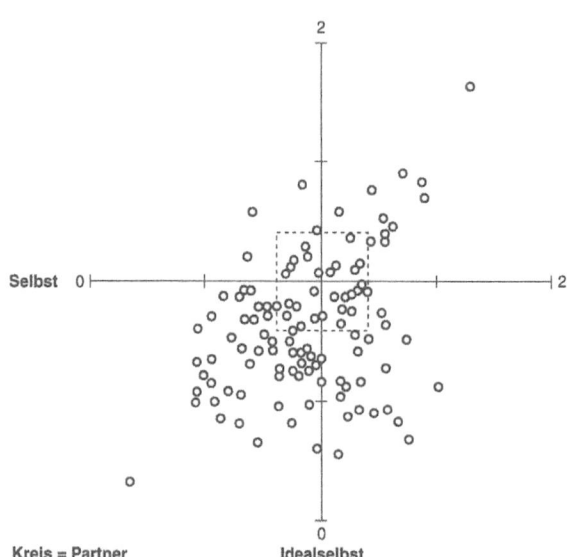

Abb. 78: Graphische Darstellung der Nähe und Ferne aller PartnerInnen zum Selbst und Idealselbst in der SIOG (Gesamtgruppe Depressiver)

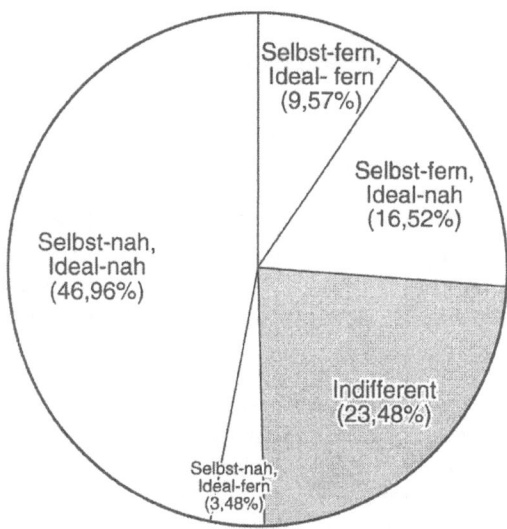

Depression Gesamt (N=115)

Abb. 79: Prozentuale Verteilung der PartnerIn-Selbst- und Idealselbst-Distanzen in den Quadranten der SIOG (Gesamtgruppe Depressiver)

Der Vergleich der über die Selbst-Ideal-Objekt-Graphik operationalisierten Beziehungsmuster ergibt signifikante Unterschiede zwischen der Gesamtgruppe Depressiver (vgl. Abb. 78 und 79) und der Gruppe der untersuchten orthopädischen PatientInnen hinsichtlich der prozentualen Häufigkeit der durch Fusion/Nähe bzw. Indifferenz charakterisierten Partnerschaften (vgl. Tab. 53; Fisher's exakter Test auf Unabhängigkeit: p=0.031). Während die PartnerInnen der orthopädischen PatientInnen in einem großen Umfang (40,39%) als „indifferent" charakterisiert werden, überwiegen in der Gesamtgruppe Depressiver PartnerInnen, die ähnlich dem Selbst und dem Idealselbst beschrieben werden. Diese durch unter Umständen fusionäre Tendenzen charakterisierten Partnerschaften sind bei den PatientInnen mit schizoaffektiven Psychosen (60.87%) und monopolaren Manien (60%) am häufigsten vertreten (vgl. Tab. 53).

Tab. 53: Synopsis der Selbst-Idealselbst-PartnerIn-Beziehungen depressiver und orthopädischer PatientInnen in der SIOG

NOSOLOGISCHE GRUPPE	SELBST-PARTNERIN-BEZIEHUNGEN IN DER SIOG (%)				
	AMBIVALENZ	FUSION	INDIFFERENZ	FERNE	IDEALISIERUNG
Orthopädische Kontrollgruppe (n=33)	4 (12.12)	8 (24.24)	13 (40.39)	4 (12.12)	4 (12.12)
Gesamtgruppe Depressiver (n=115)	4 (3.48)	54 (46.96)	27 (23.48)	11 (9.57)	19 (16.25)
Monopolare Depression (n=25)	2 (8.00)	11 (44.00)	5 (20.00)	3 (12.00)	4 (16.00)
Bipolare affektive Psychosen (n=29)	0 (0.00)	15 (51.72)	5 (17.24)	4 (13.79)	5 (17.24)
Monopolare Manie (n=10)	1 (10.00)	6 (60.00)	2 (20.00)	1 (10.00)	0 (0.00)
Neurotische Depression (n=32)	1 (3.13)	11 (34.38)	10 (31.25)	3 (9.38)	7 (21.88)
Schizoaffektive Psychosen (n=23)	0 (0.00)	14 (60.87)	5 (21.74)	1 (4.35)	3 (13.04)

4.6.6.4
Kapitelzusammenfassung

Es wurde der Zusammenhang zwischen dem Selbst, dem persönlichen Ideal und den wichtigsten Bezugspersonen (Eltern, PartnerIn) erforscht. Objektbeziehungsmuster wurden auf der Grundlage der Distanzen zwischen den primären und aktuellen Bezugspersonen und den beiden Selbstpolen (Selbst und Idealselbst) im Selbst-Ideal-Objekt-System definiert. Auf der Ebene der mittels der idiographischen Befunde der Repertory Grid-Technik entwickelten Beziehungsdimensionen fanden sich sowohl Unterschiede zwischen der Gesamtgruppe Depressiver und der somatischen Kontrollgruppe wie auch verlaufsgruppentypische Akzente bei den verschiedenen nosologischen Gruppen affektiver Störungen. Ein ausschließliches Vorherrschen spezifischer Objektbeziehungsmuster fand sich hingegen in keiner der untersuchten Gruppen depressiver PatientInnen.

Die Selbst-Ideal-Mutterbeziehung unterscheidet die Gesamtgruppe depressiv Erkrankter nicht signifikant von der somatischen Kontrollgruppe. Die durch Ambivalenz, Indifferenz bzw. Idealisierungstendenzen gekennzeichneten Mutterbilder sind in der Gesamtgruppe Depressiver – im Vergleich mit den orthopädischen

PatientInnen – tendenziell seltener vertreten. Der prozentuale Anteil der durch fusionäre Tendenzen gekennzeichneten Selbst-Ideal-Mutter Beziehung ist in der Gruppe der bipolaren affektiven Psychosen am größten (30%), gefolgt von den monopolar depressiven PatientInnen (26.92%) und den an schizoaffektiven Psychosen erkrankten PatientInnen (28.57%). Demgegenüber finden sich bei einer größeren Untergruppe depressiv neurotischer PatientInnen Hinweise auf eine durch Ambivalenz geprägte Selbst-Ideal-Mutter-Beziehung (Mutter ähnlich dem Selbst aber unähnlich dem Idealselbst). Der prozentuale Anteil der durch „Ferne" charakterisierten Selbst-Ideal-Mutter-Beziehungen ist in der Gruppe der monopolar manischen PatientInnen am größten (46.45%), bei den depressiv-neurotischen Patientinnen am niedrigsten (6.25%).

Die Selbst-Ideal-Vater-Beziehungen Depressiver im Selbst-Ideal-Objekt-System unterscheiden sich nicht bedeutsam von denjenigen der orthopädischen PatientInnen. Während sich die Verteilung der Selbst-Ideal-Vater-Beziehungen der bipolaren PatientInnen entgegen der Erwartung nicht von dem Verteilungsmuster in der Gesamtgruppe Depressiver unterscheidet, konstruieren monopolar manische PatientInnen ihren Vater überwiegend ähnlich ihrem Selbst und ihrem Ideal. Ein Drittel der monopolar manischen PatientInnen beschreibt eine extreme Ferne zwischen dem Selbst, dem Ideal und dem Vater. Der Anteil idealisierter Vaterbilder ist in der Gruppe der schizoaffektiven Psychosen am größten (21.43%; Orthopädische Kontrollgruppe 8.82%).

Signifikante Unterschiede im Vergleich der über das Selbst-Ideal-Objekt-System operationalisierten Objektbeziehungsmuster ergeben sich für die Partnerbeziehungen. Etwa die Hälfte der depressiven PatientInnen beschreibt den Partner/die Partnerin sowohl ähnlich dem eigenen Selbst wie auch dem Idealselbst. Dieses Beziehungsmuster, das auf große Nähe bzw. fusionäre Tendenzen hinweist, ist in der Gesamtgruppe Depressiver doppelt so häufig vertreten wie in der orthopädischen Kontrollgruppe (24.24%). Am häufigsten ist dieses durch große Ähnlichkeit der Selbst-Elemente und des PartnerInnenbildes gekennzeichnete Muster in der Gruppe der schizoaffektiven Psychosen (60.87%) und monopolaren Manie (60%) vertreten. Die Unterschiede zwischen den depressiven und orthopädischen PatientInnen in der Häufigkeit „indifferenter" und „ambivalenter" Beziehungen sind ebenfalls signifikant. Bei den somatischen PatientInnen überwiegen die als „indifferent" charakterisierten Partnerschaften (40.39%).

Die mittels des Selbst-Ideal-Objekt-Systems erfaßten Objektbeziehungsmuster unterstreichen sowohl die Bedeutung der Beziehung zu den primären Objekten in einer größeren Untergruppe Depressiver wie auch vor allem die Bedeutung der aktuellen Partnerschaften im bio-psycho-sozialen Gefüge affektiver Störungen.

4.7
Darstellung der Erhebung von idiographischen Befunden mit der Repertory Grid-Technik anhand exemplarischer Kasuistiken

Die Untersuchung vermittelt einen Einblick in die subjektive Gestaltung der Objektwelt von PatientInnen mit depressiven Erkrankungen. Neben objektivierenden Untersuchungen auf Kollektivebene wurde das Grid jeder PatientIn individuell ausgewertet. Diese mit dem Rep-Test erhobenen idiographischen Befunde sollen anhand exemplarischer Kasuistiken dargestellt werden. Die nachfolgenden Einzelfallanalysen wurden aufgrund des klinischen Verlaufs ausgewählt. Die idiographischen Befunde wurden mit anamnestischen, biographischen Daten und – soweit vorhanden – Angaben zum Verlauf durchgeführter psychotherapeutischer Behandlungen verknüpft. Auf diese Weise soll ein möglichst plastisches Bild der individuellen Krankheitssituation der PatientInnen entstehen.

Frau A:

Die 32-jährige Bankkauffrau erkrankte erstmalig im Alter von 25 Jahren an einer monopolaren Depression. Kurz zuvor hatte ihre jüngere Schwester geheiratet. Weitere depressive Phasen wurden durch eine Risikoschwangerschaft bei der Schwester und durch einen Konflikt mit einer körperlich behinderten Arbeitskollegin ausgelöst. Die Patientin wagte nicht, ihre berechtigten Interessen zu vertreten, aus Angst, Beziehungen zu gefährden. Frau A. entwickelte schließlich einen religiös gefärbten Schuldwahn und erlebte sich als gefühllose Versagerin.

Tab. 54: Grid-Rohdaten einer 34-jährigen Patientin (Frau A.; Diagnose: Monopolare Depression)

	Selbst	Ideal-Selbst	Ich, wie ich sein muß	Schwester	Bruder	Arbeitskollegin	Mutter	Vater	Partner	Person / Konflikte	Gut verstanden von	Ich, wie mich die Mutter sieht	Ich, wie mich der Vater sieht	Wenn ich mich gut fühle in der Depression	
Unterwürfig	3	4	4	5	4	5	2	5	5	5	4	4	1	4	Dominant
Gelöst	4	3	2	2	2	2	3	4	3	6	2	3	6	2	Verkrampft
Funktionieren müssen	4	5	3	5	5	4	5	4	3	2	4	4	3	2	5	Sich Fehler zugestehen
Gefühlskalt	4	5	5	5	4	5	6	4	4	2	5	4	3	1	5	Warmherzig
Lustig	3	2	2	3	3	4	3	4	4	6	3	4	4	6	2	Ernst
Selbstsicher	4	2	3	3	3	2	5	3	2	2	3	4	3	6	2	Unterwürfig
Liebevoll	3	2	2	3	4	3	2	4	2	6	2	3	3	6	2	Gefühlskalt
Positiv denken	4	2	2	3	3	3	2	5	2	5	2	3	4	6	2	Negativ denken
Erfolgreich	4	2	2	3	3	3	3	4	2	5	3	3	2	6	2	Erfolglos
Selbstbewußt	5	2	2	3	3	2	4	4	2	1	2	3	2	6	2	Unsicher
Ordentlich	2	1	1	4	3	2	3	3	3	4	2	2	2	5	2	Chaotisch
Pflichtbewußt	3	2	2	3	3	2	2	3	2	5	3	2	2	5	2	Verantwortungslos
Hilfsbereit	4	3	4	3	3	3	2	3	3	6	3	3	3	5	2	Egoistisch
Gefühlsbetont	3	2	4	3	3	3	2	4	3	6	3	3	3	4	2	Vernunftbetont

Frau A. beschreibt ihr Elternhaus als streng und gefühlsarm („Es hat mir an nichts gefehlt, nur an Zärtlichkeit"). Es besteht eine enge, ambivalente Bindung an die aufopferungsvolle, unsichere Mutter, die u.a. wegen mehrerer Fehl- und Totgeburten chronisch erschöpft war. Bereits als Kind habe sie das Gefühl gehabt, sich selbst bestrafen zu müssen, sobald sie eigene Wünsche hatte. Zu ihrem unnahbaren Vater konnte sie nur eine oberflächliche Beziehung aufbauen.
In ihrer Ehe setzt sich die unaufgelöste innere Abhängigkeit der Patientin fort. Frau A. fürchtet, die Harmonie ihrer Beziehung zu gefährden und lebt in der ständigen Sorge um einen möglichen Kontrollverlust des jähzornigen Ehemannes. Versorgungswünsche und Unabhängigkeitsbestrebungen sind komplementär aufgeteilt. Als Frau A. beginnt, eigene Autonomietendenzen durchzusetzen, reagiert ihr Mann mit einem Angstanfall.
Im Rep-Test (vgl. Tab. 54) nennt Frau A. – neben den vorgegebenen Elementen – spontan einige weitere Personen, die in ihrem Leben eine Bedeutung haben: ihre Schwester, die sie als sehr dominant erlebt und die sie wegen ihrer Fähigkeiten im Umgang mit ihren beiden Kindern und anderen Menschen sehr bewundert. Ferner erwähnt sie ihren Bruder, eine mit ihr befreundete Arbeitskollegin, und als Person, mit der sie „besonders viele Konflikte hat", eine ehemalige Arbeitskollegin, die

körperlich behindert war. Gegenüber dieser Frau, die die Patientin als „egoistisch, eifersüchtig und gehässig" beschreibt, habe sie sich nicht abgrenzen können. Angesichts der Behinderung habe sie stets ein Mitgefühl empfunden, aufgrund dessen sie sich aggressive Reaktionen verbot.

Tab. 55 zeigt die Ergebnisse der Hauptkomponentenanalyse. Es fällt auf, daß der erste Hauptfaktor bereits über 60% der gesamten Varianz des Repertory Grid aufklärt. Der zweite Faktor klärt weitere 20% der Gesamtvarianz auf. Das Element mit der höchsten Varianzaufklärung (33.44%) ist das „Ich in der Depression", das Element mit der zweithöchsten Varianzaufklärung (22.01%) ist die „Konfliktperson" (behinderte Arbeitskollegin der Patientin). Als Element mit der dritthöchsten Varianzaufklärung (7.19%) folgt die Mutter der Patientin.

Die Ergebnisse der Hauptkomponentenanalyse werden in einer zweidimensionalen Graphik (Abb. 80) dargestellt. Auf der ersten Dimension finden sich links Persönlichkeitseigenschaften, die durch emotionale Kälte und affektive Verkrampfung charakterisiert sind. Damit verbunden ist eine Tendenz, „negativ zu denken" und Erfolglosigkeit im sozialen Kontakt- und Leistungsbereich. Vor allem das „Ich in der Depression" und die Konfliktperson als wesentliche Anker des Konstruktsystems zeichnen sich im Erleben der Patientin durch die Verknüpfung von affektiver Kälte und sozialem Mißerfolg aus.

Auf dem Gegenpol dieser ersten Persönlichkeitsdimension sind die Eigenschaften des Ideals der Patientin, die sich nur unwesentlich von ihrem normativen Selbst unterscheiden, angesiedelt: Die Patientin möchte „liebevoll", „gelöst" und „lustig" sein, gleichzeitig „positiv denken" und „erfolgreich sein".

Die zweite Persönlichkeitsdimension ist durch den Gegensatz zwischen Selbstsicherheit und Selbstwertmangel gekennzeichnet. Mit dem Selbstwertgefühl ist die Dichotomie von dominantem und unterwürfigem Sozialverhalten verbunden. Während die behinderte Arbeitskollegin von der Patientin als selbstbewußt und dominant erlebt wurde, sieht sie sich selbst, insbesondere aber ihr „Ich in der Depression" und ihre Mutter als unsicher und unterwürfig an.

Diese Erkenntnisse weisen auf das affektiv-kognitive Dilemma der Patientin hin, das vor allem auch in der Schwierigkeit besteht, Affekte an das eigene Selbst zu binden, zur Entwicklung eines vitalen Selbstwertgefühles zu nutzen und damit selbstbewußt soziale Kontakte zu gestalten.

Tab. 55: Ergebnisse der Hauptkomponentenanalyse (Frau A.)

Faktor	Spur	in Prozent
1	171.6827	61.08
2	56.2995	20.03
3	15.3223	5.45

Ladungen Elemente

	Faktor 1	Faktor 2	Faktor 3	Varianz %	
⓿	1.4	-2.2	0.6	3.53	Selbst
❶	3.4	0.1	0.7	5.26	Ideal-Selbst
❷	2.5	0.8	1.9	4.91	Ich, wie ich sein muß
❸	1.1	-0.2	-2.2	2.44	Schwester
❹	0.5	-0.4	-1.3	1.45	Bruder
❺	1.6	1.2	-0.6	2.28	Arbeitskollegin
❻	1.6	-3.6	0.1	7.19	Mutter
❼	-1.9	-0.1	-1.4	3.39	Vater
❽	1.5	1.6	0.4	3.06	Partner
❾	-5.9	5.0	0.0	22.01	Person / Konflikte
❿	2.2	0.7	-0.2	2.54	Gut verstanden von
⓫	0.3	-0.6	0.4	0.76	Ich, wie mich die Mutter sieht
⓬	0.1	0.7	1.1	2.23	Ich, wie mich der Vater sieht
⓭	-9.3	-2.7	0.5	33.44	Ich in der Depression
⓮	3.7	-0.2	-0.3	5.52	Wenn ich mich gut fühle

Ladungen Konstrukte

	Faktor 1	Faktor 2	Faktor 3	Varianz %	
A	1.9	3.4	-1.6	7.12	Unterwürfig - Dominant
B	-4.6	0.3	0.9	9.16	Gelöst - Verkrampft
C	2.8	-1.6	-1.9	5.60	Funktionieren müssen - Sich Fehler zugestehen
D	4.4	-1.0	-0.8	8.44	Gefühlskalt - Warmherzig
E	-4.1	1.2	-0.2	7.73	Lustig - Ernst
F	-2.3	-3.4	0.7	7.02	Selbstsicher - Unterwürfig
G	-4.7	0.9	-1.0	9.16	Liebevoll - Gefühlskalt
H	-3.6	-1.2	-0.6	7.45	Positiv denken - Negativ denken
I	-4.1	-0.5	-0.8	7.02	Erfolgreich - Erfolglos
J	-2.6	-4.1	-0.4	9.16	Selbstbewußt - Unsicher
K	-3.2	-0.3	-1.9	6.26	Ordentlich - Chaotisch
L	-3.4	0.6	-0.7	5.31	Pflichtbewußt - Verantwortungslos
M	-3.1	1.6	1.0	5.46	Hilfsbereit - Egoistisch
N	-2.7	2.2	0.1	5.12	Gefühlsbetont - Vernunftbetont

214 Selbstbild und Objektbeziehungen bei Depressionen

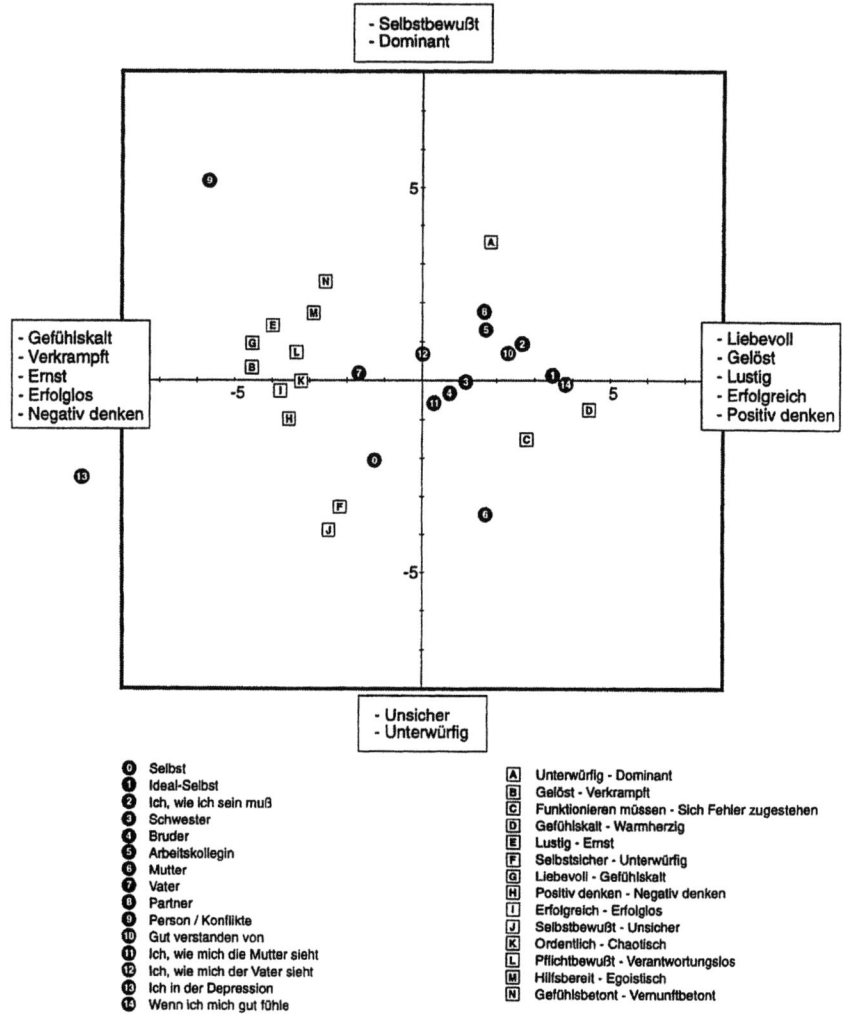

Abb. 80: Grid-Biplot (Frau A.)

Herr B:

Bei dem nächsten Beispiel handelt es sich um einen Patienten mit einer bipolaren affektiven Psychose: Herr B. ist ein 53 Jahre alter Pädagoge, der erstmalig im Alter von 32 Jahren erkrankte. In den folgenden zwei Jahrzehnten hatte der Patient im Wechsel depressive und manische Phasen, die zunächst nicht als solche diagnostiziert wurden. Auch zwischen diesen phasischen Verstimmungen litt er

unter dem Gefühl, nichts wert zu sein, und versuchte, seine Ängste durch sehr gute berufliche Leistungen und sein Engagement in Gruppen zu kompensieren.
Seinen Vater, der ein ehemaliger Nazi war, beschreibt Herr B. als sehr autoritär. Dieser habe ihn häufig geschlagen. Nur selten kam es zu einer herzlichen Annäherung an den Vater (z.B. beim gemeinsamen Basteln). Diese Augenblicke wurden überschattet von einem Loyalitätskonflikt, der verbunden war mit dem Schuldgefühl, die Mutter nicht verlassen zu dürfen. Die Mutter hatte den Patienten eng an sich gebunden und ihn ins Vertrauen gezogen. Angesichts des chronischen Ehekonfliktes der Eltern war der Patient der „kleine Mann" an der Seite der Mutter. In seiner späteren beruflichen Position als Gruppenleiter hatte Herr B. oft das Gefühl, durch seine aktive, gelegentlich auch autoritäre Haltung seinem Vater nahe zu sein und sich damit von seiner Mutter abgrenzen zu können.
In seiner Ehe fühlte sich Herr B. von seiner Frau abhängig, die er idealisierte. Lediglich in den manischen Phasen habe er „zum Befreiungsschlag ausgeholt" und seiner Frau vorgeworfen, ihn zu unterdrücken. Nachdem seine Frau ihn verlassen hatte, trat eine schwere, sehr lang anhaltende depressive Verstimmung auf, die erstmalig eine psychiatrische Behandlung erforderlich machte.
Spontan nennt Herr B. folgende für ihn wichtige Personen (vgl. Tab. 56): Sein aktuelles männliches Vorbild, einen früheren Jugendgruppenleiter, der ebenfalls Vorbildcharakter hatte und dessen Handschrift er kopiert habe; sein „Ich als Leiter", einen Freund als „Vertrauensperson" und seine Ehefrau als „Konfliktperson". Im ersten Triadenvergleich (Mutter, Vater, Selbst) entwickelt Herr B. das bipolare Konstrukt: aggressiv versus fürsorglich. Seinen Vater und sich selbst hält er für aggressiv, seine Mutter für fürsorglich. Beim Vergleich von Mutter, Vater und Idealselbst charakterisiert er seine Mutter und sein Idealselbst mit der Eigenschaft: „auf andere zugehen". Seinen Vater beschreibt er als „abweisend". Das Konstrukt „überlegen-sein-müssen" verbindet den Vater und das „Ich, wie ich sein muß" gegenüber dem Kontrastpol „gleichberechtigt kommunizieren", mit dem der Patient die Mutter charakterisiert. Im Vergleich von Vorbild, Ehefrau und „Ich in der Depression" entwickelt Herr B. das bipolare Konstrukt aktionsfähig (Vorbild, Ehefrau) versus passiv (Ich in der Depression). Sein früheres Vorbild und das „Ich in der Manie" sind durch Begeisterungsfähigkeit gekennzeichnet, während sich die Vertrauensperson durch ihre Fähigkeit zu Kritik auszeichnet. Im Triadenvergleich von Selbst, jetzigem Vorbild und dem „Ich, wie mich der Vater sieht" entwickelt der Patient nach langer Zeit des Überlegens das Konstrukt „klein" (Selbst, „Ich, wie mich der Vater sah") im Gegensatz zu dem als überlegen erlebten früheren Vorbild.

Tab. 56: Grid-Rohdaten eines 52-jährigen Patienten (Herr B.; Diagnose: Bipolare affektive Psychose)

	Selbst	Ideal-Selbst	Ich, wie ich sein muß	Aktuelles Vorbild	Früheres Vorbild	Ich als Leiter	Mutter	Vater	Ehefrau	Herbert / Gut verstanden von	Ehefrau / Konflikt	Ich, wie mich die Mutter sieht	Ich, wie mich der Vater sieht	Ich in der Depression	Ich in der Manie	
Aggressiv	5	5	2	3	5	6	6	1	4	1	5	3	4	4	2	Fürsorglich
Auf Menschen zugehen	4	1	5	1	2	6	4	6	2	5	1	2	5	6	4	Abweisend
Überlegen sein müssen	5	6	1	2	6	1	6	1	5	2	6	2	1	4	1	Gleichberechtigt kommunizieren
Aktionsfähig	5	1	3	1	1	1	6	3	1	2	1	1	1	6	1	Passiv
Begeisterungsfähig	6	4	2	4	4	1	1	3	5	6	1	1	1	4	1	Kritisch
Überlegen	4	4	1	2	2	1	5	1	4	2	1	1	1	6	1	Klein
Kontaktfreudig	3	1	5	1	1	5	4	5	1	1	1	3	2	6	1	Isoliert
Mutterfixiert	2	6	1	6	6	6	4	6	6	6	6	6	1	4	3	Selbständig
Souverän	4	1	5	1	1	3	5	3	2	2	1	1	5	6	2	Abhängig
Selbstbewußt	5	1	5	1	1	1	5	4	1	1	1	2	2	6	1	Unsicher
Ordentlich	5	4	1	5	3	1	4	4	3	2	5	2	4	4	4	Chaotisch
Pflichtbewußt	5	2	1	3	1	1	1	4	1	1	1	1	4	5	3	Verantwortungslos
Hilfsbereit	2	3	1	4	3	1	4	6	4	6	1	1	3	5	4	Egoistisch
Gefühlsbetont	3	3	6	2	4	5	1	6	3	4	4	5	3	2	2	Vernunftbetont

Ideal und Ehefrau verbindet Herr B. mit dem Konstrukt „kontaktfreudig", während er das „Ich in der Manie" als „isoliert" beschreibt. Im Triadenvergleich von „Ich, wie ich sein muß", „Konfliktperson" und dem „Ich, wie mich die Mutter sieht" entwickelt Herr B. das bipolare Konstrukt „mutterfixiert" (Konfliktperson und Bild der Mutter) versus „selbständig" (normatives Selbst).

Besondere Schwierigkeiten bereitet Herrn B. der Vergleich von „Ich als Leiter", Mutter und „Ich, wie mich der Vater sieht": Zunächst hält er alle drei Elemente für identisch. Schließlich kristallisiert sich heraus, daß der Vater und das „Ich als Leiter" durch eine wesentliche Eigenschaft miteinander verbunden sind: „Souverän durch Überlegenheit". Der Kontrastpol „abhängig" kennzeichnet für Herrn B. hingegen das Bild, das der Vater von ihm hatte.[38] Schließlich kommentierte Herr

---

[38] An diesem Beispiel zeigt sich, daß bereits der Prozeß der Konstruktentwicklung wesentliche Informationen liefert. Es ist zu vermuten, daß das Schwanken zwischen der erlebten Nähe zwischen den Elementen und der sich erst im Verlaufe eines komplexen psychischen und kognitiven Prozesses herauskristallisierenden Abgrenzung einzelner Elemente und deren Verbindung untereinander Ausdruck ambivalenter Identifikationsbestrebungen ist. Die große Schwierigkeit des Patienten, sich mit dem „heimlich" idealisierten Vater, der sich ihm emotional immer wieder entzog, zu identifizieren, wurde in den weiteren Einfällen und Kommentaren des Patienten zu dem bipolaren Konstrukt „souverän durch Überlegenheit" versus „abhängig" deutlich. Die Stimmung des Patienten änderte sich; er wurde für den Interviewer deutlicher spürbar.

B. den zuletzt genannten Triadenvergleich mit dem Hinweis: „Eigentlich weiß ich überhaupt nicht, wie mich der Vater gesehen hat! Erst in der letzten Zeit ist mir deutlich geworden, wie eng die Mutter mich an sich gebunden hat, wie sehr sie mich auf sich fixiert hat und wie sehr ich an dieser besonderen Nähe festgehalten habe. Früher habe ich das nicht durchschaut.

Tab. 57 zeigt die Ergebnisse der Hauptkomponentenanalyse. Die Ladungen der Elemente und Konstrukte auf dem ersten Hauptfaktor klären 36.09%, auf dem zweiten Hauptfaktor 24.76% und auf dem dritten Hauptfaktor 14.11% der gesamten Varianz des Repertory Grid auf. Das Element mit der höchsten Aufklärung ist das „Ich in der Depression" (12,92%). Das „Ich, wie ich sein muß" klärt 9.68%, die „Mutter" klärt 9.39% und der „Vater" 7.56% der Gesamtvarianz auf.

Die Ergebnisse der Hauptkomponentenanalyse werden in der Abb. 81 graphisch dargestellt. Die erste Dimension erfaßt die Bipolarität von Selbstbewußtsein und Abhängigkeit: „Selbstbewußt, souverän, aktionsfähig, auf Menschen zugehen, Kontaktfreudig und selbständig" versus „unsicher, abhängig, passiv, abweisend, isoliert und mutterfixiert". Selbstbewußtsein und Kontaktfähigkeit zeichnet sowohl die Vertrauensperson, das aktuelle und das frühere Vorbild, die Ehefrau, das Idealselbst wie auch das „Ich, wie mich die Mutter sieht" aus. Unsicherheit, Abhängigkeit und Isolation kennzeichnen auf der anderen Seite das „Ich, wie ich sein muß", das „Ich in der Depression", das Selbst und die Mutter. Die Ambivalenz des Vaterbildes schlägt sich in der Gegensätzlichkeit der mit ihm konnotierten Eigenschaften nieder: Der Vater wird von Herrn B. als „aggressiv, abweisend, überlegen sein müssen, als isoliert, unsicher, chaotisch, verantwortungslos und egoistisch" beschrieben. Daneben hat das Bild des Vaters durchaus positive Züge: „aktionsfähig, begeisterungsfähig, überlegen, selbständig, souverän und vernunftbetont".

Auf der zweiten Persönlichkeitsdimension dominiert der Gegensatz zwischen Partnerschaftlichkeit und Dominanzstreben: Während das Ideal des Patienten, die Mutter, das Selbst, das Ideal und das „Ich in der Depression" (!) sich durch die vom Patienten als sehr positiv bewerteten partnerschaftlichen Eigenschaften („gleichberechtigt kommunizieren, klein, gefühlsbetont") auszeichnen, wird der Kontrastpol durch die von Herrn B. als negativ bewerteten Eigenschaften forcierten Dominanzstrebens markiert: „überlegen sein müssen, überlegen, vernunftbetont". Diese Eigenschaften kennzeichnen insbesondere das „Ich, wie ich sein muß", das „Ich als Leiter", das „Ich, wie mich die Mutter sieht", das „Ich in der Manie", den Vater und das Bild, das beide Eltern von dem Patienten haben.

218 Selbstbild und Objektbeziehungen bei Depressionen

Tab. 57: Ergebnisse der Hauptkomponentenanalyse (Herr B.)

Faktor	Spur	in Prozent
1	229.0735	36.09
2	157.1511	24.76
3	89.5766	14.11

Ladungen Elemente

	Faktor 1	Faktor 2	Faktor 3	Varianz %	
⓪	4.4	3.9	0.1	7.99	Selbst
①	-4.0	3.8	0.2	5.05	Ideal-Selbst
②	4.3	-5.0	2.3	9.68	Ich, wie ich sein muß
③	-3.5	0.8	-2.5	4.42	Schwester
④	-4.2	2.1	0.6	4.21	Bruder
⑤	-0.3	-4.4	3.1	7.45	Arbeitskollegin
⑥	4.4	4.5	2.9	9.39	Mutter
⑦	3.0	-3.3	-3.8	7.56	Vater
⑧	-3.2	2.8	-1.2	3.83	Partner
⑨	-1.6	-1.2	-5.1	6.27	Person / Konflikte
⑩	-5.0	1.4	3.2	6.69	Gut verstanden von
⑪	-3.0	-3.0	1.9	4.43	Ich, wie mich die Mutter sieht
⑫	1.9	-3.0	0.7	5.77	Ich, wie mich der Vater sieht
⑬	8.1	3.4	-1.2	12.92	Ich in der Depression
⑭	-1.2	-2.6	-1.3	4.35	Wenn ich mich gut fühle

Ladungen Konstrukte

	Faktor 1	Faktor 2	Faktor 3	Varianz %	
A	-0.3	3.4	4.4	6.13	Aggressiv - Fürsorglich
B	5.6	-3.2	-1.2	8.13	Auf Menschen zugehen - Abweisend
C	-1.5	7.3	2.2	10.55	Überlegen sein müssen - Gleichberechtigt kommun.
D	6.1	2.9	0.1	8.03	Aktionsfähig - Passiv
E	0.0	3.4	-4.6	8.03	Begeisterungsfähig - Kritisch
F	2.7	5.4	-0.4	6.55	Überlegen - Klein
G	5.7	-1.7	1.5	7.77	Kontaktfreudig - Isoliert
H	-4.6	1.3	-1.6	8.45	Mutterfixiert - Selbstständig
I	6.3	-0.2	1.0	7.00	Souverän - Abhängig
J	6.6	1.2	0.7	8.15	Selbstbewußt - Unsicher
K	0.0	3.0	-0.9	4.03	Ordentlich - Chaotisch
L	3.4	0.8	-2.2	5.50	Pflichtbewußt - Verantwortungslos
M	1.4	1.3	-5.5	6.68	Hilfsbereit - Egoistisch
N	-0.5	-3.8	0.4	5.00	Gefühlsbetont - Vernunftbetont

Die dritte Persönlichkeitsdimension erfaßt die Bipolarität von Fürsorge und Egoismus: Während sich die Vertrauensperson und die Mutter dadurch auszeichnen, daß sie „hilfsbereit, begeisterungsfähig und fürsorglich" sind, wird der Vater von Herrn B. als „egoistisch und aggressiv" beschrieben. Das konfliktuöse Selbst- und Beziehungserleben des Patienten bildet sich in der dilemmatischen Gegensätzlichkeit der den Elementen zugeordneten Eigenschaften ab.

4 Die empirische Untersuchung   219

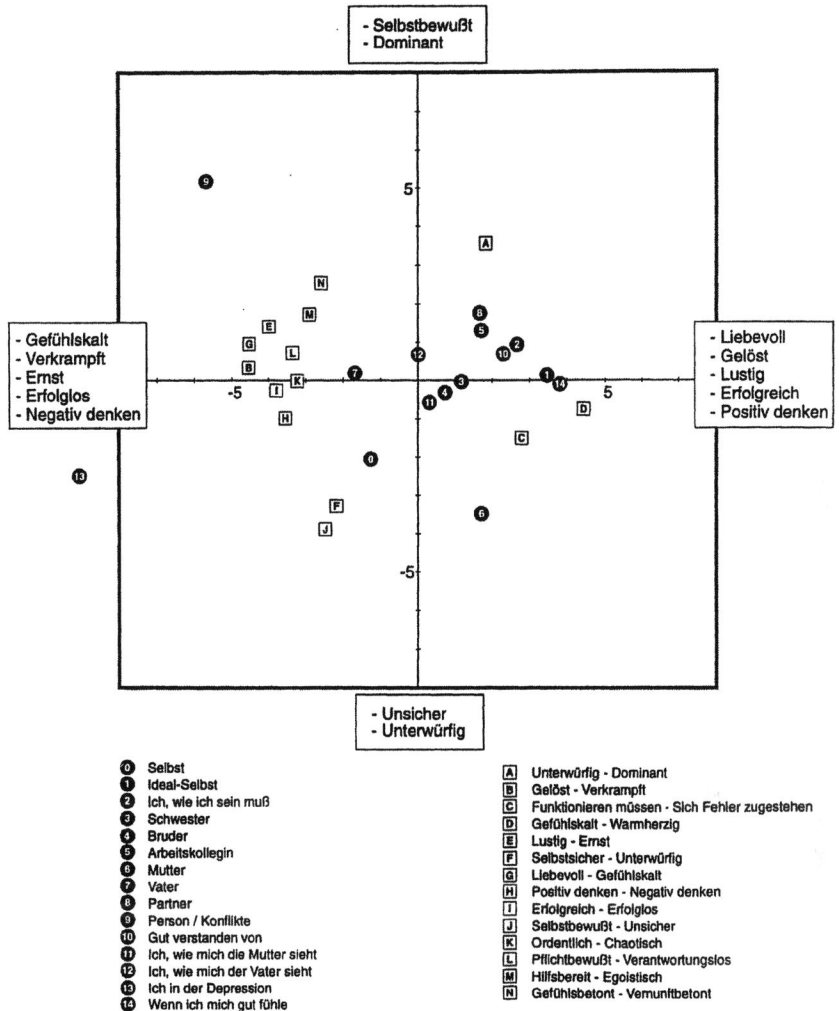

Abb. 81:   Grid-Biplot (Herr B.)

Herr B. erlebt sich selbst als fürsorglich, kontaktfreudig und gefühlsbetont. Er ist kontaktfreudig und möchte gleichberechtigt kommunizieren, erlebt sich gleichzeitig als abweisend und verantwortungslos. Sein „Ich, wie ich sein muß" ist sowohl aggressiv und abweisend mit ausgeprägtem Dominanzbestreben, wie auch unsicher und abhängig. Die Ambivalenz der Elternbilder spiegelt sich in den ambivalenten Eigenschaften der Selbstelemente wider. Auch in dem vom Patienten mit ausgeprägten Autonomietendenzen verknüpften „Ich als Leiter" finden sich neben den überwiegend positiven Eigenschaften selbstbewußt-fürsorglicher Zugewandtheit die negativen, am Vater orientierten Züge forcierten Dominanzstrebens. Auf eine günstigere Assimilation selbst- und objektgerichteter Tendenzen weist lediglich die Konstruktion der außerfamiliären Vorbilder und des eigenen angestrebten Ideals hin. Es ist zu vermuten, daß auch die aktuellen Partnerschaften durch die Polarisierung von Idealisierungs- und Entwertungstendenzen geprägt werden. Diese für Herrn B. nur sehr schwer integrierbaren ambivalenten Beziehungswünsche finden vermutlich auch ihren Niederschlag in der Beschreibung seiner Ehefrau als Partnerin wie auch als „Person, mit der ich die meisten Konflikte habe".

Frau C:

Die folgende Patientin ist eine 34-jährige Bibliothekarin, die an einer schizoaffektiven Psychose leidet: Die psychotische Symptomatik war erstmalig im Alter von 27 Jahren im Anschluß an eine Trennung aufgetreten. Frau C. entwickelte den Wahn, die Welt werde infolge des inkonsequenten und lasterhaften Lebenswandels der Patientin untergehen. In den folgenden Jahren litt sie unter schweren Depressionen, zeitweilig auch unter paranoiden Ängsten, einem Beziehungs- und Verfolgungswahn.

Frau C. ist in einem katholisch-klerikal geprägten Elternhaus aufgewachsen. In Gegenwart der Mutter und der von der Mutter bevorzugten – ein Jahr älteren – Schwester habe sie sich stets ausgeschlossen gefühlt. Die Mutter habe sie „mit Floskeln abgespeist", sie manchmal auch mit ihrer Widersprüchlichkeit verwirrt. Die Kritik der Mutter erlebte sie „wie vernichtende Atomschläge". Manchmal sei es ihr vorgekommen, als ob die Mutter in das Denken der Patientin eingegriffen habe, so als die Mutter Wahrnehmungen der Patientin einfach in Frage stellte. Frau C. wagte nicht sich zu wehren, da sie dann fürchtete, die Existenz der Mutter zu gefährden. Sie lebte oft in der Angst, die Mutter könne „durchdrehen", wenn die Patientin ihre Gefühle nicht ausreichend kontrolliere. Frau C. wurde enttäuscht von ihrem zunächst idealisierten Vater, der sich jedoch als schwach erwies, der nie Stellung bezog und „stumm" blieb. Dabei spürt sie, wie die Identifikation mit der moralischen Rigidität des Vaters ihr einerseits Halt gibt, es ihr andererseits schwer macht, sich abzugrenzen und eigene Bedürfnisse zu leben.

Frau C. verliebte sich mehrfach in verheiratete Männer, die ihr einerseits Verläßlichkeit versprachen, andererseits aber unerreichbar blieben. Sie unterwarf sich ihnen masochistisch, um nicht allein zu sein. Stets fürchtete sie, den Erwartungen nicht gerecht zu werden. Ihr intensiver Nähewunsch, in dem jegliche Getrenntheit und Widersprüchlichkeit aufgehoben wurde, war verbunden mit der Angst sich aufzulösen. Distanzierte sie sich nun abrupt von ihrem Partner (durch „Versteinerung") bzw. drohte eine Trennung seitens des Partners, so trat mehrfach ein Beziehungs- und Verfolgungswahn auf: Ein umfassendes Wahnsystem, das sich durch die scheinbare Übersichtlichkeit der Beziehungen auszeichnete.

Tab. 58: Grid-Rohdaten einer 36-jährigen Patientin (Frau C.; Diagnose: Schizoaffektiver Psychose)

	Selbst	Ideal-Selbst	Ich, wie ich sein muß	Kollegin	Freundin H.	Freundin K.	Mutter	Vater	Partner	"Viele Konflikte" mit	"Gut verstanden fühlen" von	Ich, wie mich die Mutter sieht	Ich, wie mich der Vater sieht	Ich in der Depression	Ich in der Manie	
Bescheiden	3	2	2	5	6	3	5	1	6	6	3	5	2	1	6	Anmassend
Fair	2	1	4	1	4	1	6	1	4	6	1	5	1	6	6	Parteilisch
Funktionierend	4	2	4	4	1	5	3	4	2	6	5	6	1	5	6	Ausrastend
Provozierend	2	5	2	5	2	6	1	5	2	1	6	2	5	3	1	Verständnisvoll
Fröhlich, ausgelassen	2	1	4	3	2	1	6	3	3	6	1	4	3	6	1	Zensierend
Weitsichtig	4	1	5	1	3	5	5	2	2	4	5	6	2	6	1	Hilfsbedürftig
Sich verlierend	3	6	2	6	6	2	2	5	6	6	5	1	5	1	6	Selbstbewußt
Falsch	5	5	5	6	3	4	2	6	3	3	4	2	6	6	6	Korrekt
Vertrauensvoll	3	1	5	1	2	3	5	2	2	2	3	6	3	6	1	Hilflos
Ehrlich	1	1	5	1	2	1	4	1	4	4	1	5	1	1	1	Verstellt
Intelligent	2	1	5	1	2	5	4	2	1	2	5	6	1	6	1	Verstört
Weise, Verständig	2	1	2	1	6	2	6	2	4	6	2	5	2	6	1	Kritisierend
Mutlos, traurig	2	6	1	5	6	2	2	5	6	5	2	2	4	1	6	Optimistisch
Eigenständig	4	1	6	1	2	3	5	2	1	1	3	6	2	6	1	Hilflos

Diesen Wahn beschrieb Frau C. in der anschließenden Psychotherapie als einen Selbstheilungsversuch. Die kaskadenartige Abfolge von ambivalenten Beziehungswünschen und -ängsten, in der Annäherung an das Objekt die „Versteinerung" aufzulösen, dabei jedoch auch Gefahr zu laufen, fundamental entwertet zu werden, ferner die Selbstkohärenz zu verlieren und zu fragmentieren, wurden schließlich in der Übertragungs-Gegenübertragungsbeziehung erlebbar und einer gemeinsamen Bearbeitung zugänglich.

Tab. 59:   Ergebnisse der Hauptkomponentenanalyse (Frau C.)

Faktor	Spur	in Prozent
1	346.9651	49.71
2	182.7283	26.18
3	49.5327	7.10

Ladungen Elemente

	Faktor 1	Faktor 2	Faktor 3	Varianz %	
⓿	0.2	-2.1	0.6	2.05	Selbst
❶	-6.7	-1.7	-1.2	7.49	Ideal-Selbst
❷	5.5	-2.1	0.0	6.76	Ich, wie ich sein muß
❸	-5.9	-0.6	0.7	5.97	Kollegin
❹	-2.0	4.4	-2.3	5.47	Freundin H.
❺	0.7	-4.9	1.4	5.17	Freundin K.
❻	6.6	3.2	-1.8	8.48	Mutter
❼	-3.8	-2.8	-0.7	4.12	Vater
❽	-2.8	4.8	-1.3	5.16	Partner
❾	1.0	6.5	1.0	7.85	"Viele Konflikte" mit
❿	-0.3	-4.3	1.4	4.62	"Gut verstanden fühlen" von
⓫	8.1	0.9	1.2	10.76	Ich, wie mich die Mutter sieht
⓬	-3.9	-2.5	-3.0	4.68	Ich, wie mich der Vater sieht
⓭	8.0	-2.2	-0.8	12.59	Ich in der Depression
⓮	-4.5	3.5	4.6	8.83	Ich in der Manie

Ladungen Konstrukte

	Faktor 1	Faktor 2	Faktor 3	Varianz %	
Ⓐ	-0.6	6.0	1.9	7.30	Bescheiden - Anmassend
Ⓑ	4.8	5.8	1.4	9.59	Fair - Parteiisch
Ⓒ	2.6	-0.4	5.4	5.98	Funktionierend - Ausrastend
Ⓓ	-2.9	-5.6	-0.8	7.22	Provozierend - Verständnisvoll
Ⓔ	4.5	2.5	-2.0	6.72	Ausgelassen - Zensierend
Ⓕ	6.4	-1.3	0.3	6.84	Weitsichtig - Hilfsbedürftig
Ⓖ	-6.7	2.8	-0.1	8.27	Sich verlierend - Selbstbewußt
Ⓗ	-2.5	-2.9	0.7	4.53	Falsch - Korrekt
Ⓘ	6.1	-1.3	-1.0	6.02	Vertrauensvoll - Hilflos
Ⓙ	3.6	3.2	-0.5	5.50	Ehrlich - Verstellt
Ⓚ	6.4	-2.7	1.0	7.87	Intelligent - Verstört
Ⓛ	4.8	4.3	-2.6	8.37	Weise, Verständig - Kritisierend
Ⓜ	-6.0	3.9	-0.4	7.93	Mutlos - Optimistisch
Ⓝ	6.8	-2.2	-0.4	7.87	Eigenständig - Hilflos

Tab. 58 gibt die Grid-Rohdaten wieder, Tab. 59 zeigt die Ergebnisse der Hauptkomponentenanalyse. Die Ladungen der Elemente und Konstrukte auf den beiden ersten Hauptkomponenten klären etwa 75% der gesamten Varianz des Repertory

Grid auf. Das Element mit der höchsten Varianzaufklärung ist das „Ich in der Depression" (8.0% der Gesamtvarianz). Das Element mit der zweithöchsten Varianzaufklärung (6.5%) ist die „Konfliktperson" (ein Arbeitskollege der Patientin). Abb. 82 stellt die Ergebnisse der Hauptkomponentenanalyse graphisch dar. Auf der ersten Dimension finden sich auf der linken Seite Persönlichkeitseigenschaften, die verbunden sind mit Autonomie und Objektbezogenheit (eigenständig, selbstbewußt, weitsichtig, intelligent, vertrauensvoll und optimistisch). Diese Eigenschaften kennzeichnen insbesondere das Ideal der Patientin, ihren Vater und ihr „Ich in der Manie".

Die Eigenschaften des Gegenpols beschreiben den hilflosen und abhängigen Teil der Persönlichkeit der Patientin (hilflos, sich verlieren, hilfsbedürftig, verstört, mutlos). Diese Eigenschaften kennzeichnen insbesondere das Element „Ich, wie mich die Mutter sieht" und das „Ich in der Depression", ferner auch das normative Selbst „Ich wie ich sein muß".

Wie dieses subjektive Soziogramm zeigt, differenziert die Patientin nicht zwischen dem Bild, das sie von ihrer Mutter hat, und dem Bild, von dem sie meint, daß ihre Mutter es von ihr hat. Mutterbild, soziales Selbst der Patientin und das krankheitsphasenspezifische „Ich in der Depression" sind verknüpft mit normativen Aspekten. Das „Ich in der Depression" und das normative Selbst sind auf der durch den ersten Hauptfaktor gebildeten Persönlichkeitsdimension (Abhängigkeit) nahezu identisch; die Patientin erlebt sich in diesen beiden Aspekten ihrer Persönlichkeit als „hilfsbedürftig", „sich verlierend", „verstört" und „mutlos". Im Gegensatz dazu markiert der gegenüberliegende Komponentenraum das Ideal der Patientin (eigenständig, selbstbewußt, weitsichtig, intelligent, vertrauensvoll und optimistisch). Das Vaterbild der Patientin, das „Ich, wie mich der Vater sieht" und das krankheitsphasenspezifische „Ich in der Manie" sind auf dieser ersten Dimension nahezu identisch. Es ist zu vermuten, daß die durch Autonomiewünsche gekennzeichneten Idealvorstellungen der Patientin aus der Identifikation mit ihrem Vater resultieren. Das durch die Identifikation mit dem Vater geprägte Ideal der Patientin ist auf dieser ersten Persönlichkeitsdimension völlig konträr dem an der Mutter orientierten normativen Selbst, das im wesentlichen auch das Erleben in der Depression bestimmt. Es fällt auf, daß das Selbst der Patientin auf dieser durch die Polarisierung von Autonomie und Abhängigkeit gekennzeichneten Persönlichkeitsdimension weder dem einen noch dem anderen Pol zuzuordnen ist (die Varianzaufklärung durch das Selbst ist auf der ersten Achse außerordentlich niedrig: 0.2%!). Das konfliktuöse Selbsterleben der Patientin, so läßt sich hier vermuten, könnte Folge ihrer inneren Zerrissenheit zwischen den am Vater orientierten Idealvorstellungen und ihrer Über-Ich-haften Mutteridentifikation sein.

Auf der zweiten Persönlichkeitsdimension (Y-Achse) dominiert der Gegensatz zwischen grandios-narzißtischem Verhalten und Objektbezogenheit. Während lediglich eine Freundin von der Patientin als bescheiden, fair und verständnisvoll beschrieben wird, erlebt sie sich selbst in der Manie ähnlich ihrem Partner, ihrer Mutter und insbesondere der Person, mit der sie besonders viele Konflikte hat: als anmaßend, parteiisch und provozierend. Die „Konfliktperson", die 7.85% der

224 Selbstbild und Objektbeziehungen bei Depressionen

Gesamtvarianz aufklärt, stellt somit – ebenso wie das „Ich in der Depression" auf der ersten Persönlichkeitsdimension und das „Ich, wie mich die Mutter sieht" auf dem dritten Hauptfaktor (Varianzaufklärung 10.76%) – einen wesentlichen Anker im Selbstkonstruktionssystem der Patientin dar.

Diese mit der Repertory Grid-Technik erhobenen Befunde erwiesen sich als kongruent mit den im Verlauf einer längeren psychoanalytischen Therapie gewonnenen Erkenntnissen.

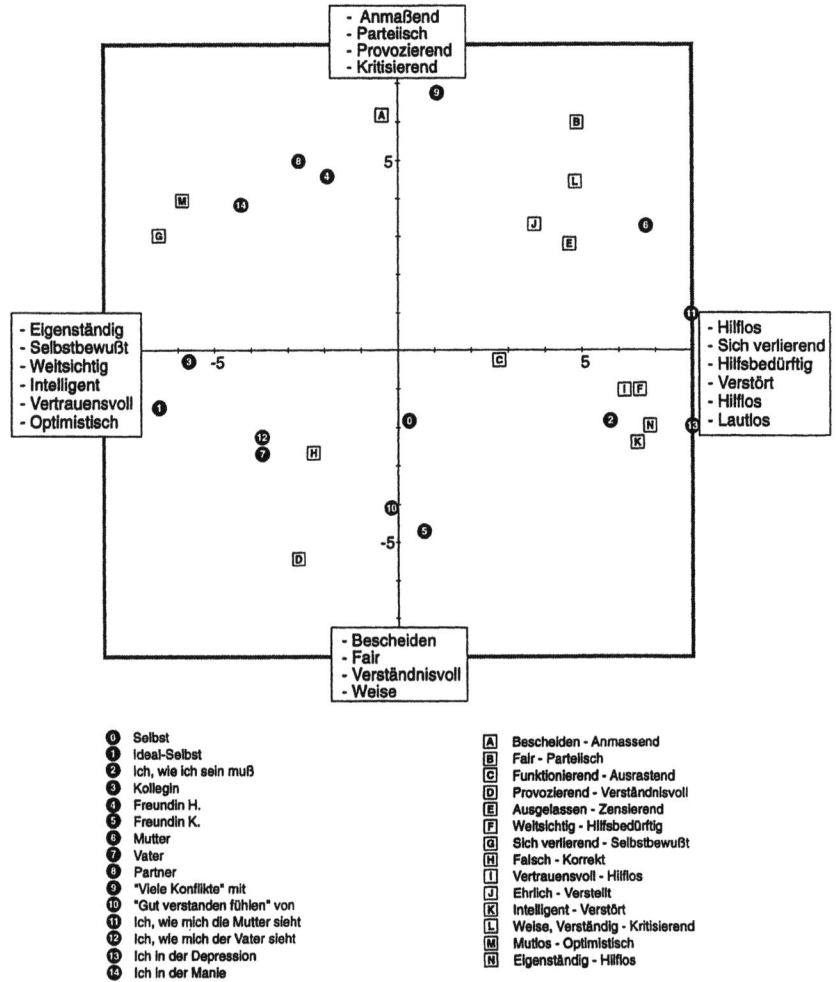

Abb. 82: Grid-Biplot (Frau C.)

Frau C. überwand schließlich ihre Angst, sich „zu aggressiv, verrückt und unkontrolliert" einzubringen und ihre Scham, sich in ihrer Ohnmacht und Hilflosigkeit zu zeigen. Die Patientin erkannte den Zusammenhang zwischen den früheren extremen Stimmungsschwankungen und ihrem – oftmals enttäuschten – „Wunsch nach konfliktfreier Nähe". Diese Sehnsucht hatte in Partnerschaften oft zu einer „Selbstverleugnung" und Aufgabe eigener Bedürfnisse geführt. Nachdem sie früher auf Konflikte in Beziehungen häufig mit der Angst reagiert hatte, von ihren Gefühlen überschwemmt zu werden („Die Grenzen lösten sich auf"), entdeckte sie nun, „mit Trauer das Vergangene berühren zu können und ohne Schuldgefühle gehen zu dürfen".

Frau U:

Frau U. (vgl. Tab. 60) befindet sich wegen einer neurotischen Depression in ambulanter Psychotherapie. Sie ist das jüngste von drei Kindern. Die Patientin wurde zehn Monate nach dem Tod ihres damals viereinhalb Jahre älteren Bruders geboren. Bereits in ihrer Kindheit habe sie sich als ein „unzu-reichender Ersatz für den toten Bruder" erlebt. Die chronischen Konflikte der Eltern, „die nicht zueinander kommen konnten", belasteten sie sehr. Es entsteht der Eindruck, als ob die Patientin in einem Loyalitätskonflikt gebunden gewesen ist. Sie sei niemals sicher gewesen, ob sie sich ohne Schuldgefühle ihren Eltern nähern durfte. Dabei belastete sie vor allem die kühle Haltung der Mutter, von der sie sich abgelehnt gefühlt habe. Erst sehr spät sei ihr bewußt geworden, daß die Mutter um den toten Sohn nicht trauern konnte, der durch eine gewisse Fahrlässigkeit der Großeltern ums Leben gekommen sei.
Frau U. suchte das emotionale Defizit in der Beziehung zur Mutter durch eine sehr enge Bindung an den mütterlich wirkenden Vater auszugleichen. Sie erlebte sich stets als „Vater-Tochter". Der Vater habe gewünscht, daß sie erfolgreich werde. Die Patientin entwickelte ein sehr hohes Ich-Ideal und hielt fest an einem idealisierten Bild ihres Vaters. Autonome und aggressive Impulse waren verknüpft mit Schuldgefühlen. Bereits in der Kindheit und später in der Pubertät bestand eine depressive Grundstimmung mit grüblerisch-masochistischen Zügen. Sie hatte das Gefühl, den Erwartungen ihres Vaters entsprechen zu müssen, fühlte sich zugleich blockiert, sich in adäquater Weise abzugrenzen und eigene Bedürfnisse unter Umständen auch konfrontativ zu vertreten. Mehrfach entwickelte sie eine idealisierende Beziehung zu ihren Vorgesetzten, die regelmäßig mit tiefen Enttäuschungen verknüpft waren. Sie fühlte sich stets „abgespeist und ausgenutzt". Die Trennung von einem als „weich" und „mütterlich" beschriebenen Freund, zu dem sie eine eher platonische Beziehung unterhielt, trug schließlich zum erstmaligen Auftreten einer schweren und anhaltenden depressiven Verstimmung bei. Der Patientin wurde eine Psychoanalyse empfohlen.

Tab. 60: Grid-Rohdaten einer 45-jährigen Patientin (Frau U.; Diagnose: Neurotische Depression).

	Selbst	Ideal-Selbst	Ich, wie ich sein muß	1. Vorgesetzter	2. Vorgesetzter	Schwester	Mutter	Vater	Partner/in	Viele Konflikte (2. Freundin)	Gut verstanden	Ich, wie mich die Mutter sieht	Ich, wie mich der Vater sieht	Ich in der Depression	Ich, wenn es mir gut geht	
Harmonisch	5	2	2	1	5	2	4	4	2	5	3	3	6	6	2	Disharmonisch
Impulsiv	5	2	2	2	1	1	6	2	5	1	1	4	6	6	3	Verschlossen
Erfolgreich	3	1	1	1	2	1	3	3	1	2	1	3	5	6	2	Versagend
Besitzergreifend	2	3	5	6	1	2	2	2	5	1	5	5	3	2	3	Selbstlos
Ideenreich	3	1	1	1	2	2	4	3	2	2	2	2	5	5	2	Ideenarm
Kritisch	2	3	3	4	2	2	2	2	2	2	2	3	1	2	4	Unkritisch
Beschützend	5	1	1	1	4	1	2	5	1	4	3	1	5	5	2	Verletzend
Selbständig	5	1	1	2	6	1	4	4	1	6	1	2	3	6	2	Unselbständig
Ordentlich	3	3	1	6	2	2	5	3	2	2	2	3	3	5	2	Chaotisch
Optimistisch	5	1	1	2	3	2	5	3	2	3	2	4	5	6	2	Pessimistisch
Egoistisch	2	6	5	5	1	5	3	2	5	1	5	5	1	2	4	Gemeinschaftlich
Zuverlässig	1	2	1	2	2	2	4	4	1	2	2	1	3	3	1	Unzuverlässig
Träumerisch	3	5	5	2	6	5	3	4	5	6	6	2	1	1	4	Vernunftsbetont
Tolerant	3	1	2	2	4	3	4	5	1	4	4	2	5	5	2	Intolerant

Die Ladungen der Elemente und Konstrukte auf der ersten Hauptkomponente (vgl. Tab. 61) klären etwa 60% der gesamten Varianz, die Ladungen auf der zweiten Hauptkomponente klären weitere 21% der gesamten Varianz des Repertory Grid auf. Nach dem „Ich in der Depression" (15.83%) ist das „Ich, wie mich der Vater sieht" das Element mit der zweithöchsten Varianzaufklärung (11.79%). Abb. 83 stellt die Ergebnisse der Hauptkomponentenanalyse graphisch dar. Auf der ersten Dimension befinden sich auf der linken Seite Persönlichkeitseigenschaften autonomer Bezogenheit (selbständig, gemeinschaftlich, harmonisch, beschützend, optimistisch). Diese Eigenschaften kennzeichnen vor allem das Ideal und das normative Selbst der Patientin und ihren früheren Vorgesetzten. Die Eigenschaften des Gegenpols erfassen vor allem die narzißtische Wertigkeitsproblematik, die verknüpft ist mit Mißtrauen und sozialem Rückzug (unselbständig, egoistisch, disharmonisch, verletzend und pessimistisch). Es fällt auf, daß das „Ich in der Depression" und das „Ich, wie mich der Vater sieht" auf dieser Persönlichkeitsdimension nahezu identisch sind. Eine ebensolche Übereinstimmung besteht zwischen dem aktuellen Selbst der Patientin und der Mutter.

Tab. 61: Ergebnisse der Hauptkomponentenanalyse (Frau U.)

Faktor	Spur	in Prozent
1	290.0757	59.09
2	107.3834	21.87
3	28.7077	5.85

Ladungen Elemente

	Faktor 1	Faktor 2	Faktor 3	Varianz %	
0	4.3	0.1	-1.1	5.09	Selbst
1	-5.2	0.0	0.3	6.36	Ideal-Selbst
2	-5.4	-0.3	-1.2	6.56	Ich, wie ich sein muß
3	-4.2	3.1	3.8	8.87	1. Vorgesetzter
4	2.4	-5.2	0.3	7.10	2. Vorgesetzter
5	-3.8	-1.4	-0.1	4.66	Schwester
6	3.6	2.4	0.8	5.66	Mutter
7	2.9	-2.2	1.2	3.94	Vater
8	-4.1	1.9	-2.4	6.04	Partner/in
9	2.4	-5.2	0.3	7.10	Viele Konflikte (2. Chef)
10	-3.5	-1.5	-0.1	4.94	Gut verstanden (Freundin)
11	-1.6	3.5	-0.3	3.78	Ich, wie mich die Mutter sieht
12	6.6	2.4	-1.6	11.79	Ich, wie mich der Vater sieht
13	8.3	2.5	0.7	15.83	Ich in der Depression
14	-2.6	0.2	-0.6	2.27	Ich, wenn es mir gut geht

Ladungen Konstrukte

	Faktor 1	Faktor 2	Faktor 3	Varianz %	
A	5.8	-1.2	-1.0	7.69	Harmonisch - Disharmonisch
B	4.2	5.4	-2.4	11.35	Impulsiv - Verschlossen
C	5.2	1.9	-0.3	6.79	Erfolgreich - Versagend
D	-3.9	3.5	0.1	7.69	Besitzergreifend - Selbstlos
E	4.3	1.4	-0.7	4.83	Ideenreich - Ideenarm
F	-2.1	0.6	1.2	1.98	Kritisch - Unkritisch
G	5.7	-2.0	-0.3	8.75	Beschützend - Verletzend
H	6.3	-2.7	1.5	11.41	Selbständig - Unselbständig
I	1.8	3.0	3.6	5.49	Ordentlich - Chaotisch
J	5.4	1.8	-0.2	7.12	Optimistisch - Pessimistisch
K	-6.0	2.5	0.1	9.32	Egoistisch - Gemeinschaftlich
L	2.2	0.0	1.6	3.04	Zuverlässig - Unzuverlässig
M	-3.4	-5.2	-1.2	8.91	Träumerisch - Vernunftsbetont
N	4.3	-1.4	0.8	5.65	Tolerant - Intolerant

228 Selbstbild und Objektbeziehungen bei Depressionen

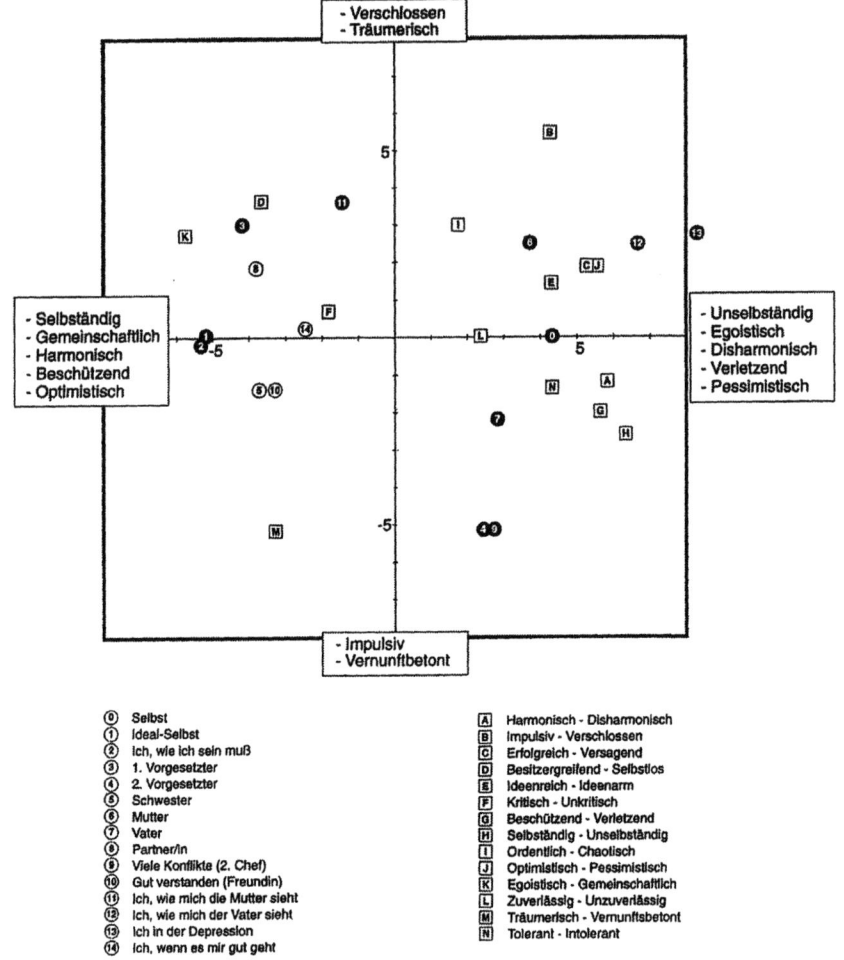

Abb. 83: Grid-Biplot (Frau U.)

Auf dieser für die Entwicklung narzißtischer Stabilität und vertrauensvoller Bindungen wichtigen Dimension des Erlebens ist Frau U. mit ihrer Mutter und dem negativen Bild ihres Vaters identifiziert. Einen scheinbaren Ausweg stellen die Beziehungen zu idealisierten anderen (z.B. Vorgesetzten) dar, an denen Frau U. insbesondere die gelungene Integration von Affekten wahrnimmt (vgl. die zweite Persönlichkeitsdimension, auf der der Gegensatz zwischen träumerischer Verschlossenheit" und „vernunfts-betonter Impulsivität" dominiert). Die eigenen Wünsche und Idealvorstellungen der Patientin sind jedoch nicht in ihr selbst integriert. Diese Bedürfnisse und Gestaltungsmöglichkeiten werden bei den anderen wahrgenommen, während Frau U. der Welt ihrer primären Objektbeziehungen, gerade auch in der Depression, verhaftet bleibt.

5 Diskussion der Ergebnisse

Ziel der vorliegenden Untersuchung war es, das Selbst und die Objektwelt von PatientInnen mit affektiven Störungen zu erforschen. Dazu wurde eine empirisch-psychologische Methodik gewählt, die sowohl den Besonderheiten des Einzelfalles Rechnung trug wie auch bestrebt war, abstraktere, unter Umständen prägnanztypische Zusammenhänge der Intervallpersönlichkeit und der Partnerschaften depressiver PatientInnen zu erfassen. Mittels der idiographischen Methode der Repertory Grid-Technik wie mit Hilfe eines standardisierten Persönlichkeitstests (Gießen-Test-Selbstwahrnehmung und -Fremdwahrnehmung) wurde die Qualität der Selbst-Objektbeziehungen erforscht.

Als *wesentliche Dimensionen* wurden untersucht:

- Die Selbstbilder Depressiver (Selbst, Ideal und Normatives Selbst als Komponenten des Selbstwertgefühls)
- die Selbst-Eltern-Beziehung (Selbst-Mutter-Beziehung und Selbst-Vater-Beziehung)
- die Partnerschaften depressiv Erkrankter.

Es sollte geklärt werden, inwieweit die untersuchten Persönlichkeitsdimensionen und Beziehungsmuster (in den primären wie auch den aktuellen Beziehungen) mit Verlaufsparametern affektiver Störungen korrelieren. In diesem Zusammenhang wurde auch erforscht, wie das affektive Klima in den Primärfamilien von den PatientInnen mit affektiven Störungen retrospektiv eingeschätzt wird.

Neben der Beziehung zu den primären Objekten und den aktuellen BeziehungspartnerInnen galt das Forschungsinteresse auch der Beziehung Depressiver zu ihrem eigenen Körper. Der Forschungsgegenstand der Depression als „leibnächste seelische Störung" legte es nahe, den Grad der Somatisierung der untersuchten PatientInnen mit affektiven Störungen zu erfassen.

Die Ergebnisse der Untersuchung werden vor dem Hintergrund der leitenden Hypothesen diskutiert. Diese wurden auf der Grundlage klinischer Beobachtung und des Studiums der Literatur zu Selbstkonzepten und Objekbeziehungsmustern bei PatientInnen mit affekiven Störungen entwickelt. Abschließend wird nach einer kritischen Auseinandersetzung mit methodischen Problemen dieser Untersuchung der Stellenwert des gewählten idiographischen Verfahrens – der Repertory Grid-Technik – und der damit erhobenen Befunde im Rahmen der empirischen Persönlichkeitsforschung bei affektiven Störungen diskutiert.

5.1
Das untersuchte Kollektiv

Da der Versuch unternommen wurde, die mittels der Repertory Grid-Technik erhobenen idiographischen Befunde nomothetisch zu verwenden, um Aussagen auf einem abstrakteren Niveau hinsichtlich möglicher gruppentypischer Akzente machen zu können, wurde der Vergleich mit einer Kontrollgruppe von Probanden erforderlich, die nicht an einer psychiatrischen Erkrankung litten. Aus forschungspragmatischen Gründen wurde eine Gruppe körperlich Kranker mit orthopädischen Beschwerden gewählt, in deren Vorgeschichte keine Hinweise auf psychosomatische bzw. psychiatrische Erkrankungen vorlagen. Hinsichtlich Alter, Geschlecht und sozioökonomischem Status sind die somatische Kontrollgruppe und die Gesamtgruppe Depressiver vergleichbar. Bei der Interpretation der Befunde ist zu berücksichtigen, daß in der Gesamtgruppe depressiv Erkrankter Frauen überwiegen (59%). Die Bedeutung der Geschlechtsvariable zeigt sich insbesondere auch bei einzelnen Unterformen affektiver Störungen: Bei den monopolaren Depressionen sind Frauen deutlich überrepräsentiert; das Verhältnis ist etwa 2:1 und entspricht somit den Ergebnissen der meisten epidemiologischen Studien über Depressionen (vgl. Weissmann u. Klermann 1977). Bei den bipolaren affektiven Psychosen besteht eine geringfügige Männerwendigkeit in der untersuchten Stichprobe (57% Männer, 43% Frauen), während in der Literatur häufig von einer gleich häufigen Verteilung beider Geschlechter bei bipolaren manischendepressiven Erkrankungen ausgegangen wird (Angst 1966; Weissmann et al. 1984).

Die somatische Kontrollgruppe und die Gesamtgruppe depressiv Erkrankter unterscheiden sich bedeutsam hinsichtlich des Familienstands, der Wohnsituation und des Grads der sozialen Integration: Der Anteil der in festen Partnerschaftlichen Beziehungen lebenden depressiven PatientInnen ist signifikant niedriger, der Anteil der Geschiedenen ist bedeutend höher. Die depressiven PatientInnen haben bedeutend weniger soziale Kontakte als die untersuchten orthopädischen PatentInnen. Die festgestellten sozialen Isolationstendenzen sind vor allem auch im Hinblick auf die erlebte Objektnähe depressiv Erkrankter von großer Bedeutung und sind als Komponenten und Folgen der sozialen circuli vitiosi der Depression anzusehen.

Angesichts der Bedeutung der internalisierten Objektbeziehungen für die Selbstwertregulation wurde der Versuch unternommen, das affektive Klima in den Primärfamilien und die Elternbilder Depressiver mittels eines halbstandardisierten Interviews zu erfassen. Im Hinblick auf den angestrebten Gruppenvergleich und die Erfassung überindividuell gültiger Zusammenhänge, wurde dabei die Flexibilität des Interviews mit der Erfassung quantifizierbarer Daten durch Rating-Skalen verknüpft. Das affektive Klima in der Herkunftsfamilie wurde in der Gesamtgruppe Depressiver und insbesondere von den neurotisch depressiven PatientInnen im Vergleich mit der Kontrollgruppe als bedeutend negativer eingestuft. Während sich zwischen der Gesamtgruppe Depressiver und der somatischen Kontrollgruppe keine signifikanten Unterschiede hinsichtlich der Bedeutung der Mutter und des Vaters fanden, wurden „beide Eltern" als affektiv nächste Bezugspersonen in der Kindheit in geringerem Umfang von den depressiven PatientInnen erwähnt. Es bestanden einige verlaufsgruppentypische Akzente. So gab etwa ein Viertel der neurotisch depressiven PatientInnen an, auf gar keinen Fall Eigenschaften der Mutter übernehmen zu wollen (Orthopädische PatientInnen: 4.3%). Die Vermutung eines besonderen Stellenwertes des Vaters für die Persönlichkeitsentwicklung bipolarer PatientInnen bestätigte sich bei einer größeren Untergruppe: 28% der bipolaren PatientInnen nannten den Vater als affektiv nächste Bezugsperson in der Kindheit.

Die untersuchten depressiven PatientInnen litten bedeutend häufiger unter seelischen und sozialen Belastungen vor Erstmanifestation und im Verlauf der Erkrankung. In diesem Zusammenhang war es von besonderem Interesse, die psychosoziale Ressourcen und Kompensationsmöglichkeiten zu erfassen. Die Untersuchung der erlebten Nähe in der Partnerschaft bestätigte die große Bedeutung partnerschaftlicher Beziehungen gerade auch im Verlauf depressiver Erkrankungen. Die Beziehung zum Partner und zu den Kindern hatte in allen untersuchten Gruppen die grösste Bedeutung. Die auffällige affektive Distanz einer Untergruppe bipolarer PatientInnen (17%), die sich „niemandem affektiv nah" fühlt, könnte auf einen Zusammenhang zwischen längerem Krankheitsverlauf, dem Wegfall des protektiven Faktors einer stabilen Beziehung und einer zunehmenden Destabilisierung im Sinne eines resignativen, subdepressiven Wandels von Stimmung und Einstellungen, wie er von Kröber (1993) für eine Untergruppe bipolarer PatientInnen beschrieben wurde, hinweisen. Allerdings ist die untersuchte Gruppe zu klein, um eine allgemeine Aussage treffen zu können.

Bedeutsame Unterschiede zwischen den depressiven und den orthopädischen PatientInnen fanden sich bei der Erfassung der subjektiv eingeschätzten Qualität der partnerschaftlichen Beziehung. Während die orthopädischen PatientInnen ein eher harmonisches, insgesamt positives Bild ihrer partnerschaftlichen Beziehungen zeichneten, fanden sich bei etwa der Hälfte der neurotisch depressiven PatientInnen Hinweise auf ein manifestes Konfliktpotential in der Partnerschaft (sie gaben an, mit der Partnerschaft „weniger zufrieden" oder „unzufrieden" zu sein). Neurotisch depressive PatientInnen unterschieden sich in der kritischen Einschätzung ihrer Partnerschaften insbesondere auch von den monopolar depressiven PatientInnen. Dieser Befund läßt verschiedene Interpretationen zu. Er kann verstanden werden als Hinweis auf eine interpersonale Abwehrkonstellation in cincr großen Untergruppe der Partnerschaften neurotisch depressiver PatientInnen, in denen konfliktuöse Anteile beider Partner im Sinne kollusiver Muster (vgl. Willi 1972, 1975) agiert werden. Mentzos (1988) hat darauf hingewiesen, daß im Rahmen solcher interaktional organisierten Formen der Abwehr orale Verhaltensweisen des einen Partners die neurotische kompromißhafte Befriedigung von Bedürfnissen des anderen Partners fördern. Dieser Vorgang ist oft reziprok. Klinische Erfahrungen in der psychotherapeutischen Behandlung neurotisch depressiver

PatientInnen unterstreichen, daß in ihren Partnerschaften „masochistische" Muster mobilisiert werden, die unbewusst zu einer Über-Ich-Entlastung beitragen, die Stabilisierung der Selbständigkeit unterstützen und der antizipierten Objektlosigkeit zuvorkommen (Mentzos 1995). In den Interviews mit den untersuchten neurotisch depressiven PatientInnen entstand auch der Eindruck, daß diese zum Teil bestrebt und sehr motiviert waren, sich kritisch mit der in der Partnerschaft erlebten Ambivalenz auseinander zu setzten. Hier deuten sich wichtige therapeutische Anknüpfungspunkte an (vgl. Willi 1992; Willi et al. 1994). Die Unterschiede in der Charakterisierung der Qualität der partnerschaftlichen Beziehung zwischen den neurotisch depressiven und den monopolar depressiven PatientInnen bestätigen die Befunde von Matussek u. Wiegand (1985) und Matussek et al. (1986), die auf das unterschiedliche Ausmaß und die unterschiedliche Bedeutung partnerschaftlicher Konflikte bei beiden klinischen Gruppen Depressiver aufmerksam gemacht haben.

Externalisierungsprozesse prägen nicht nur partnerschaftliche Beziehungen bzw. interaktionelle Abwehr- und Bewältigungsmechanismen, sondern suchen auch den eigenen Körper als Objekt (Hirsch 1989). Erwartungsgemäß zeigte sich, daß der mit *dem Gießener Beschwerdebogen (GBB)* erfaßte Beschwerdedruck in der Gruppe der neurotisch depressiven PatientInnen am höchsten war. Neurotisch depressive PatientInnen litten stärker als die anderen Gruppen Depressiver unter Erschöpfung und Herzbeschwerden. Sie klagten im gleichen Umfang wie die orthopädischen PatientInnen über Gliederbeschwerden. Das Ausmaß der subjektiv wahrgenommenen Körperbeschwerden bei neurotisch depressiven PatientInnen unterstreicht die Bedeutung des Körpers in seiner Funktion als Symbol und Objekt (vgl. Böker 1997c) insbesondere in dieser Untergruppe affektiver Störungen. Diese Interpretation wird auch durch die laienätiologischen Konzepte neurotisch depressiver PatientInnen bestätigt, in denen die körperlichen Beschwerden als überwiegend seelisch verursacht angesehen werden.

Die Gesamtgruppe depressiv Erkrankter unterschied sich von der somatischen Kontrollgruppe durch ein bedeutend höheres Ausmaß an Erschöpfung, Magenbeschwerden und Herzbeschwerden und einen insgesamt höheren Beschwerdedruck. Bei dieser subjektiven Einschätzung der eigenen körperlichen Beschwerden ist eine aktuelle bzw. weiterhin bestehende depressive Verstimmung der PatientInnen zu berücksichtigen. Der Vergleich der von den PatientInnen mittels der *Depressionsskala D-S'* vorgenommenen subjektiven Einschätzung ihrer Befindlichkeit ergab die höchsten Kennwerte bei den neurotisch depressiven PatientInnen. Diese subjektive Einschätzung der aktuellen Befindlichkeit seitens der neurotisch depressiven PatientInnen deckte sich nicht mit der Erfassung der depressiven Symptomatik mittels der Hamilton Depressionsskala. Die deskriptiv statistischen Kennwerte der untersuchten Gesamtstichprobe waren insgesamt sehr niedrig. *Aufgrund der ermittelten HAMD-Kenngrössen kann davon ausgegangen werden, daß die mittels des standardisierten Persönlichkeitstests (Gießen-Test) und des idiographischen Verfahrens (Rep Grid) erfassten Persönlichkeitsdimensionen in der Gesamtgruppe depressiv Erkrankter nicht durch aktuelle depressive Verstimmungen erheblichen Ausmaßes konfundiert wurden.*

5.2
Selbst- und Fremdwahrnehmung im Gießen-Test

Der Gießen-Test wurde zur Erfassung des Selbstkonzepts, der Eltern- und Partnerbilder und zur Untersuchung der Paarinteraktionen eingesetzt. Bei der Konstruktion dieses standardisierten Persönlichkeitstests sind psychoanalytische und sozialpsychologische Gesichtspunkte eingegangen. Somit ergeben sich Bezüge sowohl zur Selbstkonzeptforschung wie auch zu den Rollentheorien. Auf der Grundlage der von Beckmann (1994) entwickelten *Ähnlichkeitskoeffizienten* wurde ein Vergleich zwischen dem Selbstbild, dem Ideal und dem Normativem Selbst Depressiver durchgeführt, indem die Selbstbild-Relationen einem sechsstufigen Kategorien-System (Kategorie 5 = vollständige Konvergenz; Kategorie 0 = vollständige Divergenz) zugeordnet wurden. Es hat sich inzwischen in der Psychotherapieforschung bewährt, die Selbst-Ideal-Relation zur Operationalisierung von Selbstwertstörungen heranzuziehen (vgl. Beckmann u. Davies-Osterkamp 1979; Maack u. Beckmann 1979; Bartholomew 1990; Basler et al. 1996). Erwartungsgemäß *unterschied sich die Gesamtgruppe Depressiver von der Kontrollgruppe durch das Überwiegen asymetrischer Selbstbild-Idealbild-Relationen.* Dieser Befund läßt sich als Hinweis werten, daß die für die Dynamik der Depression grundlegende Störung der narzißtischen Homöostase somit auch die Selbstwahrnehmung der meisten PatientInnen mit affektiven Psychosen im sog. symtomarmen Intervall bestimmt. Daneben finden sich größere Untergruppen von PatientInnen mit affektiven Störungen, bei denen keine Selbstwertproblematik – operationalisiert über die Selbstbild-Idealbild-Symmetrie auf der Grundlage von Ähnlichkeitskoeffizienten – vorliegt. So wurde bei einem Viertel der monopolar depressiven PatientInnen eine weitgehende Symmetrie von Selbst- und Idealbild festgestellt.

Es wurde ferner das Selbstbild Depressiver mit dem Normativen Selbst („Ich, wie ich sein muß") verglichen. Bedeutsame Unterschiede zwischen der Gesamtgruppe depressiv Erkrankter und der Kontrollgruppe bestanden nicht. Die neurotisch depressiven PatientInnen unterschieden sich tendenziell von affektpsychotischen und orthopädischen PatientInnen. Ca. zwei Drittel (66.7%) der neurotisch depressiven PatientInnen wiesen eine Asymmetrie von Selbst und Normativem Selbst auf. Diese läßt sich als eine durch die depressive Selbstwahrnehmung akzentuierte Auseinandersetzung mit normativen Gesichtspunkten und Schuldgefühlen interpretieren. Das deutliche Überwiegen konvergenter Selbst-Normatives Selbst-Relationen bei den schizoaffektiven Psychosen (79.1%) kann demgegenüber als Ausdruck einer Tendenz zu einer rigiden Restrukturierung des Selbst nach Abklingen der manifesten psychotischen Symptomatik verstanden werden.

Hinsichtlich des Vergleiches von Ideal und Normativem Selbst unterscheiden sich die depressiven PatientInnen ebenfalls nicht von der orthopädischen Kontrollgruppe. Es überwiegen symmetrische Ideal-Normatives Selbst-Relationen (Kategorie 4 und 3). Dieser Befund steht im Einklang mit den Untersuchungsergebnissen von Freiling (1976), der ebenfalls keine relevanten Differenzen zwischen dem Idealbild und dem Normativem Selbst („Wie ich sein soll") gefunden hatte. Hierbei ist zu berücksichtigen, daß das auf der Ebene der Gießen-Test-Standardskalen festgestellte ideale Selbstbild im wesentlichen auf allgemeinen Sozialstereotypien beruht, worauf Beckmann u. Davies-Osterkamp (1979) hingewiesen hatten. Dies trifft im wesentlichen auch für das Normative Selbstbild zu, soweit dieses auf der Ebene der Gießen-Test-Standardskalen beschrieben wird. Inwieweit sich gruppentypische Konturen des Idealbildes und des Normativen Selbst mit Hilfe des Gießen-Tests bei affektiven Störungen erfassen lassen, soll auf der Item-Ebene überprüft werden. Die Ergebnisse dieser Datenanalysen werden in den Arbeiten von Himmighoffen (1999), Rinnert (1999), Kessler (1999) und Walesch (1999) dargestellt.

Das *aktuelle Selbstbild der Gesamtgruppe Depressiver wird inhaltlich bestimmt durch die Dimensionen „Kontaktarmut", „Leistungsinsuffizienz" und „fehlende Anpassung".* Das Ideal der untersuchten depressiven PatientInnen wird hingegen durch den Wunsch nach „Kontaktfähigkeit" und „Anpassung" charakterisiert. Lediglich eine Untergruppe der bipolar affektpsychotischen und der monopolar manischen PatientInnen negierte dieses an sozialen Leitbildern orientierte homogene Idealbild leistungsbezogener Lebensvorstellungen. Neben dem Wunsch nach „Anpassung" wird das Idealbild der Gesamtgruppe Depressiver ferner durch die Kategorie „Entspannung" charakterisiert. Wie bereits angesichts der erwähnten Orientierung der Leitbilder an sozialen Rollenklischees zu erwarten war, unterscheidet sich auch das Normative Selbst nicht wesentlich von dem leistungs- und bindungsorientierten Ideal der Gesamtstichprobe. Die Untersuchungsergebnisse stehen im Einklang mit einer kürzlich publizierten Studie von Beckmann et al. (1997), die zeigt, daß das Idealbild allgemeine Normenorientierungen abbildet und sich aus den Dimensionen „soziale Anerkennung" und „Bindung" zusammensetzt.

Die auf der Grundlage der gewählten Gießen-Test-Kategorien festgestellten Selbstkonzepte Depressiver verweisen auf den engen Zusammenhang zwischen der Regulation der narzißtischen Homöostase des einzelnen und der normativen Struktur der Gesellschaft. Diese soziale Dimension der Selbstwertproblematik hatte bereits Freud (1921, S. 73) in seiner „Massenpsychologie und Ich-Analyse" unterstrichen:

„Im Seelenleben des einzelnen kommt ganz regelmässig der andere als Vorbild, als Objekt als Helfer oder als Gegner in Betracht und die Individualpsychologie ist daher von Anfang an auch gleichzeitig Sozialpsychologie in dieser erweiterten, aber durchaus berechtigten Sicht".

5 Diskussion der Ergebnisse

Wenn auch die seelische Verarbeitung von Tradition und Erziehung aufgrund der dynamischen Beziehung zwischen Individuum und Gesellschaft individuell sehr stark variiert, so sind die Idealbilder und die normativen Leitbilder sehr stark an den gesellschaftlichen Rollenklischees orientiert. Diese das kreative Gestaltungspotential unter Umständen erheblich einschränkende Abhängigkeit wurde bei affektiven Störungen insbesondere in der rollendynamischen Theorie von Kraus (1979, 1988, 1991) beschrieben. Aus einer objektbeziehungsdynamischen Perspektive wird in dem von Mentzos (1995) entwickelten Modell der pathologischen Selbstwertregulation bei verschiedenen affektiven Störungen insbesondere die Bedeutung der affektiven Resonanz und der idealisierenden Identifikation mit wichtigen anderen betont. Auch die in der vorliegenden Untersuchung erhobenen Befunde unterstreichen, daß die Klinik der Depression immer auch mit der gesellschaftlichen Wertewelt und deren Wandel konfrontiert ist.

Angesichts der Bedeutung von Identifikationsmustern im Hinblick auf die Entwicklung eines kohärenten Selbstkonzeptes und stabilen Selbstwertgefühls (vgl. Kapitel 2) wurde die Beziehung zwischen den Selbstbildern und den Elternbildern auf der Grundlage der Gießen-Test-Standardskalen untersucht. Entsprechend der von Beckmann (1994) für die Paardiagnostik vorgeschlagenen Operationalisierung wurde eine Zuordnung der jeweiligen Selbstbild-Elternbild-Relationen zu einem sechsstufigen Klassifikationssystem vorgenommen, das eine Hierarchie symmetrischer bzw. asymmetrischer Beziehungsmuster darstellte. Es bestand insgesamt eine Tendenz zu eher konvergenten Selbstbild-Mutterbild-Relationen; bedeutsame Unterschiede zwischen der Gesamtgruppe depressiv Erkrankter und der somatischen Kontrollgruppe fanden sich nicht. Eine Untergruppe der PatientInnen mit monopolarer Depression wies eine vollständige Symmetrie von Selbstbild und Mutterbild (20% der monopolar depressiven Patientinnen) auf. Diese Befunde sprechen dafür, daß die in dem objektbeziehungsdynamischen Modell der pathologischen Selbstwertregulation bei affektiven Störungen von Mentzos (1995) angenommene Identifikation am mütterlichen Über-Ich bei monopolar depressiven PatientInnen mit der gewählten Operationalisierung nicht falsifiziert werden kann und das Modell somit seine Gültigkeit behält. Dabei ist selbstverständlich zu berücksichtigen, daß mit Hilfe der Gießen-Test-Diagnostik die Über-Ich Struktur nicht unmittelbar erfaßt werden kann, sondern nur deren Niederschläge in Form der kognitiv zugänglichen Selbst- und Fremdbilder.

Das eigene Ideal wurde sowohl von orthopädischen wie auch von depressiven PatientInnen deutlicher vom Mutterbild abgegrenzt als das Selbst. Signifikante Unterschiede zwischen Gesamtgruppe depressiv Erkrankter und der somatischen Kontrollgruppe bzw. zwischen den verschiedenen Verlaufsgruppen affektiver Störungen bestanden nicht. Bei diesen Zusammenhängen ist zu berücksichtigen, daß das Ideale Selbst relativ stereotyp und unabhängig von Geschlecht und Alter ist (Beckmann u. Davies-Osterkamp 1979), während das Selbst Depressiver eher dem weiblichen Rollenstereotyp entspricht.

Auch der Vergleich der Relation von Normativem Selbst und Mutterbild ergibt keine signifikanten Unterschiede zwischen der somatischen Kontrollgruppe und der Gesamtgruppe Depressiver. Es besteht eine große Heterogenität der Verteilungsmuster, wobei monopolar manische PatientInnen das Normative Selbst am deutlichsten vom Mutterbild abgrenzen.

Die Bedeutung des Vaterbildes für die Konturierung des Selbst wurde in der Literatur und in bisherigen Untersuchungen eher vernachlässigt. Gerade im Hinblick auf die Frage, inwieweit eine neben der primären Identifikation mit der Mutter vorhandene Vater-Identifikation zur narzißtischen Stabilisierung beiträgt und somit auch die Entwicklung psychopathologischer Befunde beeinflussen kann, war der Vergleich zwischen dem Selbstbild und dem Vaterbild von Interesse. Die Frage, ob ubiquitär vorhandene psychodynamische Zusammenhänge oder eher krankheitsspezifische Muster wirksam sind, konnte mit Hilfe des Vergleiches zwischen der Gesamtgruppe Depressiver und den somatischen PatientInnen beantwortet werden. Es zeigte sich, daß sich beide Gruppen – auf der Ebene der gewählten Operationalisierung – nicht hinsichtlich der Häufigkeit asymmetrischer und symmetrischer Selbstbild-Vaterbild-Relationen unterschieden: Sowohl bei den orthopädischen PatientInnen wie auch bei den depressiven PatientInnen überwogen symmetrische Beziehungen zwischen dem Selbst- und Vaterbild (jeweils ca. 60% der PatientInnen). Diese Tendenz, das Selbst ähnlich dem Vaterbild zu beschreiben, war bei den PatientInnen mit bipolaren affektiven Psychosen am ausgeprägtesten (80% der PatientInnen dieser Gruppe waren den Kategorien 5 bis 3 zuzuordnen). Dieser Befund stützt die Annahme, daß die väterliche Über-Ich-Identifikation für die Entwicklung des Selbst und des eigenen Über-Ichs bipolarer PatientInnen von besonderer Bedeutung ist (vgl. Mentzos 1995).

Im Gegensatz zu der überwiegenden Symmetrie von Selbst- und Vaterbild orientiert sich das Ideal der Gesamtstichprobe tendenziell eher am Negativ des Vaterbildes. Die Beziehung zwischen dem Selbstbild und dem Vaterbild wird von etwa einem Drittel der PatientInnen der Gesamtgruppe und der einzelnen klinischen Untergruppen auf der Ebene der gewählten Operationalisierung durch die Kategorie 2 (höchste negative Valenz, höchste projektive Identifikation) bestimmt.

Um die Identifikationsmuster genauer beschreiben zu können, wurde der Einfluß der Geschlechtsvariable auf die Beziehungen zwischen dem Selbstbild, dem Idealbild, dem Normativen Selbst und den Elternbilder untersucht. Diesbezüglich fanden sich keine geschlechtsspezifischen Unterschiede zwischen der Gesamtgruppe depressiv Erkrankter und der somatischen Kontrollgruppe. Aus inferenzstatistischen Gründen wurde auf eine Signifikanzprüfung der Unterschiede zwischen den einzelnen Gruppen depressiv Erkrankter verzichtet. Einzelne geschlechtsspezifische Akzentuierungen sollen erwähnt werden. Es überrascht zunächst, daß die Selbstbild-Mutterbild-Symmetrie in der Gruppe der monopolar depressiven Männer am häufigsten anzutreffen ist (33.3%). Eine noch größere Gruppe monopolar depressiver Männer grenzt hingegen ihr Ideal deutlich vom Mutterbild ab (44% monopolar depressiver Männer sind der Kategorie 2 zuzuordnen). Auch in diesem Zusammenhang sind Rollenklischees zu berücksichtigen: So entspricht das Selbstbild depressiver Männer dem weiblichen Rollenklischee,

während das Ideal depressiver Männer sich deutlich vom weiblichen Rollenstereotyp abgrenzen läßt.
Der Einfluß der Geschlechtsvariable auf die Idealbild-Vaterbild-Relation war am deutlichsten in der Gruppe der bipolaren affektiven Psychosen. Die untersuchten männlichen Patienten grenzten ihr Ideal häufiger vom Bild des Vaters ab als die untersuchten Frauen mit bipolaren affektiven Psychosen, bei denen eine Idealbild-Vaterbild-Konvergenz vorherrschte. Das Ideale Selbst und das Normative Selbstbild stehen in Kontrast zu dem – durch männliche Rollenstereotypien geprägten – Vaterbild. Monopolar manische PatientInnen akzentuieren insbesondere die Anpassungs- und Durchsetzungsfähigkeit des Vaters, depressiv neurotische und schizoaffektive PatientInnen charakterisieren den Vater als leistungsfähig. Diese Eigenschaft verbindet sich bei einer größeren Untergruppe in der untersuchten Gesamtstichprobe mit der negativen Einschätzung fehlender Kontaktfähigkeit des Vaters.
Zusammenfassend läßt sich feststellen, daß die mittels Ähnlichkeitskoeffizienten auf der Basis der Gießen Test- Kategorien (vgl. Beckmann 1994) berechneten Relationen zwischen den Selbstbildern die Selbstwertproblematik in der Gesamtgruppe Depressiver auch nach Abklingen der manifesten depressiven Symptomatik unterstreicht. Darüber hinaus wird der Einfluß von Sozialrollenstereotypien auf das Ideale Selbst, das Normative Selbst, das Mutter- und Vaterbild deutlich. Bestimmte Relationen von Selbstbildern und Elternbildern finden sich gehäuft in einzelnen Untergruppen der untersuchten Verlaufsformen affektiver Störungen, sind jedoch nicht spezifisch für die jeweilige Gruppe. So findet sich bei 20% der untersuchten monopolar depressiven PatientInnen eine komplette Konvergenz zwischen Selbstbild und Mutterbild. Die an bipolaren affektiven Psychosen erkrankten Männer weisen eine Häufung asymmetrischer Idealbild-Vaterbild-Relationen auf. Die hypothetisch vermutete Bedeutung des Vaters für die narzißtische Regulation bipolarer PatientInnen könnte somit ihren Niederschlag darin finden, daß die Abgrenzung des eigenen Ideals vom ambivalenten Vaterbild es einer größeren Untergruppe bipolarer PatientInnen ermöglicht, ihr Selbst zu konturieren.
Es ist davon auszugehen, daß das Verhältnis von Selbstkonzept und Elternbildern durch zahlreiche interagierende Faktoren (Geschlecht, persönlichkeitsstrukturelle Merkmale, soziale Rollenstereotypien) bestimmt wird. Die zu erwartende große individuelle Variabilität der Zusammenhänge zwischen dem Selbstbild, dem Idealen Selbst, dem Normativen Selbst und den Elternbildern läßt sich mittels der gewählten Operationalisierung auf der Ebene der Gießen Test-Standardskalen nicht erfassen und sollte mittels der idiographischen Befunde transparenter gemacht werden.

5.3
Paar-Interaktionsdiagnostik mit dem Gießen-Test

Die Bedeutung der kompensatorischen Funktionen der Paarbeziehungen wird von verschiedenen theoretischen Schulen konzeptualisiert (vgl. Kapitel 2). Bei der Untersuchung der Paarstruktur Depressiver wurde davon ausgegangen, daß das Konfliktpotential in den Beziehungen der depressiven PatientInnen und ihren PartnerInnen sowohl durch neurotische Festschreibungen, wie auch durch krankheitsbedingte Einschränkungen und normative Erwartungen (z.B. Rollenkonflikte des depressiven Mannes) bestimmt wird. Es sollte die Frage untersucht werden, inwieweit sich in der Paarstruktur der PatientInnen mit affektiven Störungen Hinweise auf interpersonelle Konfliktlösungsstrategien finden, die einen eher progressiven, kompensatorischen Charakter aufweisen bzw. unter Umständen eher restriktiv-komplementäre Muster vorhanden sind (vgl. Arieti u. Bemporad 1982; Stierlin 1983; Stierlin et al. 1986). Aufgrund seiner schwerpunktmässigen Akzentuierung psychosozialer Merkmale hat sich der Gießen-Test inzwischen in der Paardiagnostik sehr gut bewährt (Beckmann et al. 1991; Brähler u. Brähler 1993). Mittels des Gießen-Tests lassen sich sowohl Bezüge zum Selbstkonzept beider Partner wie zur Rollenverteilung in der Partnerbeziehung herstellen. *Als zentraler Aspekt der Selbst- und Fremdbildübereinstimmungen der Partner wurden die von Beckmann (1993, 1994) entwickelten Paarkategorien Macht, Status und Valenz in den Beziehungen Depressiver untersucht. Macht entspricht dem Grad der Symmetrie bzw. Komplementarität der Positionen und erfaßt das Verhältnis von Über- und Unterordnungen im Rahmen asymmetrischer Beziehungen. Status entspricht dem Grad der Bestätigung bzw. Negation der Position und erfaßt den Grad der sozialen Anerkennung innerhalb der Partnerschaft. Die Valenz erfaßt die Bindungsmöglichkeiten, die auf affektive Reiz-Reaktionsmuster zurückgehen.* Für den Grad der Ähnlichkeit zwischen Selbst- und Fremdbildern in einer Paarbeziehung wurde eine Operationalisierung gewählt, nach der der Grad der Bestätigung des Selbstbildes durch das Fremdbild des Partners in sechs Stufen möglich ist. Eine vollständig symmetrische Beziehung (B = 5) bedeutet im Rahmen dieser Operationalisierung, daß Selbst- und Fremdbild beider Partner im Mittel in allen fünf bipolaren Gießen-Test-Paarkategorien (Anpassung, Durchsetzung, Leistung, Entspannung und Kontakt) übereinstimmen; in einer asymmetrischen Beziehung (B = 0) besteht das andere Extrem völlig fehlender Übereinstimmung dieser Paarkategorien.

Da die beschriebene Operationalisierung bisher nicht bei einer größeren Stichprobe depressiv Erkrankter Anwendung fand, die sämtliche Verlaufsformen affektiver Störungen erfaßt, wurde eine explorative, deskriptive Datenanalyse vorgenommen. Als möglicher Einflußfaktor auf die Art der Paardyade wurde insbesondere die Geschlechtsvariable berücksichtigt. Die gewählte Operationalisierung sollte dem Dilemma der Paardiagnostik Rechnung tragen, „gleichzeitig individuelle Charakteristika der Partner jeweils einzeln und deren teils auch neurotisch

bedingte Verschränkung (Kollusion) simultan, möglichst auf einem repräsentativen Stichprobenhintergrund, zu berücksichtigen" (Beckmann 1994, S. 93).
Für die Gießen-Test-Beziehungsdiagnostik wurden nur diejenigen PatientInnen herangezogen, bei denen vollständige Gießen-Test-Sets (Selbst- und Fremdbild von PatientIn und PartnerIn) vorlagen (n = 88). Wie auf Grund der Bindungsproblematik und der in der Literatur beschriebenen negativen sozialen Folgen der mit extremen Stimmungsschwankungen einhergehenden bipolaren Störung (vgl. Kröber 1993a,b) zu erwarten war, ergaben sich die grössten Schwierigkeiten bei der Durchführung der Partnerdiagnostik in der Gruppe der schizoaffektiven Psychosen und der bipolaren affektiven Psychosen. Lediglich 11 der 29 PatientInnen mit schizoaffektiven Psychosen gaben an, in einer festen Partnerschaft zu leben, in der der Partner/die Partnerin bereit war, an der Interaktionsdiagnostik teilzunehmen. Von den 37 PatientInnen mit bipolaren affektiven Psychosen wurden nur 17 in die Interaktionsdiagnostik einbezogen. In diesem Zusammenhang ist die festgestellte höhere Scheidungsrate der bipolaren PatientInnen zu berücksichtigen, die insbesondere mit längerem Krankheitsverlauf korreliert.
Symmetrische bzw. komplementäre Beziehungsmuster (im Sinne der Beckmannschen Beziehungskategorie „Macht") wurden durch den Vergleich der Selbstbilder der Partner erfaßt. Die Gesamtgruppe depressiver PatientInnen unterscheidet sich in dieser Beziehungsdimension nicht von der orthopädischen Kontrollgruppe. Größere Unterschiede in der Verteilung der mit dem Gießen-Test erfaßten symmetrischen bzw. komplementären Paarbeziehungskonstellationen finden sich hingegen bei den unterschiedlichen Verlaufsformen affektiver Störungen. Die Vielfalt der möglichen Paarbeziehungskonstellationen war bei den einzelnen Verlaufsformen in unterschiedlicher Weise eingeengt. Bei depressiv neurotischen Männern konnten beispielsweise keine vollständig symmetrischen Beziehungen festgestellt werden; es überwiegen asymmetrische Beziehungsmuster. Bei den untersuchten monopolar depressiven Männern und Frauen überwiegen demgegenüber symmetrische Beziehungsmuster. Der überwiegende Anteil der Beziehungen der untersuchten bipolaren PatientInnen war der Kategorie 2 zuzuordnen. Diese Beziehungskategorie weist nach Beckmann (1994) am ehesten auf eine projektiv-identifikatorische Verklammerung des Paares hin. Die festgestellten Unterschiede in der Verteilung der mit dem Gießen-Test diagnostizierten Beziehungsmuster (hohes Maß an Übereinstimmung beider Partner in den Beziehungen monopolar depressiver Männer und Akzentuierung asymmetrischer Beziehungsmuster bei neurotisch depressiven Männern) unterstreichen den Einfluß der Geschlechtsvariable auf die Wechselwirkung persönlichkeitsspezifischer und interaktioneller Faktoren bei der Bewältigung der Depression. Während sich die Partnerin des monopolar depressiven PatientInnen versucht einzustimmen, können die Abgrenzungsbestrebungen in den Partnerschaften neurotisch depressiver Männer als Ausdruck kollusiver Beziehungsmuster verstanden werden, wie sie von Willi (1975) am Beispiel der depressiv-hysterischen Kollusion beschrieben worden sind. Die statistischen Ergebnisse der GT-Paardiagnostik stimmen mit der über Rating-Skalen erfaßten subjektiven Einschätzung der Qualität der Partnerschaft

überein und entsprechen ferner dem unmittelbaren Eindruck, den die UntersucherInnen im Verlauf der Interviews gewonnen haben.
Die Ergebnisse spezifizieren die von Hell (1982) beschriebenen Tendenzen zu komplementären bzw. asymmetrischen Beziehungsmustern bei depressiv Erkrankten. Die mit dem Gießen-Test beschriebenen festgelegten komplementären Positionsverhältnisse im Sinne überstereotypisierter und stark strukturierter Paarbeziehungen stehen dabei, wie Hell (1982) diskutierte, im Einklang mit dem Konzept des *Typus melancholicus* (vgl. Tellenbach 1974) und dessen rollendynamischer Interpretation im Sinne einer Überidentifikation mit einer Rolle (vgl. Kraus 1977). Es läßt sich ferner ein Bezug zu der systemtheoretischen Konzeptualisierung herstellen, nach der die Depression ein bedrohtes familiäres Milieu stabilisiert und unter Umständen zu einem „starren System" führt (Hinchcliffe et al. 1978).
Bei der Interpretation der Gießen-Test-Paardiagnostik-Befunde ist zu berücksichtigen, daß die Komplementarität im Beziehungsmuster Depressiver hauptsächlich durch die Position der PatientInnen begründet war und demzufolge überwiegend Ausdruck ihrer durch den Krankheitsverlauf geprägten Selbstwahrnehmung sein könnte. Die Faktorenwerte des nichtdepressiven Partners entsprachen der Durchschnittsbevölkerung. Bei der Untersuchung der Selbstbilder der Partner der depressiven PatientInnen fanden sich keine Hinweise darauf, daß diese ebenfalls Eigenschaften im Sinne des *Typus melancholicus* aufwiesen.
Als eine weitere Paardimension wurde der *Status als Grad der Bestätigung der Position* untersucht. Hinsichtlich des Grads der Bestätigung der Position bestehen keine signifikanten Unterschiede zwischen der Gesamtgruppe depressiv Erkrankter und der somatischen Kontrollgruppe. In der Gesamtstichprobe überwiegen Beziehungsmuster, innerhalb derer die Partner einander gegenseitig in ihrer Position bestätigen (vor allem Kategorie 4). Ein besonders hohes Maß an Bestätigung ihres Selbstbilds erfahren depressive Frauen durch den Partner (Kategorie 5). Diese auf der vollständigen Übereinstimmung des Selbstbilds des Kranken und des Bildes, das der gesunde Partner von ihm hat, beruhende Paarkategorie findet sich bei der somatisch kranken Frau nicht, beim somatisch kranken Mann nur in sehr geringen Umfang (7%). Demgegenüber werden etwa ein Drittel der neurotisch depressiven und der monopolar depressiven Frauen von ihren Partnern in ihrer Position vollständig bestätigt. In der Gruppe der monopolaren Depression war bei keinem PatientInnen – geschlechtsunabhängig – eine Negation des Selbstbildes durch den Partner festzustellen (Kategorien 0–2: 0%)!
Die *Über- bzw. Unterfrequentierung bestimmter Beziehungsmuster* wurde mittels der Kategorie *Valenz* erfaßt. Dieser Operationalisierungsansatz ermöglicht eine differenziertere Beschreibung der Bindungsmöglichkeiten, die auf affektive Reiz-Reaktionsmuster zurückgehen (Beckmann 1993, 1994). Empirisch wird die Valenz erfaßt, indem pro Merkmalskombination aus den Randsummen die Abweichungen berechnet werden. Während die Valenzen in der Gesamtstichprobe erwartungsgemäß insgesamt klein sind, bestätigen sich die bereits beschriebenen Tendenzen zu einer Akzentuierung bestimmter Beziehungsmuster bei den einzel-

nen Verlaufsformen affektiver Störungen. Bei den neurotisch depressiven PatientInnen findet sich eine Überfrequentierung asymmetrischer Beziehungsmuster. Die Kategorie 2, die – gemessen an den Selbstbild-Fremdbild Korrelationen – auf eine projektiv-identifikatorische Verklammerung des Paares hinweist, liegt mit 11.5% über dem Erwartungswert, die mit einem höheren Grad an Bestätigungen innerhalb der Partnerschaft verbundenen Beziehungsmuster (Kategorie 4 und 3) liegen unter dem Erwartungswert). Eine gegenläufige Tendenz im Sinne einer Akzentuierung eher symmetrischer Beziehungen findet sich demgegenüber in der Gruppe der monopolar depressiven PatientInnen. Die Beziehungskategorien 4 (abgeschwächte Symmetrie) und 3 (negative Valenz im Selbstbild und positive Valenz im Fremdbild) liegen bei dieser Gruppe mit etwa 10% über dem Erwartungswert.

Die ermittelten Valenzen in den Selbstbildern bipolar affektpsychotischer und schizoaffektiver PatientInnen deuten charakteristische Verteilungsmuster an, die jedoch angesichts der geringen Stichprobengrössen nur als Tendenz aufgefaßt werden können. Die Kategorie 2 (höchster Anteil an negativen Valenzen im Selbstbild und positiven Valenzen im Fremdbild) liegt bei den bipolar affektpsychotischen PatientInnen mit etwa 25% deutlich über dem Erwartungswert. Daneben finden sich vollständig symmetrische Beziehungen, die sowohl bei den PatientInnen mit bipolaren affektiven Psychosen wie mit schizoaffektiven Psychosen mit etwa 13% ebenfalls über dem Erwartungswert liegen. Bei dieser Beziehungskategorie läßt sich vermuten, daß sich insbesondere auch im Zusammenhang mit einem längeren Krankheitsverlauf ein hoher sozialer Außendruck entwickelt hat, der die Symmetrie innerhalb der Beziehung fördert. Die Akzentuierung der Beziehungskategorie 2 vor allem in der Gruppe der bipolaren affektiven Psychosen, daneben auch bei den neurotisch depressiven PatientInnen, könnte auf ein größeres Ausmaß an konfliktuöser Spannung in diesen Partnerschaften hinweisen. Dieses Konfliktpotential steht unter anderem in einem Zusammenhang mit den depressiven Ohnmachtsgefühlen der männlichen Patienten, die mit den sozialen Rollenstereotypien kollidieren. Auf diese Rollenkonflikte in den Partnerschaften bipolarer PatientInnen verweist auch die Analyse der an derselben Stichprobe auf der Ebene der Gießen-Test-Standardskalen wie auch auf Itemebene erhobenen Befunde (Himmighoffen 1999). Neben der ausgeprägten Selbstwertproblematik bipolarer PatientInnen, die auch im symptomarmen Intervall zu objektivieren ist, finden sich Hinweise auf eine ausgeprägte Idealisierung der gesunden, dominanten und sich selbst als dominant erlebenden PartnerIn.

Die Akzentuierung symmetrischer Beziehungsmuster bei monopolar depressiven PatientInnen und asymmetrischen Beziehungsmustern bei neurotisch depressiven und bipolaren PatientInnen ist kohärent mit den Untersuchungsbefunden von Matussek u. Wiegand (1985) und Matussek et al. (1986), nach denen Partnerschaftskonflikte eine wesentliche Bedeutung im Verlauf der Erkrankung neurotisch depressiver PatientInnen haben, während der Krankheitsverlauf bei den PatientInnen mit monopolaren Depressionen unabhängig von aktuellen Paarkonflikten war und eher tiefere Verlustängste festgestellt wurden. Die wechselseitige

Bestätigung der Partner in den Beziehungen monopolar depressiver PatientInnen unterstreicht die Stabilität des partnerschaftlichen Gefüges und dessen Bedeutung als psychosoziales Reservoir (Mundt 1995). Inwieweit die relative Rollenfixierung in den Partnerschaften das Entwicklungspotential beider Partner innerhalb der Beziehung einengt bzw. interaktionelle Circuli vitiosi der Depression, wie Arieti u. Bemporad (1982) vermuten, fördert, kann mit den vorliegenden Befunden nicht sicher beantwortet werden. Aufgrund der Ergebnisse von Einzel- und Cluster-Analysen relativierte Hell (1982) den möglichen Zusammenhang zwischen spezifischen Paarstrukturen und einer bestimmten Krankheitsdiagnose der PatientInnen. Er wies darauf hin, daß andere für die Paarbeziehung maßgebende Einflüsse mit dem Gießen-Test nicht erfaßt worden seien. Die Mehrzahl der untersuchten Paare ließen sich bei der Cluster-Analyse einer unspezifischen Durchschnittsgruppe zuordnen. Lediglich Paare mit sehr auffälligen Paarmerkmalen bildeten diagnostisch abgrenzbare Gruppierungen.

Eine *Kategorisierung der untersuchten Dyaden wurde auf der Ebene der von Beckmann (1993, 1994) entwickelten fünf komplementären Paarkategorien (Anpassung, Durchsetzung, Leistung, Entspannung, Kontakt und deren Negationen)* durchgeführt. Auf der Grundlage dieser Operationalisierung sind die Partnerschaften in der Gesamtgruppe Depressiver durch das Erleben fehlender Anpassung ($\overline{AP}/\overline{AP}$) gekennzeichnet. Diese Symmetrie negativer Merkmale könnte eine Überforderung beider Partner andeuten. Zum anderen ist zu vermuten, daß diese Kategorie bereits für die Partnerwahl bestimmend waren („ein Depressiver sucht einen depressiven Partner") bzw. sich der gesunde Partner im Verlaufe der Partnerschaft auf den depressiv erkrankten einstimmt. Diese Einstimmung erfolgt insbesondere seitens der gesunden Partnerinnen depressiver Männer, während sich bei depressiven Frauen dasgleiche Beziehungsmuster wie bei Frauen findet, die an einer körperlichen Krankheit leiden ($\overline{AP}$/LS): Die Unangepaßtheit der erkrankten Frau kontrastiert mit Leistungsstärke des gesunden Mannes. Dieses Muster charakterisiert ebenfalls die Beziehung neurotisch depressiver Männer wie Frauen und diejenige von Frauen, die an einer bipolaren affektiven Psychose leiden.

Im Gegensatz zu diesen eher an gesellschaftlichen Leitbildern wie Anpassung und Leistungsfähigkeit (bzw. deren Negativ) orientierten Paardyaden bei den PatientInnen mit affektiven Psychosen und neurotischen Depressionen, sind die Paarbeziehungen schizoaffektiver PatientInnen vor allem durch die fehlende Möglichkeit zu affektiver Entspannung gekennzeichnet. Diese Ruhelosigkeit erfaßt insbesondere die Beziehungen schizoaffektiver Männer (ES/$\overline{ES}$). Es läßt sich vermuten, daß diese fehlende affektive Entspannung unter anderem eine Folge basaler Bindungsängste schizoaffektiver PatientInnen ist (Böker 1997b).[39]

---

[39] Anhand kasuistischer Beispiele von PatientInnen der untersuchten Stichprobe, bei denen längere psychotherapeutische Behandlungen durchgeführt wurden (vgl. Kapitel 3) läßt sich zeigen, daß die Verbindung von schizophrener Identitätsthematik und depressiver Wertthematik im Zentrum der Psychodynamik der schizoaffektiven Psychosen steht. Diese geht einher mit einem Oszillieren intensiver Nähewünsche, Fragmentationsängsten und der depressiven Angst, in der Annäherung an das Objekt fundamental entwertet zu werden. Diese Dyna-

Die Hinweise auf ein Insuffizienzerleben finden sich bei den monopolar depressiven PatientInnen (56.7%) am häufigsten. Es ist zu vermuten, daß der auch sozialpsychologische Dimensionen erfaßende Gießen-Test bei monopolar depressiven PatientInnen Züge des *Typus melancholicus* (Tellenbach 1974) erfaßt. Die Selbstbilder neurotisch depressiver PatientInnen und ihrer PartnerInnen sind bei etwa einem Viertel dieser Stichprobe neben der Leistungsinsuffizienz durch die Kategorie Kontaktstörung ($\overline{KT}$; 26.7%) und fehlende Anpassung ($\overline{KT}$; 23.3%) charakterisiert. Im Gegensatz zu ihren PartnerInnen beschreibt sich ein Drittel der bipolaren PatientInnen als „nicht angepaßt". In dieser Selbsteinschätzung werden bipolare PatientInnen von ihren PartnerInnen bestätigt. Dieses könnte im Zusammenhang mit den bereits erwähnten Valenzen und dem Überwiegen der Beziehungskategorie 2 darauf hinweisen, daß das in den Beziehungen bipolarer PatientInnen enthaltene Konfliktpotential unter Umständen auch deren Attraktivität bedingt (nach dem Motto: „Gegensätze ziehen sich an").
In der Gesamtstichprobe werden die Selbstbilder der PatientInnen weitgehend von ihren PartnerInnen bestätigt. Lediglich in den Partnerschaften der PatientInnen mit schizoaffekiven Psychosen finden sich Tendenzen einer partiellen Negation des PatientInnenselbstbilds. Schizoaffektive PatientInnen werden doppelt so häufig als kontaktgestört von ihren PartnerInnen wahrgenommen als sie sich selbst einschätzen.
Die Befunde unterstreichen die große Bedeutung der Kategorie „Leistungsinsuffizienz" in der Selbstwahrnehmung und Fremdwahrnehmung der untersuchten Stichprobe depressiver PatientInnen. Diese Kategorie ist als depressionstypisches Merkmal der untersuchten Stichprobe anzusehen. Dabei ist hervorzuheben, daß dieses negative, durch Versagensängste gekennzeichnete Selbstbild wesentlicher Bestandteil der Intervallpersönlichkeit von PatientInnen mit affektiven Psychosen darstellt. Der Befund steht sowohl im Einklang mit dem von Tellenbach (1974) beschriebenen „strengen Ordnungsgefüge" Depressiver wie auch mit dem rollendynamischen Konzept der „Überidentifikation mit einer Rolle" (Kraus 1977). Die Einbettung der narzißtischen Homöostase des einzelnen in die normative Struktur der Gesellschaft, insbesondere auch die Bedeutung der individuell erlebten Leistungsfähigkeit angesichts der notwendigen narzißtischen Resonanz durch andere ist dabei auch in therapeutischer Sicht, z.B. bei der Frage der Indikation zu einzelnen Therapieformen (vgl. Mundt 1995) von Belang. Bei den körperlich erkrankten PatientInnen mit orthopädischen Beschwerden ist ein gewisses Ausmaß an Verleugnungstendenzen wahrscheinlich. Es fällt auf, daß die untersuchten orthopädischen PatientInnen sich in geringerem Umfang (14.8%) als leistungsinsuffizient erleben als ihre gesunden PartnerInnen (22.2%)!
Zusammenfassend läßt sich aufgrund der mit dem Gießen-Test erhobenen paardiagnostischen Befunde festhalten, daß *es keine spezifischen „depressiven Paarbeziehungen" gibt*. Die Partnerwahl geht auch bei depressiven PatientInnen mit

---

mik prägt die Entwicklung der Paarbeziehungen wie auch die der therapeutischen Übertragungs- und Gegenübertragungsbeziehung (Böker 1997b).

überwiegend symmetrischen Beziehungsmustern einher. Diese Beziehungsmuster sind insbesondere auch durch Geschlechterrollen bestimmt. Während das Selbstbild depressiver Patientinnen dem weibliche Rollensteretyp angenähert ist, kollidiert der depressive Mann mit dem männlichen Idealbild. Diese sozialpsychologischen Zusammenhänge sind bei der Interpretation der Gießen-Test-Befunde zu berücksichtigen, um der Gefahr der Verwechslung persönlichkeitspsychologischer wie sozialpsychologischer Kategorien zu begegnen. Die erhobenen Befunde relativieren bisher in der Literatur vertretene eher verallgemeinernde Darstellungen hinsichtlich der Komplementarität in den Beziehungen Depressiver (vgl. Bonney 1977; Bruns u. Wöbbe 1977; Hell 1982).

Die an der untersuchten Stichprobe erhobenen Befunde sind mit der von Mundt (1991) durchgeführten Paardiagnostik bei PatientInnen mit affektiven Psychosen kongruent. Ebenso wie die von Mundt mit einem anderen methodischen Ansatz durchgeführten Untersuchungen finden sich in der eigenen Stichprobe Hinweise darauf, daß die *Vielfalt der möglichen Paarbeziehungskonstellationen bei den einzelnen Verlaufsformen affektiver Störungen in unterschiedlicher Weise eingeengt ist. In den Partnerschaften monopolar depressiver PatientInnen sind symmetrische Beziehungsmuster, in den Partnerschaften neurotisch depressiver PatientInnen sind asymmetrische Beziehungsmuster akzentuiert.* Diese Asymmetrie kann als Ausdruck interpersonaler Abwehr- und Bewältigungsprozesse verstanden werden. Es läßt sich vermuten, „daß durch die Partnerwahl ein unausgesprochenes Arrangement" (Mentzos 1988, S. 23) hergestellt wird, welches durch die implizierte Komplementarität zur Aufrechterhaltung eines narzißtischen Gleichgewichtes beiträgt. Diese Externalisierungsprozesse können unter Umständen von Über-Ich-Spannungen in den Partnerschaften neurotisch depressiver PatientInnen entlasten.

Die Frage bleibt offen, inwieweit die untersuchten – interaktionell als Abwehr- und Bewältigungsmuster – bedeutsamen Beziehungsmuster letztlich beziehungsrelevant werden. Dementsprechend ist als Anker und Fixpunkt von Beziehungen und deren Diagnostik stets die individuelle Persönlichkeit der Partner zu berücksichtigen.

5.4
Zur Bedeutung verengter Konstruktsysteme

In den folgenden Kapiteln werden *die mittels der Repertory Grid-Technik erhobenen idiographischen Befunde diskutiert* und in einen Zusammenhang mit den bisher vorliegenden Ergebnissen in der Repertory Grid-Literatur gestellt. Während bei der mit dem Gießen-Test durchgeführten Analyse der Selbstbilder, der Eltern- und Partnerbilder einschließlich der Paardiagnostik Aussagen auf der Ebene faktorenanalytisch gewonnener Merkmalsdimensionen getroffen wurden, bestand ein wesentliches Ziel in der Anwendung der Repertory Grid-Technik darin, die *Konstruktion des Selbst und der Objektwelt* bei jeder einzelnen depressiven

5 Diskussion der Ergebnisse 247

PatientIn zu erschließen. *Die evozierten Konstrukte wurden als verbale Repräsentanzen innerer Vorgänge verstanden.* Auf diese Weise wurde es möglich, die erhobenen idiographischen Befunde aus einer objektbeziehungsdynamischen Perspektive zu interpretieren. Mit der Möglichkeit, die *idiosynkratischen Befunde nomothetisch zu verwenden und somit auch überindividuelle Zusammenhänge zu erhellen,* eröffnete sich ein – wie Scheer (1993) betonte – reizvoller Zugang zu dem Spannungsfeld von idiographischen Untersuchungen des Besonderen und der nomothetischen Benennung des Regelmäßigen. Unterschiedliche statistische Maße können herangezogen werden, um mehrere Rep Grids bzw. unterschiedliche Stichproben miteinander zu vergleichen. So kann die Varianz aller Eintragungen im Grid als Index für die Extremität eines Urteils aufgefaßt werden. Als Maß für kognitive Komplexität wurde die Varianzaufklärung durch die erste Komponente der Hauptfaktorenanalyse herangezogen.

Es sollte die Frage geklärt werden, inwieweit depressive PatientInnen weniger differenzierte Konstruktsysteme besitzen. Die bisher vorliegenden Befunde sind inkonsistent. Es finden sich vereinzelt Untersuchungsergebnisse, die die Hypothese einer Verengung der Konstruktsysteme als zentrale Vorgänge bei der Depression zu bestätigen scheinen (Sheehan 1981; Hewston et al. 1981). Diese Untersuchungsergebnisse wurden von Niemeyer et al. (1985) relativiert. Letztere beobachteten ein starres Konstruieren nur bei sehr schwerer Depression, während die Selbstkonstruktion bei leichter Depression differenzierter war als bei nicht depressiven Personen.

In der eigenen Stichprobe unterscheidet sich die mittlere Varianzaufklärung durch die erste Hauptkomponente bei den PatientInnen mit affektiven Störungen nicht von derjenigen der somatischen Kontrollgruppe: *Depressiv Erkrankte unterscheiden sich nach Abklingen der manifesten Symptomatik hinsichtlich der kognitiven Komplexität nicht von gesunden Kontrollpersonen.* Die große Variationsbreite der Kennwerte für die Differenzierung des Konstruktsystems veranlaßte zur Bildung von drei Gruppen mit hochdifferenzierten Konstruktsystemen (Varianzaufklärung <40%), durchschnittlich differenzierten Konstruktsystemen (Varianzaufklärung 40 bis 58%) und niedrig differenzierten Konstruktsystemen (Varianzaufklärung >58%). Diese Gruppen waren unabhängig von Alter, Geschlecht, krankheitsverlaufspezifischen Merkmalen und der Untersuchervariable. Ca. 60% der PatientInnen besitzen durchschnittlich differenzierte Konstruktsysteme, ca. 25% verfügen über hochdifferenzierte und ca. 15% über niedrig differenzierte Konstruktsysteme. Einzelne Probanden weisen extrem rigide Konstruktsysteme auf (Varianzaufklärung durch den ersten Hauptfaktor >70%). Bei diesen drei PatientInnen wurden die Diagnosen einer bipolaren affektiven Psychose, einer monopolaren Manie und einer schizoaffektiven Psychose gestellt. Über eine ähnlich hohe, insgesamt seltene Varianzaufklärung durch den ersten Faktor der Hauptkomponentenanalyse > 60% berichtete bisher Brumfit (1985) bei PatientInnen mit Aphasie. Auch einige der von Bartholomew (1990) untersuchten Hepatitis-PatientInnen weisen rigide und erheblich verengte Konstruktsysteme auf.

Der Vergleich der PatientInnen mit affektiven Störungen und derjenigen mit orthopädischen Beschwerden wie auch der Vergleich mit den erwähnten weiteren klinischen Stichproben macht deutlich, daß die Verengung des Konstruktsystems nicht als depressionsspezifisch anzusehen ist, sondern eher als eine kognitive Reaktion auf eine im Rahmen einer körperlichen und/oder seelischen Krankheit aufgetretenen psychosozialen Krise. Im Rahmen einer 2-Punkt-Messung wäre zu klären, inwieweit dieser Befund statisch im Sinne eines Persönlicheitsmerkmals ist bzw. sich innerhalb einzelner Subsysteme und über die Zeit verändern kann. Die Beantwortung der Frage, ob ein undifferenziertes Konstruktsystem nach Abklingen der manifesten depressiven Symptomatik als Grid-Indikator anzusehen ist, bleibt einer intensiven Einzelfallanalyse überlassen. In diesem Zusammenhang ergeben sich interessante interdisziplinäre Ansätze zur Erforschung depressionsbedingter kognitiv-exekutiver Einschränkungen (Lessac 1982, 1994), um die zirkuläre Verknüpfung von depressivem Affekt und kognitiven Prozessen unter Berücksichtigung des jeweiligen biographisch-interpersonalen Kontexts zu erfassen.

5.5
Zur Bedeutung der Elemente

Im Hinblick auf die zentrale Rolle der Selbstwertgefühlregulation und deren Zusammenhang mit den Beziehungen zu wichtigen anderen (Eltern, Partner) wurde ein überindividueller Vergleich angestrebt. *Als Grundlage der Operationalisierung der subjektiven Bedeutung einzelner Selbst-Elemente bzw. wichtiger anderer Personen wurde als statistisches Maß die Varianz aller Eintragungen im Grid herangezogen.* Das Varianzmaß läßt sich nach Raeithel (1993) als Index für die Extremität des Urteils der Probanden auffassen. Je größer die Aufklärung der Gesamtvarianz durch das jeweilige Element ist, um so differenzierter und prägnanter wird es von dem betreffenden Probanden beschrieben. Der überindividuelle Vergleich der prozentualen Varianzaufklärung durch die einzelnen Elemente kann somit Aufschlüsse über unter Umständen krankheitsspezifische bzw. verlaufstypische Konstellationen des Objektraumes liefern. Da es sich bei den auf die Selbst- und Fremdwahrnehmung bezogenen psychosozialen Merkmalen eines Individuums um komplexe Variablen handelt, kann der angestrebte Gruppenvergleich selbstverständlich nur als eine erste Annäherung an eine Typisierung betrachtet werden.

Der Vergleich der mittleren Varianzaufklärung durch die Elemente „Selbst", „Idealselbst" und „Normatives Selbst" ergab keine signifikanten Unterschiede zwischen der Gesamtgruppe Depressiver und der somatischen Kontrollgruppe. Die relativ grösste Bedeutung hat das „Selbst" wie auch das „Ideal" im Konstruktraum monopolar manischer PatientInnen. Die Bedeutung des „Normativen Selbst" ist demgegenüber bei PatientInnen mit monopolarer Manie im Vergleich mit der Gesamtgruppe Depressiver tendenziell niedriger. Dieser Befund läßt sich in einem

Zusammenhang mit der Hypothese einer Relativierung des Über-Ichs und einer Aktualisierung des Grössen-Selbst bei manischen PatientInnen interpretieren (vgl. Mentzos 1995). Demgegenüber bestätigt sich die Annahme nicht, daß die vermutete Über-Ich-Problematik monopolar Depressiver sich in der Bedeutung des „Normativen Selbst" – gemessen an der prozentualen Varianzaufklärung – abbildet.

Wie der Vergleich mit der somatischen Kontrollgruppe zeigt, ist die festgestellte Bedeutung der einzelnen Komponenten der Selbstwahrnehmung bei den verschiedenen Verlaufsformen affektiver Störungen nicht als krankheitsspezifisch zu betrachten. Es finden sich allerdings einige interessante Tendenzen. Es ist anzunehmen, daß die größere Bedeutung des Selbst im Konstruktraum Depressiver sowohl mit der persönlichkeitsbedingten wie auch der krankheitsbedingten Selbstwertproblematik verbunden ist. Das Ideal ist – gemessen an der mittleren Varianzaufklärung – sowohl bei den orthopädischen PatientInnen wie in der Gesamtgruppe Depressiver von größerer Bedeutung als das Selbst. Lediglich bei den neurotisch depressiven PatientInnen besteht kein Unterschied in der Bedeutung dieser beiden Elemente. Auf der Dimension des „Normativen Selbst" deuten sich bei den untersuchten PatientInnen mit neurotischen Depressionen und bipolaren affektiven Psychosen ebenfalls tendenzielle Unterschiede zur Gesamtgruppe Depressiver wie auch zur somatischen Kontrollgruppe an.

Es läßt sich vermuten, daß die in der Konstellation der subjektiv bedeutsamen Selbst-Elemente gefundenen tendenziellen Unterschiede aus dem komplexen Zusammenwirken internaler und externaler Attributionen resultieren. Der Vergleich der Mittelwerte der prozentualen Varianzaufklärung ist deshalb als relativ grobes Operationalisierungsmaß anzusehen. Die bei diesem Vorgehen festgestellten Tendenzen wurden mit einem differenzierteren Auswertungsstrategie abgeklärt. Im Hinblick auf die Streuungen der Ergebnisse empfiehlt sich eine Untersuchung der Bedeutung der Selbstelemente in den einzelnen Verlaufsformen entsprechend ihrer „hohen", „mittleren" und „niedrigen" Bedeutung. Die Ergebnisse dieser differenzierten Abklärung der subjektiven Bedeutung des Selbst, des Ideals und des Normativen Selbst in der untersuchten Stichprobe werden in den Arbeiten von Härtling (1999), Will (1999) und Eppel (1999) dargestellt.

Die Bedeutung wichtiger Bezugspersonen wurde ebenfalls über die mittlere Varianzaufklärung operationalisiert. Die Frage nach der subjektiven Bedeutung der Eltern und des Partners – gemessen an der prozentualen Varianzaufklärung im Objektraum des Grid – war einerseits vor dem Hintergrund objektbeziehungsdynamischer Hypothesen (vgl. Mentzos 1995) wie auch andererseits vor dem Hintergrund der Ergebnisse der Social-Support-Forschung (Übersicht bei Fiedler 1991) von besonderem Interesse. Die klinischen Erfahrungen in der psychotherapeutischen Behandlung von PatientInnen mit depressiven Erkrankungen verweisen auf eine besondere Strenge der Über-Ich-Struktur, die – so Wurmser (1987) – auf einer globalen Introjektion bzw. Identifizierung beruhe und mit einer Abhängigkeitsscham und Trennungsschuld einhergehe. Narzißtische Störungen der Selbstwertgefühlregulation lassen sich in dieser Sichtweise immer ganz zentral auf

Über-Ich-Konflikte beziehen. Die Bindung an Über-Ich-hafte Introjekte ist in der Manie vorübergehend aufgehoben. Mentzos (1995) stellte aus einer objektbeziehungsdynamischen Perspektive die Überlegung an, inwieweit der unterschiedliche Verlauf und die unterschiedlichen persönlichkeitsstrukturellen Eigenschaften von PatientInnen mit affektiven Psychosen Resultat einer eher mütterlichen bzw. väterlichen Über-Ich-Identifikation seien. Er vermutete, daß die rigide Struktur monopolar depressiver PatientInnen, die Tellenbach (1980) als *Typus melancholicus* zusammenfaßte, auf einer ausschließlich am mütterlichen Über-Ich orientierten Über-Ich-Struktur beruhe, während die zumindest vorübergehende Aufhebung der Abhängigkeit vom Objekt und den damit verknüpften rigiden Über-Ich-Forderungen bei bipolaren und monopolar manischen PatientInnen auf einer weiteren Identifikation, nämlich mit dem „väterlichen Über-Ich", basiere. Die genannten theoretischen Modellvorstellungen können nicht unmittelbar mit dem vorhandenen psychodiagnostischen Instrumentarium überprüft werden. Es kann jedoch davon ausgegangen werden, daß die kognitiven Niederschläge innerer Repräsentanzen sich mittels des Rep Grid erfassen lassen.

Es zeigt sich, daß die „Mutter" in der Gruppe der monopolaren Depression verglichen mit den anderen Verlaufsformen affektiver Störungen tendenziell am meisten zur Varianzaufklärung beiträgt. In der über die prozentuale Varianz operationalisierten Bedeutung der Mutter unterscheidet sich jedoch die Gesamtgruppe Depressiver wie auch die Gruppe der monopolar Depressiven nicht signifikant von der somatischen Kontrollgruppe. Im Gruppenvergleich ist die Bedeutung der Mutter bei den PatientInnen mit bipolaren affektiven Psychosen tendenziell am geringsten (Varianzaufklärung: 5.83%).

Auch in der Bedeutung des Vaters unterscheidet sich die Gesamtgruppe Depressiver nicht von den orthopädischen PatientInnen. Tendenziell am differenziertesten wird der Vater von den PatientInnen mit schizoaffektiven Psychosen und neurotischen Depressionen beschrieben, am wenigsten differenziert von den monopolar manischen und den monopolar depressiven PatientInnen. Diejenigen mit bipolaren affektiven Psychosen beschreiben ihren Vater tendenziell differenzierter als monopolar depressive PatientInnen. Bipolare PatientInnen unterscheiden sich jedoch entgegen der Erwartung auf der Ebene der subjektiven Bedeutung des Vaters nicht signifikant von der Gesamtgruppe Depressiver und der somatischen Kontrollgruppe.

Wird die über die Varianzaufklärung gemessene Bedeutung beider Eltern miteinander verglichen (Differenz der Varianzprozente „Mutter" und „Vater"), so zeigt sich, daß die Mutter von monopolar depressiven PatientInnen tendenziell differenzierter beschrieben wird als der Vater. Die Bedeutung des Vaters überwiegt diejenige der Mutter bei den schizoaffektiven Psychosen, den bipolaren affektiven Psychosen und der neurotischen Depression.

Die über die mittlere Varianzaufklärung operationalisierte „Bedeutung" der Eltern stellt eine komplexe psychosoziale Variable dar. Eine Typisierung der klinischen Gruppen depressiver Störungen auf der Ebene dieser Dimension ist aufgrund dessen nicht möglich. Geht man allerdings davon aus, daß Identifikationsprozesse einen wesentlichen Einfluß auf die subjektive Bedeutung der primären Objekte im kognitiven Objektraum haben, lassen sich die aufgezeigten Tendenzen im Einklang mit der objektbeziehungstheoretischen Annahme einer relativ größeren Bedeutung des Vaters im Erleben bipolarer PatientInnen (im Vergleich mit monopolar depressiven PatientInnen) interpretieren. Die erhobenen empirischen Befunde tragen nicht zu einer Falsifizierung dieser Hypothese bei. Als Hinweis auf eine sehr enge und ambivalente Mutterbildung bei monopolar depressiven PatientInnen kann ferner auch die negative „Selbst-Mutter-Differenz" und „Ideal-Mutter-Differenz" der mittleren Varianzprozente verstanden werden (das eigene Selbst und Ideal tragen in geringerem Umfang als die Mutter zur Aufklärung der Gesamtvarianz bei). Diese Befunde sind nicht als spezifisch anzusehen; sie bilden unter Umständen gruppentypische Akzentuierungen individueller Merkmalsmuster im Rahmen eines komplexen Zusammenspiels psychosozialer und kognitiver Faktoren ab.

Hinsichtlich der über die Varianzaufklärung erfaßten Bedeutung des Partners/der Partnerin unterscheiden sich die untersuchten depressiven PatientInnen nicht von den orthopädischen PatientInnen. Ein wesentliches Anliegen der Untersuchung bestand ferner in der retrospektiven Einschätzung des depressiven Erlebens. Dazu wurde das „Ich in der Depression" (bzw. bei den orthopädischen PatientInnen „Ich, wenn es mir schlecht geht") als Element vorgegeben. *Dieses retrospektiv eingeschätzte krankheitsphasenspezifische Element* trägt in der Gesamtgruppe Depressiver wie auch (mit geringem Unterschied) in der somatischen Kontrollgruppe *am meisten zur Klärung der Gesamtvarianz bei. Insbesondere PatientInnen mit bipolaren affektiven Psychosen und monopolarer Depression beschreiben ihr „Ich in der Depression" am differenziertesten.* Das ebenfalls als Element vorgegebene „Ich in der Manie" trägt bei den monopolar manischen PatientInnen erwartungsgemäß am meisten zur Varianzaufklärung bei. Es ist ferner für die PatientInnen mit bipolaren affektiven Psychosen und schizoaffektiven Psychosen von wesentlicher Bedeutung. Die Befunde unterstreichen, in welch großem Umfang das Selbstbild depressiver PatientInnen auch nach Abklingen der manifesten Symptomatik von dem retrospektiv eingeschätzten Erleben während der depressiven und manischen Verstimmung bestimmt wird. Eine inhaltsanalytische Auswertung des krankheitsphasenspezifischen Selbst erfolgte mit Hilfe modifizierter Landfield-Kategorien (vgl. Eppel 1997; Schmeling 1997; Will 1997).

5.6
Zur Regulation des Selbstwertgefühls im symptomarmen Intervall

Die Regulation des Selbstwertgefühls nimmt eine zentrale Rolle in der Psychodynamik der Depression ein (vgl. Kapitel 2). Der depressive Affekt trägt im Zusammenhang mit der gestörten narzißtischen Homöostase zu einer Vielzahl psychosozialer Circuli vitiosi bei, die unter Umständen nach dem wiederholten

Scheitern der unternommenen Bewältigungsversuche in eine schmerzliche Sackgasse einmünden (vgl. Gut 1989). Das im Vergleich mit psychisch unauffälligen Personen stark herabgesetzte Selbstwertgefühl Depressiver konnte durch die mit dem Rep-Test durchgeführten Untersuchungen an klinischen Stichproben objektiviert werden (vgl. Sheehan 1985; Ashworth et al. 1982; Kaplan u.Sedock 1985; Axford u.Jerrom 1986). Das Selbstwertgefühl wurde in diesen Untersuchungen als Abstand zwischen Selbst und Idealselbst operationalisiert. Bei den manifest depressiven PatientInnen wurde ein größerer Abstand zwischen dem Selbst und dem Idealselbst festgestellt als bei den psychisch gesunden Kontrollpersonen.

Durch ein niedriges Selbstwertgefühl werden nicht nur Depressive charakterisiert. Eine Vielzahl weiterer klinischer Gruppen („Neurotische PatientInnen", Schizophrene, Alkoholiker) wiesen auf der Grundlage der gewählten Grid-Dimensionen ein niedriges Selbstwertgefühl auf (vgl. Miller 1980; Ashworth et al. 1982; Winter u. Gournay 1987). Bartholomew (1990) konnte bei den von ihr untersuchten Hepatitis-PatientInnen aufgrund des Selbstwertgefühls drei Gruppen unterscheiden. Die grösste Gruppe (ca. 50%) wies ein niedriges Selbstwertgefühl auf, das den depressiven Gruppen in der Rep-Grid-Literatur vergleichbar war und darüber hinaus mit einer depressiven Grundstimmung im Gießen-Test-Selbst- und Fremdbild korreliert („Offen Depressive"). Das Selbstwertgefühl einer weiteren Gruppe („Unauffällige") entsprach demjenigen psychisch unauffälliger Probanden. Bei einer kleineren Untergruppe („Nicht offen Depressive") wurde ein außerordentlich kleiner Abstand zwischen Selbst und Idealselbst festgestellt. Gleichfalls niedrige Selbstelementeabstände wurden bisher lediglich von Large (1985) bei chronischen SchmerzPatientInnen gefunden und als Ausdruck einer Verleugnungshaltung interpretiert. Für eine solche Abwehr fanden sich bei den „nicht offen Depressiven" Hepatitis-PatientInnen weitere Anzeichen (hypomanische Grundstimmung im Gießen-Test, häufige Mittelankreuzungen im Gießen-Test-Selbstbild, „Splendid Isolation" im Selbst-Ideal-System).

In der eigenen Untersuchung sollte die Frage geklärt werden, inwieweit die Selbstwertproblematik affektpsychotischer PatientInnen deren Selbstbild auch nach Abklingen der manifesten depressiven Symptomatik bestimmt. Neben der in den bisher mit dem Rep-Test durchgeführten Untersuchungen gewählten Operationalisierung des Selbstwertgefühls über die Distanzen zwischen dem Selbst und dem Idealselbst wurden weitere Komponenten des Selbstwertgefühls über die Abstände zwischen Selbst und Normativem Selbst und Normativem Selbst und Ideal-Selbst operationalisiert. *Beim Vergleich der Gesamtguppe depressiv Erkrankter und der somatischen Kontrollgruppe fanden sich keine signifikanten Unterschiede hinsichtlich der mittleren Distanz zwischen Selbst und Ideal-Selbst, zwischen Selbst und Normativem Selbst und zwischen dem Ideal und dem Normativen Selbst.* Aufgrund der großen Streuung der Kennwerte wurden drei Gruppen entsprechend der Verteilung der Abstände zwischen den Selbstelementen gebildet („Hohes Selbstwertgefühl", „Mittleres Selbstwertgefühl", „Niedriges Selbstwertgefühl"). *PatientInnen mit langem Krankheitsverlauf und den Diagnosen „Neurotische Depression" und „Bipolare affektive Störung" haben tendenziell häufiger*

ein *"Niedriges Selbstwertgefühl"* (Selbst-Ideal-Distanz >1.06). Keine(r) der PatientInnen mit monopolarer Manie weist nach Abklingen der Symptomatik im symptomarmen Intervall ein niedriges Selbstwertgefühl auf. Monopolar manische PatientInnen weisen den relativ höchsten Anteil an der Gruppe „Hohes Selbstwertgefühl" auf. Diese Befunde stehen im Einklang mit dem durch Zerssen (1988) beschriebenen *Typus manicus* und dessen grandios-narzißtischer Abwehrstruktur. Die Ergebnisse zeigen darüber hinaus, daß der über die Grid-Parameter operationalisierte „niedrige Selbstwert" nicht als depressionsspezifisch zu werten ist. Das niedrige Selbstwertgefühl von etwa einem Drittel der untersuchten orthopädischen PatientInnen kann ebenfalls im Zusammenhang mit dem durch die somatische Krankheit bedingten Verlust der narzißtischen Balance verstanden werden.
Während sich die somatischen PatientInnen hinsichtlich der Distanz zwischen Selbst und Normativem Selbst gleichmäßig auf die drei Gruppen mit hohem, mittlerem und niedrigem Selbstwertgefühl verteilen, überwiegen in der Gruppe der monopolar depressiven PatientInnen diejenigen mit mittlerem Selbstwertgefühl – gemessen an der Distanz zwischen Selbst und Normativem Selbst – und in der Gruppe der PatientInnen mit bipolaren affektiven Psychosen diejenigen mit einem niedrigen Selbstwertgefühl (ca. 50% der bipolaren PatientInnen). Bei den neurotisch depressiven PatientInnen sind diejenigen mit einem hohen Selbstwertgefühl unterrepräsentiert, diejenigen mit einem mittleren Selbstwertgefühl deutlich überrepräsentiert. Letzteres gilt ebenfalls für die PatientInnen mit schizoaffektiven Psychosen.
Hinsichtlich des über die Distanz zwischen Ideal und Normativem Selbst operationalisierten Selbstwertgefühls finden sich keine signifikanten Unterschiede zwischen der Gesamtgruppe depressiv Erkrankter und der somatischen Kontrollgruppe. PatientInnen mit mittlerem Selbstwertgefühl sind in der Gruppe der monopolar Depressiven wiederum überrepräsentiert, ebenfalls in der Gruppe der neurotisch depressiven und der schizoaffektiven PatientInnen. PatientInnen mit einem niedrigen Selbstwertgefühl sind in der Verlaufsgruppe der bipolaren affektiven Psychosen überrepräsentiert. Werden weitere soziodemographische und Verlaufsvariablen berücksichtigt, so zeigt sich, daß insbesondere PatientInnen mit langem Krankheitsverlauf und der Diagnose einer bipolaren affektiven Psychose tendenziell häufiger der Gruppe „niedriges Selbstwertgefühl" und PatientInnen mit einer monopolaren Manie der Gruppe „hohes Selbstwertgefühl" zugeordnet werden können.
Wie der statistische Vergleich der mittleren Selbst-Idealselbst-Distanzen der eigenen Stichprobe mit denjenigen weiterer klinischer Gruppen und Kontrollpersonen zeigt, bestehen keine signifikanten Unterschiede zwischen den Mittelwerten auf dem Fünfprozentniveau. Mittels der gewählten Operationalisierung und Einteilung der Befunde in drei Gruppen mit hohem, mittlerem und niedrigem Selbstwertgefühl – entsprechend der jeweiligen Distanzen – gelang jedoch eine differenziertere Erfassung der Selbstwertproblematik in einzelnen Untergruppen der Gesamtstichprobe. Die gewählte Operationalisierung ermöglicht ferner, *extreme Positionen einzelner PatientInnen hinsichtlich ihres Selbstwertgefühls* (z.B. völli-

ges Überlappen von Selbst und Ideal bei einem PatientInnen mit bipolarer affektiver Psychose, Differenz zwischen Selbst und Ideal >1.6 bei jeweils einem PatientInnen mit der Diagnose schizoaffektive Psychose, bipolare affektive Psychose und monopolare Depression) *differenzierter zu erfassen* und zu beschreiben. Die relative Häufigkeit der Kategorie „niedriges Selbstwertgefühl" bei PatientInnen mit einer bipolaren affektiven Psychose, insbesondere bei denjenigen mit längerem Krankheitsverlauf, verweist auf einen auch prognostisch wichtigen Faktor. Inwieweit es sich hier um eine besondere Risikogruppe handelt bzw. der erhobene Befund zeitstabil ist, läßt sich nur mit einer Longitudinalstudie klären. Die beschriebenen Tendenzen sollten an einer größeren Stichprobe überprüft werden, insbesondere auch im Hinblick auf die Frage, ob sich auf der Ebene des Selbstwertgefühls die Verlaufsform der monopolaren Manie von den anderen Verlaufsformen affektiver Störungen abgrenzen läßt. Die vorliegenden Befunde verweisen auf die von Kröber (1993a,b) beschriebene Destabilisierung des Selbst im Verlauf bipolarer affektiver Psychosen und können ferner zu Validierung des *Typus manicus* zumindest in einer Untergruppe monopolar manischer PatientInnen (vgl. Zerssen 1988) herangezogen werden.

5.7
Zur sozialen Wahrnehmung depressiv Erkrankter

Der Mangel an Selbstwertgefühl und ein damit verknüpfter sozialer Rückzug tragen häufig zu den Circuli vitiosi der Depression bei. In bisher mit der Repertory Grid-Technik durchgeführten Studien wurde die *soziale Isolation* anhand von drei Grid-Merkmalen erfaßt (vgl. Bartholomew 1990, S. 249f.). Neben der Größe der verfügbaren Bezugsgruppe (ermittelt über die Anzahl der genannten Elemente) und der Isolation im Selbst-Identitäts-System wurde die *soziale Wahrnehmung als mittlere Distanz zwischen Selbst und allen anderen Elementen* zur Operationalisierung herangezogen. Aufgrund der notwendigen Standardisierung der eigenen Untersuchung entfällt das erstgenannte Operationalisierungsmaß. Es wurde *die Frage beantwortet, inwieweit PatientInnen mit affektiven Störungen andere Personen als dem eigenen Selbst ähnlich oder unähnlich wahrnehmen.* Es zeigte sich, daß sich der *mittlere Abstand zwischen dem Selbst und allen Nicht-Selbst-Elementen in der Gesamtgruppe Depressiver nicht signifikant von dem der somatischen Kontrollgruppe unterschied.* Auch der mittels Tukey's Multiple Comparison Procedure durchgeführte Vergleich mit weiteren Kontrollgruppen und den von Axford (1986) und Hewstone (1976) untersuchten Stichproben Depressiver ergab keine signifikanten Unterschiede. Eine differenziertere Einteilung der Stichprobe auf der von *„Objektnähe"* (mittlerer Abstand zwischen Selbst und Nicht-Selbst-Elementen ≤0.95) und *„Objektferne"* (mittlerer Abstand zwischen Selbst und Nicht-Selbst-Elementen >0.95) ergab signifikante Unterschiede zwischen den untersuchten depressiven und orthopädischen PatientInnen. In der *Gesamtstichprobe depressiv Erkrankter sind PatientInnen mit Objektnähe in der*

sozialen Wahrnehmung signifikant häufiger vertreten als in der somatischen Kontrollgruppe. Zwischen den einzelnen Verlaufsgruppen affektiver Störungen bestehen keine bedeutsamen Unterschiede. *Depressiv Erkrankte nehmen ihre Bezugspersonen bedeutend ähnlicher ihrem Selbst wahr als somatische Kontrollpersonen.*
Äußerst geringe Distanzen zwischen dem Selbst und den spontan gewählten, selbstbestimmten Elementen fanden sich insbesondere bei PatientInnen mit einer monopolaren Manie, mit bipolaren affektiven Psychosen und schizoaffektiven Psychosen. Dieser Befund weist darauf hin, daß wichtige Informationen verloren gehen, wenn die überwiegende Anzahl der Elemente vorgegeben wird. Diese Zusammenhänge sind bei der Planung der Grid-Untersuchungen und der Interpretation des Grid-Parameters „Soziale Wahrnehmung" bei zukünftigen Studien zu berücksichtigen. Die vorliegenden Befunde bestätigen die Bedeutung der „Sozialen Wahrnehmung" als einen der – wie Adams-Webber (1979) meinte – verläßlichsten aus dem Grid gewonnenen Strukturmaße.
Als Maß einer idealisierenden Wahrnehmung anderer Personen wurde die mittlere Distanz zwischen dem Idealselbst und den Nicht-Selbst-Elementen berechnet. *Die Gesamtgruppe depressiv Erkrankter unterscheidet sich höchst signifikant von der somatischen Kontrollgruppe durch die Idealisierung emotional bedeutsamer Bezugspersonen* (Idealselbst-Nichtselbst-Elemente-Distanz ≤0.95). Zwischen den einzelnen Verlaufsgruppen bestehen keine signifikanten Unterschiede. *„Objektnähe" und „Idealisierung" sind somit als depressionstypische Merkmale der sozialen Wahrnehmung depressiv Erkrankter* anzusehen. Dieser Befund kann im Zusammenhang mit den anaklitischen Bedürfnissen und Idealisierungswünschen Depressiver interpretiert werden, die beispielsweise von Arieti u. Bemporad (1982) als „Abhängigkeit vom dominanten anderen" problematisiert wurde. Die depressionstypische soziale Wahrnehmung anderer bietet sich zugleich als Grundlage einer therapeutischen Orientierung in den unterschiedlichen, auf die Beziehungsdynamik fokussierenden therapeutischen Settings an.

5.8
Das Selbst-Ideal-Objekt-System bei Depressionen

Die *Selbstwertigkeit und soziale Integration* der depressiven PatientInnen wurde mittels der von Makhlouf-Norris u. Jones (1971) vorgeschlagenen Operationalisierungen untersucht. Diese operationalen Definitionen wurden dabei nicht im Sinne einer diagnostischen Klassifikationsmethode gebraucht (vgl. persönliche Mitteilung von Makhlouf-Norris 1987; zit. nach Bartholomew 1990, S. 255). Die mittels der *Selbst-Ideal-Objekt-Graphik* erhobenen Befunde (SIOG-Diagnosen) wurden mit weiteren Informationen verknüpft, um den Bedeutungsinhalt und die Funktionalität des Konstruktsystems beurteilen zu können. In der untersuchten Gesamtstichprobe waren sämtliche SIOG-Dimensionen bzw. SIOG-Diagnosen vertreten. Allerdings liess sich etwa die Hälfte der Gesamtstichprobe keiner der

SIOG-Dimensionen zuordnen. Der Anteil der als „unauffällig" klassifizierten PatientInnen (im Sinne der SIOG-Diagnosen) schwankte in den einzelnen Verlaufsformen erheblich. *Neurotisch depressive PatientInnen waren bedeutend häufiger keiner SIOG-Diagnose zuzuordnen* (66% „Unauffällige"), *während sich die Kontrollgruppe durch die Häufung der SIOG-Dimension „Soziale Entfremdung" signifikant von den depressiv Erkrankten unterschied.*
Auf der Ebene der SIOG-Dimensionen bilden sich gruppentypische Akzente ab. Etwa ein Drittel der monopolar depressiven PatientInnen weist die SIOG-Diagnose „Selbstisolation" auf (Bipolare affektive Psychosen: 11.43%; Neurotische Depression: 9.38%). Bei einer größeren Untergruppe bipolarer PatientInnen (ca. 30%) ließ sich die Diagnose „Selbst-Ideal-Divergenz" stellen, die auf eine Selbstwertproblematik hinweist. Es fällt auf, daß die mit Hilfe des Selbst-Ideal-Objekt-Systems erfaßte Spannung zwischen dem Selbst und dem Ideal insbesondere eine für die Gruppe der bipolaren affektiven Psychosen kennzeichnende Problematik erfaßt, während sich die Gesamtgruppe Depressiver auf dieser Dimension nicht von der somatischen Kontrollgruppe unterschied. Diese Unterschiede zwischen den verschiedenen Gruppen sind statistisch nicht signifikant, es handelt sich lediglich um Tendenzen.
Mit der SIOG-Diagnose „Selbst-Ideal-Konvergenz" ließen sich etwa 30% der Gesamtstichprobe charakterisieren. Auf dieser Dimension sind die PatientInnen mit monopolarer Manie tendenziell überrepräsentiert, die neurotisch depressiven PatientInnen sind tendenziell unterrepräsentiert. Die SIOG-Diagnose einer „Idealselbst-Isolation" wurde insgesamt selten gestellt (Schizoaffektive Psychosen: 0%; orthopädische und neurotisch depressive PatientInnen: 9.38%).
Aufgrund der *Kombination von den über die SIOG-Diagnosen erfaßten Aspekten der Selbstwertigkeit (Selbst-Idealselbst-Divergenz, Selbst-Idealselbst-Konvergenz) und Aspekten der sozialen Integration (Selbstisolation, Idealselbst-Isolation, soziale Entfremdung)* wurden *sechs Untergruppen* gebildet, denen die PatientInnen der Gesamtstichprobe zugeordnet wurden. Aufgrund dieses Typisierungsansatzes ließ sich die Gesamtstichprobe folgendermaßen charakterisieren:

- Gruppe 1: Selbstzweifel und soziale Isolation (12.5%)
- Gruppe 2: Selbstzweifel (6.8%)
- Gruppe 3: „Splendid Isolation" (11.8%)
- Gruppe 4: Selbstzufriedenheit (20.9%)
- Gruppe 5: Soziale Isolation (11.2%)
- Gruppe 6: „Unauffällige" (ohne SIOG-Diagnose: 49.4%)

Wegen der geringen Besetzung einzelner Felder wurde auf eine Signifikanzprüfung verzichtet. Es zeichneten sich einige gruppentypische Akzente ab. „Selbstzufriedene" PatientInnen sind etwa genau so häufig wie diejenigen, bei denen aufgrund der gewählten Operationalisierung Hinweise auf eine Selbstwertthematik vorhanden sind (Gruppe 1 und 2, insgesamt ca. 20%). PatientInnen mit bipolaren affektiven Psychosen sind in der Gruppe 2 („Selbstzweifel") deutlich überrepräsentiert. Der auffälligste Befund besteht darin, daß etwa die Hälfte der Gesamtstichprobe keiner der kombinierten SIOG-Befunde zuzuordnen ist („Unauffällige"). Diese Verteilung stimmt in etwa überein mit den von Bartholomew (1990) beschriebenen Befunden an HepatitisPatientInnen. Zwei Drittel dieser aufgrund des Selbst-Ideal-Objekt-Systems als unauffällig charakterisierten PatientInnen beschrieben sich im GT-Selbstbild als depressiv und negativ sozial resonant. Wenn auch davon auszugehen ist, daß die eingesetzten psychodiagnostischen Instrumente unterschiedliche Dimensionen der Selbstwahrnehmung erfassen, so sind angesichts der Zuordnung von etwa der Hälfte der Gesamtstichprobe zur Gruppe der „Unauffälligen" jedoch auch methodische Probleme zu berücksichtigen.

Schöneich (1992) griff die methodische Kritik Hartmanns (1989, 1992) an der bisher üblichen Normierung (Slater 1972, 1977) der für die Selbst-Ideal-Objekt-Graphiken benötigten Daten auf. Er vermutete einen „Divergenzartefakt" bei der psychologischen Interpretation der Selbst-Ideal-Objekt-Grafik und verglich die anhand der Berechnungen nach Slater erhobenen SIOG-Befunde mit denjenigen, die aufgrund der veränderten doppelten Normierung der Distanzmaße nach Hartmann (1989: 1992) gewonnen wurden. Er gelangte zu dem Ergebnis, daß auf der Grundlage der zweifachen Normierung nach Hartmann verschiedene Formen der Isolation häufiger und bestimmte Selbstregulationsparameter (Selbst-Idealselbst-Divergenz und Selbst-Idealselbst-Konvergenz) seltener werden. Dieses Vorgehen trug bei der eigenen untersuchten Stichprobe Depressiver dazu bei, daß nahezu sämtliche Personen den Grid-Diagnosen zugeordnet werden konnten. Aufgrund dessen wurde auf eine weitere Interpretation der nach Hartmann gewonnen Grid-Diagnosen verzichtet. Im statistischen Sinne scheint es äußerst unwahrscheinlich, daß nahezu allen Personen eine Grid-Diagnose zugeordnet werden muss. Wahrscheinlicher ist, daß die gesetzten Grenzen für eine Zuordnung einer Grid-Diagnose nicht haltbar sind. Eine weitere mögliche Erklärung für dieses Ergebnis ist darin zusehen, daß von insgesamt 15 Elementen lediglich 8 (Mutter, Vater, Partner, spontan gewählte Elemente 1 bis 3, die Vertrauensperson, die Konfliktperson) in die Berechnung eingehen. Mit abnehmender Elemente-Zahl sinkt die Wahrscheinlichkeit dafür, daß eines der Elemente als besonders nah (bzw. fern) erlebt wird. Im Zuge der geplanten weiteren Datenanalyse wird es zweckmäßiger sein, cut-off-Grenzen aufgrund der schiefen Verteilung einzelner Interelementdistanzen neu zu definieren und eine entsprechend modifizierte Operationalisierung und Konzeptualisierung der SIOG-Diagnosen durchzuführen.[40]

Eine *Validierung der SIOG-Befunde mit Hilfe des Gießen-Tests gelang nicht*. Beim Vergleich der depressiven und der orthopädischen PatientInnen ergaben sich signifikante Unterschiede hinsichtlich der Selbsteinschätzung der SIOG-Befundgruppen:

---

40 Hinsichtlich der Konzeptualisierung der Diagnosen ist fraglich, ob einer Person z.B. eine Selbst-Isolation bescheinigt werden kann, wenn diese Person „sich selbst am nächsten" ist bzw. keine weitere Person als unmittelbar ähnlich sieht.

- *Depressive PatientInnen* mit einer *Selbstisolation* schätzen sich als negativ sozial resonant, depressiv, verschlossen und sozial impotent ein.
- *Depressive PatientInnen* mit einer *Idealselbst-Isolation* schätzen sich als außerordentlich zwanghaft ein.
- *Depressive PatientInnen* mit einer *sozialen Entfremdung* erleben sich als geringfügig negativ sozial resonant, als etwas dominant, eher zwanghaft und depressiv.
- *Depressive PatientInnen* mit einer *Selbst-Ideal-Divergenz* erleben sich als negativ sozial resonant, als sehr depressiv, retentiv und sozial impotent.
- *Depressive PatientInnen* mit einer *Selbst-Ideal-Konvergenz* unterscheiden sich nicht wesentlich vom Mittelwertsprofil der Repräsentativstichprobe.
- *Depressive PatientInnen* ohne SIOG-Diagnose („*Unauffällige*") empfinden sich als negativ sozial resonant und als depressiv.
- Die Überprüfung der Wirkung der SIOG-Diagnosen auf die Selbsteinschätzung im Gießen-Test führte bei den orthopädischen PatientInnen zu folgenden Ergebnissen:
- *Orthopädische PatientInnen* mit *Selbstisolation* schätzen sich als positiv sozial resonant, dominant, sozial potent und eher hypomanisch ein. Sie unterscheiden sich nicht wesentlich von der Repräsentativstichprobe.
- *Orthopädische PatientInnen* mit einer *Idealselbst-Isolation* beschreiben sich ebenso wie die depressiven PatientInnen als sehr zwanghaft. Im Gegensatz zu den depressiven PatientInnen mit diesem relativ seltenen SIOG-Befund beschreiben sie sich als negativ sozial resonant, als sehr hypomanisch und als sehr retentiv.
- *Orthopädische PatientInnen* mit einer *soziale Entfremdung* nehmen sich im Gegensatz zu den „sozial entfremdeten" depressiven PatientInnen als unterkontrolliert, ausserordentlich hypomanisch und sehr sozial potent wahr. Es ist zu vermuten, daß die somatischen PatientInnen dieser Gruppe über eine hypomanische Abwehr verfügen und ihre Isolation selbst nicht wahrnehmen. Die „sozial entfremdeten" orthopädische PatientInnen ähneln den von Bartholomew (1990) als „splendid isolated" charakterisierten HepatitisPatientInnen, die sich selbst als unrealistisch positiv einschätzen.
- *Orthopädische PatientInnen* mit einer *Selbst-Ideal-Divergenz* setzen sich im Gegensatz zu den depressiven PatientInnen mit dieser SIOG-Diagnose als weniger negativ sozial resonant, als gefügiger, eher hypomanisch, zwanghafter und als eher sozial potent ein.
- *Orthopädische PatientInnen* mit einer *Selbst-Ideal-Konvergenz* unterscheiden sich nur wenig vom Mittelwertsprofil der Repräsentativstichprobe. Im Vergleich mit den untersuchten depressiven PatientInnen, die eine „Selbst-Ideal-Konvergenz" aufwiesen, erleben sie sich als dominanter und weniger depressiv.
- *Orthopädische PatientInnen*, bei denen *keine SIOG-Diagnose* („*Unauffällige*") gestellt wurde, unterscheiden sich ebenfalls nur wenig vom Mittelwertsprofil

der Repräsentativstichprobe. Auf der Ebene der Gießen-Test-Skalen bestehen bedeutsame Unterschiede zwischen den „unauffälligen" orthopädischen und depressiven PatientInnen. Die orthopädischen PatientInnen ohne SIOG-Befund nehmen sich als positiv sozial resonant, als eher hypomanisch und durchlässig wahr.

Die Gesamtgruppe der depressiv Erkrankten unterschied sich auf der Ebene der GT-Skalen durch die selbsteingeschätzte „Negative soziale Resonanz" und „Depressivität" signifikant von der somatischen Kontrollgruppe. Die untersuchten depressiven PatientInnen, die aufgrund der SIOG-Kategorien „Selbstisolation", „Selbst-Ideal-Divergenz" und „ohne SIOG-Diagnose" („unauffällig") zu charakterisieren waren, unterschieden sich auf den Ebenen der Gießen-Test-Skalen am deutlichsten vom Mittelwertsprofil einer Repräsentativstichprobe und waren mit einer Gruppe unausgelesener neurotischer PatientInnen mit unterschiedlichsten psychischen und somatischen Beschwerden (vgl. Beckmann et al. 1983), ferner auch mit den „sozial isolierten" Hepatitis-PatientInnen der Stichprobe von Bartholomew (1990) zu vergleichen. Negative soziale Resonanz und Depressivität bestimmen das Selbstbild der depressiven PatientInnen mit „Selbst-Ideal-Divergenz" und „Selbstisolation" auch nach Abklingen der manifesten depressiven Symptomatik im sogenannten symtomarmen Intervall. Auf der Ebene der Gießen-Test-Standskalen gleichen diese PatientInnen in ihrem Selbstbild den auf der Grundlage der SIOG-Kriterien als „unauffällig" charakterisierten PatientInnen. Die „Unauffälligen" depressiven PatientInnen (ohne SIOG-Diagnose) sind somit keineswegs als psychisch unauffällig anzusehen.

Die Ergebnisse zeigen, daß die *SIOG-Befunde wesentliche Erlebnisdimensionen erfassen*. Sie ermöglichen eine Spezifizierung der mit dem standardisierten Perönlichkeitstest erfassten Merkmale auf der Grundlage einer individuumzentrierten Diagnostik. Allerdings wird etwa die Hälfte der untersuchten Gesamtstichprobe als „unauffällig" (d.h. ohne SIOG-Kategorie klassifiziert). Wie der Validierungsversuch mittels des Gießen-Tests unterstreicht, ist es bedeutsam, die *SIOG-Kategorien mit weiteren Informationen und psychodiagnostischen Befunden zu ergänzen*, um den jeweiligen Konstruktraum differenzierter beschreiben zu können. Auf diesem Wege wird *eine mehrdimensionale Erfassung von Selbstkonzepten und psychosozialen Abwehr- und Bewältigungskonstellationen* möglich. Es ist anzunehmen, daß das Selbstkonzept Depressiver wesentlich durch die Erfahrung einer schweren seelischen Krankheit und rezidivierender Verstimmungszustände geprägt ist. Die Verarbeitung dieser krankheitsbedingter Erfahrungen ist nicht von persönlichkeitsstrukturierenden Merkmalen (vgl. Kapitel 2), intrapsychischen und interpersonellen Konflikten und den mobilisierten Bewältigungsstrategien (als Ich-Leistungen) zu trennen. Es ist deshalb naheliegend, daß das Selbstbild bei einer größeren Untergruppe depressiver PatientInnen auch nach Abklingen der manifesten Symptomatik mit der Erfahrung von „sozialer Entfremdung" (im Sinne zunehmender sozialer Isolation) und einer Selbst-Ideal-Divergenz (als Ausdruck der Selbstwertproblematik) verknüpft ist. Diese korrelative Verknüpfung findet sich bei den orthopädischen PatientInnen nicht. Orthopädische PatientInnen, die den SIOG-Befundgruppen „Idealselbst-Isolation", „Selbst-Isolation" und „Unauffällige" zugeordnet wurden, charakterisieren sich selbst als hypomanisch (im Sinne der Skala 4 des Gießen-Tests). Diese – unter Berücksichtigung des Eindrucks der Interviews – teilweise unrealistische Selbsteinschätzung könnte auf einen psychosozialen Abwehrmodus mit ausgeprägter Verleugnung bei einer Untergruppe orthopädischer PatientInnen hinweisen.

Das gewählte mehrdimensionale Vorgehen mittels der Untersuchung des Selbst-Ideal-Objekt-Systems erfaßt in der Verbindung mit weiteren Verfahren wesentliche Aspekte des Selbstbildes und der subjektiven Wahrnehmung vielfältiger Facetten der sozialen Situation. Die beim Vergleich depressiver und orthopädischer PatientInnen festgestellten unterschiedlichen Verknüpfungen von SIOG-Dimensionen und GT-Befunden verweisen auf den möglichen Zusammenhang zwischen subjektiven Krankheitstheorien, Coping-Mechanismen und Selbstkonzept (vgl. Buddeberg et al. 1988).

5.9
Die Selbst-Eltern-Beziehung im Selbst-Ideal-Objekt-System

Die von Makhlouf-Norris u. Jones (1971) entwickelte *Selbst-Identitäts-Graphik ermöglicht eine Einschätzung der Beziehungen zwischen Selbstverständnis und persönlichen Ideal vor dem Hintergrund der Beziehungen zu den wichtigsten Bezugspersonen.* Aufgrund dessen hat sich diese Methode bei der Diagnostik von Objektbeziehungen als hilfreich erwiesen und kann zur Überprüfung von Hypothesen zu Objektbeziehungsmustern herangezogen werden (vgl. Bartholomew 1993). Die Untersuchung der Selbst-Eltern- und der Selbst-PartnerInnen-Beziehung Depressiver ist zentraler Forschungsgegenstand dieser Studie. Da die Repertory Grid-Technik bisher nicht an einer großen Stichprobe Depressiver, die sämtliche Verlaufsformen affektiver Störungen umfaßte, eingesetzt wurde, sollen im Rahmen eines explorativen Vorgehens Befunde zu den Selbst-Objektbeziehungen Depressiver auf der Grundlage idiographischer Daten erhoben werden. Eine Operationalisierung verschiedener Objekt-Beziehungsmuster erfolgt über die Position eines Objektes in den Quadranten der Selbst-Ideal-Objekt-Graphik. Auf diese Weise ließen *sich fünf verschiedene Objektbeziehungsmuster* definieren:

- Idealisierung (Selbst fern, Ideal nah)
- Ambivalenz (Selbst nah, Ideal fern)
- Fusion/Symbiose (Selbst nah, Ideal nah)
- Ferne/Ablehnung (Selbst fern, Ideal fern)

5 Diskussion der Ergebnisse 261

- Indifferenz (Position des Elementes im Indifferenzbereich).

Bisher liegen außer der von Bartholomew (1990) an Hepatitis-PatientInnen durchgeführten Studie keine Untersuchungen klar definierter klinischer Stichproben mit der Selbst-Ideal-Objekt-Grafik vor. Aus diesem Grunde haben die Aussagen über die beobachteten Objektbeziehungen zunächst einen vorläufigen Charakter. Um eine erste Einschätzung der im Rahmen der vorliegenden Studie festgestellten Selbst-Objekt-Beziehungsmuster bei depressiven PatientInnen durchführen zu können, wurde als Referenzkollektiv die von Bartholomew untersuchte Gruppe von Hepatitis-PatientInnen herangezogen.

Im Gegensatz zu den Befunden von Bartholomew, nach denen die meisten Mütter und Väter von den Hepatitis-PatientInnen als beiden Selbstelementen unähnlich wahrgenommen werden, bilden diejenigen depressiven PatientInnen, die ihre Mutter nahe dem Selbst und dem Ideal erleben, die größte Untergruppe in der Gesamtstichprobe depressiver PatientInnen. Im Gegensatz dazu sehen die orthopädischen PatientInnen ihre Mutter in niedrigerem Umfang unähnlich ihrem Selbst und ihrem Ideal. Der Anteil der ambivalenten Mutterbilder (Mutter ähnlich dem Selbst, unähnlich dem Ideal) ist bei den orthopädischen PatientInnen höher. Es handelt sich dabei lediglich um Tendenzen. Der Vergleich der ICD-10-Gruppen ergab einige verlaufsgruppentypische Akzentuierungen der Selbst-Objekt-Beziehungen. So ist bei den monopolar depressiven PatientInnen die Anzahl der im „Indifferenzbereich" lokalisierten Mütter und der – aufgrund der SIOG-Operationalisierung – als ambivalent charakterisierten Mütter niedriger, diejenige der dem Selbst und dem Ideal ähnlich erlebten Mütter höher als in der somatischen Kontrollgruppe. Der prozentuale Anteil der durch Nähe charakterisierten „fusionär-symbiotischen" Selbst-Mutterbeziehungen ist in der Gruppe der bipolaren affektiven Psychosen am höchsten (40%). Bei einem weiteren Drittel der bipolaren PatientInnen ist die Mutter im „Indifferenzbereich" lokalisiert. Wie weit dieses indifferente Beziehungsmuster auf der Verleugnung konfliktuöser Beziehungsanteile beruht, kann nur durch eine individuelle Grid-Auswertung unter Hinzuziehung weiterer im Interview erhobener Befunde geklärt werden. Als Hinweis auf einen Zusammenhang zwischen der Lokalisation des Objekts im „Indifferenzbereich" und einer Konfliktdynamik in der „Selbst-Ideal-Objektbeziehungen" wertete Bartholomew (1990) den Befund, daß die ohnehin spärlichen Beziehungen der von ihr als „splendid isolated" charakterisierten PatientInnen als indifferent beurteilt wurden (Bartholomew 1990, S. 258). Die Grenzen des Versuches, konfliktuöse Objektbeziehungsmuster mit der Grid-Technik zu erfassen, werden hier jedoch deutlich.

Die monopolar manischen PatientInnen waren auf der Ebene der SIOG-Beziehungsmuster durch ein extremes Ausmaß an Objektferne und Indifferenz in der Selbst-Ideal-Mutter-Beziehung gekennzeichnet; es fanden sich bei ihnen weder Idealisierungstendenzen noch ambivalente Beziehungsmuster. Die durch Ambivalenz charakterisierte Mutterbeziehungen kennzeichnete hingegen die größte Untergruppe neurotisch depressiver PatientInnen.

Die festgestellten Selbst-Mutter-Beziehung der untersuchten depressiven Stichprobe sind nicht als depressionsspezifisch anzusehen. Dennoch finden sich in jeweils größeren Untergruppen (innerhalb der Gesamtgruppe Depressiver wie auch bei den einzelnen Verlaufsformen affektiver Störungen) Tendenzen einer – im Vergleich mit den untersuchten orthopädischen PatientInnen und ferner mit den von Bartholomew (1990) untersuchten Hepatitis-PatientInnen – größeren Nähe zwischen dem konstruierten Bild der Mutter, dem Selbst und dem Idealselbst. Bei den neurotisch depressiven PatientInnen besteht demgegenüber eine Tendenz zu ambivalenten Selbst-Ideal-Mutter-Beziehungen. Die Häufung der durch „Ferne" charakterisierten Selbst-Ideal-Mutter-Beziehungen bei monopolar manischen PatientInnen ist in einem Zusammenhang mit der grandiosnarzißtischen Abwehr von Abhängigkeitsängsten zu interpretieren. Die an den depressiven PatientInnen erhobenen Befunde verweisen auf die in der psychoanalytischen Literatur diskutierte Annahme einer narzißtischen Abhängigkeit vom idealisierten Objekt (Jacobson 1977; Arieti u. Bemporad 1983). Die Abwehrmechanismen sind entsprechend dem strukturellen Niveau des Ichs unterschiedlich ausgestaltet.

Bei den affektiven Psychosen ist die psychotische Introjektion des Objekts von besonderer Bedeutung. Die Abwehr von Abhängigkeitsängsten trägt in der Manie zu einer dauerhaften Partizipation an der phantasierten Allmacht des Liebesobjektes bei (vgl. Jacobson 1977). Mentzos (1991, 1995) wies darauf hin, daß die größere Ich-Stabilität neurotisch depressiver PatientInnen Voraussetzung der Externalisierungsvorgänge sei. Der neurotisch depressiver Patient trage unbewußt durch die Gestaltung kollusiver Beziehungen zu einer Entlastung seines Über-Ichs bei. Eine unmittelbare Überprüfung dieser komplexen theoretischen Annahmen subtiler intrapsychischer und interpersoneller Prozesse ist mit dem eingesetzten Instrumentarium nicht möglich. Die vorliegenden empirischen Befunde erlebter Ambivalenz in einer größeren Untergruppe neurotisch depressiver PatientInnen, fusionärer Beziehungsmuster bei bipolar affektpsychotischen, monopolar depressiven und schizoaffektiven PatientInnen und der durch „Ferne" und „Indifferenz" charakterisierten Selbst-Ideal-Mutterbeziehungen bei monopolar manischen PatientInnen lassen sich im Einklang mit diesen theoretischen Konzepten interpretieren. Die genannten theoretischen Modellvorstellungen werden durch die erhobene Grid-Befunde nicht falsifiziert.

Die Untersuchung der Selbst-Ideal-Vaterbeziehung ergab, daß die Väter überwiegend ähnlich dem Selbst und dem Ideal der orthopädischen Patientinnen konstruiert wurden. Die durch „Ambivalenz" oder „Idealisierung" charakterisierten Vaterbilder sind bei den orthopädischen PatientInnen unterrepräsentiert. Idealisierte Vaterbilder finden sich demgegenüber in der Gesamtgruppe Depressiver doppelt so häufig wie bei den orthopädischen PatientInnen. Tendenziell sind die durch „Indifferenz" (Lokalisation im Indifferenzbereich) charakterisierten Vaterbilder bei den depressiven PatientInnen häufiger (ca. 30%).

Beim Vergleich der einzelnen Untergruppen der PatientInnen mit affektiven Störungen fanden sich einige Hinweise auf prägnanztypische Muster in der Konstruktion des Vaterbildes. Der prozentuale Anteil der im Indifferenzbereich lokalisierten Väter ist bei den neurotischen Depressionen tendenziell höher als bei den PatientInnen mit affektiven Psychosen. Bei etwa der Hälfte der neurotisch depressiven PatientInnen ist der Vater im Indifferenzbereich lokalisiert; der Anteil derjenigen, die ihren Vater ähnlich dem Selbst und dem Ideal konstruieren, ist bei den neurotisch depressiven PatientInnen wesentlich niedriger (16%; Gesamtgruppe Depressiver: 30%; somatische Kontrollgruppe: 40%). Das auffälligste Verteilungsmuster der Selbst-Ideal-Vater-Beziehungen findet sich bei den PatientInnen mit monopolarer Manie. In dieser zahlenmäßig gering besetzten Gruppe findet sich eine Polarisierung zwischen einem ähnlich dem Selbst und dem Ideal (55%) konstruierten Vater und einem als sehr fern dem eigenen Selbst und Ideal erlebten Vater (37%). Keiner der „Väter" der monopolar manischen PatientInnen ist im Indifferenzbereich der Selbst-Ideal-Objekt-Grafik lokalisiert. Bei den schizoaffektiven Psychosen ist die relative Häufigkeit idealisierter Vaterbilder am grössten. Die Verteilung der Selbst-Ideal-Vaterbeziehungen der PatientInnen mit bipolaren affektiven Psychosen unterscheidet sich entgegen der Erwartung nicht von der Gesamtgruppe Depressiver.

Zusammenfassend zeigen die mittels der Selbst-Ideal-Objekt-Grafik erhobenen Befunde, daß es hinsichtlich der „Lokalisation" des „Vaters" in den Quadranten der Selbst-Ideal-Graphik keine signifikanten Unterschiede zwischen den depressiven und den orthopädischen PatientInnen gibt. Um so mehr fallen tendenzielle Unterschiede auf der Ebene der einzelnen Gruppen affektiver Störungen auf, die auf prägnante und unter Umständen auf gruppentypische Verteilungsmuster hinweisen (Überwiegen „indifferenter Väter" bei den neurotisch depressiven PatientInnen, Polarisierung von „nahen" und „fernen" Vätern in der Gruppe der monopolaren Manie). Ausgehend von der Annahme, daß die mittels des Rep-Tests entwickelten Konstrukte evozierte Niederschläge innerer Repräsentanzen sind, stellt der benutzte Operationalisierungsansatz eine erste Annäherung an die Untersuchung der Repräsentanzen der primären Objekte (Mutterbild, Vaterbild) dar. Die erhobenen Befunde müssen als komplexe psychosoziale Variablen betrachtet werden, die Raum für vielfältige Interpretationsansätze lassen. Bartholomew (1990) schlug vor, „auffällige" Objektbeziehungen auf der Grundlage extrem kleiner (unter 0.7) bzw. extrem großer (>1.3) Elementabstände zu identifizieren. Vor diesem Hintergrund ist das Verteilungsmuster der Selbst-Ideal-Vaterbeziehungen bei den monopolar manischen PatientInnen als „auffällig" anzusehen und könnte auf die Bedeutung des entweder besonders nah oder extrem fern erlebten Vaters angesehen werden. Es fällt ferner die Überrepräsentanz indifferenter Selbst-Ideal-Vaterbeziehungen bei den neurotisch depressiven PatientInnen auf. Bei der inhaltlichen Interpretation dieses Befundes ist aus methodischen Gründen (wegen der großen Irrtumswahrscheinlichkeit im Indifferenzbereich) Zurückhaltung geboten. Die weitere Abklärung der Frage, inwieweit die Lokalisation eines Elementes im Indifferenzbereich auf fehlende Eindeutigkeit bzw. unter Umständen problematische Objektbeziehungen hinweist, läßt sich meines

Erachtens nur durch die individuelle Grid-Auswertung und durch Kombination mit weiteren Informationen (z.B. der jeweiligen SIOG-Diagnose) durchführen.[41]

5.10
Zur Charakterisierung der Paarbeziehungen mit dem Rep-Test

Auf die Bedeutung der partnerschaftlichen Ressourcen im Verlauf depressiver Erkrankungen wurde aus unterschiedlichen theoretischen Perspektiven hingewiesen (vgl. Kapitel 2.4). Die Auswertung der Verteilungsmuster der Selbst-Ideal-PartnerInnenbeziehungen im Selbst-Ideal-Objektsystem ergibt, daß *die PartnerInnen in bedeutend stärkerem Maße für die Selbstidentität der depressiven PatientInnen von Bedeutung sind als in der Gruppe der orthopädischen PatientInnen*. Etwa die Hälfte der depressiven PatientInnen konstruiert den Partner ähnlich dem Selbst und ähnlich dem Ideal, während der Partner in der somatischen Kontrollgruppe nur bei einem Viertel der PatientInnen beiden Selbstelementen ähnlich konstruiert wird. Ein weiterer signifikanter Unterschied zwischen den depressiven und den orthopädischen PatientInnen steht in der Häufigkeit der im Indifferenzbereich lokalisierten Partner. Während der Partner bei etwa 40% der orthopädischen PatientInnen als „indifferent" zu charakterisieren ist, finden sich nur bei etwa 24% der depressiven PatientInnen „indifferente" Selbst-Ideal-Partnerbeziehungen. Entgegen der Annahme wird auch der Partner der monopolar manischen PatientInnen überwiegend ähnlich dem Selbst und dem Ideal konstruiert (60%). Die schizoaffektiven PatientInnen konstruieren den Partner ebenfalls überwiegend in der Nähe beider Selbstelemente.

Zusammenfassend zeigt sich, daß der gewählte Operationalisierungsansatz es ermöglicht, die Partnerschaften unter Berücksichtigung des aktuellen Selbst und der Idealvorstellungen genauer zu charakterisieren. *Depressive PatientInnen beschreiben im Vergleich mit der somatischen Kontrollgruppe ihre PartnerInnen signifikant häufiger ähnlich ihrem Selbst und ihrem Ideal. In signifikant geringerem Umfang finden sich ambivalente Beziehungsmuster (Partner ähnlich dem Selbst, unähnlich dem Ideal) und ein „indifferentes" Partnerbild*. Diese Befunde werden durch die Ergebnisse der Gießen-Test-Partnerschaftsdiagnostik validiert, die ein Überwiegen symmetrischer Beziehungsmuster bei depressiv Erkrankten zeigten. Die Befunde unterstreichen *die Bedeutung der interpersonalen Dimension der Depression*. Die aufgrund der Ähnlichkeit von Selbst-, Ideal- und Partnerbild zu vermutenden symbiotisch-fusionären Beziehungsmuster können im Zusammenhang mit den Konzepten der Paar- und Familienforschung (Richter 1963,

---

[41] Es ist anzunehmen, daß auf diese Weise die Zusammenhänge zwischen dem Selbstkonzept, der sozialen Isolation und wichtigen Objektbeziehungen genauer erfaßt werden können. So hatte Bartholomew (1990) einen signifikanten Zusammenhang zwischen „indifferenten" Objektbeziehungen und sozialer Isolation der PatientInnen gefunden.

1970; Willi 1972, 1975, 1992; Stierlin et al. 1986) als Teilaspekte zirkulärer – die Abhängigkeit der depressiven PatientInnen verstärkender – Prozesse verstanden werden. Andererseits verweisen die erhobenen Grid-Befunde auf die Ergebnisse der Life-Event-Forschung (Übersicht bei Paykel u. Dowlatsshahi 1988) und der Sozial-Support-Forschung (Fiedler 1991), die die Bedeutung partnerschaftlicher Beziehungen als wesentliche psychosoziale Ressource und günstigen prognostischen Faktor im Verlauf depressiver Erkrankungen unterstreichen. Die interpersonale Dimension der Depression sollte nach den vorliegenden Ergebnissen in der Therapie depressiver PatientInnen – unabhängig vom jeweiligen Setting – in besonderer Weise berücksichtigt werden (vgl. Hell 1995).

5.11
Kritische Anmerkungen zur Methodik

Bei der Durchführung der vorliegenden Untersuchung wurden die methodischen Probleme, mit denen die bisher durchgeführten Studien zur Persönlichkeit im Bereich der affektiven Störungen konfrontiert waren, berücksichtigt. Es hatte sich gezeigt, daß die mittels standardisierter Untersuchungsinstrumente erfaßten Dimensionen der Persönlichkeit oft nur geringfügige Bezüge zu den klinisch interessanten Persönlichkeitskonstrukten hatten (vgl. Möller 1988). Die vielfach vorhandene Inkonsistenz der Befunde beruhte dabei unter anderem auch auf der Heterogenität vieler Stichproben. Vor diesem Hintergrund zielte die eigene Untersuchung auf die *Erhebung möglichst individuumzentrierter Befunde*. Da gleichzeitig ein *überindividueller Vergleich* der mit dem Selbstbild und den Fremdbildern wichtiger anderer verknüpften Dimensionen angestrebt wurde, ergab sich bereits bei der Auswahl des geeigneten Instrumentes ein spezielles methodisches Problem. *Aufgrund der Möglichkeit, idiosynkratische Befunde nomothetisch zu verwenden* (z.B. mittels der Hauptkomponentenanalyse) wurde die *Repertory Grid-Technik* eingesetzt. Eine Validierung der Befunde wurde mittels eines standardisierten Persönlichkeitstests (Gießen-Test) angestrebt. Da die Repertory Grid-Technik bisher bei größeren klinischen Stichproben Depressiver nicht verwendet wurde, hat die eigene Untersuchung einen *explorativen Charakter*. Über die bisher angestellten Überlegungen zu methodischen Problemen hinaus (vgl. Kapitel 3) sollten bei der Beurteilung der erhobenen Befunde weitere Gesichtspunkte kritisch berücksichtigt werden:

- Es handelt sich um eine klinische Studie, die nicht den Anspruch auf experimentelle Überprüfbarkeit des Einflusses psychosozialer Faktoren auf Genese und Verlauf depressiver Erkrankungen erhebt. Mittels der eingesetzten idiographischen Methode wurde der Zugang zu einer speziellen Dimension des Psychischen angestrebt. Möglicherweise intervenierende biologische Variablen konnten nicht berücksichtigt werden.

- Es handelt sich um eine Querschnittuntersuchung mit einer einmaligen Messung. Bei der Festlegung des Meßzeitpunktes wurde angestrebt, eine mögliche Konfundierung der Selbstschilderung durch eine aktuell weiterhin bestehende depressive Verstimmung zu vermeiden. Die Ergebnisse der Hamilton Depressionsskala zeigen, daß bei den untersuchten PatientInnen mit phasisch verlaufenden affektiven Psychosen eine state-abhängige Verstimmung nicht bestand. Bei einzelnen PatientInnen mit der Diagnose einer neurotischen Depression (ICD-10: Dysthymia) ist jedoch eine weiterhin vorhandene depressive Verstimmung zu berücksichtigen.

- Die Frage, inwieweit die erhobenen Befunde zur Konstruktion des Selbst und der Objektbeziehungen als zeitstabil anzusehen sind, kann nur im Rahmen einer Längsschnittuntersuchung beurteilt werden. Eine zweite Erhebung des Rep Grid im Rahmen einer katamnestischen Untersuchung wäre wünschenswert. Da die Stichprobe sich jedoch aus PatientInnen unterschiedlicher Regionen zusammensetzt, stösst eine solche Nachuntersuchung auf erhebliche forschungsorganisatorische Schwierigkeiten.

- An dem Depressionsprojekt waren außer dem Autor weitere neun DoktorandInnen beteiligt. Wenn auch die statistische Überprüfung der Ergebnisse ergeben hat, daß *die Ergebnisse nicht mit der Untersuchervariable korrelieren*, so ist doch davon auszugehen, daß eine Vielzahl „externer" Variablen einfließt. Diese sind nicht in ausreichendem Maße kontrollierbar. Obwohl vor Beginn der Untersuchungen über einen längeren Zeitraum ein Interviewertraining durchgeführt wurde, so könnte die interindividuelle Variabilität insbesondere bei der Rep Grid-Erhebung von Bedeutung sein. Ein wichtiger Einflußfaktor besteht unter Umständen in dem unterschiedlichen Umgang mit den entwickelten bipolaren Konstrukten. Neben dem atmosphärischen Faktor dürften hier auch unter Zeitdruck stattfindende Datenerhebungen einen Einfluß haben. Da die Erhebung sämtlicher Rep-Tests durch einen einzigen Untersucher nicht möglich war, wurden einzelne Grid-Erhebungen durch einen externen Beobachter kontrolliert. Auf diese Weise wurde versucht, mögliche systematische Fehler zu reduzieren.

- Bei den in dieser Studie angewandten psychodiagnostischen Instrumenten (Repertory Grid-Technik, Gießen-Test, Depressionsskala D'S, Rating-Skalen im Rahmen des halbstandardisierten Interviews) handelt es sich überwiegend *um Selbstbeurteilungen der PatientInnen*. Eine objektivierende Untersuchung dieser Selbsteinschätzungen erfolgte teilweise mittels der Hamilton Depressionsskala. Darüber hinaus stellten die Fremdbeurteilungen der PatientInnen seitens ihrer PartnerInnen die Grundlage der Gießen-Test-Paardiagnostik dar. Bei einer möglichen Nachuntersuchung der PatientInnen wäre es *wünschenswert, die idiographischen Befunde mit Persönlichkeitsdimensionen zu korrelieren, die einen direkten Bezug zu dem untersuchten klinischen Feld aufweisen* (z.B. Münchner Persönlichkeitsinventar; vgl. Zerssen 1980).

- In dieser Studie wurde nicht zwischen „Ehepartnern" und „Partnern" unterschieden. Dieses geschah im Hinblick auf die große Anzahl nicht verheirateter PatientInnen (insbesondere in den jüngeren Altersgruppen). Zu berücksichtigen war auch die veränderte soziale Situation in den Haushalten europäischer Großstädte (der Anteil der sog. Single-Haushalte betrug in Frankfurt/M. während des Untersuchungszeitraumes mehr als 50%). Die Erfassung der „aktuellen Partnerschaft" berücksichtigt dabei aber in unzureichendem Umfang die Dauer der partnerschaftlichen bzw. ehelichen Beziehung. Dadurch wird ferner ein Vergleich mit weiteren Stichproben (z.B. Hell 1982) erschwert.

- Obwohl die Ergebnisse dieser Studie an der bisher größten mit der Repertory Grid-Technik untersuchten klinischen Stichprobe depressiv Erkrankter erhoben wurden, handelt es sich aus inferenzstatistischer Sicht – gerade auch im Hinblick auf die Untersuchung der nosologischen Untergruppen – um ein relativ kleines Kollektiv. Die Anwendung von Chi2-Tests oder Varianzanalysen ist bei Stichproben dieser Grössenordnung wegen der unzureichenden Besetzung einzelner Felder mit Unsicherheiten behaftet. Im Hinblick auf die Einhaltung des statistischen Primats, den Fehler erster Ordnung möglichst klein zu halten, ist die Gefahr, interessante – aber statistisch nicht signifikante – Hinweise zu übersehen (Fehler zweiter Ordnung) relativ groß. Hinsichtlich des Fehlers zweiter Ordnung wurde deshalb eine möglichst genaue Deskription angestrebt.

- Die auf Interelementabständen beruhende Selbst-Ideal-Objekt-Grafik (SIOG) ermöglicht eine grafische Darstellung der Beziehungen zwischen dem Selbstbild und dem persönlichen Ideal vor dem Hintergrund der Beziehungen zu wichtigen Bezugspersonen. Diese Zusammenhänge sind unabhängig davon, wie die Selbst-Elemente und die Fremd-Elemente inhaltlich bestimmt sind. Der Vorzug eines möglichen interindividuellen Vergleiches hat den Nachteil, daß die *Bedeutung der Konstrukte vernachlässigt* werden. Dem wurde Rechnung getragen durch eine *inhaltsanalytische Auswertung der an dieser Stichprobe erhobenen idiographischen Befunde mittels modifizierter Landfield-Kategorien* (Schmeling 1997). Um eine vergleichende Untersuchung der Konstrukte der depressiv erkrankten PatientInnen – unter anderem auch im Rahmen einer Longitudinalstudie – zu ermöglichen, ist *die Entwicklung eines hypothesengeleiteten Kategoriensystems für die Konstrukte* notwendig.

- Mit der Verwendung der Selbst-Ideal-Objekt-Grafik wurde der Gruppenvergleich von Beziehungsmustern möglich. Die verwendete Erhebungsprozedur (Vorgabe von 12 der insgesamt 15 Elemente) schränkte jedoch die lückenlose, individuell gesteuerte Erfassung der wichtigsten Bezugspersonen erheblich ein. Dadurch wurde die Möglichkeit der Evaluierung des Objektraums einzelner erheblich verringert.

- Ein grundsätzliches Problem stellt – angesichts des idiographischen Ansatzes – weiterhin die Definition überidividueller Signifikanzmaße (z.B. Interelementdistanzen) dar. Slater (1972, 1977) und Hartmann (1989, 1992) ermittelten anhand von sogenannten Monte-Carlo-Studien Bereiche von Distanzen, in die entweder sehr wahrscheinlich oder sehr unwahrscheinlich zufällig erzeugte Abstände fallen. Infolgedessen wird für die Elemente, die im sogenannten Indifferenzbereich lokalisiert sind, aufgrund der Tatsache, daß die Distanzen zu diesen Elementen mit großer Wahrscheinlichkeit auch zufällig zustande kommen könnten, angenommen, daß sie für den untersuchten Probanden keine signifikante Bedeutung – im Sinne einer auffälligen Nähe oder Distanz zum Selbst bzw. Idealselbst – haben. Diese indifferenten Distanzen werden jedoch bei der Definition der SIOG-Kategorien herangezogen, um eine „mangelnde Integration des Selbst" zu charakterisieren. Eine „doppelte Isolation" liegt bei ausschließlich indifferenten Distanzen innerhalb der SIOG vor. Ein Zufallsgrid, der keine psychologische Information enthält, würde höchstwahrscheinlich in der Darstellung seiner Elemente in der SIOG einen Befund im Sinne einer „mangelnden Integration des Selbst bzw. „doppelte Isolation" erzeugen. Das Fehlen signifikanter Distanzen in der SIOG könnte unter anderem Folge spezieller Bedingungen in der Erhebungssituation sein (z.B. fehlende Kooperationsbereitschaft oder Motivation, Missverständnisse). Isolationsbefunde im Sinne der SIOG-Kategorien könnten, so folgert Schöneich (1994), rein statistisch sowohl zufällig wie auch aufgrund der Information des PatientInnen gleich wahrscheinlich erzeugt worden sein. Es ist anzunehmen, daß auch ein großer Teil der in dieser Stichprobe erhobenen „unauffälligen" SIOG-Befunde (ohne SIOG-Diagnose) durch relevante Informationen der PatientInnen zustande gekommen sind. Dafür sprechen unter anderem die Korrelationen mit den Gießen-Test-Befunden. Es erscheint notwendig, die SIOG-Kategorien (insbesondere die scheinbar „unauffälligen" SIOG-Befunde) durch die Verknüpfung mit weiteren Informationen zu differenzieren.

- Aufgrund der von Hartmann (1989, 1992) vorgeschlagenen doppelten Normierung konnten in der untersuchten Stichprobe nahezu sämtliche PatientInnen den jeweiligen SIOG-Befunden zugeordnet werden. Da dies aus statistischen Gründen als unwahrscheinlich anzusehen ist, wurde auf eine inhaltliche Interpretation der mit dieser Auswertungsstrategie erhobenen Befunde verzichtet. Es zeigte sich, daß die Interelementabstände teilweise schief verteilt sind. Aufgrund dessen ist eine Zuordnung der Stichprobe zu den SIOG-Befunden auf der Grundlage neu definierter cut-off-Grenzen geplant.

- Im Rahmen des durchgeführten Gruppenvergleiches von Beziehungsmustern in der SIOG wurde es möglich, die unterschiedliche Bedeutung einzelner Elemente bzw. Interelementdistanzen genauer zu erfassen. Eine große Ähnlichkeit zwischen dem Selbst, dem Idealselbst und dem Partner war signifikant mit der Diagnose einer Depression korreliert. Angesichts der weitgehend *fehlenden Referenzwerte ist ein Vergleich der Beziehungsmuster auf der Grundlage der gewählten SIOG-Operationalisierung mit weiteren klinischen Stichproben psychiatrisch und psychosomatisch Erkrankter einerseits wie auch psychisch unauffälliger Personen (ohne seelische oder somatische Erkrankung) notwendig.*

6 Zusammenfassung

In der vorliegenden Untersuchung wurden die unterschiedlichen theoretischen Zugangswege zur Depression diskutiert. Die methodischen Probleme und die Ergebnisse der empirischen Persönlichkeitsforschung im Bereich der affektiven Störungen, insbesondere die Untersuchungen des Zusammenhangs von prämorbider bzw. Intervallpersönlichkeit und affektiven Psychosen, wurden kritisch erörtert.
Die empirische Studie zielte auf die *Erfassung der Selbstbilder, der Selbst-Eltern-Beziehung und der Paarbeziehung depressiv Erkrankter als für den Verlauf und die Bewältigung der Depression relevante psychosoziale Dimensionen*. Die *Stichprobe setzte sich zusammen aus 139 stationär behandelten depressiven PatientInnen (ICD-10-Diagnosen: Rezidivierende depressive Störung, ggw. remittiert, F33.4; Dysthymia, F34.1; Bipolare affektive Störung, ggw. remittiert, F31.7; Rezidivierende manische Episoden, F31.8; Schizoaffektive Psychosen, F25) und 73 PatientInnen mit orthopädischen Beschwerden*. Die Untersuchung der PatientInnen mit phasischen Depressionsverläufen fand im *sogenannten symptomarmen Intervall* statt. In die Paardiagnostik wurden 88 PartnerInnen der depressiven PatientInnen und 27 PartnerInnen der orthopädischen PatietInnen einbezogen.
Individuumzentrierte Befunde wurden mittels der *Repertory Grid-Technik* erhoben. Der Rep-Test generiert aufgrund seines idiographischen Charakters subjektiv relevante Informationen über die Sichtweise jedes/jeder einzelnen PatientIn von sich selbst und seiner/ihrer Umgebung, die mit standardisierten Methoden nicht zu erfassen sind. Aufgrund der nomothetischen Verwendung idiographischer Befunde, insbesondere mittels der durch die Hauptkomponentenanalyse gewonnenen Indizes, wird ein *überindividueller Vergleich ermöglicht*. Eine Validierung der idiographischen Befunde wurde mittels eines *standardisierten Persönlichkeitstests (Gießen-Test)* angestrebt. Der Gießen-Test wurde zur Erfassung des Selbstkonzepts und zur Paarinteraktionsdiagnostik herangezogen. Die subjektive Einschätzung der affektiven Qualität der Primärfamilie, der Elternbeziehung und der Partnerschaft wurde mittels Rating-Skalen quantifiziert. Die aktuelle Befindlichkeit wurde mit der *Depressionsskala D-S'* untersucht. Der Grad der Somatisierung und der subjektive Leidensdruck wurden mit dem *Gießener Beschwerdebogen (GBB)* erfaßt.
Aufgrund der HAMD-Kennwerte konnte davon ausgegangen werden, daß die *untersuchten Persönlichkeitsdimensionen nicht durch aktuelle bzw. weiterhin bestehende depressive Verstimmungen erheblichen Ausmaßes konfundiert wurden*.

Die depressiven PatientInnen litten in bedeutend höherem Umfang unter Erschöpfung, Magenschmerzen und Herzbeschwerden; der Beschwerdedruck war signifikant höher.
Über *Ähnlichkeitskoeffizienten* (vgl. Beckmann 1993, 1994) wurden die Relationen zwischen dem Selbst, dem Ideal und dem Normativen Selbst bestimmt. *Die über die GT-Selbst-Ideal-Asymmetrie erfasste Selbstwertproblematik unterschied die Gesamtgruppe depressiv Erkrankter signifikant von der somatischen Kontrollgruppe.* Das aktuelle Selbstbild der Gesamtgruppe depressiv Erkrankter wurde inhaltlich durch die Dimensionen *„Leistungsinsuffizienz"*, *„Kontaktarmut"* und *„fehlende Anpassung"* charakterisiert.
Als *zentrale Aspekte der Selbst- und Fremdbildübereinstimmungen der PartnerInnen* wurden die von Beckmann (1993, 1994) entwickelten *Paarkategorien Macht, Status und Valenz* in den Beziehungen depressiver PatientInnen untersucht. Die Vielfalt der möglichen Paarbeziehungskonstellationen war hingegen bei den einzelnen Verlaufsformen affektiver Störungen in unterschiedlicher Weise eingeengt. *Während in den Partnerschaften neurotisch depressiver PatientInnen eine Tendenz zu asymmetrisch-komplementären Beziehungsmustern bestand, waren in der Gruppe der an monopolarer Depression Erkrankten symmetrische Beziehungen akzentuiert.* Die mit der Gießen-Test-Paardiagnostik erhobenen Befunde bestätigen weitgehend die Untersuchungsergebnisse von Matussek u. Wiegand (1985), Matussek et al. (1986) und Mundt (1995). Die Partnerwahl geht auch bei den depressiven PatientInnen mit überwiegend symmetrischen Beziehungsmustern einher, die insbesondere auch durch Geschlechterrollen bestimmt sind. Es wird auf die Gefahr der Kategorienverwechslung verwiesen, sobald Geschlechtsrollenstereotype bei der Interpretation der paardiagnostischen Befunde übersehen werden. Inhaltlich waren die *Paardyaden der untersuchten depressiven PatientInnen* auf der Ebene der von Beckmann (1993, 1994) entwickelten fünf komplementären Paarkategorien durch das Erleben fehlender Anpassung gekennzeichnet.
Während die mittels des Gießen-Tests erhobenen Befunde zur Selbst- und Fremdwahrnehmung auf faktorenanalytisch gewonnenen Merkmalsdimensionen beruhen, wurde *die idiosynkratische Konstruktion des Selbsts und der Objektwelt* bei jedem/jeder einzelnen depressiven PatientIn mit der *Repertory Grid-Technik* erfaßt. Hinsichtlich *der kognitiven Komplexität* (operationalisiert über die mittlere Varianzaufklärung durch die erste Hauptkomponente) *unterschieden sich die PatientInnen mit affektiven Störungen nicht von der somatischen Kontrollgruppe.* Der Anteil der PatientInnen mit *niedrigem Selbstwertgefühl* (Selbst-Ideal-Distanz >1.06) war bei PatientInnen mit langem Krankheitsverlauf und den Diagnosen „Dysthymia" und „bipolare affektive Störung" tendenziell höher. Dieser Befund kann in einen Zusammenhang mit dem von Kröber (1993a,b) beschriebenen Strukturwandel nach längerem Verlauf der bipolaren affektiven Störung gestellt werden.
Eine „*Objektnähe*" (definiert durch *einen geringen Abstand zwischen dem Selbst und allen Nicht-Selbst-Elementen*) und eine „*Idealisierung*" wichtiger Bezugsper-

sonen (operationalisiert über eine niedrige Idealselbst-Nichtselbst-Elemente-Distanz) *unterscheidet die Gesamtgruppe depressiv Erkrankter signifikant von den orthopädischen PatientInnen.* Die festgestellte „Objektnähe" und „Idealisierung" kann im Einklang mit Arieti u. Bemporad (1983) als Hinweis auf die Abhängigkeit von idealisierten anderen Personen aufgefasst werden.
Die Selbstwertigkeit und soziale Integration wurde mittels der von Mahklouff-Norris u. Jones (1971) vorgeschlagenen Operationalisierungen untersucht. Die auf diesem Weg gewonnenen SIOG-Diagnosen konnten mittels des Gießen-Tests nicht validiert werden. Die operationalen Definitionen im Rahmen des Selbst-Ideal-Objekt-Systems dürfen nicht als diagnostische Kategorien verwendet werden, sondern tragen insbesondere in der Verknüpfung mit weiteren Informationen zum Verständnis des Bedeutungsinhaltes des jeweiligen Objektraumes bei. Auf diesem Wege wird eine mehrdimensionale Erfassung von Selbstkonzepten, Objektbeziehungen und psychosozialen Abwehr- und Bewältigungskonstellationen möglich.
Objektbeziehungsmuster ließen sich mit Hilfe des Selbst-Ideal-Objekt-Systems genauer beschreiben. Hinsichtlich der Selbst-Ideal-Mutter- und der Selbst-Ideal-Vater-Beziehung bestanden keine bedeutsamen Unterschiede zwischen der Gesamtgruppe der depressiv Erkrankter und der somatischen Kontrollgruppe. Die Untersuchung der Paarbeziehungen auf der Grundlage idiographischer Befunde ergab hingegen signifikante Unterschiede. *Die untersuchten depressiven PatientInnen beschrieben ihre PartnerInnen im Vergleich mit der somatischen Kontrollgruppe signifikant häufiger ähnlich ihrem Selbst und ihrem Ideal. Die Selbst-Ideal-Partner-Beziehung der untersuchten depressiven PatientInnen ist ferner in bedeutend geringerem Umfang durch „Ambivalenz" und „Indifferenz" charakterisiert.*

Wichtigste Ergebnisse:

Die nach Abklingen der manifesten Symptomatik im *symptomarmen Intervall* durchgeführte Untersuchung bestätigt das *Vorhandensein einer klinisch relevanten Selbstwertproblematik bei PatientInnen mit affektiven Störungen.* Das Selbstbild depressiv Erkrankter wird durch die Dimensionen „*Leistungsinsuffizienz*", „*Kontaktarmut*" und „*fehlende Anpassung*" charakterisiert.
Das negative Selbstkonzept depressiv Erkrankter ist mit einer signifikant größeren Nähe zwischen dem Selbst, dem Idealselbst und wichtigen anderen Personen, insbesondere den Partnern und Partnerinnen, verknüpft. *Objektnähe und Idealisierung sind depressionstypische Merkmale der sozialen Wahrnehmung.* Diese die Paarbeziehungen prägenden Muster sind nicht als merkmalsspezifisch anzusehen. Sie verweisen als konstellative Muster auf den Stellenwert objektbeziehungsdynamischer Faktoren in der Ätiopathogenese depressiver Affekte und deren Bewältigung. *Die spezifische „depressive Paarbeziehung" gibt es ebensowenig wie „die Depression"!*

Die mit der Repertory-Grid-Technik erhobenen individuumzentrierten Befunde tragen zu einer Erhöhung der Repräsentanz und Reliabilität der empirisch erfaßten Persäönlichkeits- und Beziehungsdimensionen und einer Typendifferenzierung innerhalb des depressiven Spektrums bei.

Die Ergebnisse der Paardiagnostik unterstreichen die Bedeutung der *interpersonalen Dimension* der Depression und können als Grundlage für eine therapeutische Orientierung herangezogen werden.

Abschließend wurden die methodischen Probleme der nomothetischen Verwendung idiographischer Befunde im Rahmen der Persönlichkeitsforschung bei affektiven Störungen diskutiert. Der idiographische Ansatz erwies sich als relevanter methodischer Zugangsweg, der die Entwicklung dimensionaler Depressionsmodelle fördert – eine Entwicklung, die den zirkulären Mechanismen der Depression und der interindividuell unterschiedlichen Kumulation der Wirkungen von Faktoren aus verschiedenen Dimensionen Rechnung trägt.

7 Literatur

Ablon SL, Davenport YB, Gershon ES, Adland ML (1975) A Married Manic. Am J Orthopsychiat 45:854–866
Abraham K (1912) Ansätze zur psychoanalytischen Erforschung und Behandlung des manisch-depressiven Irreseins und verwandter Zustände. In: Psychoanalytische Studien, Band I. Fischer, Frankfurt/M, 1982, S 146–162
Abraham K (1916) Untersuchungen über die früheste prägenitale Entwicklungsstufe der Libido. In: Abraham K: Psychoanalytische Studien. Gesammelte Werke in zwei Bänden. Band II. Fischer, Frankfurt/M, 1982, S 3–31
Abraham K (1924a) Versuch einer Entwicklungsgeschichte der Libido auf Grund der Psychoanalyse seelischer Störungen. In: Psychoanalytische Studien, Band I. Fischer, Frankfurt/M, 1982, S 113–183
Abraham K (1924b) Versuch einer Entwicklungsgeschichte der Libido auf Grund der Psychoanalyse seelischer Störungen. In: Psychoanalytische Studien. Gesammelte Werke in zwei Bänden. Band II. Fischer, Frankfurt/M, 1971/1982, S 32–145
Abramson LY, Seligman MEP, Teasdale J (1978) Learned Helplessness. Humans: Critique and Reformulation. Journal of Abnormal Psychology 87:49–74
Adams-Webber JR (1970) Analysis of Discriminant Validity of Several Repertory Grid Indices. Grid-J Psychol 61:83–90
Adams-Webber JR (1979) Personal Construct Theory. Concepts and Applications. Wiley, Chichester
Akiskal HS (1983a) Dysthymic and Cyclothymic Disorders: A Paradigm for High-Risk Research in Psychiatry. In: Davis M, Maas J (Hrsg) Affective Disorders. American Psychiatric Press, Washington DC
Akiskal HS (1983b) Subaffective Disorders: Dysthymic, Cyclothymic, and Bipolar II Disorders in the „Borderline" Realm. Psychiatr Clin North Am 4:25–46
Akiskal HS, Djenderedjian AH, Rosenthal RH, Khani MK (1977) Cyclothymic Disorders: Validation Criteria for Inclusion in the Bipolar Affective Group. Am J Psychiatry 134:1227–1233
Akiskal HS, Hirschfeld R, Yerevanian B (1983) The Relationship of Personality to Affective Disorders. Arch Gen Psychiatry 40:801–810
Alloy LB (1989) Cognitive Processes in Depression. Guilford Press, New York
Altman JH, Wittenborn JR (1980) Depression – Prone Personality in Women. Journal of Abnormal Psychology 89:303–308
Angst J (1966) Zur Ätiologie und Nosologie endogener depressiver Psychosen. Springer, Berlin, Heidelberg, New York
Angst J (1980) Verlauf unipolar depressiver, bipolar manisch-depressiver und schizoaffektiver Erkrankungen und Psychosen. Fortschr Neurol Psychiatr 48:3–30
Angst J (1987) Begriff der affektiven Erkrankungen. In: Kisker KP, Lauter H, Meyer J-E, Müller C, Strömgren E (Hrsg) Psychiatrie der Gegenwart, Bd 5. Springer, Berlin, Heidelberg, New York, Tokyo, S 1–50
Anthony EJ (1975) Childhood Depression. In: Anthony EJ, Benedek T (Hrsg) Depression and Human Existence. Little, Brown, Boston

Angst J, Clayton P (1986) Premorbid Personality of Depressive, Bipolar, and Schizophrenic Patients with Special Reference to Suicidal Issues. Compr Psychiatry 27:511–532
Angst J, Perris C (1967) Zur Nosologie endogener Depressionen. Vergleich der Ergebnisse zweier Untersuchungen. Arch Psychiat Nervenkr 210:373–386
Arieti S (1962) The Psychotherapeutic Approach to Depression. Amer J Psychotherapy 16:397–406
Arieti S (1974) Manic-Depressive Psychoses and Psychotic Depression. In: Arieti S (Hrsg) Amer Handbook of Psychiatry. Vol III, Basic Books, New York
Arieti S, Bemporad J (1983) Depression: Krankheitsbild, Entstehung, Dynamik und psychotherapeutische Behandlung. Klett-Cotta, Stuttgart
Arnold W, Eysenck HJ, Meili R (1987) Lexikon der Psychologie. Herder, Freiburg
Ashworth CN, Blackburn IN, McPherson FM (1982) The Performance of Depressed and Manic Patients on Some Repertory Grid Measures: A Cross-Sectional Study. Brit J Med Psychol 55:247–255
Ashworth CN, Blackburn IN, McPherson FM (1985) The Performance of Depressed and Manic Patients on Some Repertory Grid Measures: A Longitudinal Study. Brit J Med Psychol 58:337–342
Axford S, Jerrom DWA (1986) Self-Esteem in Depression; A Controlled Repertory Grid Investigation. Brit J Med Psychol 59:61–68
Ayd FJ (1961) Recognizing the Depressed Patient. Grune and Stratton, New York, London
Bacal HA (1990a) Doesn't Object Relation Theory Exist in Self Psychology? Psychoanal Inq 10:197–220
Bacal HA (1990b) The Elements of a Corrective Self Object Experience. Psychoanal Inq 10:347–372
Bacal HA, Newman KM (1994) Objektbeziehungstheorien – Brücken zur Selbstpsychologie. Frommann-Holzboog, Stuttgart, Bad Canstatt
Baer R (1975) Die sozialpsychiatrische Prognose der zyklothymen Depression. Thieme, Stuttgart
Bannister D, Fransella F (1981) Der Mensch als Forscher. Aschendorf, Münster
Bartholomew U (1990) Selbstbild, Isolation und Objektbeziehungen bei Patienten mit akuter Virus-Hepatitis. Eine Untersuchung mit dem Role Repertory Grid. Ferbersche Universitätsbuchhandlung, Gießen
Bartholomew U (1993) Die Selbst-Identitäts-Graphik. In: Scheer JW, Catina A (Hrsg) Einführung in die Repertory Grid-Technik. Bd 2. Klinische Forschung und Praxis (S 30–37). Huber, Bern, Göttingen, Toronto, Seattle
Bassler M, Krauthauser H (1996) Zur Evaluation des therapeutischen Prozesses von stationärer Psychotherapie mit der Repertory Grid-Technik. PPmP Psychother Psychosom Med Psychol 46:29–37
Bech P, Rafaelsen OJ (1980) Personality and Manic-melancholic Illness. In: Achté K, Aalberg V, Lœnnqvist (Hrsg) Psychopathology of Depression. Psychiatr Fennica (Suppl.), S 223–231
Bech P, Shapiro RW, Sihm F, Nielsen BM, Sorensen B, Rafaelsen OJ (1980) Personality in Unipolar and Bipolar Manic-melancholic Patients. Acta Psychiatr Scand 62:245–257
Beck AT (1970) The Core Problem in Depression: The Cognitive Triad. In: Massaman J (Hrsg) Science and Psychoanalysis 17. Grune and Stratton, New York
Beck AT (1974) The Development of Depression. A Cognitive Model. In: Friedman RJ, Katz MM (Hrsg) The Psychology of Depression. Wiley, New York
Beck AT (1976) Cognitive Therapy and the Emotional Disorders. International Universities Press, New York. Deutsch (1979) Wahrnehmung der Wirklichkeit und Neurose. Kognitive Therapie emotionaler Störungen. Pfeiffer, München
Beck AT, Rush AJ, Shaw EF, Emery G (1986) Kognitive Therapie der Depression. Psychologie Verlagsunion, München
Beckmann D (1979) Zur Konstruktion des Gießen-Test. In: Beckmann D, Richter H-E (Hrsg) Erfahrungen mit dem Gießen-Test (GT). Huber, Bern

Beckmann D (1986) Ehepaarbeziehung im Gießen-Test nach Geburt eines Risikokindes. Psychother Psychosom med Psychol 36:159–166
Beckmann D (1993) Eine Landkarte der Paarbeziehungen im Gießen-Test. PPmP Psychother Psychosom med Psychol 43:364–369
Beckmann D (1994) Macht, Status und Valenz bei gesunden und kranken Partnern. PPmP Psychother Psychosom med Psychol 44:259–259
Beckmann D, Davies-Osterkamp S (1979) Zur Erhebung des idealen Selbstbildes. In: Beckmann D, Richter H-E (Hrsg) Erfahrungen mit dem Gießen-Test (GT): Praxis, Forschung und Tabellen. Huber, Bern, Stuttgart, Wien, S 155–164
Beckmann D, Richter H-E (1972) Gießen-Test (GT). Huber, Bern
Beckmann D, Brähler E, Richter H-E (1991) Der Gießen-Test (GT). Ein Test für Individual- und Gruppendiagnostik. Handbuch. 4. überarbeitete Auflage mit Neustandardisierung 1990. Huber, Bern, Stuttgart, Toronto
Beckmann D, Georgi R von, Mestel R (1997) Das Idealbild und die Geschlechtsrollennormen im Gießen-Test. PPmP Psychother Psychosom med Psychol 47:52–57
Behringer A, Böker H (1988) Einige Bemerkungen zur Psychodynamik des Abstammungswahns. Psychother Psychosom med Psychol 38:240–246
Bemporad J (1970) Views on the Psychodynamics of the Depressive Character. In: Arieti S (Hrsg) The World Biennial of Psychiatry and Psychotherapy. Vol I, Basic Books, New York
Bemporad J (1983a) Kritische Betrachtung der wichtigsten theoretischen Ansätze zum Verständnis der Depression. In: Arieti S, Bemporad J (1983) Depression: Krankheitsbild, Entstehung, Dynamik und psychotherapeutische Behandlung. Klett-Cotta, Stuttgart, S 27–92
Bemporad J (1983b) Psychodynamische Aspekte von Depressionen und Suizid bei Kindern und Heranwachsenden. In: Arieti S, Bemporad J (1983) Depression. Krankheitsbild, Entstehung, Dynamik und psychotherapeutische Behandlung. Klett-Cotta, Stuttgart, S 254–286
Benedetti G (1987) Analytische Psychotherapie der affektiven Psychosen. In: Kisker KP (Hrsg) Psychiatrie der Gegenwart. 3., völlig neu gestaltete Auflage, Springer, Berlin, Heidelberg, New York
Benjaminsen S (1982) Neurotic Personality Traits in Patients with Subtypes of Affective Disorders. Nord Psykiatr Tidskr 36:9–19
Berrios GE, Bulbena-Villarasa A (1990) The Hamilton Depression Scale and the Numerical Description of the Symptoms of Depression. In: Bech P, Coppen A (Hrsg) The Hamilton scales. Psychopharmacology Series 9. Springer, Berlin, Heidelberg, New York
Bibring E (1953) Das Problem der Depression. Psyche 6:81–101
Billings AG, Moos RH (1984) Coping, Stress, and Social Resources Among Adults with Unipolar Depression. J of Personality and Soc Psychology 46:877–891
Billings AE, Moos AH (1985) Psychosocial Processes of Remission in Unipolar Depression: Comparing Depressed Patients with Matched Community Controls. J Consult and Clin Psychology 53:314–325
Blanck G, Blanck R (1974) Ego-Psychology: Theory and Practice. Columbia University Press, New York, London
Blankenburg W (1986) Persönlichkeit, prämorbide. Müller C (Hrsg) Lexikon der Psychiatrie. 2. Aufl Springer, Berlin, Heidelberg, New York
Blazer DG (1983) Impact of Late-Life Depression on Social Network. Amer J Psychiatry 140:162–166
Bleuler E (1922) Die Probleme der Schizoidie und Syntonie. Z ges Neurol Psychiatr 78:373–393
Blos P (1978) Adoleszenz. Klett-Cotta, Stuttgart
Blöschl L (1987) The Present State of Research on Social Contact and Social Support in Depression: A Critical Analysis. In: Dowilder JP, Perrez M, Hobi V (Hrsg) Controversial Issues in Behavior Modification. Swets, Zeitlinger, Amsterdam, S 173–178
Blöschl L, Ederer E, Rossmann P (1987) Dysthyme Persönlichkeitstendenzen und „Close Confidence". Zur Frage geschlechtsspezifischer Zusammenhänge zwischen Depressivität und selbstbe-

richtetem Sozialkontakt. In: Raab E, Schulter G (Hrsg) Perspektiven Psychologischer Forschung. Deuticke, Wien, S 107–118

Böker H (1991) Psychodynamisch orientierte stationäre Behandlung psychotischer Patienten – Ein Beitrag zur Psychotherapie-Weiterbildung in der Klinischen Psychiatrie – PPmP Psychother. Psychosom med Psychol 41:284–290

Böker H (1995a) Handlungsdialoge in multiprofessionellen Teams: Der Beitrag der Psychoanalyse zu einer integrierten Therapie psychotischer Patienten. Psychiatr Praxis 22:201–205

Böker H (1995b) Selbst- und Objektbeziehungen von Patienten mit affektiven Psychosen – Konstruktvalidierung mit der Repertory-Grid-Technik. Vortrag anläßlich der 4. Deutschen Personal Construct-Konferenz, Universität Marburg 28.1.1995

Böker H (1995c) Self and Object Relations of Patients with Affective Psychoses – A clinical study with the Repertory-Grid-Technique. Vortrag anläßlich des XIth International Congress on Personal Construct Psychology: Exploring the Horizons of PCP. Barcelona 7.7.1995

Böker H (1997b) Between Self-Identity and Self-Worth: Psychodynamic Psychotherapy of schizoaffective and affective Psychoses. Vortrag anlässlich des 12th International Symposium for the Psychotherapy of Schizophrenia. London 12.10.–16.10.1997

Böker H (1997c) Konversion: Der Körper als Erinnerungssymbol. In: Northoff G (Hrsg) Neuropsychiatrie und Neurophilosophie. W Schöningh, Paderborn, S 63–81

Böker H (1998) Psychotherapeutische und soziotherapeutische Aspekte bei schweren Depressionen. Schweiz Arch Neurol und Psychiatr 149:21–28

Böker H, Lempa G (1996) Psychosen. In: Senf W, Broda M (Hrsg) Praxis der Psychotherapie. Ein integratives Lehrbuch. Thieme, Stuttgart, S 340–344

Böker H, Nikisch G, Kessler S, Heidemann Ch (1996) Selbstwertgefühl und Objektbeziehungen von Patienten mit monopolarer und neurotischer Depression: Eine klinische Studie mit dem Gießen-Test. PPmP Psychother Psychosom med Psychol 46:260–268

Böker H, Nikisch G, Budischewski K, Himmighoffen H (1997a) Macht, Status und Valenz in den Partnerschaften affektpsychotischer, schizoaffektiver und depressiv neurotischer Patienten. PPmP Psychother Psychosom med Psychol 47:426–434

Böker H, Budischewski K, Walesch K, Nikisch G (1999a) Selbstkonzept und Elternbilder bei PatientInnen mit affektiven Störungen: Eine klinische Studie mit dem Gießen-Test. PPmP Psychother Psychosom med Psychol 49:1–11

Böker H, Härtling F, Budischewski K, Schoeneich F (1999b): Selbst-Objektbeziehungen bei PatientInnen mit bipolaren affektiven Störungen. Schweiz Arch Neurol Pschiatr (im Druck)

Bohn M, Berger M (1992) Der Beitrag biologisch-psychatrischer Befunde zum Verständnis depressiver Erkrankungen. Z klin Psychol 21:156–171

Bonarius H, Angleitner A, John O (1984) Die Psychologie der persönlichen Konstrukte. Eine kritische Bestandsaufnahme einer Persönlichkeitstheorie. In: Amelang M, Ahrens H-J (Hrsg) Brennpunkte der Persönlichkeitsforschung. Band I. Hogrewe, Göttingen, S 109–138

Bonetti U, Johanson F, Knorring L von, Perris C, Strandmann E (1977) Prophylactic Lithium and Personality Variables: An International Collaborative Study. Int Pharmacopsychiatry 12:14–19

Bowlby J (1958) The Nature of the Childs' Tie to His Mother. Int J Psychoanal 39:350–373. Deutsch (1959) Über das Wesen der Mutter-Kind-Bindung. Übers von U Seemann-de Boor. Psyche 13:415–456

Bowlby J (1960a) Grieve and Mourning in Infancy and Early Childhood. Psychoanal Stud Child 15:9–52

Bowlby J (1960b) Separation Anxiety. Int J Psychoanal 41:89–113

Bowlby J (1969) Attachment and Loss. Band I: Attachment. Hogarth Press, London; Basic Books, New York

Bowlby J (1977) The Making and Breaking of Affectional Bonds: 1. Etiology and Psychopathology in the Light of Attachment Theory. Brit J Psychiat 130:201–210

Bowlby J (1982) Attachment and Loss: Retrospect and Prospect. J Amer Orthopsych Assn 52:666–678

Box GEP, Hunter WG, Hunter JS (1978) Statistics for Experimenters. An Introduction to Design, Data Analysis, and Model Building. Wiley, New York
Brähler E, Brähler C (Hrsg) (1993) Paardiagnostik mit dem Gießen-Test: Handbuch. Huber, Bern
Brown GW (1982) Early Loss and Depression. In: Parkes CM, Stevenson-Hinde J (Hrsg) The Place of Attachment in Human Behavior. Basic Books, New York, S 232–268
Brown GW, Harris T (1978) Social Origin of Depression. A Study of Psychiatric Disorders in Women. Tavistock, London
Brugha DS, Conroy R, Walsh N, Delaney W, O'Henlon J, Daly L, Hickey N, Bourke G (1982) Social Networks, Attachment and Support in Minor Affective Disorders: A Replication. Brit J Psychiatry 141:249–255
Brunfitt S (1985) The Use of Repertory Grid with Aphasic People. In: Beail N (Hrsg) Repertory Grid Technique and Personal Constructs. Croom Helm, London, S 89–106
Buddeberg C, Frei R, Merz J, Anliker P, Wirz A (1988) Krankheitsverarbeitung bei Patienten mit chronischen körperlichen Krankheiten – Erste Erfahrungen mit dem Zürcher Krankheitsverarbeitungsfragebogen. Schweiz Archiv Neurol Psychiat 139:23–40
Canna AD, Coyne JC, Schaefer C, Lazarus RS (1981) Comparison of Two Modes of Stress Measurement: Daily Hazzles and Uplifts versus Major Life Events. J Behavioral Medicine 4:1–39
Catina A, Schmitt GM (1993) Die Theorie der persönlichen Konstrukte. In: Scheer JW, Catina A (Hrsg) Einführung in die Repertory Grid Technik. Huber, Bern, Göttingen, Toronto, Seattle, S 11–23
Catina A, Schütz W (1993) Untersuchung von Selbst-Objekt-Beziehungen. In: Scheer JW, Catina A (Hrsg) Einführung in die Repertory-Grid-Technik. Huber, Bern, Göttingen, Toronto, Seattle. 1. Auflage. 1993, S 86–96
Charney DS, Nelson JC, Quinlan DM (1981) Personality Traits and Disorder in Depression. Am J Psychiatry 138:1601–1604
Cohen MB, Blake G, Cohen RA, Fromm-Reichmann F, Weigert F, Weigert EV (1954) An Intensive Study of Twelve Cases of Manic-depressive Psychoses. Psychiatry 17:103–138
Coppen A, Metcalfe M (1965) Effect of a Depressive Illness on MPI Scores. Br J Psychiatry 111:236–239
Coyne JC (1976a) Depression and Response of Others. J of Abnormal Psychol 85:186–193
Coyne JC (1976b) Toward an Interactional Description of Depression. Psychiatry 39:28–40
Crook T, Eliot J (1980) Parental Death During Childhood and Adult Depression: A Critical Review of the Literature. Psychol Bull 87:252–259
Cytryn L, McKnew HE, Zahn-Waxler C, Radke-Yarrow M, Gainsbauer TJ, Harmon RJ, Lamour M (1984) A Developmental View of Affective Disturbances in Children of Affectively Ill Parents. Am J Psychiat 141:219–222
Davenport YB, Ebert MH, Adland ML, Goodwin FK (1977) Couples Group Therapy as an Adjunct to Lithium Maintenance of the Manic Patient. Am J Orthopsychiat 47:495–502
Davenport YB, Adland ML, Gold PW, Goodwin FK (1979) Manic Depressive Illness: Psychodynamic Features of Multi-Generational Families. Am J Orthopsychiat 49:24–35
Davenport YB, Zahn-Waxler C, Adland LM, Mayfield A (1984) Early Child-Rearing Practices in Families With a Manic-Depressive Parent. Am J Psychiat 141:230–235
Davidson J, Miller R, Strickland R (1985) Neuroticism and personality disorder in depression. J Affective Disord 8:177–182
Deakin DJW (Hrsg) (1986) The Biology of Depression. Gaskell, London
Depue RA, Slater JF, Welfstetter-Kausch H, Klein D, Goplerud E, Farr D (1981) A Behavioral Paradigm for Identifying Persons at Risk for Bipolar Depressive Disorders: a Conceptual Framework and Five Validation Studies. J Abnorm Psychol 90, Suppl, S 381–438
Dietrich H (1968) Manie – Monomanie – Soziopathie und Verbrechen. Enke, Stuttgart
Dietzfelbinger T (1985) Quantifizierende Erfassung biographischer Aspekte und prämorbider Persönlichkeitsdimensionen bei Neurosen und endogenen Psychosen. Inaug-Diss, TU München

Dilling H, Mombour W, Schmidt MH (Hrsg) (1991) Internationale Klassifikation psychischer Störungen: IW-10, Kapitel V (F), Klinisch-diagnostische Leitlinien, Weltgesundheitsorganisation. Huber, Bern, Göttingen, Toronto
Donnelly EF, Murphy DL, Waldman IN, Reynolds TD (1976a) MMPI Differences between Unipolar and Bipolar Depressed Subjects. A Replication. J Consult Clin Psychol 32:610–612
Donnelly EF, Murphy DL, Goodwin FK (1976b) Cross-sectional and Longitudinal Comparisons of Bipolar and Unipolar Depressed Groups on the MMPI. J Consult Clin Psychol 44:233–237
Dornes M (1993) Der kompetente Säugling. Die präverbale Entwicklung des Menschen. Fischer, Frankfurt/M
Dornes M (1994) Können Säuglinge phantasieren? Psyche 48:1154–1175
Dunner DL, Russek D, Russek B, Fieve RR (1982) Classification of Affective Disorder Subtypes. Compr Psychiatry 23:186–189
Egle UT, Habrich G (1993) Inhaltsanalyse von Konstrukten. In: Scheer JW, Catina A (Hrsg) Einführung in die Repertory Grid-Technik. Band II. Klinische Forschung und Praxis. Huber, Bern, Göttingen, Toronto, Seattle, S 23–29
Eiband HW (1979) Vergleichende Untersuchungen zur prämorbiden Persönlichkeit von Patienten mit verschiedenen Formen affektiver Störungen. Inaug-Diss, München
Eicke-Spengler M (1977) Zur Entwicklung der psychoanalytischen Theorie der Depression. Ein Literaturbericht. Psyche 31:1079–1125
Eppel G (1999) Selbst-Objektbeziehungen bei schizoaffektiven Psychosen. Medizinische Dissertation. Frankfurt/M
Eysenck HJ (1970) The Structure of Human Personality 3rd ed (1st ed 1953). Methuen, London; Wiley, New York
Fairbairn WRD (1944) Endopsychic Structure Considered in Terms of Object Relationships. In: Fairbairn WRD (1952) Psychoanalytic Studies of a Personality. Tavistock, Routledge, London, S 82–136
Fairbairn WRD (1952) Psychoanalytic Studies of a Personality. Tavistock, Routledge, London
Fenichel O (1945) The Psychoanalytic Theory of Neuroses. Norton, New York. Deutsch (1975) Psychoanalytische Neurosen-Lehre. Band 2. Walther, Freiburg
Fiedler P (1991) Kritische Lebensereignisse, soziale Unterstützung und Depression. In: Mundt C, Fiedler P, Lang H, Kraus A (Hrsg) Depressionskonzepte heute: Psychopathologie oder Pathopsychologie? Springer, Berlin, Heidelberg, New York
Fischer R (1976) Die klassische und die Ich-psychologische Theorie der Depression. Psyche 10:924–946
Foulds GA (1965) Personality and Personal Illness. Tavistock, London
Fränkel-Brunswik E (1949) Intolerance of Ambiguity as an Emotional and Perceptual Personality Variable. J Personality 18:108–143
Fränkel-Brunswik E (1951) Personality Theory and Perception. In: Blake RR, Ramsey GV (Hrsg) Perception. An Approach to Personality. Ronald Press, New York
Freiling G (1976) Selbstkonzept in Abhängigkeit von Alter, Geschlecht und sozialer Schicht. Psych Dipl-Arbeit, Gießen
Freud A, Bergmann Th (1977) Kranke Kinder – ein psychoanalytischer Beitrag zu ihrem Verständnis. Frankfurt/M Fischer
Freud S (1905) Bruchstück einer Hysterie-Analyse. GW V
Freud S (1914) Zur Einführung des Narzißmus. GW X
Freud S (1916) Trauer und Melancholie. GW X
Freud S (1921) Massenpsychologie und Ich-Analyse. GW XIII
Freud S (1923) Das Ich und das Es. GW XIII
Freud S (1933) Neue Folge der Vorlesungen zur Einführung in die Psychoanalyse. GW XV
Frey R (1977) Die prämorbide Persönlichkeit von monopolar und bipolar Depressiven. Ein Vergleich aufgrund von Persönlichkeitstests. Arch Psychiat Nervenkr 224:161–173
Fritsch W (1972) Objektivierende Untersuchungen zur prämorbiden Persönlichkeit Schizophrener. Med Diss, Universität Berlin

Frommer J (1994) Qualitative Diagnostik – Forschung in Psychopathologie und Psychotherapie. In: Hoefert H-W, Klotter C (Hrsg) Neue Wege zur Psychologie. Asanger, Heidelberg, S 131–158
Frommer J, Jüttemann-Lembke A, Stratkötter A, Tress W (1995) Persönlichkeitsstruktur und subjektive Krankheitsvorstellungen neurotisch Depressiver. Qualitativer Vergleich von 11 Einzelfallanalysen psychotherapeutischer Erstgespräche. Nervenarzt 66:521–531
Giesing S, Meier H, Binder J, Scharfetter C (1978) Soziale Schicht und psychische Erkrankung. Schweiz Arch Neurol Neurochir Psychiatrie 122:253–269
Guntrip H (1966) The Object Relation Theory of WRD Fairbairn. In: Arieti S (Hrsg) American Handbook of Psychiatry. Basic Books, New York
Gut E (1989) Productive and Unproductive Depression. Tavistock and Routledge, London
Habrich G (1989) Objektwelt und Abwehrverhalten bei chronischen Schmerzpatienten. Dissertation, Universität Mainz (unveröffentlicht)
Härtling F (1997) Selbst und Objektwelt bei bipolaren affektiven Psychosen – Untersuchungen des Selbstidentitätssystems bipolar affektpsychotischer Patienten mit der Repertory Grid-Technik. Medizinische Dissertation, Frankfurt/M
Halweg K (1991) Interpersonelle Faktoren bei depressiven Erkrankungen. In: Mundt Ch, Fiedler P, Lang H, Kraus A (Hrsg) Depressionskonzepte heute: Psychopathologie oder Pathopsychologie? Springer, Berlin, Heidelberg, New York, S 268–279
Hamilton M (1986) The Hamilton Rating Scale for Depression. In: Sartorius N, Ban TA (Hrsg) Assessment of depression. Springer, Berlin, Heidelberg, New York, S 143–152
Harris T, Brown GW, Bifulco A (1986) Loss of Parent in Childhood and Aduld Psychiatric Disorder: The Role of Lack of Adequate Parental Care. Psychol Med 16:641–659
Hartmann A (1989) Elementvergleich in der Repertory Grid-Technik: Ergebnisse einer Monte-Carlo-Studie und deren Konsequenzen für die Interpretation und Auswertung von Distanzmaßen (Unveröffentlichtes Manuskript, zitiert nach Schöneich 1994)
Hartmann A (1992) Element Comparisons in Repertory Grid Technique: Results and Consequences of a Monte Carlo Study. Intern J of Personal Construct Psychol 5:41–56
Hartmann H (1950) Comments on the Psychoanalytic Theory of the Ego. The Psychoanal Stud Child 5:74–96. Intern Univ Press, New York
Hautzinger M (1991) Perspektiven für ein psychologisches Konzept der Depression. In: Mundt C, Fiedler P, Lang H, Kraus A (Hrsg) Depressionskonzepte heute. Springer, Berlin, Heidelberg, New York
Hautzinger M, Hoffmann N, Linden M (1982) Interaktionsanalysen depressiver und nichtdepressiver Patienten und ihrer Sozialpartner. Zeitschr f Experimentelle und Angew Psychologie 24:246–263
Heerlein A, Santander J, Richter P (1996) Premorbid Personality Aspects in Mood and Schizophrenic Disorders. Compr Psychiatry 37:430–434
Hell D (1980) Die Sozial- und Familienbeziehungen Depressiver. Fortschr Neurol Psychiatr 48:447–457
Hell D (1982) Ehen depressiver und schizophrener Menschen. Eine vergleichende Studie an 103 Kranken und ihren Ehepartnern. Monographien aus dem Gesamtgebiet der Psychiatrie. Springer, Berlin, Heidelberg, New York
Hell D (1992) Welchen Sinn macht Depression? Ein integrativer Ansatz. Rowohlt, Reinbek/Hamburg
Hell D (1995) Praxisorientierte Depressionsbehandlung heute. Schweizerische Rundschau für Medizin (Praxis) 84:659–666
Hewstone M, Hooper D, Millar K (1981) Psychological Change in Neurotic Depression: A Repertory Grid and Personal Construct Theory Approach. Brit J Psychiat 139:47–51
Himmighofen H (1999) Selbstbilder, Elternbilder und Partnerbeziehungen bei PatientInnen mit bipolaren affektiven Psychosen. Med Dissertation, Frankfurt/M
Hinkle D (1965) The Change of Personal Constructs from the Viewpoint of the Theory of Construct Implications. Unveröff Dissertation. Ohio State University. Zitiert nach Fransella F, Bannister D (1977) A Manual for Repertory Grid-Technique. Academic Press, London

Hirschfeld RMA, Cross CK (1982) Epidemiology of Affective Disorders. Arch Gen Psychiatry 39:35–46
Hirschfeld RMA, Klerman GL (1979) Personality Attributes and Affective Disorders. Am J Psychiatry 136:67–70
Hirschfeld RMA, Klerman GL, Clayton PJ, Keller MB (1983a) Personality and Depression. Empirical Findings. Arch Gen Psychiatry 40:993–998
Hirschfeld RMA, Klerman GL, Clayton PJ, Keller MB, McDonald-Scott P, Larkin B (1983b) Assessing Personality: Effects of Depressive State in Trait Measurement. Am J Psychiatry 140:695–699
Hirschfeld RMA, Klerman GL, Clayton PJ, Keller MB, Andreasen NC (1984) Personality and Gender-related Differences in Depression. J Affective Disord 7:211–221
Hirschfeld RMA, Klerman GL, Keller MB, Andreansen NC, Clayton PG (1986) Personality of Recovered Patients with Bipolar Affective Disorder. J Affective Disord 11:81–89
Hogg RV, Ledolter J (1987) Engineering Statistics. Macmillan Publishing Company, New York
Hole G (1992) Die endo-neurotische Depression. Notwendigkeit und Ärgernis einer begrifflichen Aussage. Fortschr Neurol Psychiat 420–436
Hooley JM, Halweg K (1986) The Marriages and Interaction Patterns of Depressed Patients and Their Spouses: Comparing High and Low EE dyads. In: Goldstein MJ, Hunt I, Halweg K (Hrsg) Treatment of Schizophrenia: Family Assessment and Intervention. Springer, Berlin, Heidelberg, New York, S 85–96
Hussaini BA, Frank A (1985) Life Events, Coping with Sources, and Depression: A Longitudinal Study of Direct, Buffering, and Reciprocal Effects. Res in Community and Mental Health 5:111–136
Ingham JG, Kreitman NB, Miller PM et al (1986) Self-esteem, Vulnerability and Psychiatric Disorder in the Community. Br G Psychiatry 148:275–385
Jacobson E (1961) Adolescent Moods and the Remodeling of Psychic Structures in Adolescence. Psychoanal Stud Child 16:164–183
Jacobson E (1971) Depression. Comparative Studies of Normal, Neurotic and Psychotic Conditions. Intern Universities Press, New York
Jacobson E (1972) Psychotischer Konflikt und Realität. Fischer, Frankfurt
Jacobson E (1976) Depression. Suhrkamp, Frankfurt/Main
Janzarik W (1974) Probleme der strukturell-dynamischen Kohärenz in der Zyklothymie-Forschung. Nervenarzt 45:628–638
Janzarik W (Hrsg) (1988) Persönlichkeit und Psychose. Enke, Stuttgart
Janzarik W (1991) Die depressiven Syndrome zwischen autonomer dynamischer Restriktion und alltäglicher Depressivität. In: Mundt C, Fiedler P, Lang H, Kraus A (Hrsg) Depressionskonzepte heute: Psychopathologie oder Pathopsychologie. Springer, Berlin, Heidelberg, New York, S 33–41
Jones E (1952) Vorwort zu Fairbairn WRD: Psychoanalytic Studies of the Personality, Routledge, London
Kahn M (1974) Ego Distortion, Cumulative Trauma, and the Role of Reconstruction. In: Kegan P, Kahn M (1974) The Privacy of the Self. Internat Universities Press, New York, S 59–68
Keller MB, Shapiro RW (1982) Double depression: Superimposition of Acute Depressive Episodes on Chronic Depressive Disorders. Am J Psychiatry 139:438–442
Kelly GA (1955) The Psychology of Personal Constructs. Vol I and II. Norton, New York
Kendell RE, DiScipio BJ (1968) Eysenck Personality Inventory Scores of Patients with Depressive Illnesses. Br J Psychiatry 114:767–779
Kendell RE, DiScipio WJ (1970) Obsessional Symptoms and Obsessional Personality Traits in Patients with Depressive Illness. Psychol Med 1:65–72
Kernberg O (1967) Borderline Personality Organization. J Amer Psychoanal Assn 15:641–685
Kernberg O (1983) Borderline-Störungen und pathologischer Narzißmus. Übersetzt von H Schulz. Suhrkamp, Frankfurt/M

Kernberg O (1984) Severe Personality Disorders. Yale University Press, New Haven, London. Deutsch (1991) Schwere Persönlichkeitsstörungen 3. Aufl Klett, Stuttgart
Kerr TA, Shapiro K, Huth M, Garside RF (1970) The Relationship between the Maudsley Personality Inventory and the Course of Affective Disorders. Br J Psychiatry 116:1–19
Kessler J (1999) Intervallpersönlichkeit und Elternbilder bei PatientInnen mit monopolarer Depression. Dissertation, Frankfurt/M
Kisker KP, Lauter H, Meyer J-E, Müller C, Strömgren E (Hrsg) (1987) Affektive Psychosen. Psychiatrie der Gegenwart 3. Aufl, Bd 5. Springer, Berlin, Heidelberg, New York
Klein M (1940) Mourning and its Relation to Manic-Depressive States. In: Klein M (Hrsg) Contributions to Psychoanalysis 1921/1945. Hogarth Press, London. Deutsch: Die Trauer und ihre Beziehung zu den manisch-depressiven Zuständen. In: Klein M (1962) Das Seelenleben des Kleinkindes und andere Beiträge zur Psychoanalyse. Klett-Cotta, Stuttgart,
Kleining G, Moore H (1968) Soziale Selbsteinstufung. Kölner Zeitschrift für Soziologie und Sozialpsychologie 20:502–552
Kohut H (1959) Introspection, Empathy, and Psychoanalysis: An Examination of the Relationship Between Mode of Observation and Theory. In: Ornstein P (Hrsg) The Search of the Self. Selected Writings of Heinz Kohut: 1950–1978. Band I, International Universities Press. New York. Deutsch: Introspektion, Empathie und Psychoanalyse. Zur Beziehung zwischen Beobachtungsmethode und Theorie. In: Kohut H (1977) Introspektion, Empathie und Psychoanalyse. Aufsätze zur psychoanalytischen Theorie, zur Pädagogik und Forschung und zur Psychologie der Kunst. Suhrkamp, Frankfurt/M
Kohut H (1971) The Analysis of the Self. International Universities Press. New York. Deutsch (1976) Narzißmus. Übersetzt von L Rosenkötter. Suhrkamp. Frankfurt/M
Kohut H (1972) Thoughts of Narcissism and Narcissistic Rage. Psychoanal Stud Child 27:360–400. Deutsch: Überlegungen zum Narzißmus und zur narzißtischen Wut. Übersetzt von L Köhler. In: Kohut H (1975) Die Zukunft der Psychoanalyse. Suhrkamp. Frankfurt/M
Kohut H (1977) The Restoration of the Self. International Universities Press. Penguin, New York. Deutsch (1979) Die Heilung des Selbst. Übersetzt von E vom Scheidt. Suhrkamp. Frankfurt/M
Kohut H (1984) How Does Analysis Cure? University of Chicago Press, Chicago. Deutsch (1989) Wie heilt die Psychoanalyse? Übersetzt von E vom Scheidt. Suhrkamp, Frankfurt/M
Kohut H, Wolf E (1978) The Disorders of the Self and their Treatment. An Outline. Int J Psychoanal 59:413–425. Deutsch (1980) Die Störungen des Selbst und ihre Behandlung. Übersetzt von E vom Scheidt. In: Die Psychologie des 20. Jahrhunderts. Band 10. Kindler, München, S 667–682
Kraepelin E (1904) Das manisch-depressive Irresein. In: Psychiatrie. Ein Lehrbuch für Studierende und Ärzte. Barth, Leipzig
Kraepelin E (1913) Psychiatrie. Vol III, Teil 2. Barth,Leipzig
Kränkle-Schmid M (1991) Semantische Analyse der inneren Konstruktwelt nach Landfield bei chronischen Schmerzpatienten während des Verlaufs von stationärer Psychotherapie. Dissertation, Universität Mainz (unveröffentlicht)
Kraus A (1971) Der Typus melancholicus in östlicher und westlicher Forschung. Nervenarzt 42:481–483
Kraus A (1977) Sozialverhalten und Psychose Manisch-Depressiver. Enke, Stuttgart
Kraus A (1988) Ambiguitätsintoleranz als Persönlichkeitsvariable und Strukturmerkmal der Krankheitsphänomene Manisch-Depressiver. In: Janzarik W (Hrsg) Persönlichkeit und Psychose. Enke, Stuttgart
Kraus A (1991) Neuere psychopathologische Konzepte zur Persönlichkeit Manisch-Depressiver. In: Mundt C, Fiedler P, Lang H, Kraus A (Hrsg) Depressionskonzepte heute. Springer, Berlin, Heidelberg, New York
Krause R (1988) Eine Taxonomie der Affekte und ihre Anwendung auf das Verständnis der 'frühen' Störungen. Psychosom. Psychother med Psychol 38:77–86

Kretschmer E (1921) Körperbau und Charakter. 1. Aufl 26. Aufl von W Kretschmer (1977). Springer, Berlin, Heidelberg, New York
Kröber H-L (1988a) Die Persönlichkeit bipolar manisch-depressiv Erkrankender. Nervenarzt 59:319–329
Kröber H-L (1988b) Bipolare Persönlichkeit und manische Aussage. In: Janzarik W (Hrsg) Persönlichkeit und Psychose. Enke, Stuttgart
Kröber H-L (1989) Bedeutungen der chronischen Manie. Nervenarzt 60:745–749
Kröber H-L (1990) Krankheitserleben, Krankheitsverarbeitung und Persönlichkeit bipolar affektpsychotischer Patienten. Habilitationsschrift Universität Heidelberg
Kröber H-L (1992) Akute Krisen bei Manien. Nervenheilkunde 11:1–3
Kröber H-L (1993a) Bipolare Patienten im Intervall: Persönlichkeitsstörungen und Persönlichkeitswandel. Nervenarzt 64:318–323
Kröber H-L (1993b) Krankheitserleben und Krankheitsverarbeitung bipolar manisch-depressiver Patienten. Fortschr Neurol Psychiatr 61:267–273
Kropf D, Müller-Oerlinghausen B (1985) The Influence of Lithium Long-term Medication on Personality and Mood. Pharmacopsychiatry 18:104–105
Küchenhoff J (1994) Spezifitätsmodelle in der Psychosomatischen Medizin: Rückblick auf eine alte Kontroverse. Z psychosom Med 40:236–248
Kurz A (1985) Skalierte Erfassung von frühkindlichen Entwicklungen und Erfahrungen sowie prämorbide Persönlichkeitszüge psychiatrischer Patienten. Inaug-Diss, TU München
Laing R (1972) Das geteilte Selbst. Kiepenheuer & Witsch, Köln
Landfield AW (1971) Personal Construct Systems in Psychotherapy. Rand-McNally, Chicago
Large RG (1985) Prediction of Treatment Response in Patients: the Illness Self-Concept Repertory Grid and EMG Feedback. Pain 21:279–287
Laplanche J, Pontalis J-B (1975) Das Vokabular der Psychoanalyse. 2. Auflage. Suhrkamp, Frankfurt/Main
Leonhard K (1963) Die präpsychotischen Temperamente bei den monopolaren und bipolaren phasischen Psychosen. Psychiatr Neurol 146:105–115
Lewinsohn BM (1974) A Behavioral Approach to Depression. In: Friedman RJ, Katz MM (Hrsg) The Psychology of Depression. Wiley, New York
Lewinsohn BM, Steinmetz JL, Larson DW et al (1981) Depression-related Cognitions: Antecedent or Consequence? J Abnormal Psychology 90:213–219
Lewinsohn BM, Hoberman H, Terri L, Hautzinger M (1985) An Integrative Theory of Depression. In: Reiss S, Bootzin R (Hrsg) Theoretical Issues in Behavior Therapy. Academic Press, New York
Liebowitz MR, Stallone F, Dunner DL, Fieve RF (1979) Personality Features of Patients with Primary Affective Disorders. Acta Psychiatr Scand 60:214–224
Lloyd C (1980) Life Events and Depressive Disorders Reviewed. I. Events as Predisposing Factors. Arch Gen Psychiatry 37:529–535
Lohaus A (1993) Testtheoretische Aspekte der Repertory Grid-Technik. In: Scheer JW, Catina A (Hrsg) Einführung in die Repertory Grid Technik. Huber, Bern, Göttingen, Toronto, Seattle
MacVane JR, Lange JD et al (1978) Psychological Functioning of Bipolar Manic-depressives in Remission. Arch Gen Psychiatry 35:1351–1354
Mahler M (1965) On the Significance of the Normal Separation-individuation Phase. In: Fuhr M (Hrsg) Drives, Affects, and Behavior. Vol 2, Internat Universities Press, New York
Mahler M (1966) Notes on the Development of Basic Moods: the Depressive Affect. In: Lowenstein RM, Newman LM, Schuur M, Soluit AJ (Hrsg) Psychoanalysis – A General Psychology. Int Univ Press, New York, S 152–160
Mahler M, McDevitt JB (1968) Observations on Adaptations and Defense in statu nascendi: Developmental Precursors in the first two Years of Life. Psychoanal Quart 37:1–21
Mahler M, Pine F, Bergman A (1975) The Psychological Birth of the Human Infant. Basic Books. New York. Deutsch (1980) Die psychische Geburt des Menschen. Symbiose und Individualisation. Fischer, Frankfurt/M

Makhlouf-Norris F, Jones HG (1971) Conceptual Distances as Measures of Alienation in Obsessive Neurosis. Psychological Medicine 1:381–387
Makhlouf-Norris F, Norris H (1972) The Obsessive Compulsive Syndrome as a Neurotic Device for the Reduction of Self-uncertainty. Brit J Psychiatry 121:277–288
Malamud W, Sands SW, Malamud I (1941) The Involutional Psychoses: A Socio-psychiatric Study. Psychosom Med 3:410–426
Matussek P (1990) Beiträge zur Psychodynamik endogener Psychosen. Springer, Berlin, Heidelberg, New York
Matussek P, Feil WB (1983) Personality Attributes of Depressive Patients. Arch Gen Psychiat 40:783–790
Matussek P, May U (1981) Verlustereignisse in der Kindheit als prädisponierende Faktoren für neurotische und psychotische Depressionen. Arch Psychiat Nervenkr 229:189–204
Matussek P, Wiegand M (1985) Partnership Problems as Causes of Endogenious and Neurotic Depressions. Acta Psychiatr Scand 71:59–104
Matussek P, Halbach A, Droeger U (1965) Endogene Depression. Eine statistische Untersuchung unbehandelter Fälle. Urban und Schwarzenberg, München, Berlin
Matussek P, Molitor GA, Seibt G (1985) Childhood Experiences of Endogeneous and Neurotic Depressives. Eur Arch Psychiatry Neurol Sci 235:12–20
Matussek P, Luks O, Seibt G (1986) Partner Relationships of Depressives. Psychopathology 19:143–156
Mendelson M (1974) Psychoanalytic Concepts of Depression. Spectrum Publications, New York
Mentzos S (1986) Drei therapeutische Settings in der psychoanalytischen Psychotherapie psychotischer Patienten. Forum der Psychoanalyse 2:134–151
Mentzos S (1988) Interpersonale und institutionalisierte Abwehr. Erw Neuausg Suhrkamp, Frankfurt
Mentzos S (1991) Psychodynamische Modelle in der Psychiatrie. Vandenhoeck und Ruprecht, Göttingen
Mentzos S (1995) Depression und Manie; Psychodynamik und Psychotherapie affektiver Störungen. Vandenhoeck und Ruprecht, Göttingen, Zürich
Mertens W (1981) Psychoanalyse. Kohlhammer, Stuttgart
Metcalfe M, Johnson AL, Coppen A (1975) The Marke-Nyman Temperament Scale. Br J Psychiatry 126:41–48
Möller H-J (1992) Zur Bedeutung und methodischen Problematik der psychiatrischen Persönlichkeitsforschung: Der Typus melancholicus und andere Konzepte. Zur prämorbiden Persönlichkeit von Patienten mit affektiven Psychosen. In: Marneros A, Philipp M (Hrsg) Persönlichkeit und psychische Erkrankung., Springer, Berlin, Heidelberg, New York, S 45–65
Möller HJ, Zerssen D von (1987) Prämorbide Persönlichkeit von Patienten mit affektiven Psychosen. In: Kisker KP, Lauter H, Meyer J-E, Müller C, Strömgren E (Hrsg) Psychiatrie der Gegenwart, Bd 5. Springer, Berlin, Heidelberg, New York, Tokyo, S 165–179
Morris JP (1977) The Prediction and Measurement of Change in a Psychotherapy Group Using the Repertory Grid. In: Fransella F, Bannister D (Hrsg) A Manual for Repertory Grid Technique. Academic Press, London
Mottram MA (1985) Personal Constructs in Anorexia. Conference on Anorexia nervosa and Related Disorders. J on Psychiat Res 19:291–295
Mundt C (1996) Die Psychotherapie depressiver Erkrankungen. Zum theoretischen Hintergrund und seiner Praxisrelevanz. Nervenarzt 67:183–187
Mundt C, Fiedler P, Lang H, Kraus A (Hrsg) (1991) Depressionskonzepte heute: Psychopathologie oder Pathopsychologie. Springer, Berlin, Heidelberg, New York, Tokio
Munroe A (1966) Parental Deprivation in Depressive Patients. Br J Psychiatry 112:443–457
Neimeyer RA (1984) Toward a Personal Construct Conzeptualisation of Depression and Suicide. In: Epting FR, Neimeyer RA (Hrsg) Personal Meanings of Death. Applications of personal Construct Theory to Clinical Practice. Hemisphere/McGraw Hill, New York, S 41–87

Neimeyer RA (1985) Personal Constructs in Depression: Research and Clinical Implications. In: Button E (Hrsg) Personal Construt Theory and Mental Health, S 82–102. Croom Helm, London

Neimeyer RA, Heath AE, Strauss J (1985) Personal Reconstruction during Group Cognitive Therapy for Depression. In: Epting FR, Landfield AB (Hrsg) Anticipating Personal Construct Theory. University of Nebraska-Press, Lincoln, S 180–200

Nikisch G, Budischewski K, Böker H (im Druck) depressiv Erkrankter: Primärfamilie subjektive Wertmaßstäbe und aktuelles Beziehungsnetz. In: Böker H (Hrsg) Depression und Manie: Individuumzentrierte Untersuchungen zum Selbstkonzept und den Objektbeziehungen depressiv Erkrankter. Vandenhoeck u Rupprecht, Göttingen, Zürich

Norris H, Makhlouf F (1976) The Measurement of Self-identity. In: Slater P (Hrsg) The Measurement of Intrapersonal Space by Grid Technique, Vol 1. Explorations of Intrapersonal Space. Wiley, London, S 79–82

Nunberg A (1959) Allgemeine Neurosenlehre auf psychoanalytischer Grundlage. 1932. 2. Auflage. Huber, Bern

Nyström S (1979) Depressions: Factors Related to 10-year Prognoses. Acta Psychiatr Scand 60:225–238

Nyström S, Lindegard B (1975) Predisposition for Mental Syndromes: A Study Comparing Predisposition for Depression, Neurasthenia and Anxiety State. Acta Psychiatr Scand 51:69–76

Pardoen D, Banwens F, Tracy A, Martin F, Mendlewicz J (1993) Self-esteem in Recovered Bipolar and Unipolar Out-patients. Br J Psychiatry 163:755–762

Patterson GR, Reid JB (1979) Reciprocity and Coercion: Two Facets of Social Systems. In: Neuringer C, Michael JL (Hrsg) Behavior Modification in Clinical Psychology. Appleton, New York

Paykel ES, Klerman GL, Prusoff BA (1976) Personality and Symptom Pattern in Depression. Br J Psychiatry 129:327–334

Paykel ES (1982) Handbook of Affective Disorders. Guilford, New York

Paykel ES (1983) Methodological Aspects of Life Events Research. J of Psychosomatic Res 27:341–352

Paykel ES, Dowlatshahi D (1988) Life Events and Mental Disorder. In: Fisher S, Reason J (Hrsg) Handbook of Life Stress, Cognition and Health. Wiley, Chichester, S 241–264

Pedersen A, Poort R, Schou HJ (1948) Periodical Depression as an Independent Nosological Entity. Acta psychiat (Kbh.) XXIII 285–327

Perris C (1966) A Study of Bipolar (Manic-Depressive) and Unipolar Recurrent Depressive Psychoses. Acta psychiat scand suppl 194

Perris C (1969) The Separation of Bipolar (manic-depressive) from Unipolar Recurrent Depressive Psychoses. Beh Neuropsychiat 1:17–24

Perris C (1971) Personality Patterns in Patients with Affective Disorders. Acta Psychiatr Scand (Suppl.) 221:43–51

Pervin LA (1981) Persönlichkeitstheorien. Reinhardt, München

Peters UH (1988) Zur Persönlichkeits-Psychopathologie. Die Bedeutung einiger Persönlichkeitstypen für psychotische und nicht-psychotische Zustandsbilder. In: Janzarik W (Hrsg) Persönlichkeit und Psychose. Enke, Stuttgart

Pflug B (1987) Rhythmusfragen bei affektiven Psychosen. In: Kisker KR, Lauter H, Meyer J-E, Möller C, Strömgren E (Hrsg) Psychiatrie der Gegenwart. Springer, Berlin, Heidelberg, New York

Pilowsky I (1979) Personality and Depressive Illness. Acta Psychiatr Scand 60:170–176

Rado S (1927) Das Problem der Melancholie. Int Zschr Psa 13:439–455. Englisch (1928) The Problem of Melancholy. Intern J Psychoanal 9:420–438

Rado S (1951) Psychodynamics of Depression from the Etiologic Point of View. Psychosomatic Medicine 13:51–55

Raeithel A (1993) Auswertungsmethoden für Repertory Grid. In: Scheer JW, A Catina (Hrsg) Einführung in die Repertory Grid Technik. Band 1. Grundlagen und Methoden. Huber, Bern, Göttingen, Toronto, Seattle, S 41–67

Reich W (1933) Charakteranalyse (2. Aufl 1970). Kiepenheuer & Witsch, Köln
Reiter A (1965) Gestalt- und erkenntnispsychologischer Beitrag zum melancholischen Wahn. Arch Psychiatr Nervenkr 207:114–127
Retzer A, Simon FB, Weber G, Stierlin H, Schmidt G (1989) Eine Katamnese manisch-depressiver und schizoaffektiver Psychosen nach systemischer Familientherapie. Familiendynamik 14:214–235
Richards MPM, Dyson M (1982) Separation, Divorce and the Development of Children: A Review. Department of Health and Social Security, London
Richter HE (1963) Eltern, Kind und Neurose. Klett, Stuttgart
Richter HE (1970) Patient Familie. Entstehung, Struktur und Therapie von Konflikten in Ehe und Familie. Rowohlt, Reinbek
Rinnert H (1999) Untersuchungen der Selbst-Objektbeziehungen bei monopolar und neurotisch depressiven Patienten mit der Repertory Grid-Technik. Medizinische Dissertation. Frankfurt/M
Robbins DR, Alessi NE, Colfer MV, Yanchyshyn GW (1985) Use of the Hamilton Rating Scale for Depression and the Carroll Self-rating Scale in Adolescents. Psychiat Res 14:123–129
Robertson J, Robertson J (1975) Reaktionen kleiner Kinder auf kurzfristige Trennungen von der Mutter im Lichte neuerer Beobachtungen. Psyche 29:626–664
Röhrle B (1989) Qualität sozialer Unterstützung und Depressivität: Eine Meta-Analyse. Unveröffentlichter Forschungsbericht. Psychologisches Institut der Universität, Heidelberg. Zit nach: Fiedler P (1991)
Rosenthal TL, Akiskal HS, Scott-Strauss A (1981) Familian and developmental factors in characterological depressions. J Affective Disord 3:183–192
Ross NV (1985) Depression, Self-Concept and Personal Constructs. In: Epting FR, Landfield AB (Hrsg) Anticipating Personal Construct Theaory. Nebraska-Press, Lincoln, S 155–179
Roy A (1980) Parental Loss in Childhood and Onset of Manic-Depressive Illness. Br J Psychiatry 136:86–88
Rychlak JF (1968) A Philosophy of Science for Personality Theory. Houghtoun-Mifflin, Boston
Rycroft C (1972) A Critical Dictionary of Psychoanalysis. Penguin. New York
Ryle A (1987) Cognitive Theory, Object Relations and the Self. Brit J Med Psychol 58:1–7
Ryle A (1990) Cognitive Analytic Therapy: Active Participation and Change. John Wiley and Sons, Chichester
Ryle A, Breen D (1971) The Recognition of Psychopathology on the Repertory Grid. Brit J Psychiat 119:319–322
Ryle A, Breen D (1972) Some Differences in the Personal Construct of Neurotic and Normal Subjects. Brit J Psychiat 120:483–489
Sandler J, Joffe W (1965) Notes on Childhood Depression. Int J Psychoanal 46:88–96. Deutsch (1980) Zur Depression im Kindesalter. Psyche 34:1980:413–429
Sass H (1987) Die Krise in der psychiatrischen Diagnostik. Fortschr Neurol Psychiatr 55:355–360
Sauer M, Richter P, Sass H (1989) Zur prämorbiden Persönlichkeit von Patienten mit schizoaffektiven Psychosen. In: Marneros A (Hrsg) Schizoaffektive Psychosen: Diagnose, Therapie und Prophylaxe. Springer, Berlin, Heidelberg, New York, S 109–118
Scheer JW, Catina A (Hrsg) (1993) Einführung in die Repertory Grid-Technik. Huber, Bern, Göttingen, Seattle, Toronto
Schmeling C von (1999) Die Konstruktion der Objektwelt depressiver PatientInnen: Inhaltsanalytische Untersuchungen mittels modifizierter Landfield-Kategorien. Dissertation, Frankfurt/M
Schöneich F (1994) Selbst-Objekt-Beziehungen stationärer psychosomatischer Patienten – ein Operationalisierungsansatz mit der Selbst-Identitäts-Graphik. Eine klinische Anwendung der Repertory Grid-Technik und die Relevanz einer methodischen Kritik in der Praxis. Verlag der Ferberschen Universitätsbuchhandlung, Gießen
Schwarzer R, Leppin A (1989) Sozialer Rückhalt und Gesundheit. Hohgrewe, Göttingen
Segal H (1974) Melanie Klein. Eine Einführung in ihr Werk. Kindler, München

Seligman MEP (1975) Helplessness. On Depression, Development and Death. Freeman, San Francisco. Deutsch (1979) Erlernte Hilflosigkeit. Urban und Schwarzenberg, München
Seligman MEP, Maier S (1967) Failure to escape traumatic shock. Journal of Experimental Psychology 74:1–9
Shaw DM, MacSweeney DS, Johnson AL, Merry J (1975) Personality Characteristics of Alcoholic and Depressed Patients. Br J Psychiatry 126:56–59
Sheehan MJ (1985a) A Personal Construct Study of Depression. Brit J Med Psychol 58:119–128
Sheehan MJ (1985b) The Process of Change in the Self-Construing of Depressed Patients. In: Beail N (Hrsg) Repertory Grid Technique and Personal Constructs. Croon Helm, London, S 137–153
Shimoda M (1941) Über den prämorbiden Charakter des manisch-depressiven Irreseins (Japan.) Psychiatr Neurol Jap 45:101 ff
Shimoda M (1941, 1950) Zitiert nach Kraus A (1971) liegt nur auf Japanisch vor
Shinfuku N, Ihda S (1969) Über den prämorbiden Charakter der endogenen Depression-Immodithymie (später Immobilithymie) von Shimoda. Fortschr Neurol Psychiatr 37:545–552
Simon FB, Weber G, Stierlin H, Retzer A, Schmidt G (1989) „Schizo-affektive" Muster: Eine systemische Beschreibung. Familiendynamik 14:190–213
Sjöbring H (1923) The General Forms of Mental Activity. Proc 7th Internat Congr Psychol in Oxford, S 190–193
Sjöbring H (1958) Struktur och utveckling, en personlighetsteorie. Gleerup, Lund 1958. Englisch (1973) Personality Structure and Development. A model and its application. Acta Psychiatr Scand, Suppl 244
Slater P (1969) The Theory and Technique of Repertory Grid-Technique. Brit J Psychiat 115:1287–1296
Slater P (1972) Notes of INGRID-72. Academic Department of Psychiatry. Clarehouse, St. Georges Hospital, London
Slater P (1976) The Measurement of Intrapersonal Space by Grid Technique. Vol I: Explorations of Intrapersonal Space. Wiley, London
Söldner M (1994) Depression aus der Kindheit: Familiäre Umwelt und die Entwicklung der depressiven Persönlichkeit. Vandenhoeck und Ruprecht, Göttingen, Zürich
Söldner M, Matussek P (1990) Kindheitspersönlichkeit und Kindheitserlebnisse bei Depressiven. In: Matussek P (1990) Beiträge zur Psychodynamik endogener Psychosen. Springer, Berlin, Heidelberg, New York, S 134–162
Sperlinger DJ (1976) Aspects of Stability in the Repertory Grid. Brit J Med Psychol 49:341–347
Spitz RA (1946) Anaclitic Depression: An Inquiry into the Genesis of Psychiatric Conditions in Early Childhood. Psychoanal Study Child 2:313–342. Deutsch: Anaklitische Depression. In: Bittner G, Schmidt-Zords J (Hrsg) (1986) Erziehung in früher Kindheit. Piper, München
Spitz RA (1957) Nein und Ja. Klett, Stuttgart
Steck P (1988) Sind endogene und neurotische Depressionen psychopathologisch unterscheidbar? Ergebnisse statistischer Analysen. Z klin Psychol Psychopathol Psychother 36:337–356
Stern D (1985) The Interpersonal World of the Infant. Basic Books. New York. Deutsch (1992) Die Lebenserfahrung des Säuglings. Klett-Cotta. Stuttgart
Stierlin H (1983) Family Dynamics in Psychotic and Severe Psychosomatic Disorder: A Comparison. Family Systems Medicine 1:41–50
Stierlin H, Weber G, Schmidt G, Simon FB (1986a) Zur Familiendynamik bei manisch-depressiven und schizoaffektiven Psychosen. Familiendynamik 11:267–282
Stierlin H, Weber G, Schmidt G, Simon FB (1986b) Features of Families with Major Affective Disorders. Fam Proc 25:325–336
Stolorow R, Brandchaft B, Atwood G (1987) Psychoanalytic Treatment. An Intersubjective Approach. Analytic Press, Hillsdale, NJ
Strandman E (1978) „Psychogenic Needs" in Patients with Affective Disorders. Acta Psychiatr Scand 58:16–29

Tellenbach H (1961) Melancholie. Zur Problemgeschichte, Typologie, Pathogenese und Klinik. Springer, Berlin, Göttingen, Heidelberg,
Tellenbach H (1977) Psychopathologie der Cyclothymie. Nervenarzt 48:335–341
Tellenbach H (1980) Typus melancholicus. In: Peters UH (Hrsg) Psychologie des 20. Jahrhunderts. Bd 10. Kindler, Zürich, S 465–470
Tennant C, Hurry J, Bebbington P (1982) The Relation of Childhood Separation Experiences to Adult Depressive and Anxiety States. Br J Psychiatry 141:475–482
Titley WB (1936) Prepsychotic Personality of Patients with Involutional Melancholia. Arch Neurol Psychiatr 36:19–33
Tölle R (1987) Persönlichkeit und Melancholie. Nervenarzt 58:327–339
Tondo L, Burrai C, Scamonatti L, Weissenburger J, Rush J (1988) Comparison between Clinician-rated and Self-reported Depressive Symptoms in Italian patients. Neuropsychobiol 19:1–5
Turner WJ, King S (1981) Two Genetically Distinct Forms of Bipolar Affective Disorders? Biol Psychiatry 16:417–439
Uexküll T von, Wesiack W (1991) Theorie der Humanmedizin: Grundlagen ärztlichen Denkens und Handelns. 2. durchgesehene Auflage. Urban & Schwarzenberg, München
Vaughn CE, Leff JP (1976) The Influence of Family and Social Factors on the Course of Psychiatric Illness: A Comparison of Schizophrenic and Depressed Neurotic Patients. Brit J Psychiatr 129:125–137
Veiel HOF (1989) Thesen zu einer Theorie der sozialen Unterstützung. In: Schönpflug W (Hrsg) Bericht über den 36. Kongreß der DGfPs. Hohgrewe, Göttingen, S 392–403
Vinokur A, Schul Y, Caplan RD (1987) Determinants of Perceived Social Support: Interpersonal Transactions, Personal Outlook, and Transient Affective States. J of Personality and Social Psychology 53:1137–1145
Weber G, Simon FB, Stierlin H, Schmidt G (1987) Die Therapie der Familien mit manisch-depressivem Verhalten. Familiendymik 12:139–149
Weigel B (1980) Vergleichende Untersuchunen zur prämorbiden Persönlichkeit von Patienten mit verschiedenen Neuroseformen. Inaug-Diss, München
Weissman M, Klermann GL (1977) Sex Differences and the Epidemiology of Depression. Arch Gen Psychiatry 34:98–111
Weissman MM, Leaf PJ, Holzer CE III, Myers JH, Tischler GL (1984) The Epidemiology of Depression. An Update on Sexdifferences in Rage. J Affective Disorders 7:179–188
Wetzel RE et al (1980) Personality as a Subclinical Expression of the Affective Disorders. Compr Psychiatry 21:197–205
Will C (1999) Selbstkonzept und Objektwelt bei monopolar manischen Patienten – ein Individuum-zentrierter Ansatz mit dem Role Repertory Grid. Medizinische Dissertation. Frankfurt/M
Willi J (1972) Die Kollusion als Grundbegriff für die Ehetherapie. Gruppendynamik 6:147–154
Willi J (1975) Die Zweierbeziehung. Spannungsursachen – Störungsmuster – Klärungsprozesse – Lösungsmodelle. Rowohlt, Hamburg
Willi J (1992) Psycho-ökologische Aspekte der Abwehrmechanismen. Psychsom Psychoanal 38:281–293
Willi J, Frei R, Hanny G, Hotz R, Limacher B, Riehl-Emde A, Meyer JW (1994) Der Koevulutive Fokus in Einzel-, Paar - und Familientherapie. PPmP Psychother Psychosom med Psychol 44:411–418
Winnicott DW (1954) The Depressive Position in Normal Emotional Development. In: Collected Papers. Through The Pediatrics to Psychoanalysis, S 262–272. Deutsch (1983) Die depressive Position in der normalen emotionalen Entwicklung. In: Von der Kinderheilkunde zur Psychoanalyse. Fischer, Frankfurt, S 276–299
Winnicott DW (1960a) The Theory of Parent-Child Relationship. In: Maturational Processes and the Facilitating Environment, S 37–55. Deutsch (1984) Die Theorie von der Beziehung zwischen Mutter und Kind. In: Reifungsprozesse und fördernde Umwelt. Fischer, Frankfurt, S 47–71
Winnicott DW (1960b) Ego Distortion in Terms of True and False Self. In: The Maturational Processes and the Fascilitating Environment, S 140–152. Hogarth, London. Deutsch (1984) Ich-

Verzerrung in Form des wahren und falschen Selbst. In: Reifungsprozesse und fördernde Umwelt, S 182–198. Studien zur Theorie der emotionalen Entwicklung. Fischer, Frankfurt/M
Winnicott DW (1962) Ego Integration in Child Development. In: The Maturational Processes and the Facilitating Environment, S 56–63. Deutsch (1984) Ich-Integration in der Entwicklung des Kindes. In: Reifungsprozesse und fördernde Umwelt. Fischer, Frankfurt/M, S 72–81
Winnicott DW (1963a) The Development of The Capacity of Concern. In: The Maturational Processes and Facilitating Environment, S 73–82. Deutsch (1984) Die Entwicklung der Fähigkeit der Besorgnis (Concern). In: Reifungsprozesse und fördernde Umwelt. Fischer, Frankfurt/M, S 93–105
Winnicott DW (1963b) Psychiatric Disorders in Terms of Infantile Maturational Processes. In: The Maturational Processes and the Facilitating Environment, S 230–241. Deutsch (1984) Störungen aus dem Bereich der Psychiatrie, bezogen auf infantile Reifungsprozesse. In: Reifungsprozesse und fördernde Umwelt. Fischer, Frankfurt/M, S 303–319
Winnicott DW (1965) The Maturational Processes and The Facilitating Environment: Studies in the Theory of Emotional Development. Hogarth/Institute of Psychoanalysis, London. Deutsch (1984) Reifungsprozesse und fördernde Umwelt. Studien zur Theorie der emotionalen Entwicklung. Fischer, Frankfurt/M
Winnicott DW (1966) The Ordinary Devoted Mother. Vortrag am 16. Februar gehalten vor der Nursery School Association of Great Britain and Northern Ireland, London Branch. Deutsch (1990) Die hinreichend fürsorgliche Mutter. In: Das Baby und seine Mutter. Klett-Cotta, Stuttgart, S 15–26
Winnicott DW (1971a) Mirror-Role of Mother and Family in Child Development. In: Playing and Reality, S 111–118. Deutsch (1974) Die Spiegelfunktion von Mutter und Familie in der kindlichen Entwicklung. In: Vom Spiel zu Kreativität. Klett-Cotta, Stuttgart, S 128–135
Winnicott DW.(1971b) Transitional Objects and Transitional Phenomena. In: Playing and Reality, S 1–25. Deutsch (1974) Übergangsobjekte und Übergangsphänomene. In: Vom Spiel zur Kreativität. Klett-Cotta, Stuttgart, S 10–36
Winnicott DW (1976a) Die Beziehung zwischen Aggression und Gefühlsentwicklung. In: Von der Kinderheilkunde zur Psychoanalyse. Kindler, München, S 89–109
Winnicott DW (1976b) Die manische Abwehr. In: Von der Kinderheilkunde zur Psychoanalyse. Kindler, München, S 238–260
Winokur G, Clayton P (1967) Family History Studies: I. Two Types of Affective Disorders, Separated According to Genetic and Clinical Factors. Rec Adv Biol Psychiat, Vol IX 35–50
Winter D, Gournay K (1987) Construction and Constriction in Agoraphobia. Brit J Med Psychol 60:233–244
Winter DA (1985) Repertory Grid Technique in the Evaluation of Therpeutic Outcome. In: Weael N (Hrsg) Repertory Grid Technique and Personal Constructs. Croom Helm, London, S 154–170
Winters KC, Neale JM (1985) Mania and Low Self-esteem. J Abnormal Psychology 94:282–290
Wolf E (1980) On the Developmental Line of Selfobject Relations. In: Goldberg A (Hrsg) Advances in Self Psychology. International Universities Press. New York. Deutsch (1982) Zur Entwicklungslinie der Selbstbeziehungen. Übersetzt von U May Psychoanalyse 2/3:222–237
Wolf E (1983) Selfobject Relation Disorders. In: Zahles M (Hrsg) Character Pathology: Theory and Treatment. Brunner/Musal, New York
Wolf E (1984/85) Self Psychology and Neuroses. The Annual of Psycho-Analysis. 12/13:57–68
Wolf E (1985) The Search for Confirmation: Technical Aspects of Mirroring. Psycho-Anal Inq 5:271–282
Wolf R (1976) Das Selbstkonzept (Selbstbild, Idealbild und normatives Bild) bei Depressiven und „psychopathischen" Zustandsbildern. Psych Dipl-Arbeit, Gießen
Wöllstein K (1990) Objektwelt und Abwehrverhalten bei Patienten mit chronischem Kopfschmerz. Dissertation, Universität Mainz (unveröffentlicht)
Zerssen D von (1977a) Premorbid Personality and Affective Psychoses. In: Burrows GD (Hrsg) Handbook of studies on depression. Excerpta Medica, Amsterdam, S 79–103

Zerssen D von (1977b) Konstitutionstypologische Forschung. In: Strube G (Hrsg) Die Psychologie des 20. Jahrhunderts. Bd 5. Binet und die Folgen. Kindler, Zürich, S 545–616
Zerssen D von (1979) Klinisch-psychiatrische Selbstbeurteilungs-Fragebögen. In: Bauman U et al (Hrsg) Klinische Psychologie. Trends in Forschung und Praxis 2. Aufl, Huber, Bern, S 130–159
Zerssen D von (1980) Persönlichkeitsforschung bei Depressionen. In: Heimann H, Giedke H (Hrsg) Neue Perspektiven in der Depressionsforschung. Huber, Bern, Wien, S 155–178
Zerssen D von (1982) Personality and Affective Disorders. In: Paykel ES (Hrsg) Handbook of affective disorders. Churchill Livingston, Edinburgh, S 212–228
Zerssen D von (1988a) Definition und Klassifikation affektiver Störungen aus historischer Sicht. In: Zerssen D von, Möller H-J (Hrsg) Affektive Störungen: Diagnostische, epidemiologische, biologische und therapeutische Aspekte. Springer, Berlin, Heidelberg, New York
Zerssen D von (1988b) Der „Typus manicus" als Gegenstück zum „Typus melancholicus" in der prämorbiden Persönlichkeitsstruktur affektpsychotischer Patienten. In: Janzarik W (Hrsg) Persönlichkeit und Psychose. Enke, Stuttgart, S 150–171
Zerssen D von, Mombour W, Wittchen H-U (1988) Der aktuelle Stand der Definition und Klassifikation affektiver Störungen. In: Zerssen D von, Müller H-J (Hrsg) Affektive Störungen: Diagnostische, epidemiologische, biologische und therapeutische Aspekte. Springer, Berlin, Heidelberg, New York
Zetzel E (1970) The Capacity for Emotional Growth. Hogarth Press, London. Deutsch (1974) Die Fähigkeit zu emotionalem Wachstum. Klett-Cotta, Stuttgart

8 Anhang

8.1 Tabellen

Benutzte Abkürzungen:

KG	=	Kontrollgruppe (orthopädische PatientInnen)
GESDEP	=	Gesamtgruppe depressiv Erkrankter
MD–SAP	=	Gesamtgruppe depressiv Erkrankter
MD	=	Monopolare Depression
BD	=	Bipolare affektive Psychose/bipolare Depression
MM	=	Monopolare Manie
ND	=	Neurotische Depression
SAP	=	Schizoaffektive Psychose
MW	=	Mittelwert
STDABW	=	Standardabweichung
MD	=	Median
MO	=	Modalwert
K.A.	=	Keine Angabe (missing data)

Tab. 14: Altersverteilung der Stichprobe

Altersverteilung, Gruppen Gesamt

	KG	MD	BD	MM	ND	SAP	MD-SAP
MW	43.972	50.00	41.85	38.625	40.70	36.9	42.164
STDABW	13.024	13.52	11.76	10.419	10.82	8.98	12.115
MD	45.50	54.00	41.00	33.000	40.50	36.50	31.000
MO	38.00	54.00	28.00	35.000	42.00	33.00	41.000
N	72	29	27	8	30	28	122

Altersverteilung, weiblich

	KG	MD	BD	MM	ND	SAP	MD-SAP
MW	47.57	48.60	43.18	42.000	42.31	36.35	42.536
STDABW	12.68	15.31	14.18	8.485	12.11	10.34	13.433
MD	48.00	53.00	41.00	36.000	42.00	33.50	31.000
MO	65.00	31.00	30.00	42.000	42.00	28.00	41.000
N	35	20	11	2	16	20	69

Altersverteilung, männlich

	KG	MD	BD	MM	ND	SAP	MD-SAP
MW	40.57	53.11	40.94	37.500	38.86	38.37	41.679
STDABW	12.57	8.22	1018	11.467	9.21	4.21	10.254
MD	40.00	54.00	42.00	33.000	37.50	39.00	37.000
MO	36.00	54.00	34.00	33.500	37.00	39.00	40.000
N	37	9	16	6	14	8	53

Tab. 15: Beruflicher Status und gegenwärtige berufliche Situation

Gegenwärtiger Beruf

	KG	MD	BD	MM	ND	SAP	MD-SAP
ungelernte Arbeiter		1	1				2
angelernte Berufe	6	3	1			2	6
Facharbeiter, Handwerker, Angestellte und Beamte	31	11	3	5	11	10	40
mittl. Angestellte, Beamte im mittl. Dienst	7	6	2	3	6	9	26
höher qualif. Angestellte, Beamte im gehobenen Dienst	6	2	6	1	4	1	14
leit. Angestellte, Beamte im höheren Dienst	5	1	1		1		3
kleinste Selbstständige, ambulantes Gewerbe	1		1		1		2
kleine selbständige Gewerbetreibende	1				1		1
selbständige Handwerker, Landwirte, Gewerbetreibende (kleine Betriebe)	2	1	3				4
selbst. Handwerker, Landwirte, Gewerbetreibende (mittlere Geschäfte, Betriebe)	1		1	1	1		3
Akademiker, freie Berufe, größere Unternehmer	2	2	1	1	1	2	7
Keiner	8	5	17		4	5	30
K.A.	3						
N	73	32	36	11	30	29	139

Gegenwärtige berufliche Situation

	KG	MD	BD	MM	ND	SAP	MD-SAP
vollzeit berufstätig	36	9	14	8	17	11	59
teilzeit berufstätige	14	5	3	2	3	2	15
mithelfender Familienangehöriger	1						
Hausfrau /-mann	7	2	3		1	1	7
Berufsausbildung, Umschulung	2	1	2				3
Schüler, Student	3	1	2		3	4	10
Wehr- /Zivildienst							
beschützt beschäftigt							
arbeitslos	1	1	5	1	3	3	13
Rentenverfahren, Frührentner	2	4	6			7	16
Pension, Altersrente	6	8	2		2		12
sonst. ohne Beschäftigung	1	1			1	1	3
unbekannt							
N	73	32	37	11	30	29	139

Tab. 16: Familienstand

Familienstand

	KG	MD	BD	MM	ND	SAP	MD-SAP
ledig	14	6	12	5	8	14	45
eheähnlich	6		1		4		5
verheiratet	44	15	11	4	14	10	54
getrennt lebend	1	2	3		2	1	8
geschieden	3	6	4	2		4	16
verwitwet	3	3	2		1		6
geschieden und wiederverheiratet	2		4		1		5
verwitwet und wiederverheiratet							
K.A.							
N	73	32	37	11	30	29	139

Haben Sie Kinder?

	KG	MD	BD	MM	ND	SAP	MD-SAP
Nein	26	12	16	6	10	16	60
Ja	47	20	21	5	20	13	79
K.A.							
N	73	32	37	11	30	29	139

Tab. 17: Wohnsituation

Wie leben Sie zur Zeit?

	KG	MD	BD	MM	ND	SAP	MD-SAP
Allein	9	8	1	3	6	13	44
Mit einem oder beiden Elternteilen	5	2	3	3	1	3	12
Mit (Ehe-) Partner/in	55	16	17	4	19	10	66
Mit Kind / Kindern	2	2			5		3
Mit Bekannten / Freunden	1	2	1	1	1	1	6
Mit anderen	1	2			2	2	6
Im Heim o. ä.			1				1
K.A.							
N	73	32	37	11	30	29	139

Tab. 18: Krankheitsdauer seit Erstmanifestation (in Jahren)

Krankheitsdauer seit Erstmanifestation in Jahren:

	KG	MD	BD	MM	ND	SAP	MD-SAP
MW	2.110	11.219	15.892	11.364	8.533	8.759	11.381
STDABW	5.506	10.323	14.007	9.320	8.386	6.468	10.647
MD	0.000	7.000	12.000	9.000	7.000	6.000	9.000
MO	0.000	3.000	4.000	3.000	1.000	3.000	3.000
N	73	32	37	11	30	29	139

Tab. 19: Anzahl der stationären Aufenthalte in Psychiatrischen Kliniken

Anzahl der stationären Aufenthalte in psychiatrischen Kliniken:

	KG	MD	BD	MM	ND	SAP	MD-SAP
MW	0.041	3.656	5.676	4.909	1.367	5.172	4.115
STDABW	0.260	4.462	8.213	4.369	2.266	5.568	5.784
MD	0.000	3.000	4.000	3.000	1.000	3.000	3.000
MO	0.000	1.000	2.000	2.000	1.000	2.000	1.000
N	73	32	37	11	30	29	139

Tab. 20: Subjektive Einstufung des Schweregrades und des Verlaufs der Krankheit

Schweregrad der Krankheit seit Erstmanifestation:

	KG	MD	BD	MM	ND	SAP	MD-SAP
Zunehmend	24	14	7	1	13	5	40
Gleichbleibend	8	1	8	3	2	4	18
Abnehmend	7	5	8	5	4	13	35
Wechselnd	5	12	14	2	11	6	45
K.A.	29						
N.	73	32	37	11	30	29	139

Selbstbild und Objektbeziehungen bei Depressionen

Tab. 21: Subjektive Einstufung des affektiven Klimas im Elternhaus

Wie war Ihr Elternhaus bis zu Ihrem 21ten Lebensjahr?

	KG	MD	BD	MM	ND	SAP	MD-SAP
1: sehr gut	23	7	5	1	3	1	17
2: gut	24	10	10	6	7	10	43
3: befriedigend	14	6	8	2	6	8	30
4: ausreichend	7	5	7	1	7	4	24
5: mangelhaft	3	3	4	1	6	2	16
6: ungenügend	2	1	3		1	4	9
K.A.							
MW	2.301	2.688	3.108	2.545	3.300	3.276	3.043
STDABW	1.277	1.401	1.487	1.128	1.393	1.461	1.424
MD	2.000	2.000	3.000	2.000	3.000	3.000	3.000
MO	2.000	2.000	2.000	2.000	2.000	2.000	2.000
N	73	32	37	11	30	29	139

Warum erlebten Sie Ihr Elternhaus in dieser Weise?

	KG	MD	BD	MM	ND	SAP	MD-SAP
1: chronischer Konflikt der Eltern	6	3	2		6	3	14
2: Mutter gestorben		1			3		4
3: Vater gestorben						1	1
4: Eltern leben getrennt	4	2	1		2	1	6
5: Schwere Krankheit der Mutter		2			2	2	6
6: Schwere Krankheit des Vaters		1					1
7: Sonstige Besonderheiten	55	16	34	7	6	22	85
K.A.	8	7		4	11		22
N	73	32	37	11	30	29	139

Tab. 22: Affektiv nächste Bezugsperson in der Kindheit

Wem fühlten Sie sich in Ihrer Kindheit am nächsten?

	KG	MD	BD	MM	ND	SAP	MD-SAP
1. Mutter	31	16	12	2	10	12	52
2. Vater	13	5	10	2	2	6	25
3. Beiden Eltern	11		2	1	1	3	7
4. Großmutter	5	2	2	1	6	2	13
5. Geschwister	1	1	3	1	2	1	8
6. Großvater	4	2	2	2	3	2	11
7. Lehrer/in							
8. Sonstige Personen	5	4	3	1	4		12
9. Keine gefühlsmäßige Nähe erlebt	3	2	3	1	2	3	11
K.A.							
N	7	32	37	11	30	29	139

Tab. 23: Personen als Vorbilder

Gab es Vorbilder in Ihrem Leben? (Zwei Nennungen möglich)

	KG	MD	BD	MM	ND	SAP	MD-SAP
1. Mutter	9	5	1		2		8
2. Vater	23	2	6	1	1	3	13
3. Beide Eltern	3	1	1		1		3
4. Großmutter	1	2		1	2	1	6
5. Großvater	1		3	2	1	1	7
6. Sonstige Verwandte	4		6			5	11
7. Lehrer/in	1		4	1		5	10
8. Sonstige Personen	14	7	15	3	8	11	44
9. Kein Vorbild	23	19	11	3	15	10	58
K.A.							
N	73	32	37	11	30	29	139

Gibt es ein negatives Vorbild, d.h. eine Person, deren Eigenschaften Sie auf gar keinen Fall übernehmen möchten? (Zwei Nennungen möglich)

	KG	MD	BD	MM	ND	SAP	MD-SAP
1. Mutter	5	4	3	2	8	6	23
2. Vater	9	2	8		7	8	25
3. Beide Eltern	3	1	1		1	1	4
4. Großmutter		1		1		2	4
5. Großvater	3	1			1		2
6. Geschwister	5	1			1	1	3
7. Lehrer/in	1	1	3		2	1	7
8. Sonstige Personen	21	6	15	3	5	6	35
9. Kein Vorbild	30	17	9	5	9	7	47
K.A.							
N	73	32	37	11	30	29	139

Tab. 24: Kritische Lebensereignisse (vor und im Verlauf der Erkrankung)

Gab es Veränderungen in Ihrem Leben vor Beginn der Erkrankung?

	KG	MD	BD	MM	ND	SAP	MD-SAP
Nein	68	29	31	11	29	22	122
Eigene Erkrankungen	5	3	6		1	7	17
Nein	72	29	24	9	29	24	115
Erkrankungen in der Familie	1	3	13	2	1	5	24
Nein	66	20	18	7	21	21	87
Veränderungen in der Familie	7	12	19	4	9	8	52
Nein	68	27	28	10	25	16	108
Wohnortwechsel	5	5	9	1	5	13	33
Nein	68	27	19	6	26	16	94
Veränderungen am Arbeitsplatz / Ausbildung	5	5	18	5	4	13	45
N	73	32	37	11	30	29	139

Welche Belastungen sind im Verlauf der Erkrankung neu aufgetreten?

	KG	MD	BD	MM	ND	SAP	MD-SAP
Keine	54	29	30	9	26	20	114
Körperliche Belastungen vor der Erstmanifestation	19	3	7	2	4	9	25
Keine	54	22	5	9	17	16	69
Seelische Belastungen vor der Erstmanifestation	19	10	32	2	13	13	70
Keine	68	26	22	6	19	20	93
Soziale Belastungen vor der Erstmanifestation	5	6	15	5	11	9	46
N	73	32	37	11	30	29	139

Tab. 25: Affektive Nähe zu aktuellen Bezugspersonen

Wem stehen Sie gefühlsmäßig am nächsten?

	KG	MD	BD	MM	ND	SAP	MD-SAP
Mutter	2	2	2	1		3	8
Vater					2	1	3
Beiden Eltern	2						
Großeltern	1						
Partner/in	45	13	10	5	12	12	48
Kinder	11	9	8	1	8	2	28
Freund/in	6	3	6	1	1	3	14
Sonstige Personen	4	4	5		6	6	21
Niemandem	2	1	6	1	3	2	13
K.A.							
N	73	32	37	11	30	29	139

Tab. 26: Laienätiologie der PatientInnen (GBB)

Sind Ihrer Meinung nach Ihre Beschwerden eher körperlich oder eher seelisch oder auch körperlich und seelisch bedingt? körperlich	nicht [0]	kaum [1]	einigermaßen [2]	erheblich [3]	stark [4]

	KG	MD	BD	MM	ND	SAP	MD-SAP
MW	2.565	1.395	1.389	0.286	1.633	1.296	1.370
STDABW	1.344	1.198	0.994	0.756	1.217	0.953	1.108
MD	3.000	2.000	1.500	0.000	2.000	1.000	1.000
MO	3.000	0.000	2.000	0.000	2.000	1.000	2.000
N	46	38	36	7	30	27	138

Sind Ihrer Meinung nach Ihre Beschwerden eher körperlich oder eher seelisch oder auch körperlich und seelisch bedingt? seelisch	nicht [0]	kaum [1]	einigermaßen [2]	erheblich [3]	stark [4]

	KG	MD	BD	MM	ND	SAP	MD-SAP
MW	0.783	2.237	2.556	2.429	2.667	2.481	2.471
STDABW	0.917	1.218	1.107	1.134	0.884	1.156	1.102
MD	1.000	2.000	3.000	3.000	3.000	3.000	3.000
MO	0.000	2.000	3.000	3.000	3.000	3.000	3.000
N	46	38	36	7	30	27	138

Tab. 28: Prozentangaben der integrierten Profilverteilung der Selbstbilder depressiver und orthopädischer PatientInnen (die prozentualen Häufigkeiten der beiden am häufigsten in jeder Gruppe vorkommenden Kategorien sind fett markiert)

			Selbstbild			
Ähnlichkeitskoeffizient	5	4	3	2	1	0
Kontrollgruppe (n=39)						
Idealbild	15.4	15.4	20.5	**38.5**	7.7	2.6
Mann (n=18)	16.7	16.7	**27.8**	**33.3**	-	5.6
Frau (n=21)	14.3	14.3	14.3	**42.9**	14.3	-
Normatives Selbst	12.8	**28.2**	12.8	**33.3**	10.3	2.6
Mann	11.1	**38.9**	5.6	**33.3**	11.1	-
Frau	14.3	19.0	19.0	**33.3**	9.5	4.8
			Idealbild			
Normatives Selbst	17.9	**41.0**	**23.1**	12.8	5.1	-
Mann	16.7	**38.9**	**22.2**	11.1	11.1	-
Frau	19.0	**42.9**	**23.8**	14.3	-	-
Depression Gesamt (n=128)						
Idealbild	3.9	12.5	23.4	**25.8**	**30.5**	3.9
Mann (n=55)	3.6	14.5	**25.5**	**25.5**	27.3	3.6
Frau (n=73)	4.1	11.0	21.9	**26.0**	**32.9**	4.1
Normatives Selbst	12.5	12.5	**28.9**	24.2	18.0	3.9
Mann	14.5	9.1	20.0	**30.9**	18.2	7.3
Frau	11.0	15.1	**35.6**	**19.2**	17.8	1.4
			Idealbild			
Normatives Selbst	16.4	**32.8**	**27.3**	17.2	6.3	-
Mann	21.8	**40.0**	**21.8**	10.9	5.5	-
Frau	12.3	**27.4**	**31.5**	21.9	6.8	-
Neurotische Depression (n=30)						
Idealbild	3.3	-	10.0	**30.0**	**50.0**	6.7
Mann (n=13)	-	-	15.4	**30.8**	**46.2**	7.7
Frau (n=17)	5.9	-	5.9	**29.4**	**52.9**	5.9
Normatives Selbst	-	6.7	**16.7**	**50.0**	**16.7**	10.0
Mann	-	-	7.7	**61.5**	15.4	15.4
Frau	-	11.8	**23.5**	**41.2**	17.6	5.9
			Idealbild			
Normatives Selbst	20.0	**30.0**	**33.3**	13.3	3.3	-
Mann	23.1	**38.5**	**30.8**	-	7.7	-
Frau	17.6	23.5	**35.3**	**23.5**	-	-
Monopolare Depression (n=30)						
Idealbild	6.7	**23.3**	**23.3**	16.7	**23.3**	6.7
Mann (n=9)	-	**22.2**	**22.2**	11.1	**44.4**	-
Frau (n=21)	9.5	**23.8**	**23.8**	19.0	14.3	9.5

Normatives Selbst		13.3	13.3	46.7	13.3	13.3	-
Mann		22.2	11.1	11.1	33.3	22.2	-
Frau		9.5	14.3	61.9	4.8	9.5	-
				Idealbild			
Normatives Selbst		10.0	40.0	26.7	20.0	3.3	-
Mann		11.1	66.7	11.1	11.1	-	-
Frau		9.5	28.6	33.3	23.8	4.8	-
Bipolare affektive Psychose (n=35)							
Idealbild		5.7	14.3	20.0	22.9	34.3	2.9
Mann (n=20)		10.0	20.0	15.0	25.0	25.0	5.0
Frau (n=15)		-	6.7	26.7	20.0	46.7	-
Normatives Selbst		17.1	5.7	25.7	22.9	22.9	5.7
Mann		20.0	5.0	30.0	20.0	15.0	10.0
Frau		13.3	6.7	20.0	26.7	33.3	-
				Idealbild			
Normatives Selbst		28.6	31.4	20.0	14.3	5.7	-
Mann		30.0	30.0	20.0	15.0	5.0	-
Frau		26.7	33.3	20.0	13.3	6.7	-
Schizoaffektive Psychose (n=24)							
Idealbild		-	12.5	33.3	37.5	16.7	-
Mann (n=7)		-	14.3	42.9	42.9	-	-
Frau (n=17)		-	11.8	29.4	35.3	23.5	-
Normatives Selbst		20.8	20.8	37.5	8.3	12.5	-
Mann		28.6	14.3	42.9	-	14.3	-
Frau		17.6	23.5	35.3	11.8	11.8	-
				Idealbild			
Normatives Selbst		4.2	29.2	37.5	16.7	12.5	-
Mann		14.3	28.6	42.9	14.3	--	-
Frau		-	29.4	35.3	17.6	17.6	-
Monopolare Manie (n=9)							
Idealbild		-	11.1	55.6	22.2	11.1	-
Mann (n=6)		-	16.7	66.7	16.7	-	-
Frau (n=3)		-	-	33.3	33.3	33.3	-
Normatives Selbst		11.1	33.3	-	22.2	33.3	-
Mann		-	33.3	-	33.3	33.3	-
Frau		33.3	33.3	-	-	33.3	-
				Idealbild			
Normatives Selbst		11.1	33.3	11.1	33.3	11.1	-
Mann		16.7	50.0	16.7	16.7	-	-
Frau		-	-	33.3	66.7	-	-

Tab. 31: Selbstkonzept und Mutterbild (Relative Häufigkeiten der Kategorien 5 bis 0 unter Berücksichtigung des Geschlechts)

	\multicolumn{6}{c}{*Ähnlichkeitskoeffizienten Selbstbilder - Mutterbild*}					
	Symmetrie					Asymmetrie
	5	4	3	2	1	0
Kontrollgruppe (N=39)						
Selbstbild	5.1	38.5	23.1	23.1	7.7	2.6
männlich (n=18)	-	61.1	16.7	16.7	-	5.6
weiblich (n=21)	9.5	19.0	28.6	28.6	14.3	-
Idealselbst	2.6	25.6	15.4	35.9	17.9	2.6
männlich (n=18)	5.6	22.2	16.7	38.9	16.7	-
weiblich (n=21)	-	28.6	14.3	33.3	19.0	4.8
Normatives Selbst	5.1	15.4	33.3	25.6	20.5	-
männlich (n=18)	5.6	16.7	33.3	16.7	27.8	-
weiblich (n=21)	4.8	14.3	33.3	33.3	14.3	-
Depression Gesamt (N=128)						
Selbstbild	9.4	25.8	35.2	24.2	3.9	1.6
männlich (n=55)	12.7	25.5	38.2	16.4	5.5	1.8
weiblich (n=73)	6.8	26.0	32.9	30.1	2.7	1.4
Idealselbst	3.1	11.7	24.2	32.0	22.7	6.3
männlich (n=55)	3.6	14.5	23.6	25.5	29.1	3.6
weiblich (n=73)	2.7	9.6	24.7	37.0	17.8	8.2
Normatives Selbst	6.3	20.3	31.3	23.4	10.9	7.8
männlich (n=55)	5.5	14.5	34.5	20.0	12.7	12.7
weiblich (n=73)	6.8	24.7	28.8	26.0	9.6	4.1

Tab. 32: Selbstkonzept und Vaterbild (Relative Häufigkeiten der Kategorien 5 bis 0 unter Berücksichtigung des Geschlechts)

	Ähnlichkeitskoeffizienten					
	Selbstbilder - Vaterbild					
	Symmetrie					Asymmetrie
	5	4	3	2	1	0
Kontrollgruppe (N=39)						
Selbstbild	5.1	30.8	28.2	17.9	15.4	2.6
männlich (n=18)	5.6	38.9	22.2	11.1	22.2	-
weiblich (n=21)	4.8	23.8	33.3	33.8	9.5	4.8
Idealselbst	-	17.9	28.2	33.3	10.3	10.3
männlich (n=18)	-	22.2	22.2	38.9	16.7	-
weiblich (n=21)	-	14.3	33.3	28.6	4.8	19.0
Normatives Selbst	10.3	17.9	17.9	30.8	17.9	5.1
männlich (n=18)	16.7	16.7	11.1	38.9	16.7	-
weiblich (n=21)	4.8	19.0	23.8	23.8	19.0	9.5
Depression Gesamt (N=128)						
Selbstbild	7.3	21.8	37.0	19.4	12.1	2.4
männlich (n=55)	1.9	16.7	50.0	16.7	13.0	1.9
weiblich (n=73)	12.5	20.5	31.9	22.2	9.7	2.8
Idealselbst	4.8	13.9	27.3	31.5	14.5	7.9
männlich (n=55)	5.5	10.9	25.5	27.3	21.8	9.1
weiblich (n=73)	6.8	15.1	28.8	34.2	9.6	5.5
Normatives Selbst	7.8	18.8	25.8	31.3	13.3	3.1
männlich (n=55)	7.3	18.2	25.5	27.3	16.4	5.5
weiblich (n=73)	8.2	19.2	26.0	34.2	11.0	1.4

Tab. 40: Rollenteilung (GT-Fremdbilder Beider Partner, geschlechtsspezifisch, prozentuale Häufigkeiten der Ähnlichkeitskoeffizienten)

	Ähnlichkeitskoeffizienten Fremdbild / PatientIn und Fremdbild / PartnerIn					
	Symmetrie					Asymmetrie
	5	4	3	2	1	0
Kontrollgruppe (N=27)						
kranker Mann (n=14)	7.1	21.4	28.6	14.3	21.4	7.1
kranke Frau (n=13)	-	15.4	23.1	46.2	15.4	-
Depression Gesamt (N=88)						
depressiver Mann (n=39)	7.7	15.4	12.8	28.2	35.9	-
depressive Frau (n=49)	6.1	20.4	30.6	20.4	14.3	8.2
Neurotische Depression (N=30)						
depressiver Mann (n=13)	15.4	-	15.4	30.8	38.5	-
depressive Frau (n=17)	5.9	41.2	17.6	11.8	17.6	5.9
Monopolare Depression (N=30)						
depressiver Mann (n=12)	-	16.7	8.3	50.0	25.0	-
depressive Frau (n=18)	-	5.6	55.6	22.2	11.1	5.6
Bipolare affektive Psychose (N=17)						
depressiver Mann (n=11)	9.1	36.4	9.1	-	45.5	-
depressive Frau (n=6)	33.3	33.3	-	16.7	-	16.7
Schizoaffektive Psychose (N=11)						
schizoaff. Mann (n=3)	-	-	33.3	33.3	33.3	-
schizoaff. Frau (n=8)	-	-	25.0	37.5	25.0	12.5

Tab. 43: Selbstwertgefühl I (Gruppenbildung entsprechend der Verteilung der Abstände zwischen Selbst und Idealselbst)

Variable	Wert	Bezeichnung	MW	Stdabw	N
Gesamtstichprobe			.900236	.317902	161
Gruppe	0	KG	.885088	.298137	34
SI-Wert	1.00	hoch	.538000	.127550	11
SI-Wert	2.00	mittel	.893000	.105100	11
SI-Wert	3.00	niedrig	1.196000	.125853	12
Gruppe	1	MD	.911192	.323689	26
SI-Wert	1.00	hoch	.506833	.137977	6
SI-Wert	2.00	mittel	.879385	.096805	13
SI-Wert	3.00	niedrig	1.316867	.210393	7
Gruppe	2	BD	.942000	.398479	30
SI-Wert	1.00	hoch	.346286	.186985	7
SI-Wert	2.00	mittel	.886111	.098851	9
SI-Wert	3.00	niedrig	1.275786	.137225	14
Gruppe	3	MM	.694636	.189516	11
SI-Wert	1.00	hoch	.510800	.067563	5
SI-Wert	2.00	mittel	.847833	.078881	6
Gruppe	4	ND	.967344	.238830	32
SI-Wert	1.00	hoch	.565750	.043439	4
SI-Wert	2.00	mittel	.909111	.122462	18
SI-Wert	3.00	niedrig	1.232800	.103709	10
Gruppe	5	SAP	.867786	.343363	28
SI-Wert	1.00	hoch	.527000	.143572	9
SI-Wert	2.00	mittel	.858538	.105130	13
SI-Wert	3.00	niedrig	1.399000	.171038	6
Total	N =	161			

Tab. 44: Selbstwertgefühl II (Gruppenbildung entsprechend der Verteilung der Abstände zwischen Selbst und Normativem Selbst)

Variable	Wert	Bezeichnung	MW	Stdabw	N
Gesamtstichprobe			.849000	.278061	161
Gruppe	0	KG	.793618	.261254	34
SI-Wert	1.00	hoch	.589909	.248603	11
SI-Wert	2.00	mittel	.813364	227587	11
SI-Wert	3.00	niedrig	.982250	.169055	12
Gruppe	1	MD	.834769	.266311	26
SI-Wert	1.00	hoch	.519500	.109484	6
SI-Wert	2.00	mittel	.862892	.172899	13
SI-Wert	3.00	niedrig	1.053143	.262960	7
Gruppe	2	BD	.890733	.341523	30
SI-Wert	1.00	hoch	.492429	.265743	7
SI-Wert	2.00	mittel	.894111	.198091	9
SI-Wert	3.00	niedrig	1.087714	.276102	14
Gruppe	3	MM	.754455	.259763	11
SI-Wert	1.00	hoch	.660000	.300139	5
SI-Wert	2.00	mittel	.833167	.215709	6
Gruppe	4	ND	.953437	.231728	32
SI-Wert	1.00	hoch	.720500	.161857	4
SI-Wert	2.00	mittel	.887222	.195030	18
SI-Wert	3.00	niedrig	1.165800	.146240	10
Gruppe	5	SAP	.802536	.269016	28
SI-Wert	1.00	hoch	.643222	.201553	9
SI-Wert	2.00	mittel	.810615	.203435	13
SI-Wert	3.00	niedrig	1.024000	.348942	6

Total   N =   161

Tab. 45: Selbstwertgefühl III (Gruppenbildung entsprechend der Verteilung der Abstände zwischen Ideal und Normativem Selbst)

Variable	Wert	Bezeichnung	MW	Stdabw	N
Gesamtstichprobe			.642615	.326930	161
Gruppe	0	KG	.657676	.299935	34
SI-Wert	1.00	hoch	.570455	.333346	11
SI-Wert	2.00	mittel	.704636	.227689	11
SI-Wert	3.00	niedrig	.694583	.332320	12
Gruppe	1	MD	.639038	.318296	26
SI-Wert	1.00	hoch	.458833	.257200	6
SI-Wert	2.00	mittel	.697462	.281591	13
SI-Wert	3.00	niedrig	.685000	.407539	7
Gruppe	2	BD	.641900	.441314	30
SI-Wert	1.00	hoch	.475286	.403317	7
SI-Wert	2.00	mittel	.634667	.325778	9
SI-Wert	3.00	niedrig	.729857	.520343	14
Gruppe	3	MM	.618909	.263132	11
SI-Wert	1.00	hoch	.639600	.374976	5
SI-Wert	2.00	mittel	.601667	.158767	6
Gruppe	4	ND	.611844	.274779	32
SI-Wert	1.00	hoch	.568250	.331534	4
SI-Wert	2.00	mittel	.689111	.263052	18
SI-Wert	3.00	niedrig	.490200	.251990	10
Gruppe	5	SAP	.672893	.324813	28
SI-Wert	1.00	hoch	.648889	.322354	9
SI-Wert	2.00	mittel	.655692	.282568	13
SI-Wert	3.00	niedrig	.746167	.451201	6
Total	N =	161			

Tab. 48: Interelementdistanzen (GRID)

8 Anhang

	Monopolare Depression		Norm-Selbst		Mutter		Vater		Partner		Viele Konflikte		Gut verstanden		Mutterbild		Vaterbild		Ich in Depression		Ich in Manie	
	Selbst	Ideal	Selbst	Ideal	Selbst	Ideal	Selbst	Ideal	Selbst	Ideal	Selbst	Ideal	Selbst	Ideal	Selbst	Ideal	Selbst	Ideal	Selbst	Ideal	Selbst	Ideal
1021	0,722	1,152	1,324	1,25	1,165	0,814	0,932	0,518	0,852	0,641	0,88	0,989	1,172	0,503	0,518	0,628	0,841	1,189	1,508	0,754		0,518
1131	0,879	0,864	0,523	0,74	0,789	0,547	0,986	0,893	0,611	1,385	1,685	0,805	0,473	0,523	0,631	0,723	0,706	1,292	2,07	0,947	0,273
1142	1,029	0,871	0,651	0,878	1,094	0,845	0,871	0,678	1,094	1,017	1,223	0,587	0,845	0,788	0,547	0,803	0,835	1,242	1,775	0,947	0,947
1311	0,78	0,949	0,485	0,824	1,046	0,934	0,539	0,644	0,928	0,84	0,696	0,634	0,904	0,881	1,289	1,116	1,46	1,005	1,122	0,904	0,949
1321	0,806	0,934	0,827	0,887	0,827	1,212	0,64	0,934	1,102	0,896	1,07	0,837	0,728	0,728	0,434	0,599	1,054	0,867	1,456	0,924	0,716
1331	1,422	1,376	0,459	0,862	1,522	1,019	1,099	1,366	0,759	1,366	0,759	1,281	0,812	0,991	0,933	0,977	0,854	0,87	1,48	1,33	0,838
1341	0,912	1,05	0,482	0,52	1,189	0,993	0,59	1,275	0,637	0,993	0,59	1,104	0,44	0,44	0,837	0,539	1,229	0,652	1,398	0,933	0,622
1351	1,389	1,2	0,617	1,154	0,466	1,154	0,468	1,154	0,466	0,773	1,003	1,437	0,547	1,2	0,33	0,888	1,697	0,617	1,889	1,465	0,872
1362	1,085	0,979	0,286	0,859	1,193	0,785	0,985	0,936	0,641	1,328	1,053	0,936	0,641	0,992	0,74	0,928	0,595	0,928	1,502	1,072	0,523
1371	1,079	1,058	0,479	1,079	0,391	0,893	1,021	1,086	0,884	1,274	1,31	1,181	0,411	1,168	1,206	0,918	1,181	0,783	1,411	1,079	0,821
1382	1,182	1,201	0,647	0,97	1,334	0,9	0,729	0,879	0,703	1,28	1,125	0,879	0,703	1,053	0,52	1,062	0,32	1,154	1,823	1,337	1,066
1392	0,889	0,965	0,797	0,889	0,791	1,282	1,223	1,268	1,251	1,408	1,322	0,904	0,763	0,698	0,536	0,802	0,818	0,652	1,282	0,597	0,885
1401	1,652	0,543	1,54	0,726	1,484	1,207	1,585	1,276	1,188	1,049	1,53	0,543	1,347	0,737	1,323	0,88	1,604	0,715	1,619	0,872	0,923
1411	0,636	0,585	0,499	1,137	1,428	0,558	0,558	1,123	1,177	1,074	1,102	0,624	0,414	0,828	1,197	0,769	1,059	1,223	1,702	0,599	0,515
1421	0,338	0,502	0,524	0,502	0,524	1,162	1,302	0,877	0,842	1,658	1,745	0,338	0,426	0,262	0,428	0,428	0,546	1,427	1,572	0,566	0,502
1431	0,849	0,596	0,556	0,693	0,807	1,08	0,926	0,944	0,49	0,741	1,031	0,807	1,111	0,49	0,869	0,556	0,786	1,096	1,571	1,048	0,556
1441	1,062	0,867	0,457	1,277	1,474	1,002	0,765	0,867	1,062	1,072	1,333	1,183	0,521	0,818	0,981	0,779	0,56	0,521	1,379	0,792	0,576
1451	0,787	0,5	0,438	0,321	0,932	0,875	0,823		0,526	1,467	1,415	0,884	1,008	0,515	0,708	0,687	0,858	1,171	1,481	0,364	0,697
1611	0,506	0,486	0,14	0,769	0,465	0,643	0,561	0,643	0,525	1,544	1,672	0,486	0,314	0,506	0,595	0,506	0,595	1,753	1,939	0,397	0,421
1631	0,875	0,778	0,85	1,216	1,51	0,925	1,419	0,778	0,719	0,667	1,266	0,854	0,693	0,68	1,008	0,731	0,972	1,223	1,504	0,812	0,628
1641	0,538	0,658	0,85	0,728	0,791	1,097	0,981	1,202	1,075	1,075	0,878	0,878	0,76	0,581	0,621	1,388	1,317	0,967	0,905
1661	0,865	0,98	0,727	1,357	0,863	1,137	1,154	1,102	0,56	1,26	0,754	0,885	0,443	0,616	1,009	0,56	0,58	1,357	1,62	0,61	0,542
1671	0,355	0,336	0,205	0,846	0,871	0,749	0,74	1,446	1,34	1,167	1,073	0,766	0,701	0,443	0,849	0,58	0,516	1,271	1,309	0,66	0,556
1681	0,957	0,609	0,774	1,34	1,153	0,642	0,737	0,612	0,762	1,153	0,596	1,208	0,762	0,53	0,798	1,388	0,762	0,812
1692	1,409	1,015	0,767	1,15	1,356	0,998	0,636	1,166	1,068	1,34	1,356	1,166	1,101	0,899	0,978	0,92	1,254	1,741	2,074	0,857	0,767
1701	0,668	0,551	0,535	1,246	1,195	0,567	0,916	0,744	0,779	1,15	1,188	1,102	0,835	0,5	0,791	0,612	0,964	1,254	1,408	0,598	0,894
MW	0,9112	0,8348	0,6390	0,9227	1,0254	0,9238	0,8962	0,9596	0,8656	1,1405	1,1683	0,8553	0,7410	0,7155	0,7990	0,7294	0,8784	1,0722	1,5601	0,8532	0,8317
Stdabw	0,3174	0,2611	0,3121	0,2718	0,3384	0,2112	0,2821	0,2542	0,2557	0,2850	0,2936	0,2568	0,2775	0,2359	0,2806	0,1767	0,3356	0,3058	0,2256	0,2675	0,1868
Median	0,8820	0,8660	0,5455	0,8745	1,0700	0,9295	0,8935	0,9360	0,8420	1,1385	1,1135	0,8576	0,7155	0,7130	0,7240	0,7270	0,8360	1,1625	1,5060	0,8645	0,6555
N	26	26	26	26	26	26	26	26	25	26	26	26	26	26	26	26	26	26	26	26	26

	Bipolare Depression	Norm-Selbst		Mutter		Vater		Partner		Viele Konflikte		Gut verstanden		Mutterbild		Vaterbild		Ich in Depression		Ich in Manie	
	Selbst/Ideal	Selbst	Ideal	Selbst	Ideal	Selbst	Ideal	Selbst	Ideal	Selbst	Ideal	Selbst	Ideal	Selbst	Ideal	Selbst	Ideal	Selbst	Ideal	Selbst	Ideal
2012	0,974	1,066	1,341	0,813	1,029	1,086	1,202	0,974	0,297	1,155	0,897	0,525	1,202	0,793	0,957	0,697	1,086	1,295		1,101	0,903
2022	1,076	1,126	0,385	0,913	0,822	0,908	1,388	0,903	0,811	0,839	1,229	0,373	0,727	1,34	0,733	0,745	1,337	0,697	1,385	1,038	1,344
2032	1,299	1,289	0,476	0,825	1,004	0,855	1,27	1,004	0,855	1,365	1,133	0,55	0,794	0,809	0,727	0,794	1,188	0,794	1,68	1,508	1,219
2041	0,791	0,754	0,96	0,915	1,179	0,821	0,915	0,685	0,96	1,027	1,254	0,942	0,834	0,828	0,821	0,818	1,482	1,755	1,888	1,274	1,294
2051	0,791	0,5	0,486	0,717	0,85	0,717	1,313	0,635	0,408	1,198	1,555	0,354	0,928	1,532	0,858	0,799	1,269	1,429	1,291	1,137	1,323
2062	0,195	0,524	0,487	1,345	1,373	0,859	1,583	0,533	0,496	1,211	1,242	0,195	1,254	1,269	1,254	1,276	1,294	1,291	1,06	0,6	0,587
2071	1,105	0,83	0,842	0,695	0,674	0,988	0,607	0,967	0,584	1,052	0,953	0,715	0,607	1,117	0,375	1,276	1,294	1,488	2,34	1,092	0,377
2082	1,03	1,09	0,358	0,919	1,148	0,988	1,17	0,861	0,408	0,846	0,839	0,195	0,831	0,493	0,375	0,392	1,239	0,392	2,34	0,888	0,767
2092	1,246	1,439	0,835	0,777	1,086	1,291	0,811	1,378	0,584	0,944	0,881	0,449	1,15	1,045	0,974	0,758	0,699	0,758	1,778	1,003	0,944
2101	1,163	0,573	0,415	0,573	1,417	0,883	0,81			0,607	0,758	0,905	0,286	1,052	0,351	0,943	0,992	1,607	2,561	0,758	0,835
2112			0	0,775	0,354	0,853	0,653	0,158	0,158	2,278	2,278	0,158	0,224	0,224	0,224	0,73	0,224	1,583	1,583	0,158	0,158
2121	1,301	1,301	0	0,775	0,798	0,91	0,693			0,917	1,155	0,219	0,478	1,503	0,59	0,89	0,992	1,583	1,92	1,25	0,684
2142	1,235	0,964	0,463	1,124	1,225	1,103	1,081	1,113	0,437	1,113	0,897	0,437	0,989	0,512	0,637	1,047	0,989	1,047	1,804	1,186	1,225
2151	1,286	1,336	0,12	1,235	0,6	1,247	0,575	1,144	0,777	1,235	1,254	0,6	0,432	1,258	0,416	0,749	1,229	0,749	1,803	1,319	0,759
2161	0,554	0,554	0	0,632	0,858	1,08	0,91	1,214	1,162	0,935	0,919	0,91	0,784	0,784	0,644	1,22	0,733	1,22	1,182	1,06	1,108
2171	1,296	0,941	1,398	0,989	0,941	0,741	0,874	1,308	1,223	1,621	1,43	0,82	0,721	1,077	0,838	0,874	0,989	0,874	2,088	0,908	1,236
2182	1,295	1,062	1,018	0,81	1,026	0,688	0,964	1,324	0,41	1,069	1,265	0,907	0,524	1,21	0,842	0,79	0,791	0,89	2,08	1,018	1,295
2192	1,148	1,423	2,025	0,748	1,44	0,629	0,96	0,811	0,629	0,916	1,658	0,726	0,588	0,841	0,574	0,907	0,84	1,315	2,033	0,559	1,21
2222	0,417	0,521	0,744	0,988	1,01	0,908	0,977			1,258	1,317	0,833	0,8	0,96	0,683	0,84	0,84	1,342	1,39	0,772	0,714
2231	0,899	0,853	0,899	0,509	0,862	1,407	1,349			1,407	1,349	0,348	0,201	0,809	0,784	0,73	0,73	0,943	1,272	0,964	1,189
2242	0,849	0,869	0,317	0,766	0,859	0,744	0,952	1,434	1,403	0,878	0,744	1,005	0,709	1,222	0,467	0,578	0,897	1,249	1,698	0,662	1,321
2251	0,409	0,322	0,252	1,224	1,259	0,744	0,847	0,573	0,935	0,783	0,865	0,697	0,605	1,084	0,368	0,578	0,682	1,45	1,45	0,662	0,592
2262	0,74	0,859	0,37	0,81	0,74	0,702	0,405	0,664	0,958	0,906	1,046	0,496	0,758	1,004	0,64	0,882	0,899	1,56	1,95	0,95	1,204
2271	1,395	1,032	0,717	0,429	1,355	0,919	1,3	0,573	0,958	1,182	1,286	1,032	0,767	0,878	0,691	0,835	0,899	0,835	2,117	1,166	0,767
2282	0,848	0,898	0,728	1,22	0,998	1,23	1,305	0,933	1,134	1,256	1,438	0,539	0,664	1,319	0,833	1,017	1,447	1,017	1,536	0,926	0,766
2292	0,461	0,772	0,884	0,928	1,074	1,074	1,348			1,017	1,313	1,017	0,598	0,62	0,691	0,935	0,935	1,104	1,292	0,528	0,641
2302	0,839	1,101	0,593	0,484	0,656	0,873	1,145	0,928	0,713	1,065	1,066	0,559	0,504	1,11	0,504	1,056	1,127	1,056	1,583	0,959	1,5
2322	1,005	0,711	0,62	0,752	0,921	0,921	0,739	0,996	0,682	1,025	1,189	0,791	0,471	0,766	0,569	1,101	1,101	1,063	1,706	1,198	1,388
2341	1,608	1,267	0,642	1,086	1,332	1,332	1,238	1,124	0,946	1,143	0,653	0,938	1,168	0,908	0,802	0,859	1,105	1,359	1,951	1,435	1,278
2361	1,408	0,845	0,882	1,168	0,864	1,097	0,593	1,154	0,708	1,027	0,996	1,093	0,813	0,985	1,053	0,793	0,793	1,33	1,438	1,204	1,032
MW	0,9420	0,8907	0,6419	0,8508	0,9918	0,9693	0,9920	0,9599	0,7398	0,1090	1,1589	0,8182	0,6586	0,7070	0,9586	0,6702	0,9797	1,024	1,6548	0,9955	0,9886
Stdabw	0,3918	0,3356	0,4339	0,2478	0,2568	0,2209	0,2997	0,2940	0,3177	0,3012	0,3277	0,2868	0,2524	0,2656	0,2945	0,2181	0,2894	0,3240	0,3505	0,2877	0,3303
Median	1,0175	0,9050	0,6065	0,8115	1,0010	0,9145	0,9620	0,9950	0,7130	0,0520	1,1550	0,8190	0,6970	0,7150	0,9340	0,6430	0,9890	1,0695	1,5935	1,0270	1,0700
N	30	30	30	30	30	30	30	25	25	29	29	29	29	30	30	30	30	30	30	30	30

8 Anhang

Monopolare Manie

	Norm-Selbst		Mutter		Vater		Partner		Viele Konflikte		Gut verstanden		Mutterbild		Vaterbild		Ich in Depression		Ich in Manie	
Selbst Ideal	Selbst	Ideal	Selbst	Ideal	Selbst	Ideal	Selbst	Ideal	Selbst	Ideal	Selbst	Ideal	Selbst	Ideal	Selbst	Ideal	Selbst	Ideal	Selbst	Ideal
3012	0,868	0,553	0,767	0,894	0,894	0,613	0,485	0,632	0,933	0,594	1,006	0,485	0,531	0,406	0,907	0,376	0,84	1,495	1,782	1,495	1,958
3022	0,873	0,705	0,576	1,248	1,208	0,656	0,515	0,854	0,751	0,98	1,338	0,656	0,772	0,751	0,772	0,814	1,137	0,98	1,386	1,49	1,501
3031	0,574	0,62	0,468	1,047	0,876	0,662	0,524	0,876	0,62	1,111	0,951	0,683	0,497	0,922	0,828	0,662	0,62	1,752	1,737	1,806	1,614
3041	0,575	0,548	0,491	1,004	1,315	1,004	1,326	0,52	0,575	1,404	1,704	0,368	0,858	0,795	1,183	0,746	1,157	1,65	2,063	1,09	1,36
3052	0,422	0,385	0,517	0,344	0,545	0,344	0,545			0,927	1,254	0,344	0,545	0,731	1,062	0,77	1,089	1,521	1,855	1,956	2,278
3061	0,519	1,173	1,307	1,372	1,561	1,655	1,858	1,65	1,81	1,655	1,891	1,606	1,743	1,053	1,173	1,478	1,586	1,401	1,655	0,853	1,06
3072	0,464	0,574	0,415	0,896	0,92	1,432	1,447	1,179	0,987	1,447	1,37	1,091	1,016	0,61	0,432	1,256	1,273	0,748	0,677	0,855	0,633
3082	0,975	1,177	0,773	1,165	1,266	0,975	0,571	1,055	0,932	1,093	1,055	1,002	0,773	1,002	0,737	1,068	0,79	1,211	1,572	1,287	1,016
3092	0,744	0,916	0,389	1,378	1,02	0,43	0,686	0,518	0,873	1,522	1,223	0,97	0,622	0,518	0,943	0,449	0,622	1,174	1,582	1,152	1,396
MW	0,6682	0,7390	0,6337	1,0387	1,0672	0,8634	0,8841	0,9105	0,9101	1,1926	1,3102	0,8006	0,8174	0,7542	0,8908	0,8466	1,0127	1,3258	1,5899	1,3316	1,4240
Stdabw	0,1897	0,2688	0,2714	0,3002	0,2844	0,4198	0,4874	0,3685	0,3699	0,3201	0,2971	0,3847	0,3650	0,2052	0,2207	0,3409	0,3027	0,3071	0,3700	0,3675	0,4698
Median	0,5750	0,6200	0,5170	1,0470	1,0200	0,6620	0,5710	0,8650	0,8415	1,1110	1,2540	0,6830	0,7720	0,7510	0,9070	0,7700	1,0890	1,4010	1,6550	1,2670	1,3990
N	9	9	9	9	9	9	9	9	8	9	9	9	9	9	9	9	9	9	9	9	9

312 Selbstbild und Objektbeziehungen bei Depressionen

8 Anhang

	Schizoaffektive Psychose																				
	Selbst	Norm-Selbst		Mutter		Vater		Partner		Viele Konflikte		Gut verstanden		Mutterbild		Vaterbild		Ich in Depression		Ich in Manie	
	Ideal	Selbst	Ideal	Selbst	Ideal	Selbst	Ideal	Selbst	Ideal	Selbst	Ideal	Selbst	Ideal	Selbst	Ideal	Selbst	Ideal	Selbst	Ideal	Selbst	Ideal
5012	0,304	0,263	0,263	0,873	0,996	1,041	0,973	0,456	0,662	0,899	0,949	0,873	0,924	0,662	0,818	0,873	0,996	1,504	1,441	1,019	1,186
5022	1,71	0,548	1,525	0,725	1,225	0,775	1,194			0,474	1,5	1,095	1,061	0,474	1,549	0,725	1,449	0,474	2,012	1,449	0,908
5032	0,528	0,528	0,778	1,089	1,471	1,11	1,439	0,482	0,61	1,089	1,471	0,482	0,61	0,965	1,239	0,965	1,239	1,22	1,585	1,089	1,171
5041	0,807	0,672	1,275	0,912	1,444	0,617	0,413	0,867	0,789	1,016	1,218	0,592	0,838	0,708	1,256	0,625	0,425	0,966	1,551	0,901	0,861
5051	0,924	0,992	0,653	0,624	0,914	0,545	1,188	0,696	0,84	0,545	1,156	0,624	0,594	0,708	1,256	0,681	0,851	1,047	1,396	0,806	0,562
5061	0,869	0,941	0,578	0,964	1,253	1,016	0,941	0,987	1,03	0,886	0,866	0,852	0,511	1,241	1,374	0,826	1,15	0,984	1,037	0,682	0,835
5071	0,856	0,428	0,428	0,677	0,524	1,441	1,441	1,462	0,801	1,331	1,747	0,801	0,391	0,391	0,941	0,654	0,924	0,654	1,21	0,391	0,762
5081	0,783	0,663	1,077	0,529	0,945	1,216	0,791	0,711	0,328	0,541	0,952	0,711	0,326	0,554	0,883	0,447	0,739	1,211	1,574	0,979	1,478
5091	0,646	0,769	0,805	1,251	1,216	1,309	1,139	0,914	0,66	1,068	1,018	0,646	0,457	0,937	0,956	0,653	0,567	0,942	1,127	1,051	0,937
5101	1,371	0,818	0,926	0,405	1,29	1,498	0,645	1,225	0,449	1,385	0,49	1,188	0,539	0,818	0,87	0,77	0,855	0,527	1,511	1,604	0,933
5111	0,716	0,501	0,33	0,724	1,13	1,154	1,091	1,101	0,935	1,154	1,091	0,609	0,803	0,553	0,731	0,966	1,191	0,997	1,47	1,28	1,309
5121	1,313	1,402	0,415	1,313	1,174	1,259	0,525	1,174	0,587	1,259	1,159	0,788	1,203	0,719	1,067	0,695	0,871	0,743	1,364	0,89	1,034
5131	0,888	0,721	0,842	0,652	0,721	0,87	0,753	0,753	0,87	0,652	0,721	0,753	0,87	1,065	1,065	0,784	0,948	1,358	1,13	1,043	0,997
5142	0,627	0,605	0,594	0,559	0,737	0,807	0,782	0,782	0,737	1,257	1,373	1,061	1,08	0,939	1,055	0,917	1,159	0,699	1,087	1,049	0,84
5152	1,266	0,883	0,806	1,071	1,051	1,257	1,283	1,283	0,465	1,257	1,373	1,283	0,465	0,658	0,931	0,706	0,987	0,721	1,544	1,691	1,121
5162	0,344	0,909	0,876	0,749	0,749	0,859	0,893	1,059	1,059	1,342	1,203	1,059	1,059	0,749	0,749	0,666	0,62	0,925	0,787	0,925	0,893
5171	0,624	0,608	0,312	0,584	0,6	1,011	1,342	0,592	0,54	0,987	1,151	0,647	0,356	0,946	1,24	0,771	0,962	1,384	1,848	0,684	0,926
5182	1,04	0,694	0,79	0,994	0,854	1,09	0,711	0,797	0,894	0,888	0,711	1,04	0	0,574	1,178	0,509	1,137	0,92	1,715	1,023	1,046
5191	0,818	0,788	0,578	1,135	0,656	0,801	0,578		0,653	1,114	0,691	1,135	0,578	1,048	0,656	0,927	0,691	1,236	0,977	1,382	1,311
5201	0,99	1,264	0,602	1,052	0,863	1,531	1,022	0,979	0,876	1,609	1,26	0,979	0,653	1,077	1,107	0,882	1,135	0,31	1,077	0,957	0,413
5211	0,59	0,876	1,244	0,903	1,381	0,849	1,112	1,077	1,079	1,225	1,502	0,478	0,559	0,502	0,639	0,849	1,034	1,268	1,722	0,91	0,902
5221	0,392	0,51	0,326	1,4	1,445	0,712	0,687			1,378	1,441	1,059	0,984	1,331	1,412	1,061	1,129	1,676	1,775	0,813	0,104
5231	0,845	0,877	0,52	0,743	1,087	1,041	1,187	1,077	1,279	1,041	1,187	1,077	1,279	0,477	0,852	0,499	0,925	0,786	1,408	0,813	0,306
5241	0,973	0,949	0,265	0,838	0,821	1,184	1,533			1,184	1,525	0,709	0,967	0,306	1,054	0,831	1,463	0,419	0,965	0,858	0,104
5251	1,263	1,049	0,524	1,1	0,574	1,367	1,075			1,075	1,658	1,035	0,497	0,76	0,893	0,663	0,703	0,598	1,582	1,377	0,598
5262	0,729	0,783	0,595	1,162	1,225	0,963	1,241	0,65	0,72	1,166	1,337	0,65	0,72	0,85	1,083	0,548	0,956	1,495	1,672	0,661	0,671
5271	1,471	1,444	0,281	1,059	0,989	1,438	0,957	0,843	0,852	1,438	0,957	1,257	0,722	0,814	1,212	0,814	1,212	0,47	1,492	1,427	0,795
5291	0,743	0,558	0,833	1,231	1,282	0,558	0,883	0,445	0,491	1,231	1,262	0,546	0,376	0,875	0,96	0,429	0,734	1,036	1,482	1,178	1,097
MW	0,8678	0,8025	0,8729	0,9042	1,0149	1,0507	0,9788	0,6352	0,7534	1,0993	1,1588	0,8582	0,6936	0,7841	1,0402	0,7420	0,9669	0,9478	1,4047	1,0333	0,8862
Stabw	0,3372	0,2642	0,3190	0,2566	0,2853	0,2756	0,2831	0,2496	0,2274	0,2847	0,3045	0,2388	0,2973	0,2493	0,2495	0,1632	0,2470	0,3555	0,2866	0,2965	0,2983
Median	0,8125	0,7855	0,5985	0,9075	1,0235	1,0410	0,9650	0,8430	0,7370	1,1340	1,1730	0,8265	0,6315	0,7870	1,0545	0,7475	0,9590	0,9530	1,4760	0,9990	0,9050
N	28	28	28	28	28	28	28	23	23	28	28	28	28	28	28	28	28	28	28	28	28

314 Selbstbild und Objektbeziehungen bei Depressionen

8.2 Abbildungen

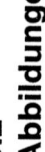

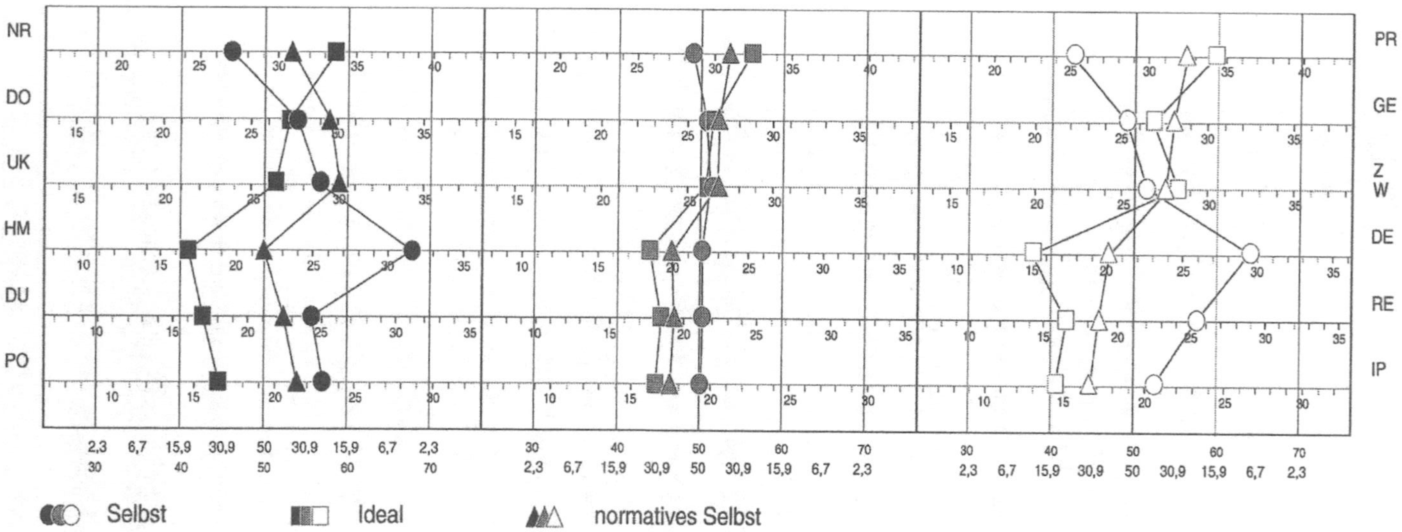

Abb. 24: GT-Selbst, GT-Ideal und GT-Normatives Selbst; Mittelwertsprofile im Vergleich (Monopolare Depression, Bipolare affektive Psychose, Somatische Kontrollgruppe)

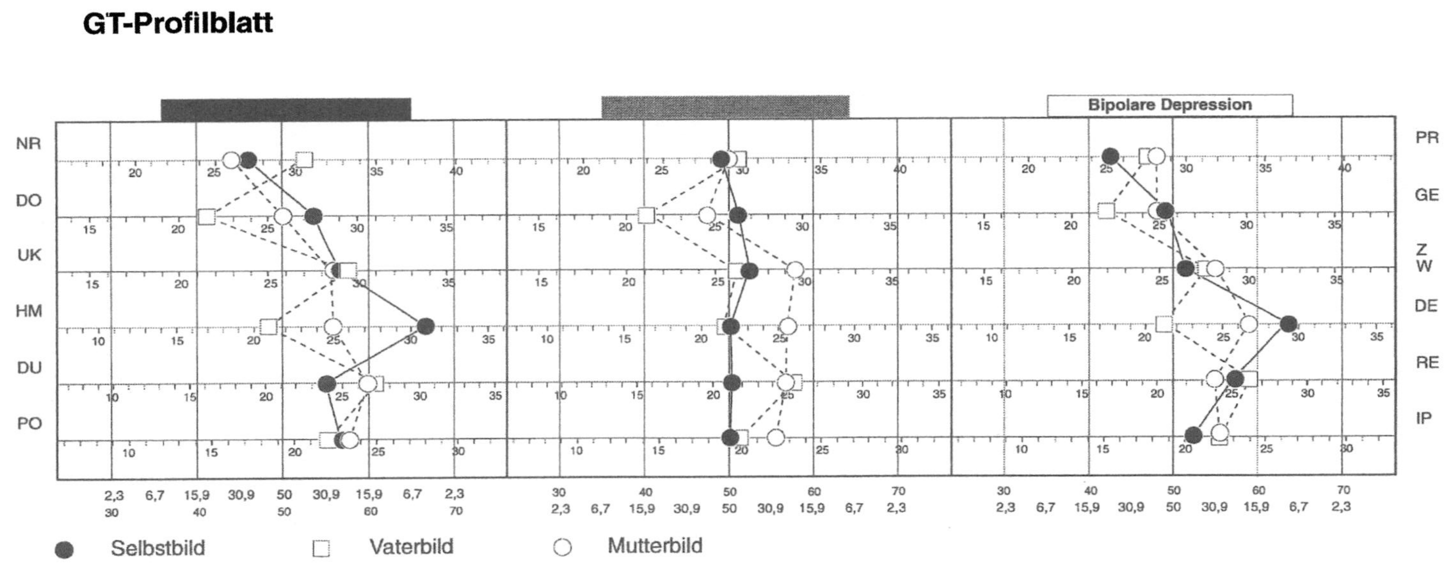

GT-Profilblatt

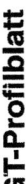

Abb. 25: GT-Selbst, GT-Vaterbild, GT-Mutterbild; Mittelwertsprofile im Vergleich (Monopolare Depression, Bipolare affektive Psychose, Somatische Kontrollgruppe)

GT-Profilblatt Mittelwertprofile der einzelnen Selbstwahrnehmungsdimensionen im GTS - A, B, C

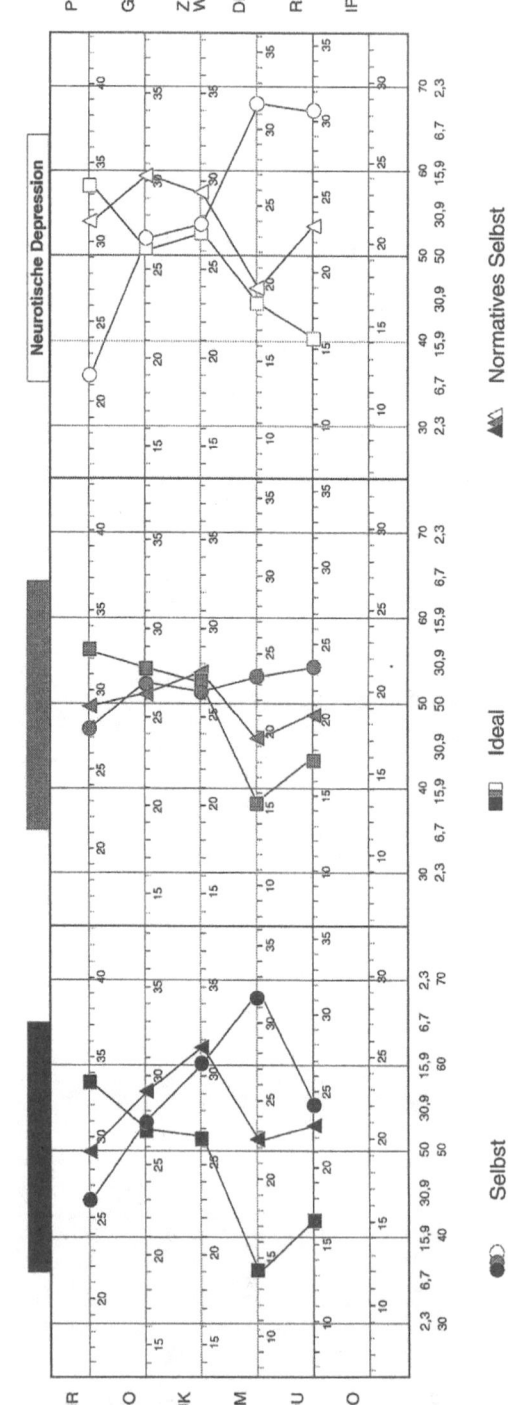

Abb. 26: GT-Selbst, GT-Ideal und GT-Normatives Selbst; Mittelwertsprofile im Vergleich (Monopolare Depression, Neurotische Depression, Somatische Kontrollgruppe)

8 Anhang 317

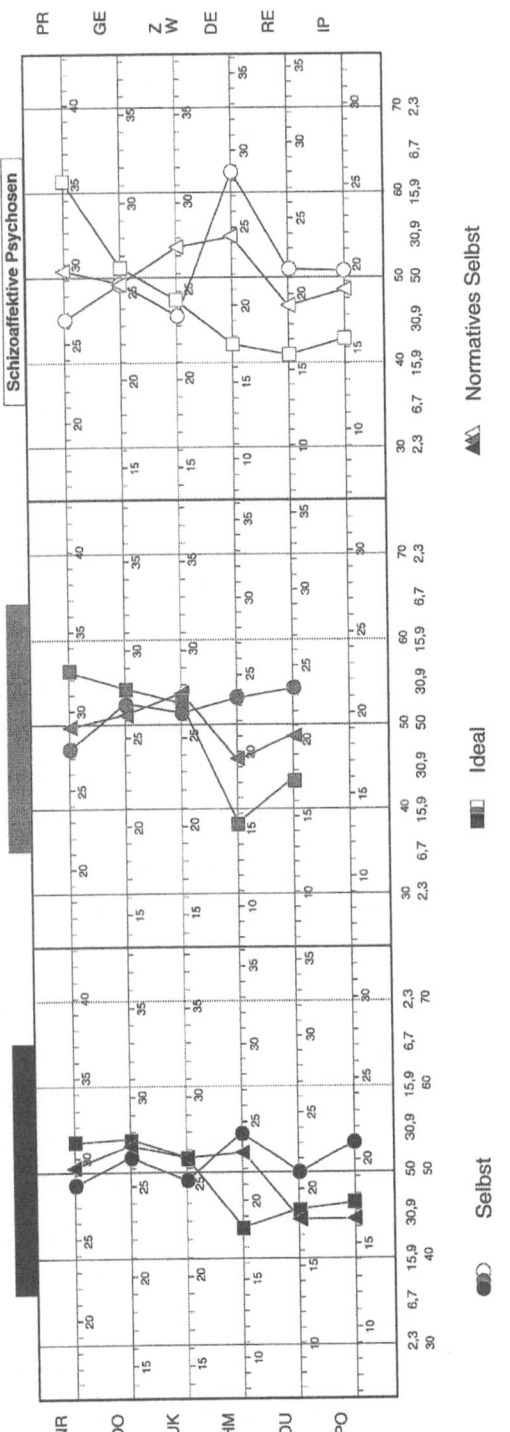

Abb. 27: GT-Selbst, GT-Ideal und GT-Normatives Selbst; Mittelwertsprofile im Vergleich (Monopolare Manie, Schizoaffektive Psychose, Somatische Kontrollgruppe)

318 Selbstbild und Objektbeziehungen bei Depressionen

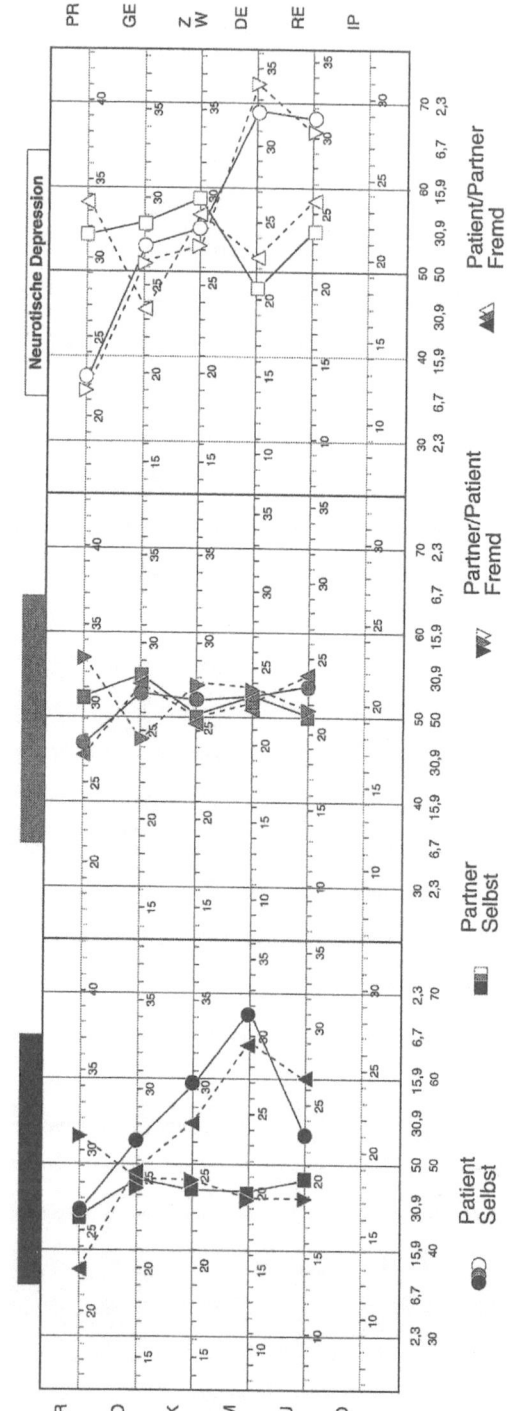

GT-Profilblatt Mittelwertprofile der Selbst- und Fremdwahrnehmungen von Patient und Partner

Abb. 28: Mittelwertsprofile der Selbst- und Fremdwahrnehmungen von PatientIn und PartnerIn (Monopolare Depression, Neurotische Depression, Somatische Kontrollgruppe)

8.3 Fragebogen

8.3.1 Kurzbeschreibung der Standardskalen des Giessen-Test (GT); Beckmann u. Richter (1972)

KURZBESCHREIBUNG DER STANDARDSKALEN DES GIESSEN-TEST (GT); BECKMANN & RICHTER (1972)

LINKS	RECHTS
SKALA 1: SOZIALE RESONANZ	
negativ sozial resonant (NR)	positive sozial resonant (PR)
unattraktiv, unbeliebt, mißachtet in der Arbeit kritisiert, nicht durchsetzungsfähig, an schönem Aussehen desinteressiert	anziehend, beliebt, geachtet, in der Arbeit geschätzt, durchsetzungsfähig, an schönem Aussehen interessiert
SKALA 2: DOMINANZ	
dominant (DO)	gefügig (GE)
häufig in Auseinandersetzungen verstrickt, eigensinnig, gern dominierend, begabt zum Schauspielern, ungeduldig	selten in Auseinandersetzungen verstrickt, fügsam, sich gerne unterordnend, unbegabt zum Schauspielern, unschwierig in enger Kooperation, geduldig
SKALA 3: KONTROLLE	
unterkontrolliert (UK)	überkontrolliert (ZW)
unbegabt im Umgang mit Geld, unordentlich, bequem, eher pseudologisch, unstet, fähig zum Ausgelassensein	begabt im Umgang mit Geld, überordentlich, übereifrig, eher wahrheitsfanatisch, stetig, unfähig zum Ausgelassensein
SKALA 4: GRUNDSTIMMUNG	
hypomanisch (HM)	depressiv (DE)
selten bedrückt, wenig zur Selbstreflektion neigend, wenig ängstlich, kaum selbstkritisch, Ärger eher herauslassend, eher unabhängig	häufig bedrückt, stark zur Selbstreflektion neigend, sehr ängstlich, sehr selbstkritisch, Ärger eher hineinfressend, eher abhängig
SKALA 5: DURCHLÄSSIGKEIT	
durchlässig (DU)	retentiv (RE)
aufgeschlossen, anderen nahe, eher viel preisgebend, Liebesbedürfnisse offen ausdrückend, eher vertrauensselig, intensiv, in der Liebe erlebnisfähig	verschlossen, anderen fern, eher wenig preisgebend, Liebesbedürfnisse zurückhaltend, eher misstrauisch, in der Liebe wenig erlebnisfähig
SKALA 6: SOZIALE POTENZ	
sozial potent (PO)	sozial impotent (IP)
gesellig im heterosexuellen Kontakt unbefangen, sehr hingabefähig, deutlich konkurrierend, fähig zu Dauerbindung, phantasiereich	ungesellig, im heterosexuellen Kontakt befangen, wenig hingabefähig, kaum konkurrierend, kaum fähig zu Dauerbindung, phantansiearm

8.3.2
Repertory-Grid-Technik (Testinstruktion, Anweisung für die Interviewer)

Anweisung zur Erhebung eines Rep-Grid

1. Ankündigung der Untersuchung bei Terminabsprache bzw. unmittelbar vor der Durchführung der Untersuchung:
"Es handelt sich bei diesem Verfahren um eine psychologische Untersuchung mit der Fragestellung, wie sie sich selbst und ihre Umwelt wahrnehmen."

2. Gewinnung der spontan genannten Elemente:
"Sie werden Gelegenheit haben, die Untersuchung im Wesentlichen selbst zu gestalten. Die Untersuchung besteht aus drei Abschnitten. Zunächst geht es darum, Personen, die für Sie zur Zeit von Bedeutung sind, zu sammeln und aufzuschreiben. Dabei kann es sich um Menschen handeln, mit denen Sie gegenwärtig zu tun haben oder in der Vergangenheit zu tun hatten. Es geht um die Menschen, die Sie besonders lieben oder schätzen, aber auch um solche, mit denen Sie sich nicht verstehen. Es kann sich auch um Personen handeln, die bereits verstorben sind. Wichtig ist, dass diese Menschen in Ihrem augenblicklichen Denken eine Rolle spielen.
Aus unserer Erfahrung gibt es eine Reihe von Personen, die für jeden Menschen wichtig sind. Dazu zählt sowohl die Art und Weise, wie Sie sich selbst wahrnehmen, wie auch die Art und Weise, wie Sie sich von anderen wahrgenommen fühlen. Diese Personen werden wir Ihnen vorgeben."
In dieser Reihenfolge aufschreiben lassen (Alternative: Anhand des gedruckten Formulars erläutern und von der PatientIn ergänzen lassen):

1. Selbst
2. Idealselbst
3. Ich, wie ich sein muss
7. Mutter
8. Vater
9. PartnerIn
10. Person, mit der ich besonders viele Konflikte habe ("Konfliktperson")
11. Person, von der ich mich besonders gut verstanden fühle ("Vertrauensperson")
12. Ich, wie mich die Mutter sieht
13. Ich, wie mich der Vater sieht
14. Ich in der Depression
15. Ich in der Manie

"Bitte überlegen Sie sich jetzt, welche drei weiteren Personen, die in Ihrem augenblicklichen Denken eine Rolle spielen, bisher nicht erwähnt wurden."
Die drei spontan genannten Elemente (4, 5, 6) in die Liste der Elemente und ferner jeweils einzeln auf Karten eintragen lassen (Alternative zu Karten: Vorbereitete Triaden-Vergleiche benutzen). Die Gesamtzahl der vorgegebenen und spontan genannten Elemente beträgt 15.

3. *Gewinnung der Konstrukte (Triaden-Methode)*

Im folgenden Schritt werden Eigenschaften und Gegensätze erhoben. Es werden n minus 1 Dreierkombinationen der Elemente gebildet (d.h. eine weniger als die Gesamtzahl der vorgegebenen und spontan genannten Personen). Die Konstrukte 1 (Selbst), 2 (Ideal-Selbst) und 3 (Normatives Selbst: "Ich, wie ich sein muß") werden durch standardisierte Triadenvergleiche gebildet:

Konstrukt 1:	Mutter; Vater; Selbst
Konstrukt 2:	Mutter; Vater; Idealselbst
Konstrukt 3:	Mutter; Vater; Ich, wie ich sein muss

Die Konstrukte 4 bis 14 werden mittels Triadenvergleichen entwickelt, die durch Zufallszahlen ausgewählt wurden:

Konstrukt 4:	Spontan gewähltes Element (4. Element); Person, mit der ich besonders viele Konflikte habe (Konfliktperson); Ich in der Depression (für die orthopädische Kontrollgruppe: Ich, wenn ich sehr bedrückt bin).
Konstrukt 5:	Spontan gewähltes Element (5. Element); Person, von der ich mich besonders gut verstanden fühle (Vertrauensperson); Ich in der Manie (bzw. bei nicht an manischen Verstimmungen Erkrankten: Ich, wenn ich mich besonders gut fühle).
Konstrukt 6:	Selbst; Spontan gewähltes Element (Element 4); Ich, wie mich der Vater sieht.
Konstrukt 7:	Idealselbst; PartnerIn; Ich in der Depression.
Konstrukt 8:	Ich, wie ich sein muss; Person, mit der ich besonders viele Konflikte habe (Konfliktperson); Ich, wie mich die Mutter sieht.
Konstrukt 9:	Spontan gewähltes Element (Element 6); Vater; Ich, wie mich der Vater sieht.
Konstrukt 10:	Spontan gewähltes Element (Element 6); Mutter; Person, von der ich mich besonders gut verstanden fühle (Vertrauens-person).
Konstrukt 11:	Spontan gewähltes Element (Element 4); Vater; Ich in der Manie (bzw. Ich, wenn ich mich besonders gut fühle).

Konstrukt 12:   Idealselbst; Spontan gewähltes Element (Element 5); Person, mit der ich besonders viele Konflikte habe.
Konstrukt 13:   Spontan gewähltes Element (Element 6); Ich, wie mich die Mutter sieht; Ich in der Depression (bzw. Ich, wenn ich bedrückt bin).
Konstrukt 14:   Selbst; Mutter; PartnerIn

Anweisung an die Probanden: "Sie sehen hier eine Kombination von drei Ihnen bekannten Personen. Überlegen Sie bitte, durch welche Eigenschaft sich zwei der drei Personen einander ähneln und sich dadurch von der dritten unterscheiden. Bitte tragen Sie diese Eigenschaft in die erste Zeile auf dem Testblatt ein. Überlegen Sie nun bitte, wie Menschen sind, die diese Eigenschaft nicht haben. Tragen Sie diesen Gegensatz bitte in die zweite Spalte ein."

Wenn eine PatientIn nicht ein einzelnes Wort als Eigenschaft benennen kann, können auch umschreibende Formulierungen (z.B. in Form von halben Sätzen) akzeptiert werden. Wichtig ist dabei, die individuelle Ausdrucksweise der Patientin/ des Patienten zu berücksichtigen.

Konstrukte, die nicht systematisch handhabbar sind, sollen ebenfalls zunächst für das Testprotokoll notiert werden. Dazu zählen:

- Situativ bedingte Konstrukte (beide wohnen an einem Ort)
- Extrem "durchlässige" Konstrukte (z.B. männlich/weiblich)
- Extrem "undurchlässige" Konstrukte (beide sind Lehrer)
- "Oberflächliche " Konstrukte (beide haben schwarze Haare)
- "Vage" Konstrukte (die beiden sind okay)

Die PatientInnen werden anschließend gebeten, das Konstrukt zu spezifizieren (z.B.: Was verbinden Sie mit "männlich/weiblich"?). Das spezifizierte Konstrukt wird schliesslich im Testbogen festgehalten.

4. Elementebeurteilung

Die PatientInnen sollen alle vorgegebenen und spontan gewählten Personen anhand einer Beurteilungsskala von 1 bis 6 eher der Eigenschaft oder dem Gegensatz zuordnen. Dabei bedeutet:

1: für die jeweilige Person trifft die Eigenschaft in extremem Masse zu
2: für die jeweilige Person trifft die Eigenschaft im großen und ganzen zu
3: für die jeweilige Person trifft die Eigenschaft nur tendenziell zu
4: für die jeweilige Person trifft der Gegensatz nur tendenziell zu
5: für die jeweilige Person trifft der Gegensatz im großen und ganzen zu
6: für die jeweilige Person trifft der Gegensatz in extremem Maße zu.

Die Anweisung an die PatientIn lautet: "Jetzt bitten wir Sie, für jede der genannten und von Ihnen gewählten Personen zu überlegen, ob für Sie eher die Eigenschaft oder der Gegensatz zutrifft. Sie haben dabei die Möglichkeit, abgestuft zu beurteilen."
Es ist darauf zu achten, daß kein Urteil ausgelassen wird. Die Beurteilung soll spaltenweise erfolgen, d.h. nacheinander werden alle Personen hinsichtlich aller Konstrukte beurteilt.

5. *Abschluss*

Die PatientIn soll am Ende der Untersuchung die Möglichkeit haben, Fragen zu stellen, weitere Bemerkungen zu bestimmten Personen, zu sich selbst, den gefundenen Konstrukten und zum Ablauf des Tests zu machen.
Soweit möglich, soll der Patientin/ dem Patienten eine Nachbesprechung angeboten werden, bei der die statistischen Auswertungen des Rep-Testes gemeinsam besprochen werden können (Validierung der idiographischen Befunde durch die PatientInnen).
Die/der Untersuchende sollte ein Gesprächsprotokoll anfertigen. Die Einschätzung des Gesprächs durch die Untersucherin/ den Untersucher kann mittels einer siebenstufigen Skala erfolgen.

324 Selbstbild und Objektbeziehungen bei Depressionen

REPERTORY GRID
Interviewer – Set

– Konstrukterhebung –

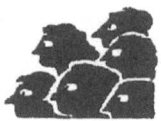

Code-Nr.: ....
Interviewer: ....
Dauer: ....
Datum: ....

Element		Konstrukt	
Personen	Eigenschaft	Skala	Gegensatz

1. Selbst
2. Ideal-Selbst
3. Ich, wie ich sein muß
4. ....
5. ....
6. ....
7. Mutter
8. Vater
9. Partner / in
10. Person, mit der ich besonders viele Konflikte habe
11. Person, von der ich mich besonders gut verstanden fühle
12. Ich, wie mich die Mutter sieht
13. Ich, wie mich der Vater sieht
14. Ich in der Depression
15. Ich in der Manie

1. _____ 1 2 3 4 5 6 _____
2. _____ 1 2 3 4 5 6 _____
3. _____ 1 2 3 4 5 6 _____
4. _____ 1 2 3 4 5 6 _____
5. _____ 1 2 3 4 5 6 _____
6. _____ 1 2 3 4 5 6 _____
7. _____ 1 2 3 4 5 6 _____
8. _____ 1 2 3 4 5 6 _____
9. _____ 1 2 3 4 5 6 _____
10. _____ 1 2 3 4 5 6 _____
11. _____ 1 2 3 4 5 6 _____
12. _____ 1 2 3 4 5 6 _____
13. _____ 1 2 3 4 5 6 _____
14. _____ 1 2 3 4 5 6 _____

1.	7	8	1
2.	7	8	2
3.	7	8	3

Zufallszahlen

4.	4	10	14
5.	5	11	15
6.	1	4	13
7.	2	9	14
8.	3	10	12
9.	6	8	13
10.	6	7	11
11.	4	8	15
12.	2	5	10
13.	6	12	14
14.	1	7	9

Konstrukte 1, 2 und 3 sollen durch diese standardisierten Triadenvergleiche gebildet werden.

REPERTORY GRID
Interviewer – Set
– Grid Matrix –

Code-Nr.: ....
Interviewer: ....
Datum: ....

Personen

1. Selbst
2. Ideal-Selbst
3. Ich, wie ich sein muß
4. ....
5. ....
6. ....
7. Mutter
8. Vater
9. Partner / in
10. Person, mit der ich besonders viele Konflikte habe
11. Person, von der ich mich besonders gut verstanden fühle
12. Ich, wie mich die Mutter sieht
13. Ich, wie mich der Vater sieht
14. Ic
15. Ich, wenn ich mich besonders gut fühle

Gegensatz / **Eigenschaft**

REPERTORY GRID
Interviewer – Set
– Grid Matrix –

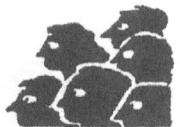

Code-Nr.: ....

Interviewer: ....

Datum: ....

Personen

1. Selbst
2. Ideal-Selbst
3. Ich, wie ich sein muß
4. ....
5. ....
6. ....
7. Mutter
8. Vater
9. Partner / in
10. Person, mit der ich besonders viele Konflikte habe
11. Person, von der ich mich besonders gut verstanden fühle
12. Ich, wie mich die Mutter sieht
13. Ich, wie mich der Vater sieht
14. Ic
15. Ich, wenn ich mich besonders gut fühle

Gegensatz

Eigenschaft

9 Index

Ähnlichkeitskoeffizienten 122, 123, 124, 129, 130, 131, 136, 145, 146, 252, 256, 289, 304
Ambiguitätsintoleranz 4, 26, 27, 39, 92, 301
Ambivalenz 84, 214, 215, 216, 225, 233, 235, 251, 278, 280, 290
Anankasmus 30, 33
Beschwerdedruck (GBB) 118, 119, 251, 289
Coping 24, 93, 295, 300
Dynamik
  interpersonelle 2
Elemente 38, 53, 60, 61, 64, 69, 70, 71, 73, 74, 75, 76, 77, 78, 84, 85, 88, 97, 99, 166, 172, 174, 175, 177, 178, 186, 197, 209, 232, 233, 240, 243, 265, 266, 272, 275, 285, 286, 320, 321
Extraversion 28, 31, 33, 36, 42
Familiendynamik 18, 19, 305, 306, 307
Ferne 71, 210, 211, 213, 214, 215, 216, 217, 218, 219, 220, 221, 223, 224, 225, 278, 280
Fusion 13, 210, 215, 216, 220, 223, 224, 278
Geschlechtsvariable 141, 142, 143, 158, 249, 255, 256, 258
Gießener Beschwerdebogen (GBB) 95, 97, 117, 251, 288
Giessen-Test
  GT-Elternbilder 46
  GT-Fremdbilder 304
  GT-Mutterbild 315

GT-Paardiagnostik 104, 259
GT-Selbstbilder 46, 96
GT-Vaterbild 315
Hamilton-Depressionsskala (HAMD) 121
Hauptkomponentenanalyse (PCA) 64, 66, 161, 162, 228, 229, 233, 234, 239, 240, 243, 244, 265, 283, 288
Hysteriewert 34
ICD-10-Diagnosen 288
Idealselbst 63, 73, 74, 75, 76, 77, 78, 80, 81, 82, 83, 84, 86, 87, 88, 89, 102, 124, 131, 132, 136, 137, 168, 173, 178, 179, 181, 182, 185, 190, 194, 197, 209, 210, 211, 213, 216, 217, 218, 221, 223, 224, 225, 231, 233, 266, 269, 270, 273, 280, 286, 290, 305, 320, 321, 322
Idealselbst-Isolation 74, 76, 80, 82, 89, 197, 199, 202, 203, 205, 206, 274, 275, 276, 277
Immodithymie 9
Indifferenz 214, 215, 216, 223, 225, 279, 280, 290
INGRID-72-Programm 61
Inhaltsanalyse 177, 298
Inkludenz 10
Interelementdistanzen 203, 275, 286, 308
Intervallpersönlichkeit 2, 27, 122, 248, 262, 288, 301
Interview, halbstandardisiertes 100
Introversion 30, 35, 40
Involutionsdepression 6, 9
Isolation, doppelte 79, 80, 82, 286

Kindheitspersönlichkeit 20, 93, 306
Kognitive Differenzierung 162
Kollusion 158, 258, 259, 307
Komplementarität 19, 47, 48, 49, 50, 96, 143, 145, 152, 153, 154, 158, 257, 259, 263
Konstrukte 29, 30, 41, 53, 54, 55, 56, 58, 59, 60, 61, 63, 64, 68, 70, 71, 72, 73, 99, 209, 233, 240, 243, 264, 281, 285, 296, 297, 321, 322, 323
Konstruktsysteme 56, 60, 73, 160, 161, 163, 164, 264, 265
Macht 49, 51, 143, 158, 257, 258, 289, 295, 296
Neurotische Struktur 34
Neurotizismus 28, 31, 33, 41
Normatives Selbst 44, 46, 47, 84, 88, 97, 102, 122, 123, 127, 131, 132, 134, 136, 137, 140, 159, 167, 168, 181, 185, 248, 253, 266, 321
Objekt
  ambivalentes 112
Objektbeziehungen, internalisierte 37, 45
Objektferne 82, 189, 191, 193, 215, 272, 279
Objektnähe 189, 191, 193, 215, 249, 272, 273, 290
Paarinteraktionen 4, 252
Persönlichkeit, prämorbide 9, 295, 299, 302
Persönlichkeitsstörungen
  Borderline- 36
Primärfamilie 4, 23, 109, 288, 304
Projektion 48, 51, 84, 96
Prüfverteilungen 148
Psychodynamik 2, 11, 14, 38, 78, 262, 269, 295, 303, 306
  Objektbeziehungstheorie 3, 12, 59, 72
  Selbstpsychologie 37, 40, 294
  Triebtheorie 12
Remanenz 10
Rezidivprädiktor-Studien 93

Role Construct Repertory-Grid (Rep-Test) 44, 53, 54, 60, 101, 226, 227, 269, 270, 282, 288
Rollenstruktur, hypernome 197
Rollenteilung 157, 304
Salienz 70
Schizoidie 31, 35, 295
Selbst
  aktuelles 83
  soziales 240
Selbstbild 1, 2, 44, 46, 51, 52, 58, 62, 72, 102, 122, 123, 126, 127, 128, 129, 130, 131, 132, 133, 136, 137, 140, 141, 142, 144, 145, 146, 147, 148, 149, 153, 159, 252, 253, 254, 255, 256, 260, 262, 263, 269, 270, 277, 283, 285, 289, 290, 294, 309
Selbst-Ideal-Mutter-Beziehung 210, 214, 215, 216, 225, 279, 280
Selbst-Ideal-Objekt-Graphik (SIOG) 78, 79, 81, 82, 84, 85, 88, 89, 197, 203, 209, 210, 211, 212, 213, 214, 216, 217, 218, 219, 220, 221, 222, 223, 224, 273, 278, 285, 286
Selbst-Ideal-Objekt-System (SIOS) 78, 197, 198, 209, 210, 216, 218, 221, 224, 225, 273, 278
Selbst-Ideal-PartnerIn-Beziehung 220
Selbst-Idealselbst-Divergenz 76, 77, 79, 80, 81, 84, 87, 89, 197, 198, 201, 204, 208, 274, 275
Selbst-Idealselbst-Konvergenz 76, 78, 79, 82, 88, 197, 198, 199, 201, 204, 274, 275
Selbst-Ideal-Vater-Beziehung 290
Selbst-Identitätsgraphik (SIG) 78, 197
Selbst-Identitätssystem (SIS) 73, 78, 87, 197
Selbstintegration 83, 197, 198, 202, 203, 204
Selbst-Isolation 74, 75, 79, 80, 81, 87, 88, 197, 202, 275, 278
Selbstkonzept 1, 2, 4, 44, 45, 47, 58, 84, 91, 123, 130, 131, 135, 136,

142, 159, 209, 256, 257, 277, 278,
282, 290, 296, 298, 304, 307, 309,
302, 303
Selbstobjekt 14
Selbst-Objektbeziehungen 83, 85, 87,
88, 94, 248, 278, 296, 298, 305
Selbstwertgefühl 12, 36, 46, 58, 72,
79, 82, 86, 87, 88, 92, 178, 179,
180, 181, 182, 184, 185, 197, 228,
269, 270, 271, 272, 289, 296, 305,
306, 307
Selbstzufriedenheit 82, 202, 203, 204,
274
Selbstzweifel 80, 81, 202, 204, 274
SIOG-Befundgruppen 79, 81, 165,
182, 187, 201, 205, 208, 275, 277
SIOG-Diagnosen 198, 200, 201, 202,
203, 204, 205, 207, 208, 209, 273,
274, 275, 276, 290
Social-Support-Forschung 4, 25, 27,
38, 40, 267
Solidität 10, 30, 34
Somatisierung 103, 248, 288
Soziale Entfremdung 89, 200, 203,
206, 208, 273
Soziale Wahrnehmung 185, 187, 189,
272
Sozialintegration 83, 202, 203, 204
Splendid Isolation 81, 202, 270, 274

Status 49, 51, 53, 104, 105, 116, 144,
158, 159, 249, 257, 259, 289, 295,
296, 293
Substabilität 6, 8
Subvalidität 30, 34
Supersolidität 30, 34
Symmetrie 19, 48, 50, 52, 96, 122,
124, 127, 129, 130, 131, 133, 136,
141, 143, 145, 149, 150, 152, 153,
154, 158, 252, 254, 255, 257, 260,
261
Syntonie 6, 8, 295
Trauer 11, 242, 298, 301
Triaden-Methode 60, 321
Typus manicus 6, 26, 28, 38, 91, 270,
271, 309
Über-Ich 12, 37, 38, 57, 58, 59, 85, 92,
254, 267
Valenz 49, 51, 52, 122, 147, 149, 158,
159, 255, 257, 259, 289, 295, 296
Varianz 61, 64, 68, 70, 73, 165, 166,
178, 228, 233, 240, 243, 264, 265,
267
Varianzaufklärung 23, 64, 108, 160,
161, 162, 163, 164, 165, 166, 167,
168, 169, 170, 171, 172, 175, 176,
177, 178, 228, 240, 241, 243, 264,
266, 267, 268, 289
Zyklothymie 6, 35

MIX
Papier aus verantwortungsvollen Quellen
Paper from responsible sources
FSC® C105338

If you have any concerns about our products,
you can contact us on
ProductSafety@springernature.com

In case Publisher is established outside the EU,
the EU authorized representative is:
**Springer Nature Customer Service Center GmbH
Europaplatz 3, 69115 Heidelberg, Germany**

Printed by Libri Plureos GmbH
in Hamburg, Germany